Langenbecks Archiv für Chirurgie
vereinigt mit Bruns' Beiträge für Klinische Chirurgie

Forumband 1994

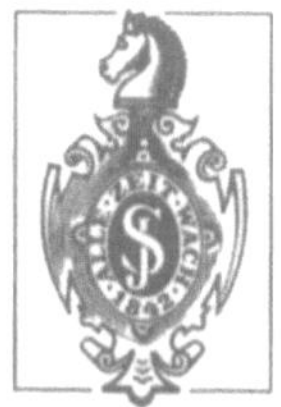

Chirurgisches Forum '94

für experimentelle und klinische Forschung

111. Kongreß der Deutschen Gesellschaft für Chirurgie
München, 5.–9. April 1994

Wissenschaftlicher Beirat

H.G. Beger, Ulm
(Vorsitzender)
U. Brückner, Ulm
M. Heberer, Basel
Ch. Herfarth, Heidelberg

B. Kremer, Kiel
M. Menger, München
E. Neugebauer, Köln
L. Sunder-Plassmann, Ulm
W. Wayand, Linz

Schriftleitung

H.G. Beger unter Mitarbeit von
D. Berger, M.H. Schoenberg und M. Storck

Herausgeber

M. Trede
Präsident des 111. Kongresses
der Deutschen Gesellschaft für Chirurgie

J. Seifert
Vorsitzender der Sektion für Chirurgische Forschung

W. Hartel
Generalsekretär der Deutschen Gesellschaft für Chirurgie

Springer-Verlag
Berlin Heidelberg New York London Paris
Tokyo Hong Kong Barcelona Budapest

Schriftleitung:

Professor Dr. Hans G. Beger
Chirurgische Klinik I, Klinikum der Universität Ulm
Steinhövelstraße 9, D-89075 Ulm

Mitarbeiter der Schriftleitung:

Priv.-Doz. Dr. D. Dieter Berger
Priv.-Doz. Dr. Michael H. Schoenberg

Chirurgische Klinik I, Klinikum der Universität Ulm
Steinhövelstraße 9, 89075 D-Ulm

Dr. M. Storck
Chirurgische Klinik II, Klinikum der Universität Ulm
Steinhövelstraße 9, D-89075 Ulm

Herausgeber:

Professor Dr. Michael Trede
Direktor der Chirurgischen Klinik am Klinikum Mannheim der
Universität Heidelberg, Theodor-Kutzer-Ufer, D-68167 Mannheim

Professor Dr. Jürgen Seifert
Abteilung Experimentelle Chirurgie, Chirurgische Universitätsklinik,
Arnold-Heller-Straße 7, D-24105 Kiel

Professor Dr. W. Hartel
Steinhölzle 16, D-89198 Westerstetten-Vorderdenkental

Mit 105 Abbildungen

ISBN 978-3-540-57846-8   ISBN 978-3-642-78905-2 (eBook)
DOI 10.1007/978-3-642-78905-2

CIP-Eintrag beantragt

Der diesjährige Forumsband ist Walter Kausch gewidmet, einem Pionier der modernen Pankreaschirurgie. W. Kausch hat zwischen 1909 und 1911, nach experimentellen Vorarbeiten am Hund, bei drei Patienten eine partielle Duodenopankreatektomie – zuerst 1909 bei einem Patienten mit Papillenkarzinom – mit erstaunlichem Überlebenserfolg ausgeführt. Diese Pionierleistung eines Berliner Chirurgen im Auguste-Viktoria-Krankenhaus wurde 1912 in der Zeitschrift Bruns Beiträge für klinische Chirurgie (78:439 (1912)) publiziert, ist aber im Glanze der Leistungen der ausstrahlenden Persönlichkeit von A.O. Whipple weder in Deutschland noch im internationalen Schrifttum entsprechend gewürdigt worden. Am Beispiel der Einführung der partiellen Duodenuopankreatektomie in die klinische Praxis wird klar, daß chirurgische Pionierleistungen auf der Basis von klinischen Beobachtungen zur Idee führen, auf tierexperimentellen Vorarbeiten aufbauen und mit meisterhafter chirurgischer Technik bei hoher klinischer Verantwortung erfolgreich vollbracht werden.

Das Chirurgische Forum 1994 – seit Gründung des Chirurgischen Forums der 22. Band – spiegelt die zunehmende Bedeutung der experimentellen und klinischen Forschung für den Leistungsstand der Chirurgie wider. Der Deutsche Chirurgenkongreß wird wesentlich geprägt durch die Forumssitzungen; es werden Ergebnisse aus allen Teilbereichen der Chirurgie – unabhängig von der Organisationsform der chirurgischen Fach- und Schwerpunktdisziplinen – zur Diskussion gestellt.

1994 nehmen – erstmals deutlich erkennbar – Grundlagenforschungsthemen in der chirurgischen Forschung einen breiten Raum ein; besonders in den Fächern Onkologie, Organtransplantation und perioperative Pathophysiologie begründen fächerübergreifende, molekularbiologische Methoden den Fortschritt in der Chirurgie.

In diesem Jahr sind 406 Abstracts dem Forumsausschuß vorgelegt worden; dies sind 16,6% mehr als 1993. Die Abstracts verteilen sich auf die Bereiche: Endokrinologie 1,5%, Herz/Lunge/Gefäße 4,5%, Leber/Galle/Pankreas 11,2%, Magen/Darm 13,2%, Onkologie 13,2%, Perioperative Pathophysiologie 19,1%, Organtransplantation 17,8%, Trauma 14,5%, Laparoskopische Chirurgie 4,6% sowie Plastische Chirurgie und Kinderchirurgie je 0,5% bzw. 1%. Diese starke Zunahme der wissenschaftlichen Aktivitäten bei gleichbleibendem Vortragsrahmen für Forumsbeiträge erklärt, daß 1994 nur 26,4% (107 von 406 Abstracts) angenommen werden konnten. 40 Beiträge, d.h. 10,1%, kamen aus dem Ausland, davon 4,8% aus nicht deutschsprachigen Ländern.

Jede Anmeldung wurde von mindestens fünf Fachgutachtern anonym beurteilt und bewertet. Ablehnungsgründe bezogen sich vor allem auf den Inhalt der Anmeldung, formale und inhaltliche Mängel – insbesondere keine nachvollziehbaren Aussagen zur Methodik und den Ergebnissen – sowie das Argument bereits erfolgter Publikation.

Der Forums-Ausschuß dankt den folgenden auswärtigen Gutachtern für die rasche und sachgerechte Begutachtung:

H.M. Becker, München; M. Büchler, Bern; W. Eigler, Essen; A. Encke, Frankfurt; G. Feifel, Homburg; J. Gastinger, Suhl; R. Hetzer, Berlin; W. Hohenberger, Regensburg; Th. Junginger, Mainz; E. Kraas, Berlin; F. Köckerling, Erlangen; K. Meßmer, München; G. Muhr, Bochum; P. Neuhaus, Berlin; H. Pichlmaier, Köln; H.D. Röher, Düsseldorf; M. Rothmund, Marburg; H.D. Saeger, Dresden; R. Siewert, München; K.M. Stürmer, Essen; P. Schlag, Berlin; V. Schumpelick, Aachen; O. Trentz, Zürich; H. Tscherne, Hannover.

Das Forumssekretariat ist 1992 von Heidelberg nach Ulm gezogen. Herrn Professor Herfarth und seinen Mitarbeitern ist für die langjährige, maßgebliche Gestaltung des Chirurgischen Forums besonders zu danken. Die Redaktionsarbeit in Ulm wäre ohne die dankenswerte Unterstützung von Frau L. Frohberg, Heidelberg, nicht so reibungslos möglich gewesen. Der Redaktionsstab in Ulm hat zusammen mit Frau Ullemeyer dafür gesorgt, daß zuverlässig und schnell die zeitgerechte Fertigstellung des Forumsbandes möglich wurde. Mein besonderer Dank gilt dem Springer-Verlag für den reibungslosen Druck.

Hans G. Beger, Ulm

Walter Carl Eduard Kausch (17.07.1867–24.03.1928)

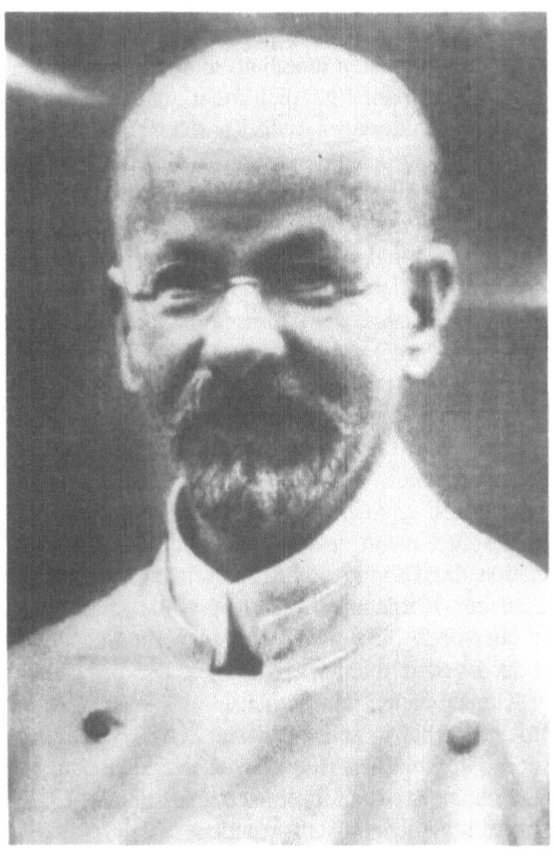

Zeiten divergierender Entwicklungen wirken offenbar auch stimulierend auf Bemü-
hungen, die Divergenzen in Grenzen zu halten oder sie sogar durch bewußt verstärkte
Kontaktpflege zu überbrücken. Solche Bewegungen und Gegenbewegungen im Fach
Chirurgie zeichnen unsere Tage. Vor 100 Jahren schien die Gefahr des Mißverstehens
noch zwischen den operativen und nichtoperativen Fächern schlechthin zu liegen. So
sprach 1894 Johann v. Mikulicz-Radecki, seit 1890 in Breslau, erneut seine Freund
Bernard Naunyn, seit 1988 in Straßburg, an; beide ergriffen die Initiative und gaben ab 1895 die "Mitteilungen aus den Grenzgebieten der Medizin und Chirurgie"
heraus. Die Freundschaft zwischen diesen beiden herausragenden Ärzten wuchs in
deren gemeinsamer Zeit in Königsberg heran. Dort war auch Walter Carl Eduard
Kausch geboren. In Straßburg wuchs er auf und begann seine medizinische Laufbahn

bei Naunyn. In seinem Gedenkband für v. Mikulicz schreibt Kausch 1907: In Naunyn und Mikulicz fanden sich ein Internist und ein Chirurg, wie sie wohl selten zusammen gewirkt haben; der eine dem anderen ebenbürtig; beide beseelt von demselben wissenschaftlichen Interesse; bei beiden dieselbe hohe Auffassung ihres Berufes; dieselben großen Gesichtspunkte, kein Aufgeben in Kleinigkeiten.

Die Kooperationsbemühungen von v. Mikulicz gingen noch einen Schritt weiter: Er wünschte einen geeigneten Internisten innerhalb seiner Chirurgischen Klinik. Naunyn bot ihm seinen Schüler Kausch an, eigentlich mehr zunächst im Sinne eines Experimentes, aber sicher besonders deswegen, weil Kausch sich bei seinen Tieroperationen auch als ein manuell äußerst geschickter Mann erwiesen hatte. Kausch's bevorstehende Habilitation mit einer Arbeit "Über den Diabetes mellitus der Vögel (Enten und Gänse) nach Pankreasexstirpation" konnte durch den Gang nach Breslau nicht mehr aufgehalten werden; sie und der Ortswechsel erfolgten 1996. War schon das internistische Konsil nunmehr innerhalb der Chirurgischen Klinik jederzeit und mit großem Verständnis für die Belange der Chirurgie möglich, so vollbrachte der frisch habilitierte Privatdozent aus Straßburg in kürzester Zeit eine weitere Meisterleistung: Bereits 1898 habilitierte er sich auch für das Fach Chirurgie mit einer Arbeit "Über funktionelle Ergebnisse nach Operationen am Magen bei gutartigen Erkrankungen", die selbstverständlich in den "Mitteilungen aus den Grenzgebieten der Medizin und Chirurgie" veröffentlicht wurde.

Erst noch schwankend, ob er nicht doch nach Straßburg und in seine gesicherte Position zurückkehren sollte, nahm er sein anfängliches Volontärdasein in Kauf, er unterlag der Faszination der Chirurgie und der seines chirurgischen Lehrers. 1902 wurde er Oberarzt an der Breslauer Klinik und vollbrachte im gleichen Jahr ein zwar mehr privates, aber doch für seinen Berufsweg einschneidendes Bravourstück, er verlobte sich mit der zweiten Tochter v. Mikulicz. Das bedeutete die Eliminierung aus dem operativen Kliniksbereich, ein Schicksal, das auch v. Mikulicz nach seiner Verlobung mit Henriette Pacher in seiner Wiener Zeit bei Billroth widerfuhr. Beide wurden jeweils in den poliklinischen Bereich versetzt. Dennoch war es Kausch, der v. Mikulicz 1903 auf seiner Konsultationsreise nach Rußland begleitete. Vorher, im Januar 1903, hatte noch die Hochzeit stattgefunden.

Aus dieser Ehe gingen 9 Kinder hervor, von denen 7 erwachsen wurden. Tochter Barbara und Sohn Klaus haben viele Hinweise zu unserem heutigen Wissen um Kausch beigetragen, ihnen sei herzlich gedankt.

Die Vertrautheit zwischen v. Mikulicz und Kausch blieb bestehen. So zeigte v. Mikulicz, nachdem die große Familie 1904 nochmals gemeinsam Weihnachten gefeiert hatte – keiner ahnte etwas – Kausch als erstem, was er selbst in diesen Tagen gefühlt hatte: Einen Tumor im linken Epigastrium. Kausch begleitete seinen Schwiegervater, der seit Jahren Silvester mit Naunyns zusammen in Baden-Baden verbrachte. Erst bei seiner Rückkehr am 2. Januar 1905 eröffnete v. Mikulicz seiner Frau Henriette, daß er mit Kausch nicht nur bei Naunyn in Baden-Baden, sondern auch in Wien bei v. Eiselsberg gewesen war, um sich Gewißheit zu verschaffen. In wenigen Tagen war alles vorbereitet, v. Mikulicz bestellte Kausch als seinen Vertreter, v. Eiselsberg operierte ihn in der Mikulicz'schen Klinik.

Der Tumor erwies sich als inoperabel. Ergreifend beschreibt Henriette v. Mikulicz das Gespräch am 2. Januar und diese letzten Monate ihres Mannes. Kausch war jetzt nicht nur sein Vertreter in der Klinik, sondern auch sein Arzt bis zum Tode am 14. Juni 1905.

Während dieser Monate lief die Bewerbung von Kausch um die Stelle des Leitenden Chirurgen im Auguste-Viktoria-Krankenhaus in Berlin-Schöneberg, das nach 3-jähriger Bauzeit 1906 eröffnet wurde. Kausch wurde gewählt und nahm sehr aktiv und mit modernen Vorstellungen an der endgültigen Gestaltung der Klinik und deren Einrichtungen teil. Eingestellt wurde er zugleich als Ärztlicher Direktor des ganzen Hauses. Als Oberarzt hatte der Magistrat den Körte-Schüler Otto Nordmann ausersehen.

Gleich nach der Übersiedlung nach Berlin wurde Kausch Mitglied der ''Freien Vereinigung der Chirurgen Berlins'', die 1886 als älteste regionale Chirurgenvereinigung Deutschlands gegründet worden war und unter dem Vorsitz von Werner Körte 1912 in ''Berliner Gesellschaft für Chirurgie'' umbenannte und nach Wiedervereinigung der Teile Ost und West sowie der Erweiterung auf das Land Brandenburg 1991 mit dem Namen ''Berliner Chirurgische Gesellschaft – Vereinigung der Chirurgen Berlins und Brandenburgs'' versehen wurde. Kausch war unter dem ständigen Vorsitz von Körte von 1913–1928 Schriftführer.

Ohne Intervalle veröffentlichte Kausch auch während seiner Berliner Zeit zahlreiche wissenschaftliche Arbeiten und Buchbeiträge, von denen uns etwa 150 bekannt geworden sind. Viele Diskussionsbemerkungen sind darüber hinaus verzeichnet, sie waren stets kritisch und treffend, nie verletzend. Sein Werk spiegelt die Beschäftigung mit derartig vielen Problemen, daß hier nur thematische Übersichten gegeben werden können. Oft befaßten sie sich mit Grenzgebieten. Von den Arbeitsgebieten, für die er Grundlagen und Archivmaterial geliefert hat, seien die folgenden genannt: Abdominalchirurgie, Traumatologie, Orthopädie, Plastische Chirurgie, Chirurgie des Halses und der Mamma, Neurochirurgie, Gefäßchirurgie, Kinderchirurgie, Urologie, Septische Chirurgie einschl. spezifischer Infektionen, Anaesthesie, Pharmakologie, Stoffwechselerkrankungen, bes. Diabetes mellitus, Innere Medizin, Neurologie/Psychiatrie, Allgemeinthemen, z.B. ''Sparen in der Chirurgie'' (!), Gedenkschriften.

Epoche machte Kausch nach langjährigen Vorarbeiten schon in der Straßburger Zeit (Tierexperimente mit Pankreasentfernungen) und klarer technischer Zielsetzung mit der ersten erfolgreichen partiellen Duodenopankreatektomie der Welt am 21. August 1909, veröffentlicht 1912 (Bruns' Beitr. klin. Chir. 78:439–486) – mehr als 20 Jahre vor Whipple's ''Erst''-Beschreibung in der angloamerikanischen Literatur. In dieser spannend zu lesenden Arbeit beschreibt er u.a. minutiös die zweizeitige Operation bei einem Papillenkarzinom mit hochgradigem Ikterus. Zuerst eine Cholezystojejunostomie, nach Abklingen des Ikterus 9 Wochen später die Radikaloperation mit etwa 2/3-Entfernung des Duodenums, des distalen Choledochus und des dem Tumor benachbarten Teiles des Pankreaskopfes. Zum Magen hin wurde genau im Pylorus abgesetzt. Der distale Teil des Duodenums wurde über den Pankreasstumpf gestülpt. Neben der Gallenblase (1. Operation) wurde nun auch der Magen mit einer rectocolisch hochgezogenen Jejunumschlinge anastomosiert.

Auch die Narkose (Äthertropf) und die Nachbehandlung werden genau beschrieben. Unter damaligen Umständen ist die Operationszeit von genau 4 Stunden ein wesentlicher Teil dieser grandiosen Pioniertat, zumal erhebliche Adhäsionen von der Erstoperation mühsam gelöst werden mußten. Aus der postoperativen Phase sei nur einleitend erwähnt, daß am Abend des Operationstages das Verabreichen von 2 "Nährklysmen (150 Kochsalz und 50 Rotwein)" beschrieben wird. Der damals 49-jährige Patient überstand alles gut, wenn auch mit Sekundärheilung, und konnte 7 Wochen nach der Operation entlassen werden. Bei wieder zunehmendem Ikterus etwa 6–8 Monate später gab der Patient sein Einverständnis zur dringend angeratenen Reoperation erst, als es ihm bereits sehr schlecht ging. Es fand sich bei der erneuten Laparotomie 10 Monate nach der Radikalop. als Ursache, wie von Kausch vermutet, eine hochgradige Stenose der Cholezystojejunostomie; es wurde noch eine Gallenblasenfistel nach außen gelegt, der Patient starb aber am Abend des Operationstages. Die Sektion bestätigte den Operationsbefund, insbesondere fanden sich nirgends Metastasen.

Obwohl auch in den weiteren Jahren die Arbeiten von Kausch auf vielseitige und erfolgreiche Tätigkeit und die Beschäftigung mit stets aktuellen Problemen hinweisen, ist er später fast vergessen worden. Erst in den letzten Jahren haben wir hauptsächlich von Berlin aus und aus dem Kreis der deutschen Pankreaschirurgen seinen Namen und sein Lebenswerk wieder aus einer Art Dornröschenschlaf erweckt. Eine noch laufende Dissertation über sein Leben und sein Schaffen wird noch viele Fakten, festgehaltene Erinnerungen und Spuren von Walter Kausch aufdecken.

Die vorübergehende Stille mag schon mit der ausgeprägten Bescheidenheit dieses Mannes zusammenhängen, vielleicht aber auch mit einem tiefgreifenden Erlebnis, das sich dann wie ein roter Faden durch Kausch's Leben zog: 1910 operierte er seinen ältesten 6-jährigen Sohn wegen einer schon fortgeschrittenen Appendizitis. Der Junge starb. Es gibt keine Aufzeichnungen darüber, aber Gedanken seiner noch lebenden Kinder, die meinen, ihr Vater habe dieser Erlebnis nie verwinden können. So schließt sich der Kreis der wenigen Betrachtungen dieses Chirurgenlebens und auch der Schicksalskreis von Walter Kausch selbst mit dem März 1928: Es selbst wird wegen einer Appendizitis operiert, 12 Tage später stirbt er mit noch nicht ganz 61 Jahren an einer fulminanten Lungenembolie.

G. Specht, Berlin

Inhaltsverzeichnis

XII. Preisträgersitzung

Table of Contents

V. Gastrointestinal Tract II
(Chairmen: M.W. Büchler, Bern, and E. Klar, Heidelberg) 173

XI. Oncology II

XII. Award Winning Lectures

Freisetzung von Entzündungsmediatoren durch niedrige Sauerstoffradikalkonzentrationen in vitro

Liberation of Inflammatory Mediators by Low Concentrations of Oxygen Radicals In Vitro

F. Gansauge, S. Gansauge, B. Poch, M.H. Schoenberg und H.G. Beger

Chirurgische Klinik I, Universität Ulm

Die Akkumulation von polymorph nukleären Neutrophilen (PMN) spielt eine wichtige Rolle bei diversen Entzündungsgeschehen wie z.B. rheumatoider Arthritis, acute respiratory distress syndrome (ARDS) und Ischämie-Reperfusion bedingten Schäden [1]. Durch eine Aktivierung kommt es zu einer Freisetzung von gewebstoxischen Substanzen wie Sauerstoffradikalen (OR) und Proteasen durch PMN. OR wirken durch eine Lipidperoxidation und Membrandesintegration direkt und unspezifisch zellschädigend. Es konnte bisher gezeigt werden, daß OR allein zu einer Degranulation und Aktivierung der PMN führen [2] und spezifisch die Expression der leukozytären Adhäsionsmoleküle modulieren [3]. Ziel dieser Untersuchung war es, in vitro festzustellen, ob es durch niedrige Sauerstoffradikalkonzentrationen in Vollblut zu einer Freisetzung von Akutphase Entzündungsmediatoren wie Eicosanoiden (TxB2, LTB4, LTC4) und den Zytokinen TNF-α, IL-1β und IL-6 kommt.

Methodik

Blut von gesunden Spendern (n = 10) wurde bei 37°C inkubiert. Die Gerinnungshemmung erfolgte durch Heparin (für Eicosanoidbestimmung) oder Na-EDTA (für Zytokinbestimmung). Sauerstoffradikale wurden durch das Xanthinoxidase (XO)/Hypoxanthin (HX)-System erzeugt (0,96 mmol HX/0,05 U/ml XO). Die Negativkontrollen enthielten nur HX oder Hsarnsäure (HS). Nach 0, 5, 15, 30, 60, 120, 240 und 360 min wurden Proben entnommen und die Plasmawerte von Thromboxan (TxB2), Leukotrien B4 und Leukotrien C4 (LTB4 und LTC4), TNF-α, IL-1β und IL-6 mittels ELISAs bestimmt. Bei der Eicosanoidbestimmung wurde die Reaktion durch Zugabe von Na-EDTA gestoppt. Zytotoxische Effekte wurden mittels Trypanblaufärbung ausgeschlossen. Statistische Signifikanzen der Verteilungen wurden nach dem t-Test errechnet.

Chirurgisches Forum 1994
f. experim. u. klinische Forschung
Trede/Seifert/Hartel (Hrsg.)
©Springer-Verlag Berlin Heidelberg 1994

2

Ergebnisse

1. Eicosanoidbestimmungen (Abb. 1)

Bereits 5 min nach Zugabe von XO/HX kam es zu einem signifikanten Anstieg von TxB2, der sich bis zu 60 min fortsetzte. Dahingegen zeigte sich bei den Produkten des 5-Lipoxygenase-Stoffwechselweges, den Leukotrienen, nach einem anfänglichen Anstieg innerhalb der ersten 5 min ein rascher Abfall auf Normalwerte, was auch hinsichtlich des schnellen Metabolismus der Leukotriene [4] zu erwarten war. Nur HX (0,96 mmol) oder Harnsäure (0,96 mmol) führten zu keinerlei Veränderungen der Eicosanoid-Konzentrationen.

Zytokinbestimmungen (Abb. 2)

TNF-α, IL-1β und IL-6 stiegen unter dem Einfluß von Sauerstoffradikalen nach 60 bzw. 120 min auf signifikant erhöhte Plasmaspiegel an und zeigten die Maximalwerte nach 360 min. Dieser verzögerte Anstieg legt nahe, daß auf den Stimulus (hier: Sauerstoffradikale) zunächst in den Monozyten eine mRNA-Synthese erfolgen muß, wie es z.B. bei Endotoxinstimulation bekannt ist [5]. Um einen Endotoxineffekt durch Endotoxin-verunreinigte Xanthinoxidase auszuschließen, wurden die Versuche mit Hitze-inaktivierter Xanthinoxidase wiederholt, da das Enzym thermolabil und

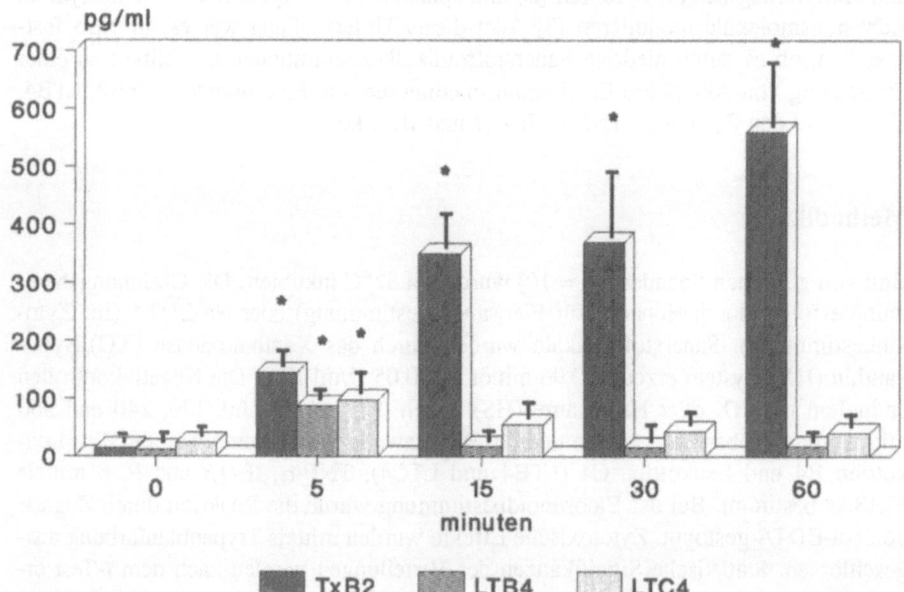

Abb. 1. Die Abbildung zeigt die Freisetzung der Eicosanoide Thromboxan B2 (TxB2), Leukotrien B4 (LTB4) und Leukotrien C4 (LTC4) unter dem Einfluß von Sauerstoffradikalen in Abhängigkeit von der Inkubationszeit. (*) p < 0,01

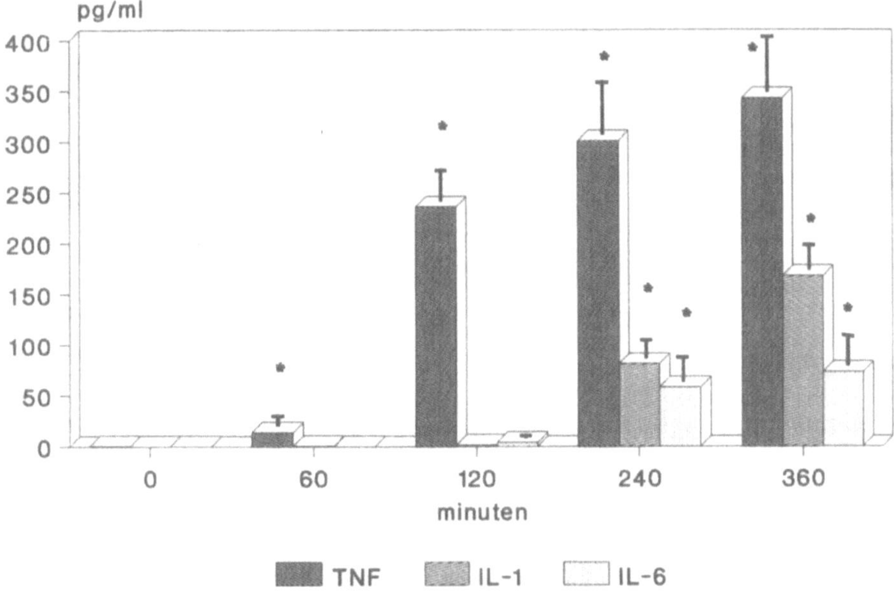

Abb. 2. Die Abbildung zeigt die Freisetzung der Zytokine TNF-α, IL-1β und IL-6 unter dem Einfluß von Sauerstoffradikalen in Abhängigkeit von der Inkubationszeit. Wurden nur Hypoxanthin oder Harnsäure in äquimolaren Konzentrationen zugesetzt, kam es zu keinen Veränderungen in den Plasmakonzentrationen der gemessenen Zytokine. (*) $p < 0,01$

Endotoxin thermostabil ist. Hierbei zeigten sich keine signifikanten Veränderungen in den Plasmaspiegeln der gemessenen Zytokine.

Diskussion

Niedrige Konzentrationen von Sauerstoffradikalen führten in vitro im Vollblut zu einer Freisetzung von Eicosanoiden innerhalb weniger Minuten. Nach einer Stunde kam es zu einem Anstieg der Akut-Phase-Zytokine TNF-α, IL-1β und IL-6. Aufgrund dieser Ergebnisse und anderer Versuche [2, 3] ist davon auszugehen, daß Sauerstoffradikale nicht nur als Effektoren der Entzündungsreaktion unspezifisch durch eine direkte Membranschädigung wirken, sondern, daß durch Sauerstoffradikale auch eine spezifische Freisetzung von Entzündungsmediatoren verursacht wird. So führen Thromboxan und Leukotrien B4 unter anderem zu einer Kontraktion des Zytoskeletts von Endothelzellen, was zu einer Erweiterung der Interzellularspalten des Endothels führt. Dies verstärkt die vaskuläre Permeabilität und unterstützt somit die Ödembildung. Desweiteren ist LTB4 durch seine Wirkung als chemotaktischer und chemokinetischer Faktor ein wichtiger Entzündungsmediator. Die Peptid-Leukotriene LTC4,. LTD4 und LTE4 stimulieren die Kontraktion der Gefäßmuskulatur, was zu einer Vasokonstriktion in den meisten Gefäßen einschließlich der mesenterialen und koronaren Gefäße führt. Diese Effekte der Eicosanoide, die in unseren Versuchen innerhalb weniger Minuten freigesetzt werden, könnten durch die später einsetzende Freisetzung der Zytokine

4

TNF-α, IL-1β und IL-6 unterstützt werden. So ist z.B. bekannt, daß TNF-α die Neutrophilenfunktionen, wie Migration, Phagozytose und antikörpervermittelte Zytolyse, aktiviert und IL-1β zu einer weiteren Akkumulation von neutrophilen Granulozyten führt.

Diese durch Sauerstoffradikale bedingte Freisetzung potenter Entzündungsmediatoren könnte *in vivo* bei Ischämie-Reperfusionsschäden durch primäre Freisetzung von reaktiven Sauerstoffradikalen, aber auch im Rahmen von anderen inflammatorischen Prozessen, bei denen es sekundär zu einer Freisetzung von Sauerstoffradikalen durch aktivierte Granulozyten kommt, eine wichtige Rolle spielen.

Zusammenfassung

Sauerstoffradikale, wie sie zum Beispiel bei Ischämie-Reperfusionsschäden entstehen, führen direkt zu einer Lipidperoxidation. Indirekt führen sie zu einer Adhäsion und Aktivierung von PMN-Leukozyten. Ziel dieser Untersuchung war es festzustellen, ob Sauerstoffradikale zu einer Freisetzung von Eicosanoiden, wie Thromboxan und Leukotrienen, oder Zytokinen, wie TNF-α, IL-1β oder IL-6, führen. Blutroben von gesunden Spendern wurden mit Sauerstoffradikalen, die durch das Xanthinoxidase/Hypoxanthin-System erzeugt wurden, stimuliert. Nach 0, 5, 15, 30, 60, 120, 240 und 360 min wurden die Plasma-Werte von Thromboxan (TxB2), Leukotrienen (LTB4, LTC4), TNF-α, IL-1β und IL-6 durch ELISAs bestimmt. Die Plasmawerte von TxB2, LTB4 und LTC4 stiegen innerhalb von 5 min stark an, die der Zytokine TNF-α, IL-1β und IL-6 zeigten signifikant erhöhte Werte nach 60 min. Sauerstoffradikale scheinen nicht nur in der initialen Akkumulation und Aktivierung von PMN-Leukozyten eine wichtige Rolle zu spielen, sondern sind auch in der Lage, eine unmittelbare Freisetzung potenter Entzündungsmediatoren, wie Eicosanoide, TNF-α, IL-1β und IL-6, zu bewirken. Dies könnte zu einem "circulus vitiosus" und somit zu einer weiteren Verstärkung der Entzündungsreaktion führen.

Summary

Oxygen radicals directly induce lipid peroxidation and indirectly trigger the adhesion and activation of PMN leukocytes. We investigated whether oxygen radicals lead to a release of eicosanoids such as thromboxanes and leukotrienes or cytokins such as TNF-α, IL-1β, or IL-6. Blood samples from healthy volunteers were stimulated with oxygen radicals using the xanthine oxidase/hypoxanthine system. After 0, 5, 15, 30, 60, 120, 240, and 360 min plasma levels of thromboxane B2 (TxB2), leukotriene B4 (LTB4), and C4 (LTC4), TNF-α, IL-1β, and IL-6 were determined by ELISA. TxB2, LTC4, and LTB4 plasma levels increased within 5 min, the cytokins TNF-α, IL-1β, and IL-6 were significantly evelated 60 min after stimulation. Oxygen radicals are known to play an important role in the initial accumulation and activation of PMN leukocytes. In our experiments we showed that oxygen radicals lead to a release of eicosanoids and cytokins, which maintain and aggravate the inflammatory reaction.

Literatur

1. Mullane KM, Westlin W, Kraemer R (1988) Activated neutrophils release mediators that may contribute to myocardial injury and dysfunction associated with ischemia and reperfusion. Ann N Y Acad Sci 524:103–121
2. Poch B, Schoenberg MH, Gansauge F, Gansauge S, Beger HG (1993) Der Einfluß von Sauerstoffradikalen auf die Granulation von PMN-Leukozyten. Langenbecks Arch Chir Suppl Chir Forum 393–397
3. Gansauge S, Poch B, Schoenberg MH, Gansauge F, Beger HG (1993) Oxygen radicals cause a contrary expression of the selectin LECAM-1 on neutrophils and lymphocytes. Eur Surg Res [Suppl 1]:60–61
4. Shak S, Goldstein IM (1984) Omega-oxidation is the major pathway for the catabolism of leukotriene B4 in human polymorphnuclear leukocytes. J Biol Chem 259:3082–3089
5. Dinarello CA (1991) Interleukin-1 and Interleukin-1 antagonism. Blood 77:1627–1652

Dr. F. Gansauge, Chirurgische Klinik I, Universität Ulm, Steinhövelstraße 9, D-89070 Ulm

Sauerstoffradikal-induzierte Störung des hepato-zellulären Ca^{2+} Signalsystems im hämorrhagischen Schock

Oxygen Free Radical Induced Alteration of Hepatocellular Ca^{2+} Regulation During Hemorrhagic Shock

A. Pizanis, L. Vandenberg, J. Dike, S. Rose und W. Mutschler

Chirurgische Universitätsklinik, Homburg/Saar

Einleitung

Eine Vielzahl von Studien haben in vitro und in vivo eine Störung der zellulären Ca^{2+}-Regulation durch Oxidantien, Sepsis und Ischämie/Reperfusion des Myokards gezeigt. Eine Störung des "Ca^{2+} second messenger"-Systems hat entscheidenden Einfluß auf die metabolische Leistung der Zelle wie auch auf die morphologische Organisation des Zytoskelettes. Ziel der Studie war es, Veränderungen der hepatozellulären Ca^{2+}-Regulation im Ischämie/Reperfusionssyndrom nach hämorrhagischem Schock, auch in Hinblick auf einen pathogenetischen Zusammenhang mit sauerstoffradikal-bedingten Membranschäden, zu untersuchen.

Patienten und Methode

Hämorrhagisches Schockmodell. Anästhesie männlicher Sprague-Dawley Ratten (210–250 g, n = 7/Gruppe) durch i.p. Injektion von 50 mg/kg Pentobarbital. Induktion des hämorrhagischen Schocks durch Blutentzug über die li. A. femoralis. Senkung des mittleren arteriellen Blutdrucks (MABD) innerhalb 5 min auf 40 mmHg und Stabilisierung auf 40 mmHg für weitere 60 min durch Blutentzug oder Ringergabe. Zur Reperfusion, Infusion von 60% des entzogenen Zitratblutes innerhalb 20 min und des 2-fachen an entzogenem Blutvolumen pro Stunde als Ringer-Laktat. Versuchsgruppen: A: sham-operierte Kontrollgruppe; B: 60 min Ischämie ohne Reperfusion; C: 60 min Ischämie und 60 min Reperfusion.

Hepatozytenisolierung und ^{45}Ca-Inkubation. Portale Leberperfusion mit Kollagenase/Krebs-Ringerlösung (18 mg/80 ml, Worthington Corp.) für 20 min und Hepatozytenisolierung mit Differentialzentrifugation. Bei Zellvitalität über 90% (Trypanblau-Ausschlußmethode) Resuspension der Hepatozyten (30 mg/ml) in oxygenierter Hanks-Lösung (1 mM Ca^{2+}, pH 7,4, 37°C). Zugabe von 0,05 MBq ^{45}Ca/ml mit und ohne Ca^{2+}-Agonist Epinephrin (Epi, 10^{-1} M). Nach 15, 30, 45 sec, 1, 2, 4, 6, 8, 10, 15, 20, 25, 30, 40 und 50 min Entnahme von Aliquots (100 μl) der Hepatozytensus-

Chirurgisches Forum 1994
f. experim. u. klinische Forschung
Trede/Seifert/Hartel (Hrsg.)
©Springer-Verlag Berlin Heidelberg 1994

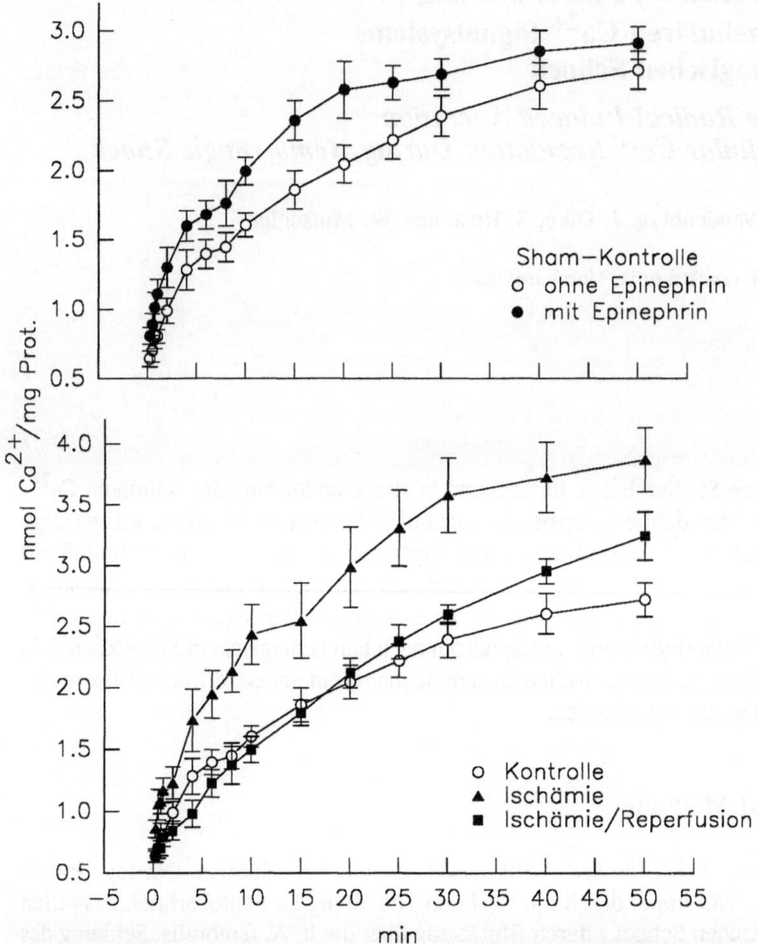

Abb. 1. Hepatozellulärer Ca^{2+}-Influx, *oben* typischer Hormoneffekt bei Zellen der Kontrollgruppe mit initialer Einstromerhöhung und Ausgleich in einer Plateauphase. *Unten:* Übersicht der Einströme in den verschiedenen Versuchsgruppen mit vermehrter Ca^{2+}-Aufnahme nach Ischämie und Ischämie/Reperfusion

pension und Zentrifugation über Lantan-Öl-Perchlorsäure-Gradienten (Ca^{2+} Einstrom) [1]. Bei Erreichen des $Ca^{2+}/^{45}Ca$-Equilibriums nach 60 min Resuspension der Hepatozyten in ^{45}Ca-freier Hanks-Lösung und erneute Probengewinnung nach 30 sec, 1, 2, 4, 6, 8, 10, 12, 15, 18, 21 min zur Quantifizierung der Ausstromkinetik [2]. Quantifizierung der durch Lyse der Hepatozyten freigewordenen ^{45}Ca-Aktivität im Flüssigszintillationszähler.

Kinetische Analysen des Ca^{2+}-Einstroms und -Ausstroms. Der Austausch des markierten Ca^{2+} erfolgt zwischen dem Extrazellulärmedium und zellulären Verteilungsräumen, wie dem schnell austauschbaren Zytosol und den langsameren intrazellulären Ca^{2+}-Speichern und -Puffern (Endoplasmatisches Retikulum, Mitochondrien oder Calcisome) [1]. Anhand der Steigerungen der Regressionsgeraden in den ersten Minuten des Ca^{2+}-Einflusses [$/min \times 10^3$] konnte der schnelle Ca^{2+}-Einstrom charakterisiert werden und durch nicht-lineare Regressionsanalyse in der Plateauphase die zelluläre Ca^{2+}-Aufnahme [nmol Ca^{2+}/mg Protein] bestimmt werden (Abb. 1). Im Efflux können durch die geschwindigkeitsbestimmenden langsamen intrazellulären Kompartments das zellulär austauschbare Ca^{2+} [nmol Ca^{2+}/mg Protein] und der membranäre Ca^{2+}-Fluß [nmol $Ca^{2+} \times 10^{-3}$/min $\times$ mg Protein] ermittelt werden (Abb. 2).

Statistik. Lineare und nicht-lineare Regressionsanalyse, Varianzanalyse mit post-hoc Bonferroni Korrektur.

Ergebnisse

Verglichen zur Kontrollgruppe war die *hepatozelluläre Ca^{2+}-Aufnahme* sowohl nach Ischämie als auch nach Ischämie/Reperfusion signifikant erhöht ($p < 0,05$) (Abb. 1, unten). Epinephrin führte in der Ischämiegruppe zu einer deutlichen Verringerung der zellulären Ca^{2+}-Aufnahme und hatte in der Ischämie/Reperfusionsgruppe keinen

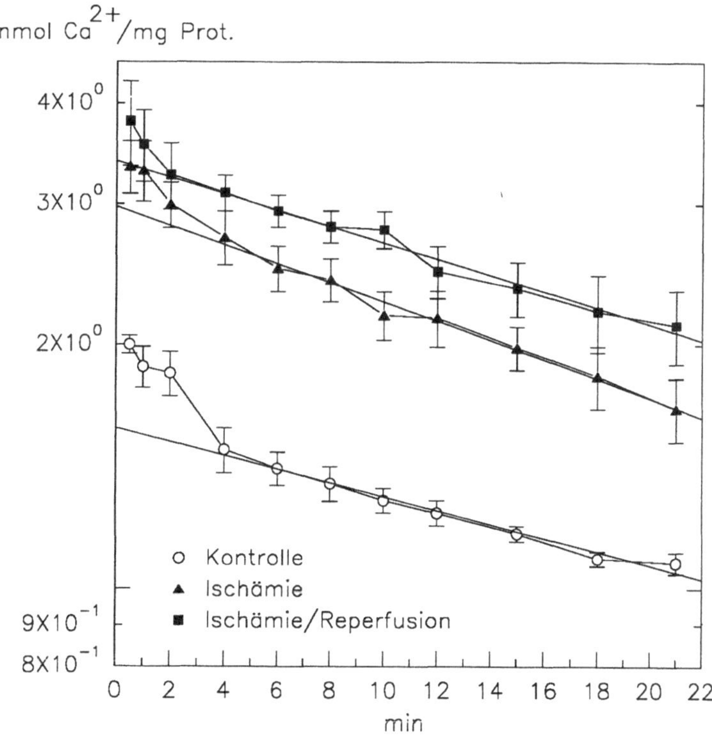

Abb. 2. Hepatozellullärer Ca^{2+}-Efflux. Darstellung des erhöhten austauschbaren Calciums nach Ischämie und Ischämie/Reperfusion anhand des sog. langsamen Efflux aus den intrazellulären Compartments

Effekt (Tabelle 1). Im Vergleich zur Kontrollgruppe stieg der frühe Ca^{2+}-*Einstrom* nach Ischämie signifikant, zeigte sich aber nach Reperfusion erniedrigt. Während Epinephrin in der Kontrollgruppe eine Steigerung des Ca^{2+}-Einstroms zeigte (p < 0,05), was dieser in der Ischämiegruppe deutlich geringer und zeigte in der Reperfusionsgruppe ebenfalls keinen Effekt.

Das *zellulär austauschbare* Ca^{2+} sowie der daraus berechnete membranäre Ca^{2+}-Fluß waren in der Ischämie- und Ischämie/Reperfusionsgruppe signifikant im Vergleich zur Kontrollgruppe erhöht (Abb. 2).

Tabelle 1. Zelluläre Ca^{2+}-Regulation im hämorrhagischen Ischämie/Reperfusionsmodell

		Kontrolle	Ischämie	Reperfusion
Ca^{2+} Einstrom	ohne Epi	67 ± 5	81 ± 8[a]	44 ± 3[a]
	mit Epi	79 ± 3[b]	53 ± 5[b]	43 ± 4
Ca^{2+} Aufnahme	ohne Epi	2,51 ± 0,1	3,97 ± 0,2[a]	3,31 ± 0,1[a]
	mit Epi	2,60 ± 0,1	3,10 ± 0,1[b]	3,55 ± 0,3
Austauschbares Ca^{2+}		1,60 ± 0,2	2,90 ± 0,3[a]	3,30 ± 0,5[a]
Membranärer Ca^{2+} Fluß		13 ± 5	35 ± 4[a]	41 ± 8[a]

[a] p < 0,05 vs. Kontrolle; [b] p < 0,05 vs. ohne Epinephrin

Diskussion

Die vorliegende Studie zeigte eine veränderte hepato-zelluläre Ca^{2+}-Regulation im hämorrhagischen Schock mit ischämie- und reperfusionsspezifischen Änderungen des membranären Ca^{2+}-Einstromes und der intrazellulären Ca^{2+}-Verteilung. Die zelluläre Ca^{2+}-Aufnahme, also das Equilibrium zwischen Ca^{2+}-Aufnahme und -Ausstrom, war in beiden Phasen signifikant erhöht. Als Ursachen sind eine in vivo hormoninduzierte (z.B. Katecholamine, Vasopressin) intrazelluläre Ca^{2+}-Mobilisation mit extrazellulärem Ca^{2+}-Einstrom und/oder ein dem Konzentrationsgradienten folgender Ca^{2+}-Einstrom aufgrund von Membranschäden, sog. Ca^{2+}-Leaks, zu diskutieren. Es scheint plausibel, daß insbesondere unter Ischämiebedingungen mit Abbau energiereicher Phosphate, die energieabhängigen, membranären Ca^{2+}-ausschleusenden Ca^{2+}-ATPasen in ihrer Funktion beeinträchtigt werden. Eine Erhöhung des Equilibriums könnte aus einem stärkeren Ca^{2+}-Einstrom in Relation zur Ca^{2+}-Ausschleusung resultieren. Bei einem erhöhten Netto Ca^{2+}-Einstrom könnte dies zu einer Ca^{2+}-Überladung des zytosolischen Kompartiments mit konsekutiver Auffüllung der zellulären Ca^{2+}-Puffer (Endoplasmatisches Retikulum und Mitochondrien) führen. Diese Vorgänge sind im septischen Schock [2, 3] und nach in vitro Radikalschädigung von Hepatozyten belegt [4].

Bei in vitro Epinephrin-Stimulation könnte folglich bei intrazellulärer Ca^{2+}-Überladung ischämischer wie auch reperfundierter Hepatozyten der Ca^{2+}-Einstrom gehemmt werden. Der fehlende Katecholamineffekt sowohl auf Ca^{2+}-Einstrom als auch auf zelluläre Ca^{2+}-Aufnahme in der Reperfusion spricht für eine Funktionsbeeinträchtigung des Ca^{2+}-Signalsystems, u.U. durch direkt schädigende Wirkung toxischer Sauerstoffradikale auf membranäre Hormonrezeptoren.

In hier nicht näher dargestellten Vorstudien bei gleichen Versuchsbedingungen zeigte sich in der Reperfusionsphase, nicht aber während Ischämie, ein signifikanter Aktivitätsanstieg des sauerstoffradikalproduzierenden Xanthinoxidase-Systems mit zeitgleicher Leukozytenaktivierung und ausgeprägten radikal-induzierten Membranschäden. Insbesondere Membranschäden könnten pathogenetisch über die Beeinflussung physiko-chemischer Eigenschaften membranständiger Ca^{2+}-Kanäle und Ca^{2+}-ATPasen für den veränderten transmembranären Ca^{2+}-Fluß verantwortlich sein. Letzterer hat als wesentlicher Bestandteil des zellulären Ca^{2+}-Signalsystems große Bedeutung und spielt, wie in Voruntersuchungen gezeigt [5], für die posttraumatische hepatische Glukoseregulation und Induktion der inflammatorischen Proteinbiosynthese eine entscheidende Rolle.

Zusammenfassung

Im Ischämie/Reperfusionssyndrom bei hämorrhagischem Schock der Ratte zeigte sich eine Störung des hepatozellulären Ca^{2+}-Signalsystems. Eine gesteigerte zelluläre Ca^{2+}-Aufnahme und ein höheres austauschbares zelluläres Ca^{2+}, sowohl nach Ischämie als auch nach Ischämie/Reperfusion deuten auf eine Überladung intrazellulärer Ca^{2+}-Kompartimente. Signifikante Unterschiede wurden hinsichtlich des schnellen Ca^{2+}-Einstromes festgestellt, welcher zwar nach Ischämie erhöht, aber nach Ischämie/Reperfusion erniedrigt war. Die in Kontrollhepatozyten nachweisbare Ca^{2+}-Mobilisation durch Katecholamine fehlte nach Ischämie/Reperfusion vermutlich durch direkte sauerstoffradikalabhängige Effekte. Reperfusionsspezifische Veränderungen des "Ca^{2+} second messenger"-Signalsystems können die Zellintegrität gefährden und damit die metabolische Leistung der Leber nach hämorrhagischem Schock beeinträchtigen.

Summary

This study demonstrates alterations of hepatocellular Ca^{2+} regulation during hemorrhagic shock in the rat. Both increased Ca^{2+} uptake and exchangeable Ca^{2+} as evaluated by influx and efflux kinetic studies, respectively, were noticed after ischemia and ischemia/reperfusion, suggesting a Ca^{2+} overload of intracellular compartments. Significant differences between the two groups were also found regarding the Ca^{2+} influx, which was increased after ischemia but decreased after reperfusion. Catecholamine-induced cellular Ca^{2+} mobilization present in hepatocytes of control rats was absent in those hepatocytes isolated from ischemia/reperfusion animals, probably due to oxygen free radical mediated disturbance of receptor-mediated Ca^{2+} mobilization. Reperfusion-specific changes in cellular Ca^{2+} homeostasis may cause disruption of cellular integrity and derrange hepatic cell metabolism after hemorrhagic shock, which may be a prerequisite of posttraumatic hepatic failure.

Literatur

1. Barritt GJ, Parker JC, Wadsworth JC (1981) A kinetic analysis of the effects of adrenaline on calcium distribution in isolated rat liver parenchymal cells. J Physiol 312:29–55
2. Rose S, Thompson KD, Sayeed MM (1992) Ca^{2+}-related hepatocellular alterations during intra-abdominal sepsis. Am J Physiol 263:R553–R558
3. Sayeed MM, Maitra SR (1987) Effect of Diltiazem on altered cellular Ca^{2+}-regulation during endotoxic shock. Am J Physiol 253:R549–R554
4. Mergner WJ, Jones RT, Trump BF (eds) (1990) Cell death: mechanisms of acute and lethal cell injury. Vol I, 179–199
5. Maitra SR, Geller ER, Pan W, Kennedy PR, Higgins L (1992) Altered cellular Ca^{2+} regulation and hepatic glucose production during hemorrhagic shock. Circ Shock 38:14–21

Unterstützt von der Deutschen Forschungsgemeinschaft (Rose 814/2–1).

Dr. A. Pizanis, Abteilung für Unfallchirurgie, Chirurgische Universitätsklinik, D-66421 Homburg/Saar

Kupfferzellen und hepatischer Reperfusionsschaden
Kupffer Cells and Hepatic Reperfusion Injury

C. Bremer[1], H. Bunzendahl[2], H.U. Spiegel[1] und R.G. Thurman[3]

[1]Chirurgische Forschung, Klinik und Poliklinik für Allgemeine Chirurgie,
 Westfälische Wilhelms-Universität, Münster
[2]Dept. of Surgery; [3]Dept. of Pharmacology, University of North Carolina at Chapel Hill,
 Chapel Hill, NC 27599, USA

Einleitung

Reperfusionsschäden spielen eine wichtige Rolle für frühzeitige Organschäden im
Rahmen der Lebertransplantation. Neue Untersuchungen am Modell der isoliert perfundierten Rattenleber wie auch der orthotopen Rattenlebertransplantation zeigen eine
Aktivierung der Kupfferzellen in der Reperfusionsphase [4, 5]. Es ist darüber hinaus bekannt, daß aktivierte Kupfferzellen Proteasen, Tumor Nekrose Faktor (TNF),
Eikosanoide und toxische Radikale freisetzen und somit großes zellschädigendes Potential aufweisen [2]. Marzi et al. zeigten 1991, daß eine Inaktivierung der Kupfferzellen durch Methylpalmitat zu einer signifikanten Verlängerung der postoperativen
Überlebensrate nach orthotoper Rattenlebertransplantation führt [5].

Ziel dieser Studie ist es daher zu untersuchen, welche Rolle die Kupfferzellen in
der Pathogenese des hepatischen Reperfusionsschadens spielen.

Methodik

Im Modell der isoliert perfundierten Rattenleber (Lowflow-Reflow Modell) wurden
unter Phenobarbital-Narkose die Lebern von 26 weiblichen Sprague Dawley Ratten (160–200 g) entnommen und ex vivo über die V. portae mit 100% sauerstoff-
gesättigtem Krebs-Henseleit Puffer perfundiert. Die Temperatur des Perfusats lag
konstant bei 37°C. Für die ersten 75 min wurde ein Flow von 1 ml/g/min (Lowflow)
gewählt, der dann für die folgenden 40 min auf den Normalwert von 4 ml/g/min
(Reflow) erhöht wurde. Wie frühere Untersuchungen zeigten, kommt es so während
des Lowflows zu einer selektiven perizentralen Hypoxie mit nachfolgendem Reperfusionsschaden [1, 3]. Zur Evaluierung der hepatischen Zellschäden wurde Laktatdehydrogenase (LDH) im Perfusat, die Sauerstoffaufnahme der Leber und die Letalitätsrate
perizentraler und periportaler Hepatozyten durch Anfärbung nekrotischer Kerne mit
Trypanblau bestimmt. Die Bestimmung von Malondialdehyd (MDA) diente der Beurteilung des oxidativen Stresses in der Leber. Zur Inaktivierung der Kupfferzellen
erfolgte 24 h präoperativ nach randomisierter Zuteilung die intravenöse Injektion von

Chirurgisches Forum 1994
f. experim. u. klinische Forschung
Trede/Seifert/Hartel (Hrsg.)
©Springer-Verlag Berlin Heidelberg 1994

14

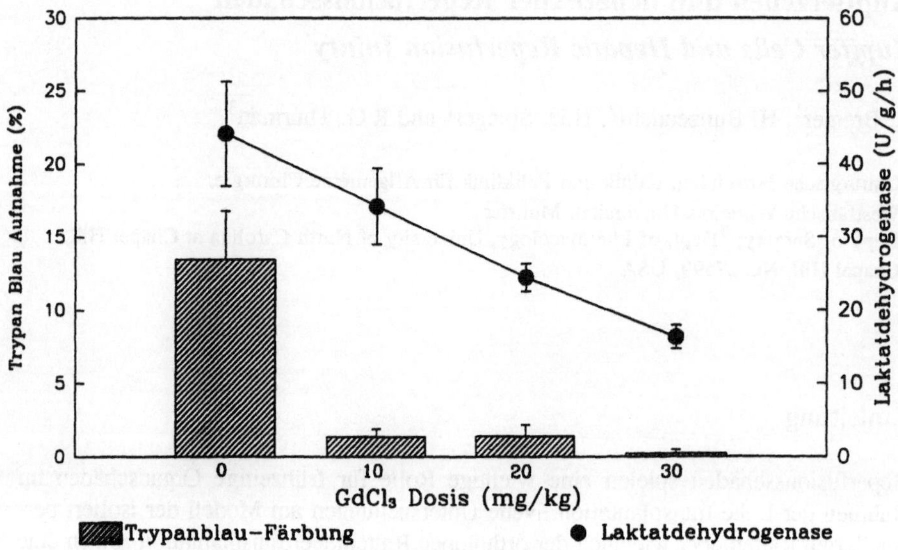

Abb. 1. Anteil nekrotischer Hepatozyten in Perizentralfeldern und Freisetzung von Laktatdehydrogenase in Abhängigkeit von der $GdCl_3$-Dosierung

10, 20 bzw. 30 mg/kg KG Gadoliniumchlorid ($GdCl_3$). Die Tiere wurden dann bis zum Versuchsbeginn nüchtern gehalten.

In einer weiteren Versuchsreihe wurden die Lebern mit Phenyl N-t-butylnitron (PBN, 5 nM), einem Spin Trapper, perfundiert und das ausfließende Perfusat mit Hilfe von Electron-Spin-Resonance (ESR) auf Radikal-Addukte hin untersucht.

Ergebnisse

Innerhalb der ersten 10 min nach Reflow erreichten LDH und MDA Spitzenwerte von 44 U/g/h bzw. 115 nmol/g/h. Die Trypanblaufärbung ergab eine letale Zellschädigung von 13,5% der Hepatozyten in den Perizentralfeldern. Die Periportalfelder wiesen keine nekrotischen Hepatozyten auf. Nach $GdCl_3$-Gabe kam es zu einer dosisabhängigen Verringerung von LDH- und MDA im Perfusat (16,4 U/g/h LDH bei 30 mg/kg $GdCl_3$ und 47,3 nmol/g/h MDA bei 20 mg/kg $GdCl_3$, $p < 0,05$). Letale Hepatozyten waren mit 0,2% kaum noch nachweisbar ($p < 0,01$).

Die ESR-Analyse ergab ein typisches 6 Linien Spektrum als Beweis dafür, daß Kohlenstoff-zentrierte Radikale während der Reperfusionsphase generiert worden waren. $GdCl_3$-Behandlung verringerte das ESR-Signal signifikant und somit die Radikalenbildung durch die Kupfferzellen.

Der Sauerstoffverbrauch war während der Reperfusion um das 1,5fache der Norm erhöht (144 mol/g/h) und wurde durch $GdCl_3$ dosisabhängig bis auf Normalwerte zurückgeführt.

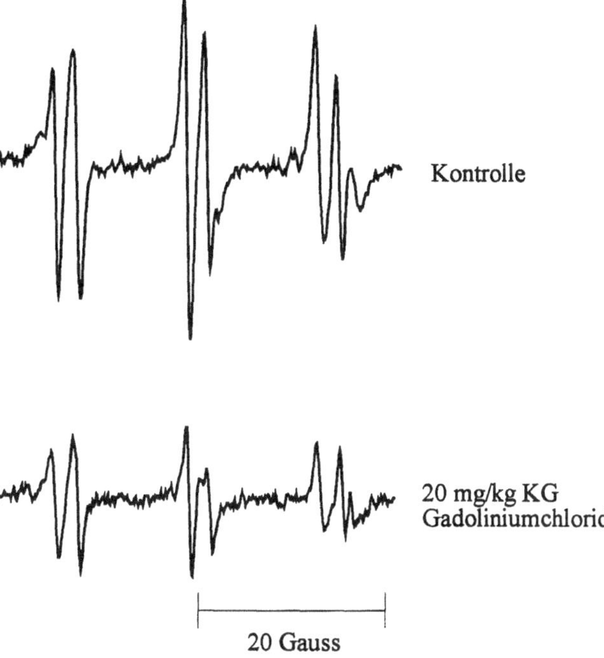

Abb. 2. Electron Spin Resonance Analyse des Perfusates auf Radikaladdukte in der Kontroll-
und GdCl$_3$-Gruppe (20 mg/kg KG)

Zusammenfassung

Im Lowflow-Reflow Modell der isoliert perfundierten Rattenleber wurde die Rolle
der Kupfferzellen in der Pathogenese des hepatischen Reperfusionsschadens evaluiert.
Nach intravenöser Gabe von Gadoliniumchlorid (10, 20 und 30 mg/kg KG) zur Inaktivierung der Kupfferzellen erfolgte eine dosisabhängige Reduktion des Reperfusionsschadens mit signifikanter Verminderung der Laktatdehydrogenase im Perfusat. Letale
perizentrale Hepatozyten, angefärbt durch Trypanblau, waren mit 0,2% im Vergleich
zur Kontrollgruppe (13,5%) kaum noch nachweisbar. Die Bildung von Malondialdehyd, Produkt oxidativer Prozesse an Lipidmembranen, wurde ebenso signifikant durch
GdCl$_3$-Gabe verringert. Zur weiteren Untersuchung der abgelaufenen Oxidationspro-
zesse erfolgte die Perfusion der Lebern mit Phenyl N-t-butylnitron (PBN, 5 nM), einem Spin Trapper und anschließender Analyse des Perfusates mit Hilfe von Electron
Spin Resonance (ESR). Hierbei ergab sich ein typisches 6-Linien-Spektrum als Hinweis darauf, daß in der Reperfusionsphase Kohlenstoff-zentrierte Radikale generiert
worden sind. Durch die Gabe von GdCl$_3$ konnte das ESR-Signal ebenfalls signifikant
verringert werden. Der in der Reperfusionsphase um das 1,5fache der Norm erhöhte
Sauerstoffverbrauch wurde nach Kupfferzellinaktivierung auf Normalwerte reduziert.
Dies deutet darauf hin, daß den Kupfferzellen eine Bedeutung bei der Regulation der
hepatischen Sauerstoffaufnahme zukommt.

16

Zusammenfassend zeigen diese Ergebnisse, daß die der Kupfferzellaktivierung folgende Radikalenfreisetzung zu signifikantem oxidativem Stress in der Leber führt und so einen entscheidenden Schritt in der Pathogenese des Reperfusionsschadens darstellt.

Summary

The role of Kupffer's cells in the pathogenesis of hepatic reperfusion injury was evaluated in a low-flow-reflow model of the isolated perfused rat liver. Intravenous injection of various doses of gadolinium chloride (10, 20, and 30 mg/kg bw) for inactivation of Kupffer's cells resulted in a significant reduction in reperfusion injury. This was indicated by a significant decrease in lactate dehydrogenase in the perfusate. Furthermore, pericentral hepatic cell death, determined by trypan blue staining, was prevented almost completely by $GdCl_3$ treatment (13.5% control group, 0.2% 30 mg/kg bw $GdCl_3$). Malondialdehyde release, an indicator of lipid peroxidation, decreased significantly after $GdCl_3$ administration. For further investigation of oxidative stress, livers were perfused with phenyl N-t-butylnitron (PBN, 5 nM), a spin trapping agent, and the effluent perfusate was analyzed by electron spin resonance (ESR) for radical adducts. ESR revealed a typical six-line spectrum, providing direct evidence that carbon-centered radicals were generated on reflow. Again, the ESR signal was reduced significantly by pretreatment with $GdCl_3$. Oxygen uptake increased up to 1.5 times normal values on reperfusion in the control group. $GdCl_3$ pretreatment significantly reduced hepatic oxygen uptake to baseline values, suggesting an involvement of Kupffer's cells in the regulation of parenchymal oxygen uptake. Collectively, these results strongly support the hypothesis that activation of Kupffer's cells results in a generation of toxic radicals causing significant oxidative stress. Therefore, Kupffer's cells activation is a major step in the pathogenesis of hepatic reperfusion injury.

Literatur

1. Bradford B, Marotto M, Lemasters JJ, Thurman RG (1985) New, simple models to evaluate zone specific damage due to hypoxia in the perfused rat liver: time course and effect of nutritional state. JPET 236 (1):263–268
2. Clavien PA, Harvey PRC, Strassberg SM (1992)Preservation and reperfusion injuries in liver allografts. Transpl 53 (5):957–978
3. Lemasters JJ, Ji S, Thurman RG (1981) Centriolobular injury following flow-flow hypoxia in isolated, perfused rat liver. Science 213:661–663
4. Lindert K, Caldwell-Kenkel J, Nukina S, Lemasters JJ, Thurman RG (1991) Activation of Kupffer cells in reperfusion following hypoxia: particle phagocytosis in a low-flow, reflox model. Am J Phys 262:G345–350
5. Marzi I, Cowper K, Takei Y, Lindert K, Lemasters JJ, Thurman RG (1991) Methylpalmitate prevents Kupffer cell activation and improves survival after orthotopic liver transplantation in the rat. Transpl Int 4:215–220

C. Bremer, Klinik und Poliklinik für Allgemeine Chirurie, Chirurgische Forschung, Westfälische Wilhelms-Universität, Jungeblodtplatz 1, D-48129 Münster

Reduktion des postischämischen Reperfusionsschadens der Leber durch anti-ICAM-1

Reduction of Postischemic Reperfusion Injury of the Liver by Anti-ICAM-1

B. Vollmar, J. Glasz, M.D. Menger und K. Meßmer

Institut für Chirurgische Forschung, Ludwig-Maximilians-Universität, München

Einleitung

Nach leberchirurgischen Eingriffen mit temporärer Gefäßokklusion können protrahierte Ischämie und unzureichende Reperfusion zu postoperativer Einschränkung der Leberfunktion führen. Als Ursache des postischämischen Reperfusionsschadens der Leber werden fehlende Reperfusion nutritiver Sinusoide sowie Aktivierung und Adhärenz von Leukozyten am mikrovaskulären Endothel mit nachfolgender Emigration ins Gewebe diskutiert. Die Interaktion von Leukozyten mit dem mikrovaskulären Endothel wird entsprechend einer Mehr-Schritt-Sequenz (Margination, "rolling", Adhärenz und transendotheliale Migration) von spezifischen Adhäsionsrezeptoren auf der Oberfläche von Leukozyten (L-Selektin; β-Integrine) und Endothelzellen (P-, E-Selektin; Immunglobuline (ICAM-1/2)) vermittelt und reguliert [1]. Ziel der Studie war es, die Wirkung eines monoklonalen Antikörpers gegen das endotheliale Adhäsionsmolekül ICAM-1 (*anti-ICAM-1*) auf den mikrovaskulären und funktionellen Reperfusionsschaden der Leber quantitativ zu erfassen.

Methodik

Die Untersuchungen wurden an 12 Sprague-Dawley-Ratten (KG: 195 $\pm$ 12g) unter Chloralhydratnarkose (36mg$\cdot$100g KG^{-1} ip) und kontinuierlicher Kontrolle von arteriellem und zentralvenösem Druck (Arteria carotis communis, Vena jugularis) sowie Herzfrequenz durchgeführt. Nach 30 min Stabilisierungsphase erfolgte die Induktion der Ischämie des linken Leberlappens für 60 min durch Okklusion des linken Astes von Arteria hepatica und Vena portae. 5 min vor Reperfusion erhielten 7 Tiere den monoklonalen Antikörper *anti-ICAM-1* (1 ml, 100μg $\cdot$ 100g KG^{-1} iv; Klasse Maus IgG_1, Seikagaku, Tokyo, Japan). Kontrolltieren (n=5) wurde 5 min vor Reperfusion isotypspezifisches Immunglobulin IgG_1 (1 ml, 100μg $\cdot$ 100g KG^{-1} iv; Sigma, Deisenhofen, FRG) appliziert. Nach 45 min Reperfusion und transverser Laparotomie erfolgte die Auslagerung des linken Leberlappens zur intravitalen Fluoreszenzmikroskopie. Der technische Aufbau mit modifiziertem Leitz Orthoplan Mikroskop, Auflicht-Beleuchtung, hochempfindlicher Videokamera und Videoaufnahme-Einheit wurde bereits früher detailliert beschrieben [2]. Die Fluoreszenzfarbstoffe Natrium-

Chirurgisches Forum 1994
f. experim. u. klinische Forschung
Trede/Seifert/Hartel (Hrsg.)

fluoreszein (2μmol $\cdot$ kg^{-1} iv) und Rhodamin-6G ($0, 1\mu$mol $\cdot$ kg^{-1} iv) erlaubten die Beurteilung von mikrovaskulärer Perfusion und Leukozyten-Fließverhalten in Sinusoiden und postsinusoidalen Venolen. Folgende Parameter wurden off-line in Bild-zu Bild-Analyse (10–15 Azini bzw. postsinusoidale Venolen pro Tier) bestimmt: (i) die (Zentralstrom-)Geschwindigkeit von Leukozyten (μm $\cdot$ sec^{-1}) in Sinusoiden und postsinusoidalen Venolen, (ii) die Zahl stagnierender Leukozyten in Sinusoiden (Zellen/Lobulus), definiert als markierte Zellen innerhalb eines Sinusoids, die sich in einem Beobachtungszeitraum von 20 sec nicht bewegen; (iii) die Zahl nicht-perfundierter Sinusoide (in % aller sichtbaren Sinusoide); (iv) die Zahl rollender Leukozyten in postsinusoidalen Venolen (in % aller nicht-adhärenten Leukozyten), definiert als markierte Zellen, die sich mit einer Geschwindigkeit kleiner 30% der Zentralstrom-Geschwindigkeit bewegen, (v) die Zahl adhärenter Leukozyten in postsinusoidalen Venolen (Zellen/mm^2 Endotheloberfläche), definiert als markierte Zellen, die am venulären Endothel adhärieren und sich in einem Beobachtungszeitraum von 20 sec nicht bewegen [2]. Als Maß der hepatozellzulären Exkretionsfunktion [3] wurde der Galllefluß während 60 min Reperfusion über einen Katheter im Ductus choledochus und auf das Feuchtgewicht der Leber (μl$\cdot$min$^{-1}\cdot$g^{-1}) bezogen. Die Bestimmung der Serumaktivität (U $\cdot$ L^{-1}) von GOT und GPT am Ende der Reperfusion diente der Beurteilung der hepatozellulären Integrität [4]. Die statistische Analyse erfolgte mit Hilfe des Student's t-Test (p $< 0,05$). Angegeben sind Mittelwert $\pm$ SEM.

Ergebnisse

Die Fließgeschwindigkeit der Leukozyten in Sinusoiden lag zwischen 260 und 410 μm $\cdot$ sec^{-1} ohne signifikanten Unterschied zwischen beiden Versuchsgruppen (*anti-ICAM-1*: 338 ± 31 vs *IgG$_1$*: 310 ± 29 μm $\cdot$ sec^{-1}). Ebensowenig unterschieden sich beide Gruppen hinsichtlich der Zahl in Sinusoiden stagnierender Leukozyten (*anti-ICAM-1*: 211 ± 14 vs *IgG$_1$*: 240 ± 14 Zellen (Lobulus)). Im Gegensatz dazu führte *anti-ICAM-1* in den postsinusoidalen Venolen zu einer deutlichen Reduktion der Zahl rollender (19 ± 5 vs *IgG$_1$*: $44 \pm 9\%$; P $< 0,01$) und adhärenter Leukozyten (217 ± 38 vs *IgG$_1$*: 679 ± 76 Zellen/mm^1 Endotheloberfläche; P $< 0,01$), obwohl deren Zentralstromgeschwindigkeit nicht unterschiedlich war (*anti-ICAM-1*: 1039 ± 144 vs *IgG$_1$*: 1103 ± 152 μm $\cdot$ sec^{-1}). Nach Anwendung von *anti-ICAM-1* war der mikrovaskuläre Reperfusionsschaden nach 60 min Ischämie und 60 min Reperfusion (nicht-perfundierte Sinusoide: $6 \pm 0, 3\%$) im Vergleich zur *IgG$_1$*-Kontrollgruppe ($15 \pm 1, 0\%$) signifikant (P $< 0,01$) reduziert. Darüberhinaus fand sich eine deutlich bessere hepatozelluläre Exkretionsfunktion nach *anti-ICAM-1* ($1,8 \pm 0,1$ vs *IgG$_1$*: $1,2 \pm 0,3$ μl $\cdot$ min$^{-1} \cdot$ g^{-1}; P $< 0,05$). Die signifikant niedrigeren Serumaktivitäten von GOT und GPT (*anti-ICAM-1*: 480 ± 108 und 447 ± 80 vs *IgG$_1$*: 1353 ± 317 und 1055 ± 265 U $\cdot$ L^{-1}; P $< 0,05$) sprechen ebenfalls für einen protektiven Effekt der Behandlung mit *anti-ICAM-1* auf die hepatozelluläre Integrität.

Diskussion

Immunhistochemische Untersuchungen der humanen Leber zeigen eine konstitutive Expression von ICAM-1 auf sinusoidalem und venulärem Endothel [5]. Dahingegen wird P-Selektin zwar auf venulärem Endothel, nicht aber auf sinusoidalem Endothel konstitutiv, bzw. nach Inflammation oder Ischämie/Reperfusion exprimiert [5]. Da die Interaktion von Leukozyten mit dem Endothel in einer konsekutiven Mehr-Schritt-Sequenz erfolgt und P-Selektin-vermitteltes "rolling" als Voraussetzung für die nachfolgende ICAM-1-abhängige Adhärenz von Leukozyten angesehen wird [1], könnte das Fehlen von P-Selektin auf Sinusendothelien eine Erklärung für die fehlende Blockade der Leukozyten-Endothel-Interaktion durch *anti-ICAM-1* in Sinusoiden sein. Im Gegensatz dazu kann in postsinusoidalen Venolen die postischämische Leukozyten-Endothel-Interaktion durch *anti-ICAM-1* spezifisch blockiert werden. Änderungen der Mikrohämodynamik als Ursache für die Reduktion der Leukozyten-Endothel-Interaktion durch *anti-ICAM-1* sind aufgrund unveränderter Zentralstromgeschwindigkeit in beiden Gruppen auszuschließen. Die Reduktion des "rolling" von Leukozyten durch *anti-ICAM-1* ist durch die Abnahme adhärenter Leukozyten erklärbar, da diese über Freisetzung von reaktiven Sauerstoffmetaboliten und vermehrte Expression von P-Selektin "rolling" von Leukozyten induzieren. Die Verminderung sowohl des mikrovaskulären als auch des funktionellen Reperfusionsschadens der Leber durch anti-ICAM-1 weist auf die zentrale Rolle der Leukozyten-Endothel-Interaktion in der frühen Manifestation des postischämischen Reperfusionsschadens hin.

Schlußfolgerung

In dieser Studie wurde erstmals in vivo die funktionelle Bedeutung der selektiven Blockade des Adhäsionsmoleküls ICAM-1 für die Leukozyten-Endothel-Interaktion nach Ischämie und Reperfusion der Leber gezeigt. *Anti-ICAM-1* blockierte die Leukozyten-Endothel-Interaktion in postsinusoidalen Venolen mit Verminderung des mikrovaskulären und funktionellen Reperfusionsschadens der Leber. Der Einsatz von monoklonalen Antikörpern zur Verhinderung von Leukozyten-Endothel-Interaktionen stellt daher einen vielversprechenden Therapieansatz zur Prophylaxe postischämischer Funktionseinschränkungen dar.

Summary

In rat liver a monoclonal antibody directed against anti-ICAM-1 significantly reduced ischemia/reperfusion-induced hepatic microvascular perfusion failure and liver injury with concomitant preservation of hepatocellular integrity and excretory function. Abrogation of leukocyte rolling and adherence in postsinusoidal venules along with the beneficial effects on organ function emphasize the triggering function of these molecular mechanisms preceding manifestation of postischemic tissue damage. These findings provide in vivo evidence for the function of the adhesion molecule ICAM-1 during postischemic reperfusion of the liver. Thus, selective blockade of postischemic leukocyte adherence might become a therapeutic strategy to counteract reperfusion injury.

Literatur

1. Pardi R, Inverardi L, Bender JR (1992) Regulatory mechanisms in leukocyte adhesion: flexible receptors for sophisticated travelers. Immunology Today 13:224–230
2. Vollmar B, Lang G, Post S, Menger MD, Messmer K (1993) Die Mikrozirkulation der Leber im hämorrhagischen Schock der Ratte und ihre Bedeutung für Energiestoffwechsel und Funktion. Zbl Chir 118:218–225
3. Moser E, Holzmueller P. Reckendorfer H, Burgmann H (1992) Cold-preserved rat liver viability testing by proton nuclear resonance relaxometry. Transplantation 53:536–540
4. Nishimura T, Yoshida Y, Watanabe F, Koseki M, Nishida T, Tagawa K, Kawashima Y (1986) Blood level of mitochondrial aspartate aminotransferase as an indicator of the extent of ischemic necrosis of the rat liver. Hepatology 6:701–707
5. Steinhoff G, Behrend M, Scjrader B, Duijvestijn AM, Wonigeit K (1993) Expression pattern of leukocyte adhesion ligand molecules on human liver endothelia. Lack of ELAM-1 and CD62 inducibility on sinusoidal endothelia and distinct distribution of VCAM-1, ICAM-1, ICAM-2, and LFA-3. Am J Path 142:481–488

Dr. med. Brigitte Vollmar, Institut für Chirurgische Forschung, Ludwig-Maximilians-Universität, Marchioninistraße 15, D-81366 München

Die hepatozelluläre Insuffizienz in der Sepsis: Stickoxid inhibiert den Entgiftungsstoffwechsel der Cytochrom P450 Enzyme*

Hepatocellular Insufficiency in Sepsis: Nitric Oxide Inhibits Biotransformation by Cytochrome P450 Enzymes

J. Stadler[1], J. Trockfeld[1], W.A. Schmalix[2], T. Brill[3] und J. Döhmer[2]

[1]Chirurgische Klinik und Poliklinik; [2]Institut für Toxikologie und Umwelthygiene; [3]Institut für Experimentelle Chirurgie, TU München

Einleitung

Die Leberzellinsuffizienz ist im Rahmen des Multiorganversagens der Sepsis ein Problem von großer klinischer Relevanz. Charakteristische Merkmale sind die Suppression der Syntheseleistung und eine massive Inhibition des Entgiftungsstoffwechsels der Leber.

Proinflammatorische Zytokine, wie Interleukin-1 (IL-1), Tumor Nekrose Faktor alpha (TNFα) oder Interferon gamma (INFγ), scheinen bei der Hemmung des Entgiftungsstoffwechsels eine wichtige Rolle zu spielen, da sie die Cytochrom P450 Enzymaktivität der Hepatozyten und damit die sog. Phase I der Biotransformation supprimieren. Diese Zytokine, gemeinsam mit bakteriellen Toxinen, induzieren aber auch die Stickoxidbiosynthese in den Leberzellen [1]. Aufgrund der Vielzahl der biologischen Funktionen des Stickoxids (NO) ist allerdings dessen Stellenwert in der Pathophysiologie der Sepsis noch unklar. Zu den wichtigsten Funktionen des NO gehören die Vasodilatation, die Hemmung der Thrombozytenfunktion, die Rolle als Neurotransmitter und seine toxische Wirkung gegen intrazelluläre Mikroben [2]. Viele dieser Wirkungen beruhen auf der Bindung des NO an prosthetische Eisenkomplexe von Enzymen. In diesem Zusammenhang ist es besonders interessant, daß NO wegen seiner starken Affinität zu Eisengruppen schon seit Jahrzehnten von Enzymchemikern benutzt wird, um die Hämgruppen in den katalytischen Zentren der Cytochrom P450 Enzyme zu untersuchen [3]. Wir versuchten deshalb zu klären, ob die Inhibition der Cytochrome P450 in der Sepsis durch die NO Biosynthese bedingt ist.

Methodik

Im ersten Teil der Experimente verwendeten wir Zellen, die der V79 Zellinie des Chinesischen Hamsters entstammen. Diese Zellen sind gentechnologisch so konstruiert, daß sie spezifische Cytochrom P450 Enzyme, in unserem Fall die Cytochrome P450 1A1 und 1A2 der Ratte und des Menschen, funktionell exprimieren. Um die

---

* Mit Unterstützung der Deutschen Forschungsgemeinschaft: Sta 311/2-1.

Chirurgisches Forum 1994
f. experim. u. klinische Forschung
Trede/Seifert/Hartel (Hrsg.)
©Springer-Verlag Berlin Heidelberg 1994

Wirkung von exogenem NO auf die Funktion der Cytochrome P450 zu testen, wurden die Zellen für 1 h mit Natriumnitroprussid (NNP) und S-Nitroso-Acetylpenizillamin (SNAP) inkubiert, die beide NO spontan freisetzen. Die Arylhydrocarbonhydroxylase (AHH) Aktivität des Cytochrom P450 1A1 wurde über den Umsatz von Benzpyren zu Hydroxybenzpyren spektrofluorometrisch gemessen. Die Aktivität des Cytochrom P450 1A2 wurde über eine 7-Ethoxyresorufin-O-dealkylierung ebenfalls spektrofluorometrisch bestimmt.

Im zweiten Teil der Experimente untersuchten wir die Wirkung der endogenen NO Produktion auf die Cytochrom P450 Aktivität. Dazu wurden Hepatozyten von Sprague-Dawley Ratten mit einer Kollagenaseperfusionstechnik gewonnen. Die Hepatektomie wurde in Xylazin/Ketamin-Narkose ausgeführt. Die NO Synthese wurde in den Hepatozyten durch eine 24stündige Inkubation mit einer Kombination aus rhIL-1 (5 U/ml), rmTNFα (500 U/ml), rrIFNγ (100 U/ml) und Lipopolysaccharid (LPS, 10 μg/ml) induziert. Diese Mischung aus Induktoren wird im Folgenden als ZM/LPS abgekürzt. Zur Hemmung der NO Synthese wurde N^G-Monomethyl-L-Arginin (NMA) verwendet. Wie entsprechend angegeben, wurde ein Teil der Zellen auch mit 50 nmol/ml β-Naphthoflavone behandelt, um die Cytochrom P450 Enzyme zu induzieren. Die NO Produktion wurde durch spektrophotometrische Messung der Nitritkonzentrationen quantifiziert. Die AHH Aktivität der hepatozellulären Cytochrome P450 1A wurde wieder über den Umsatz von Benzpyren zu Hydroxybenzpyren in der Zellkultur bestimmt. Spezifische Cytochrom P450 Protein Konzentrationen der Hepatozyten wurden mit Hilfe der Western Blot Analyse quantitativ erfaßt.

Ergebnisse und Diskussion

Die Behandlung der gentechnologisch konstruierten V79 Zellen mit den NO-Donatoren NNP oder SNAP führte zu einer konzentrationsabhängigen Hemmung sowohl des Cytochrom P450 1A1 als auch des 1A2. Dabei war das Cytochrom P450 1A1 empfindlicher als das Cytochrom P450 1A2. Mit einer Konzentration von 5 mM der NO-Donatoren war bei beiden Enzymen eine Inhibition von über 95% erreicht. Signifikante Unterschiede zwischen den humanen Enzymen und denen der Ratte konnten nicht festgestellt werden. Zusammenfassend zeigten diese Untersuchungen also eine direkte Inhibition der Cytochrom P450 Enzymaktivität durch NO.

Die Inkubation der Rattenhepatozyten mit ZM/LPS führte zu einer Induktion der NO Synthese mit einer Nitritproduktion von 288 ± 53 nmol/10^6 Zellen über 24 h gegenüber 18 ± 14 nmol/10^6 Zellen pro 24 h bei unbehandelten Zellen. Die NO-Synthese unter ZM/LPS Behandlung konnte mit NMA nahezu komplett unterdrückt werden, so daß nur 10 ± 2 nmol/10^6 Zellen Nitrit nach 24 h gemessen wurden. Der Cytochrom P450 1A abhängige Umsatz von Benzpyren wurde durch die Behandlung mit ZM/LPS um mehr als 95% auf nahezu nicht mehr meßbare Werte supprimiert (Abb. 1). Die Induktion der Cytochrome P450 mit β-Naphthoflavone machte diese Wirkung des ZM/LPS noch deutlicher. Der Einfluß der NO Synthese auf den Cytochrom P450 Stoffwechsel wurde dadurch dokumentiert, daß der NO Inhibitor NMA den Benzpyrenumsatz unter ZM/LPS Behandlung signifikant anzuheben vermochte. Allerdings konnte eine vollständige Wiederherstellung der Cytochrom P450 Aktivität

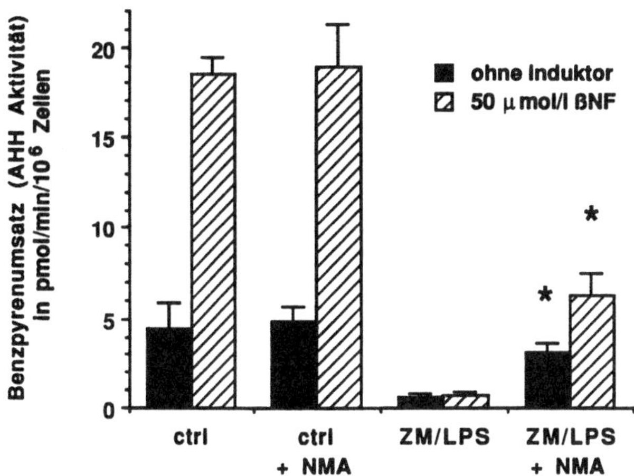

Abb. 1. Suppression des Cytochrom P450 abhängigen Umsatzes von Benzpyren durch Behandlung von Rattenhepatozyten mit ZM/LPS und partielle Wiederherstellung der Aktivität durch den NO-Inhibitor NMA. Die Hepatozyten wurden 24 h unter den angegebenen Bedingungen inkubiert und dann über weitere 3 h der Umsatz von Benzpyren zu Hydroxybenzpyren spektrofluorometrisch gemessen. *ctrl*, unbehandelte Zellen; *NMA*, N^G-Monomethyl-L-Arginin (0,5 mM); *ZM/LPS*, Kombination aus Zytokinen (IL-1, TNFα, IFNγ) und Lipopolysaccharid; *ßNF*, β-Naphthoflavone (zur Induktion der Cytochrom P450 Aktivität); *AHH* Aktivität, Arylhydroxycarbonhydroxylase Aktivität. * $p \leq 0,01$ vs ZM/LPS behandelte Zellen (Wilcoxon signed rank test)

nicht erreicht werden. Die Western Blots zeigten eine nur geringe Verminderung der hepatozellulären Cytochrom P450 1A1 und 1A2 Konzentrationen unter der Inkubation mit ZM/LPS. Densitometrische Messungen ergaben eine Suppression von maximal 31% für das Cytochrom P450 1A1. Die Verminderung des Cytochrom P450 Gehaltes konnte also nur zu einem geringen Teil an der Suppression der Enzymaktivität beigetragen haben.

Durch die Bindung an prosthetische Eisengruppen reguliert NO die Aktivität einiger wichtiger Enzyme wie der zytosolischen Guanylatzyklase oder der Enzymkomplexe der mitochondrialen Atmungskette. Da die Cytochrome P450 Hämgruppen in ihren katalytischen Zentren aufweisen, liegt die Vermutung nahe, daß NO diese Enzyme über eine Bindung an diese Hämgruppen inhibiert. Dazu würde passen, daß auch andere Hämenzyme, wie z.B. die Zyklooxygenase, von NO gehemmt werden [4]. Andererseits haben wir in einer früheren Arbeit nachweisen können, daß NO überwiegend an anderen Eisenkomplexen als an Hämgruppen bindet [5]. Obwohl also der molekulare Mechanismus der Hemmung der Cytochrom P450 Enzyme durch NO noch nicht eindeutig geklärt ist, könnten sich über den Einsatz der NO Inhibitoren mögliche therapeutische Ansätze zu einer neuartigen Behandlung des septischen Leberversagens ergeben.

Zusammenfassung

In der vorliegenden Arbeit wurde gezeigt, daß die Aktivität der Cytochrom P450 Enzyme sowohl durch exogen appliziertes als auch durch endogen produziertes Stickoxid (NO) direkt gehemmt wird. Da die Leberzellen nach septischer Stimulation große Mengen an NO produzieren und die Cytochrome P450 eine Schlüsselposition in der Biotransformation einnehmen, dürfte dieser Mechanismus ganz wesentlich zur Entwicklung der Suppression des Entgiftungsstoffwechsels der septischen Leber beitragen.

Summary

The present study demonstrates that cytochrome P450 enzyme activity is directly inhibited by exogenously administered and endogenously synthetized nitric oxide (NO). Since liver cells produce large amounts of NO under septic stimulation, and cytochrome P450s play an important role in biotransformation, this mechanism may be critical for the suppression of detoxication processes in the septic liver.

Literatur

1. Curran RD, Billiar TR, Stuehr DJ, Ochoa JB, Harbrecht BG, Flint SG, Simmons RL (1990) Multiple cytokines are required to induce hepatocyte nitric oxide production and inhibit total protein synthesis. Ann Surg 212:462–469
2. Moncada S, Palmer RM, Higgs EA (1991) Nitric oxide: physiology, pathophysiology, and pharmacology. Pharmacol Rev 43:109–142
3. O'Keefe D, Ebel R, Peterson J (1978) Studies of the oxygen binding site of cytochrome p-450. J Biol Chem 253:3509–3516
4. Stadler J, Harbrecht BG, Di Silvio M, Curran RD, Jordan ML, Simmons RL, Billiar TR (1993) Endogenous nitric oxide inhibits the synthesis of cyclooxygenase products and interleukin-6 by rat Kupffer cells. J Leukoc Biol 53:165–172
5. Stadler J, Bergonia HA, Di Dilvio M, Sweetland MA, Billiar TR, Simmons RL, Lancaster JR jr (1993) Nonheme iron-nitrosyl complex formation in rat hepatocytes: detection by electron paramagnetic resonance spectroscopy. Arch Biochem Biophys 302:4–11

Dr. med. J. Stadler, Chirurgische Klinik und Poliklinik, Technische Universität München, Ismaninger Straße 22, D-81675 München

Erythrozytenflux und Leukozytenakkumulation in der Leber nach warmer Ischämie in situ – Bedeutung des Platelet Activating Factor

Erythrocyte Flux and Leukocyte Accumulation in the Liver After Warm Ischemia In Situ: The Role of Platelet-Activating Factor

Th. Minor, W. Isselhard und T. Yamaguchi

Institut für Experimentelle Medizin, Universität Köln

Einleitung

Platelet-activating Factor (PAF) ist ein endogener Lipidmediator, der eine Schlüsselrolle im Rahmen entzündlicher Reaktionen einnimmt. Neueren Veröffentlichungen zufolge scheint PAF auch an der postischämischen Organschädigung im Rahmen des Reperfusionsschadens beteiligt zu sein [1, 2]. Ziel der vorliegenden Untersuchungen war es, die pathogenetische Rolle von PAF in der Leber nach globaler Ischämie in vivo weiter zu charakterisieren, wobei insbesondere mikrozirkulatorische Alterationen und Leukozyteninfiltration im reperfundierten Lebergewebe beobachtet werden sollten.

Methodik

An mit Pentobarbital (50 mg/kg i.p.) narkotisierten Wistar Ratten wurde eine Tracheotomie durchgeführt und die Tiere während des weiteren Versuchsablaufes über eine intratracheale Kanüle künstlich beatmet.

Über eine mediane Laparotomie wurde durch Anbringen einer feinen Gefäßklemme die Blutzufuhr zu mittlerem und linkem Leberlappen unterbrochen (70% partielle Ischämie der Leber ohne Splanchnikuskongestion) und das Abdomen wieder durch Naht verschlossen. Das Tier wurde durch Wärmebestrahlung vor Auskühlung geschützt und die intraabdominelle Temperatur kontinuierlich über eine Thermosonde gemessen. Der systolische Blutdruck wurde über einen Katheter in einer A. carotis gemessen; der Flüssigkeitshaushalt unter der Operation wurde über eine NaCl-Infusion in die li. V. femoralis bilanziert. Gegen Ende einer 60minütigen Ischämiezeit wurde das Abdomen wieder geöffnet und die Klemme entfernt, der Blutstrom zu linkem und mittlerem Leberlappen wieder hergestellt.

Verglichen (ANOVA, t-test) wurden Mittelwerte $\pm$ SD (n = 4–6) von unbehandelten Tieren und Tieren, denen präischämisch der PAF-Antagonist BN52021 (5 mg/kg i.v.) injiziert wurde. Zur Beurteilung der Gewebemikrozirkulation in der ischämisch/reperfundierten Leber wurde mittels Laser Doppler Flowmetrie der Ery-

Chirurgisches Forum 1994
f. experim. u. klinische Forschung
Trede/Seifert/Hartel (Hrsg.)

throcytenflux am linken Leberlappen gemessen. Dazu diente ein Meßgerät der Firma Moor Instruments (Axminster, England) mit thermostabilisierenden Peletierelementen.

Die postischämische Erholung wurde in Prozent des individuellen präischämischen Ausgangswertes (Signal während Ischämie $\Rightarrow$ 0%) ermittelt.

Am Ende einer 30minütigen Reperfusionsphase wurden Gewebeproben des zuvor ischämischen linken Leberlappens mittels Frierstoppmethode gewonnen und die Gewebeaktivitäten der Myeloperoxidase im Probenhomogenat bestimmt. Der zwar indirekte Nachweis hepatischer Leukozyteninfiltration vermittels dieses für neutrophile Granulozyten charakteristischen Enzyms im Homogenat hat den Vorteil, daß durch die über das Gesamtgewebe gemittelte Aktivitätsbestimmung regionale Variationen weitestgehend nivelliert werden.

Außerdem wurde die Serumaktivität der Purinnukleosid Phosphorylase (PNP), einem spezifischen Markerenzym für vaskuläre Endothelzellen [3], vor Beginn und zum Ende der Ischämiephase sowie nach Reperfusion bestimmt.

Ergebnisse und Diskussion

Am Ende der Reperfusionsphase erholte sich der Erythrozytenflux in der Leber bei unbehandelten Tieren im Mittel nur auf $27 \pm 25\%$ des präischämischen Referenzwertes, aber auf $78 \pm 19\%$ in Gegenwart von BN52021 ($p < 0,05$) (Abb. 1). Als

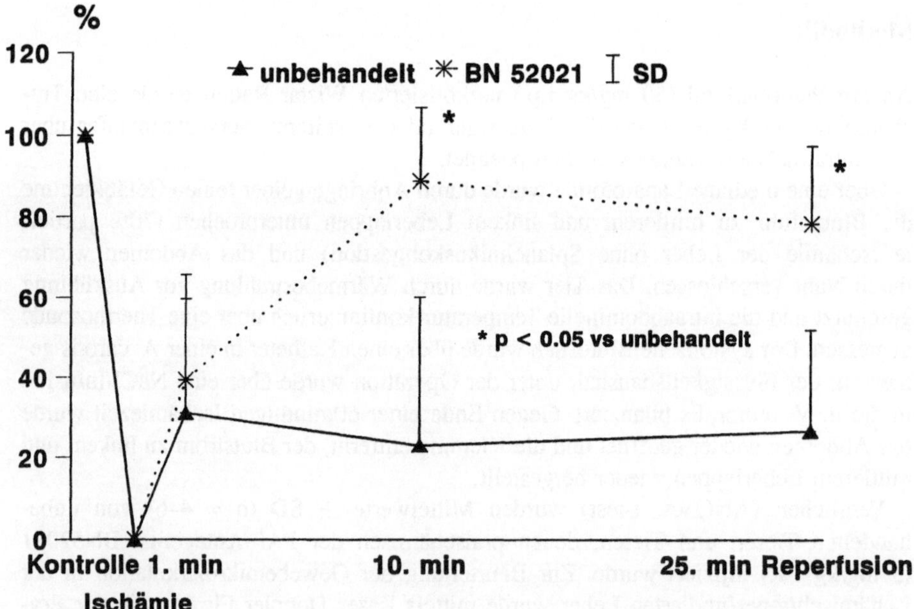

Abb. 1. Mittlerer Erythrozytenflux im linken Leberlappen zu verschiedenen Versuchszeitpunkten (gemessen durch Laser Doppler Flowmetrie und ausgedrückt in Prozent des Ausgangswertes)

mögliche Erklärung hierfür kämen vasokonstriktive Effekte von PAF in Frage. PAF führt an der isolierten Pfortader zu einer starken Tonuszunahme [4], könnte in vivo entgegen früherer Annahmen jedoch auch durch Plättchenaktivierung in Gegenwart von Leukozyten zur Bildung von Mikrothromben führen [5].

Die Serumspiegel von PNP (Kontrollwert $10,0 \pm 1,6$ U/l) blieben bis zum Ende der partiellen Leberischämie unverändert in unbehandelten ($10,5 \pm 1,0$ U/l) und behandelten Tieren ($9,8 \pm 0,6$ U/l). Daraus kann abgeleitet werden, daß keine systemischen Alterationen vaskulärer Endothelzellen durch Splanchnikuskongestion oder andere Modellartefakte auftraten.

Antagonisierung von PAF führte jedoch zu signifikant niedrigeren Serumwerten von PNP nach Reperfusion der ischämischen Leberareale ($56,9\pm11,4$ vs. $86,6\pm20,4$ U/l; $p < 0,02$), was auf eine PAF-bedingte Endothelzellschädigung in der ischämischen Leber im Rahmen des Ischämie/Reperfusionsstresses schließen läßt. Außerdem scheint PAF mit für die leukozytäre Gewebeinfiltration verantwortlich zu sein.

Die Myeloperoxidaseaktivität im Leberhomogenat zu Ende der postischämischen Reperfusion betrug ohne Behandlung $452\pm154\%$ der präischämischen Referenzwerte gegenüber $224 \pm 105\%$ ($p < 0,05$) unter Gabe von BN52021.

Zusammenfassung

Platelet-activating factor (PAF) beeinträchtigt die Gewebeperfusion nach warmischämischer Belastung der Leber, begleitet von Leukozyteninfiltration und Endothelzellschädigung. Therapeutische Behandlung mit einem PAF-Antagonisten (BN52021) kann diese Alterationen mindern.

Summary

Platelet-activating factor (PAF) compromises tissue perfusion after warm ischemic damage of the liver, accompanied by leukocyte infiltration and endothelial lesions. PAF antagonist treatment with BN52021 attenuates these alterations.

Literatur

1. Zhou W, McCollum MO, Levine VA, Olson MS (1992) Inflammation and platelet-activating factor production during hepatic ischemia/reperfusion. Hepatology 16:1236–1240
2. Minor T, Isselhard W (1993) Platelet-activating factor antagonism enhances the liver's recovery from warm ischemia in situ. J Hepatol 18:365–368
3. Rao PN, Walsh TR, Makowa L, Rubin RS, Weber T, Snyder JT, Starzl TE (1990) Purine nucleoside phosphorylase: A new marker for free oxygen radical injury to the endothelial cell. Hepatology 11:193–198
4. Hellegouarch A, Auguet M, Guillon JM, Baranes J, Pirotzky E, Braquet P (1988) Lack of effect of atrial natriuretic factor on the tone induced in rat portal vein by platelet-activating factor. Eur J Pharmacol 145:245–248

5. Klee A, Schmid-Schönbein GW, Seiffge D (1991) Effects of platelet activating factor on rat platelets in vivo. Eur J Pharmacol 209:223–230

Gefördert durch Mittel der Pesch-Stiftung

Th. Minor, Institut für Experimentelle Medizin, Universität zu Köln, Robert-Koch-Straße 10, D-50931 Köln

Verbesserung der Perfusion und der Entzündungsreaktion der Leber nach hämorrhagischem Schock durch die Xanthinderivate Pentoxifyllin und Albifyllin (HWA 138)

Improvement of Perfusion and Inflammatory Reaction of the Liver Following Hemorrhagic Shock by Xanthine Derivatives Pentoxifylline and Albifylline (HWA 138)

I. Marzi[1], M. Bauer[2], M. Maier[1], C. Herzog[1] und W. Mutschler[1]

[1]Abteilung Unfallchirurgie, Chirurgische Universitätsklinik, Homburg/Saar
[2]Klinik für Anästhesie und Intensivmedizin, Universität des Saarlandes, Homburg/Saar

Einleitung

Mikrozirkulationsschäden, Endothelschäden mit erhöhter Gefäßpermeabilität und Migration aktivierter Leukozyten in das Interstitium nach Ischämie, Schock und Trauma werden als pathogene Faktoren für die Entwicklung der multiplen Organdysfunktion diskutiert. Die Leber spielt hierbei auf Grund ihres Makrophagenbesatzes in Form von Kupfferzellen eine besondere Rolle, vor allem im Hinblick auf die Freisetzung inflammatorischer Mediatoren. Neben den direkt toxischen Effekten, beispielsweise der Zytokine Tumornekrosefaktor (TNF) oder Interleukin 1, ist vor allem deren Bedeutung für die Infuktion von Adhäsionsmolekülen bekannt, die als Voraussetzung für den Leukozyten-Endothelkontakt vor der Emigration in das perivaskuläre Gewebe erachtet werden [1]. In der Frühphase nach hämorrhagischem Schock wurden im Tiermodell pathologische Erhöhungen der Leukozyten-Endothelzell-Interaktionen in Lebersinusoiden sowie Mikrozirkulationsstörungen beobachtet [2], wobei es zu einer sukzessiven Steigerung in den ersten Stunden der Reperfusionsphase kommt. TNF selbst ist zumindest partiell an der Induktion der pathologischen Leukozytenadhäsion in Lebersinusoiden beteiligt, wie durch Administration eines monoklonalen Antikörpers gegen TNF gezeigt werden konnte [3].

In verschiedenen experimentellen und klinischen Untersuchungen wurden in den letzten Jahren die positiven rheologischen Effekte von Pentoxifyllin in unterschiedlichen Organen und Gefäßsystemen belegt. Auch gibt es zahlreiche Hinweise, daß Pentoxifyllin eine Granulozytenaktivierung bzw. granulozytär verursachte Schäden reduzieren kann [4]. Vor diesem Hintergrund wurden die dargestellten experimentellen Untersuchungen durchgeführt. Es sollte festgestellt werden, ob Pentoxifyllin oder das metabolisch stabilere Xanthinderivat Albifyllin (HWA 138) zu einer Verbesserung sowohl der Lebermikrozirkulation als auch der pathologischen Leukozytenadhäsion nach hämorrhagischem Schock im Tiermodell führt.

Chirurgisches Forum 1994
f. experim. u. klinische Forschung
Trede/Seifert/Hartel (Hrsg.)
©Springer-Verlag Berlin Heidelberg 1994

Methodik

Die von der zuständigen Ethikkommission genehmigten Versuche wurden an weiblichen Sprague Dawley Ratten (240–300 g KG) in Pentobarbitalnarkose (50 mg/kg KG) durchgeführt. Die Tiere wurden mit einem A. carotis und einem V. jugularis Katheter zur Erfassung des mittleren arteriellen Blutdruckes (MABD), Blutentnahmen und intravenöser Administration von Volumen und Testsubstanzen versorgt. Ein hämorrhagischer Schock wurde durch kontrollierten Blutentzug bis zu einem MABD von 40 mmHg innerhalb von 5 min induziert. 55 min später wurde eine Schockbehandlung mit Transfusion von 60% des entogenen Blutvolumens sowie Ringerlaktat (insgesamt 4× entz. Blutvolumen in 3 h) durchgeführt. Es wurden randomisiert und verblindet 3 Versuchsgruppen à 8 Tiere untersucht: In der Placebo-Gruppe wurde das angegebene Schema durchgeführt; Tiere der Gruppe PTX erhielten 1 min vor Schockbehandlung 25 mg/kg Pentoxifyllin (Hoechst) i.v. als Bolus und 12,5 mg/kg/h i.v. während der Reperfusionsphase; Tiere der HWA-Gruppe erhielten entsprechend 25 mg/kg HWA 138 (Albifyllin; 1-(5-hydroxy-5-methyl-hexyl)-3-methyl-xanthine; Hoechst) als Bolus i.v. sowie 12,5 mg/kg/h i.v. während der Reperfusionsphase.

Drei Stunden nach Schockbehandlung wurden die Lebern der Tiere intravitalmikroskopisch wie vorbeschrieben untersucht [2]. Dazu wurde die Unterfläche des linken Leberlappens mit einem Epi-Fluoreszenzmikroskop (Nikon MM-11) hinsichtlich sinusoidaler Mikrozirkulation und Leukozyten-Endothelzell-Interaktionen analysiert. Zur Untersuchung der Mikrozirkulation wurden ex vivo Erythrozyten syngener Ratten mit Fluoresceinisothiocyanat (FITC) markiert; diese wurden den Tieren während der Intravitalmikroskopie injiziert. Zur Fluoreszenzmarkierung der Leukozyten wurde fraktioniert Acridinorange (1 μmol/kg) appliziert und randomisiert jeweils 5 Leberläppchen für 35 sec auf SVHS Videoband aufgezeichnet. Die Auswertung der Versuche erfolgte mit einem computerunterstützten Bildanalysesystem (Objekt/Monitor Verhältnis 1:1050). Die statistische Auswertung wurde mit ANOVA durchgeführt.

Ergebnisse

Bezüglich systemischer Parameter zeigten sich keine signifikanten Unterschiede in den drei Versuchsgruppen. In Tabelle 1 sind exemplarisch die Veränderungen des Basendefizites zum Ausgangszeitpunkt, sowie zum Ende der Schock- und 3-stündigen Reperfusionsphase aufgeführt. Im Gegensatz dazu zeigte sich eine deutliche Verbesserung des mikrovaskulären Blutflusses in Lebersinusoiden nach Behandlung mit den Xanthin-Derivaten (Abb. 1). Die gegenüber nicht-geschockten Tieren [2] drastisch erhöhte Leukozytenadhäsion wurde in beiden Therapiegruppen signifikant reduziert. Dies gilt sowohl für die kurzzeitige, bis 20 sec dauernde temporäre Adhäsion als auch für die anhaltende, länger als 20 s dauernde permanente Adhäsion (Tabelle 2). Das Verhältnis der Flußgeschwindigkeit weißer und roter Blutkörperchen, das als Maß für die Scherkraft an der Gefäßwand interpretiert werden kann, ist in der PTX und HWA Gruppe erhöht.

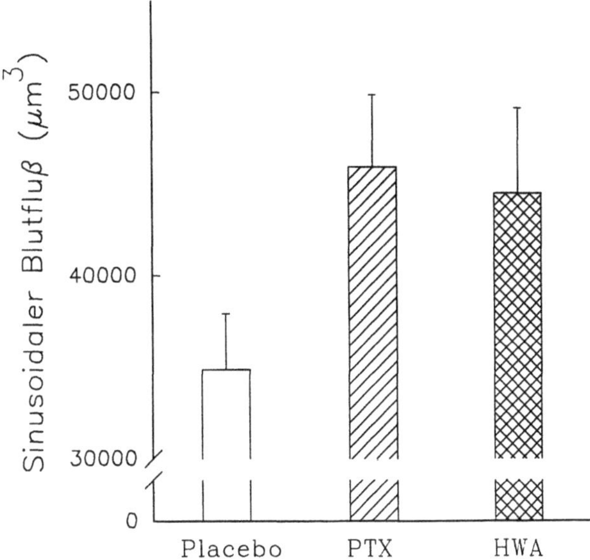

Abb. 1. Sinusoidaler Blutfluß in Sinusoiden der Leber nach hämorrhagischem Schock. Berechnung erfolgte aus Flußgeschwindigkeit der markierten Erythrozyten in Lebersinusoiden und korrespondierenden Sinusoiddurchmessern. Mean ± SEM

Tabelle 1. Basendefizit (mmol/l, mean ± SEM)

Gruppe	Baseline	Schock (60 min)	Reperfusion (3 h)
Placebo	$-3,9 \pm 1,38$	$-16,1 \pm 1,98$	$-1,9 \pm 1,83$[a]
PTX	$-2,1 \pm 1,12$	$-13,2 \pm 2,14$	$-2,1 \pm 1,83$[a]
HWA	$-2,5 \pm 1,18$	$-15,0 \pm 1,5$	$-2,8 \pm 1,04$[a]

[a] $p < 0,01$ vs. Ischämie

Tabelle 2. Leukozytenadhäsion. Die temporäre Leukozytenadhäsion 3 h nach hämorrhagischem Schock ist als Adhäsionsindex (Adhäsionszeit× Adhäsionsrate) in sec/100 Leukozyten angegeben. Die permanente Adhäsion ist als Prozentsatz der fluoreszenzmarkierten Leukozyten angegeben. Mean ± SEM

	Placebo	PTX	HWA
Temporäre Adhäsion	$126,7 \pm 19,5$	$64,4 \pm 10,5$[a]	$71,9 \pm 10,7$[a]
Permanente Adhäsion	$35,1 \pm 5,24$	$23,4 \pm 2,38$[a]	$23,5 \pm 1,68$[a]

[a] $p < 0,05$ vs. Placebo

Diskussion

Eine gestörte Lebermikrozirkulation nach hämorrhagischem Schock wurde bereits mit unterschiedlichen Methoden gezeigt. Die durchgeführten intravitalmikroskopischen Untersuchungen zeigen direkt in vivo, daß durch die therapeutische Gabe der Xanthinderivate Pentoxifyllin und Albifyllin (HWA 138) sowohl der mikrovaskuläre Blutfluß [5] als auch die pathologische Leukozytenadhäsion am sinusoidalen Endothel der Leber positiv beinflußt werden kann. Als Erklärung können die allgemein bekannten Effekte von Pentoxifyllin, wie die Erhöhung der Verformbarkeit von Erythrozyten, die verringerte Thrombozytenaggregationsneigung sowie die verminderte Adhäsionsbeigung von Leukozyten aufgeführt werden. Erniedrigte TNF-Plasmaspiegel und eine verminderte Leukozytenaktivierung durch die beiden Xanthinderivate tragen mit großer Wahrscheinlichkeit ebenfalls zu den positiven Effekten bei [4]. In der durchgeführten Studie führte dies sowohl zu einer Verbesserung der mikrovaskulären Leberdurchblutung als auch der Leukozytenadhäsion. Die relativ ausgeprägtere Erhöhung der Flußgeschwindigkeit der Leukozyten gegenüber Erythrozyten läßt auf eine stärkere Beeinflussung der Leukozytenfunktion durch PTX und HWA 138 in dieser Studie schließen. Ein möglicher Einsatz von Xanthinderivaten in der frühen Schockbehandlung wird durch diese Untersuchungen weiter untermauert.

Zusammenfassung

Der Effekt einer Gabe von Pentoxifyllin und dem metabolisch stabileren Xanthinderivat Albifyllin (HWA 138) zur Therapie des hämorrhagischen Schocks wurde im Tiermodell untersucht. Nach einer 60-minütigen Schockpause bei einem mittleren arteriellen Blutdruck von 40 mmHg wurde Ratten mit Beginn der Schockbehandlung 25 mg/kg Pentoxifyllin bzw. HWA 138 i.v. appliziert, gefolgt von einer weiteren Infusion von 12,5 mg/kg/h. Die intravitalmikroskopische Untersuchung der Lebern nach 3 h zeigte bei vergleichbaren systemischen Parametern eine Verbesserung der Mikrozirkulation und eine ausgeprägte Reduktion der Leukozytenadhäsion. Die Untersuchungen legen nahe, daß sich die Gabe von Xanthinderivaten in der Schockbehandlung positiv auf die Mikrozirkulation und frühe Entzündungsreaktion auswirkt.

Summary

The effect of administrating pentoxifylline and the metabolically more stable xanthine derivate albifylline (HWA 138) for therapy of hemorrhagic shock in an animal model was investigated. Following a 60-min shock period at a mean arterial blood pressure of 40 mmHg, rats received with onset of shock therapy 25 mg/kg pentoxifylline or HWA 138 intravenously, followed by an infusion of 12.5 $mg \cdot kg^{-1} \cdot h^{-1}$. Intravital microscopic assessment of the livers 3 h later indicated comparable systemic parameters and improvement of the hepatic microcirculation as well as substantial reduction in leukocyte adhesion. The results of this study reveal that administration of xanthine derivatives in shock therapy may have positive impact on microcirculation and early inflammatory reaction.

Literatur

1. Jutila MA (1992) Leukocyte traffic to sites of imflammation. APMIS 100:191–201
2. Marzi I, Bauer C, Hower R, Bühren V (1993) Leukocyte-endothelial cell interactions in the liver after hemorrhagic shock in the rat. Circ Shock 40:105–114
3. Marzi I, Bauer M, Secchi A, Redl H, Bühren V (1993) Tumor necrosis factor and leukocyte adhesion to the sinusoidal endothelium after hemorrhagic shock in the rat. In: Wisse E, Knook DL (Hrsg) Cells of the hepatic sinusoid, vol 4. Kupffer Cell Foundation, Leiden, The Netherlands, pp 321–325
4. Sullivan GW, Carper HT, Novick WJ, Mandell GL (1988) Inhibition of the inflammatory action of interleukin-1 and tumor necrosis factor (alpha) on neutrophil function by pentoxifylline. Infect Immun 56:1722–1729
5. Flynn WJ, Cryer HG, Garrison RN (1991) Pentoxifyllinew but not saralasin restores hepatic blood flow after resuscitation from hemorrhagic shock. J Surg Res 50:616–621

Priv. Doz. Dr. I. Marzi, Abteilung Unfallchirurgie, Chirurgische Universitätsklinik, D-66421 Homburg/Saar

Weichteiltrauma sensibilisiert Hepatozyten für eine gesteigerte Stickstoffmonoxydproduktion nach Stimulation mit Zytokinen oder Endotoxin*

Tissue Damage Primes Hepatocytes for an Increased Production of Nitric Oxide After Stimulation with Cytokines or Endotoxin

A.K. Nussler[1], P.D. Freeswick[1], P.F. Heeckt[1,2] und N.C. Schattenfroh[1]

[1]Department of Surgery, University of Pittsburgh School of Medicine, Pittsburgh, USA
[2]Allgemeinchirurgische Klinik der Universität Ulm

Einleitung

Polytraumatisierte Patienten erleiden häufig schwere Infektionen mit septischen Komplikationen. Schwere Gewebeverletzungen können phänotypische Veränderungen in der Leber verursachen, die im wesentlichen durch die Aktivierung von Akutphase-Proteinen (APP) bestimmt werden [1, 2]. Die Aktivierung von APP wird durch Interleukine (IL), wie z.B. IL-1 und IL-6, sowie Tumor Nekrose Faktor (TNF) induziert und durch Glukokortikoide kontrolliert. Die Sekretion der APP scheint der Aufrechterhaltung der Homöostase zu dienen, um Gewebeschädigungen zu vermindern und die Infektionsgefahr zu verringern. Dies führt zur primären Stimulation der meisten Körperzellen, einschließlich der Hepatozyten. Eine zweite Phase der Stimulation kann dann durch Bakterien oder bakterielle Komponenten erfolgen, was klinisch häufig als septische Komplikation in Erscheinung tritt. Unklar ist, wie dies die Reaktion der Hepatozyten auf Lipopolysaccharide (LPS, Endotoxin) und pro-inflammatorische Zytokine beeinflußt. Bisherige Studien haben sich vorwiegend mit der primären Stimulation der Hepatozyten beschäftigt. Wir haben kürzlich berichtet, daß Hepatozyten ein induzierbares Enzym (iNOS) zur Synthese von Stickstoffmonoxyd (NO) exprimieren, wenn sie mit Zytokinen stimuliert und inkubiert werden [1, 2]. Die vermehrte Produktion von NO scheint durch die Verbesserung der Mikrozirkulation und Neutralisation freier Sauerstoffradikale eine eher protektive Funktion in der Sepsis zu haben [3]. Die vorliegende Studie untersuchte, ob Hepatozyten durch ein aseptisches Weichteiltrauma (intramuskuläre Terpentininjektion) für eine gesteigerte NO Bildung nach späterer Stimulation mit Zytokinen und Endotoxin sensibilisiert werden.

---

* Die Arbeit wurde finanziell unterstützt durch NIH Grant GM37753 (R.L.S.) und die Deutsche Forschungsgemeinschaft (He 2043/1-1 und Scha 634/1-1).

Chirurgisches Forum 1994
f. experim. u. klinische Forschung
Trede/Seifert/Hartel (Hrsg.)
©Springer-Verlag Berlin Heidelberg 1994

Methodik

In vivo Modell: Jeweils sechs männliche Sprague-Dawley Ratten erhielten intramuskuläre Injektionen in den Hinterlauf mit Terpentin (2,5 ml/kg), LPS (7,5 μg/kg) und Terpentin gefolgt von LPS nach 48 h. Die Kontrollgruppe erhielt Injektionen mit isotoner Kochsalzlösung. Die Plasmakonzentration der NO Abbauprodukte Nitrit ($NO_2{-}$) und Nitrat ($NO_3{-}$) wurde 6 h nach Injektion durch HPLC Standardmethoden [2] bestimmt.

In vitro Modell: Männlichen Sprague-Dawley Ratten wurde entweder Terpentin (2,5 ml/kg) oder NaCl injiziert. Hepatozyten wurden 3, 6, 18 und 24 h nach Injektion isoliert und in Kultur gebracht. Jeweils 24 h nach Isolierung wurden die Hepatozyten-

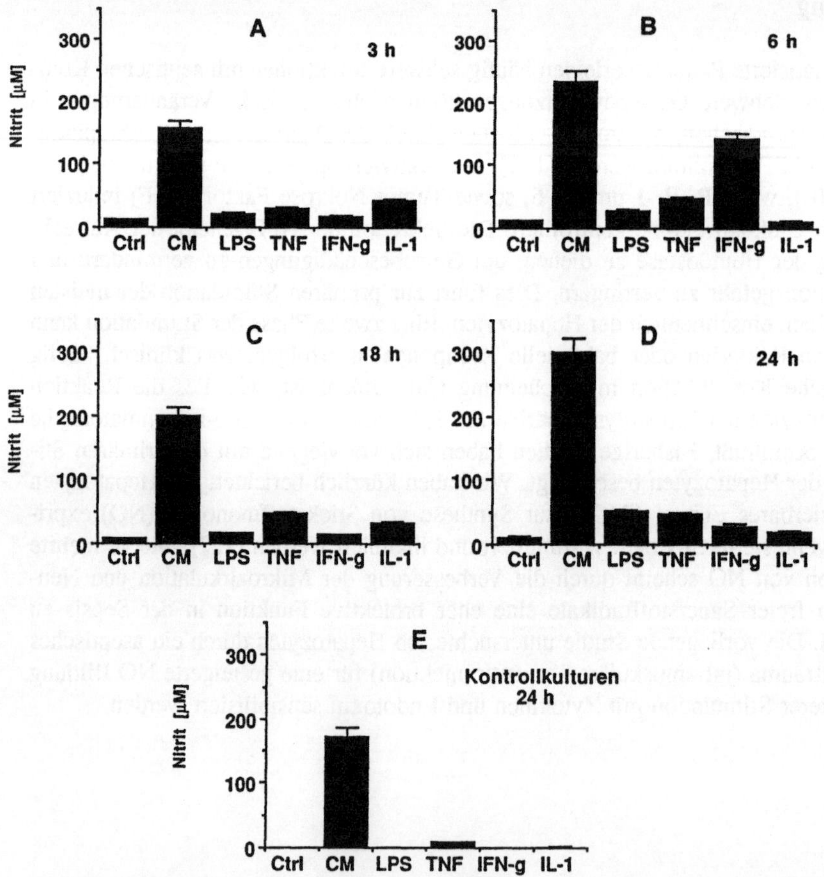

Abb. 1 A–E. Erhöhte NO Bildung in Hepatozytenkulturen nach aseptischem Weichteiltrauma in Ratten. Hepatozyten wurden 3 (A), 6 (B), 18 (C) und 24 h (D) nach intramuskulärer Terpentininjektion isoliert und mit Zytokinen, LPS oder einem Gemisch aller Substanzen (CM) stimuliert. Als Kontrolle dienten nicht mit Terpentin vorbehandelte Tiere (E). Die angegebenen Daten sind Durchschnittswerte ± SE aus drei unterschiedlichen Versuchen

kulturen mit IL-1 (10 U/ml), Gamma-Interferon (IFN-γ, 100 U/ml), TNF (500 U/ml) oder LPS (10 μg/ml), sowie einem Gemisch aller vier Substanzen (CM) stimuliert. Die $NO_2{-}$-Konzentration wurde 24 h nach Stimulation im Kulturüberstand mit Hilfe der Griess-Reaktion [2] bestimmt. Zusätzlich wurde aus den Hepatozytenkulturen die Gesamt-RNA isoliert und die Expression der iNOS mit mRNA unter Verwendung eines spezifischen iNOS cDNA Klons bestimmt [4].

Ergebnisse

Hepatozyten von Tieren, die mit Terpentin vorbehandelt wurden, wiesen eine signifikant höhere NO Produktion nach Stimulation mit Zytokinen und/oder LPS auf (Abb. 1). Dieser sensibilisierende Effekt wurde bereits 3 h nach Stimulation deutlich und hielt bis 24 h danach an. Die alleinige Stimulation mit IFN-γ und LPS führte interessanterweise in sensibilisierten Hepatozyten zur Produktion von NO. Beide Substanzen haben in normalen Hepatozyten alleine keinen stimulierenden Einfluß auf die NO Formation (Abb. 1).

Normale Hepatozyten zeigen nur eine geringgradige Expression der iNOS mRNA nach Stimulation mit IL-1, TNF oder IFN-γ [1]. Wenn allerdings eine Vorbehandlung mit Terpentin erfolgte, kam es in den Hepatozyten nach Stimulation mit diesen Substanzen zu stark erhöhter iNOS mRNA Expression (Tabelle 1). Eine zusätzliche quantitative Analyse der LPS Wirkung ergab einen dosisabhängigen stimulierenden Effekt der NO Produktion in sensibilisierten Hepatozyten (Abb. 2). Wir haben desweiteren versucht, den sensibilisierenden Effekt von Terpentin auf die Stimulation der Hepatozyten *in vivo* zu demonstrieren. Systemische Plasmakonzentrationen von $NO_2{-}$ und $NO_3{-}$ wurden als Marker der iNos Stimulation gemessen. Die Injektion von Terpentin alleine hatte keine signifikante Erhöhung der NO-Bildung zur Folge. Wenn allerdings 48 h nach Terpentininjektion eine LPS Gabe erfolgte, kam es zu einem 10- bis 15-fachen Anstieg der NO-Produktion, verglichen mit Kontrolltieren, und zu einer 3- bis 4-fachen Erhöhung im Vergleich zu Tieren, die nur eine LPS Injektion erhielten.

Tabelle 1. Induktion der iNOS in sensibilisierten Hepatozyten und Kontrollhepatozyten nach Stimulation mit Zytokinen und LPS in der Ratte. Die Bildung von NO und die iNOS mRNA Expression wurde in Kontrollhepatozyten und sensibilisierten Hepatozyten nach intramuskulärer Terpentininjektion bestimmt

	$NO_2{-}$ [μM]/10^6 Hepatozyten/24 h		mRNA (Dichteeinheiten)	
	Normal	Terpentin	Normal	Terpentin
Kontrolle	4,5 ± 0,5	15,1 ± 1,2	NN	NN
LPS	1,9 ± 0,8	28,5 ± 7,5*	NN	347 ± 181*
TNF$_\alpha$	11,5 ± 4,5	47,5 ± 8,5*	173 ± 20	660 ± 211*
IFN-γ	2,1 ± 1,5	142,0 ± 6,0*	124 ± 42	697 ± 181*
IL-1	8,2 ± 4,8	11,0 ± 3,0	NN	NN

* = statistisch signifikanter Unterschied zur Kontrolle, wenn p $<$ 0,05 (ANOVA), NN = nicht nachweisbar

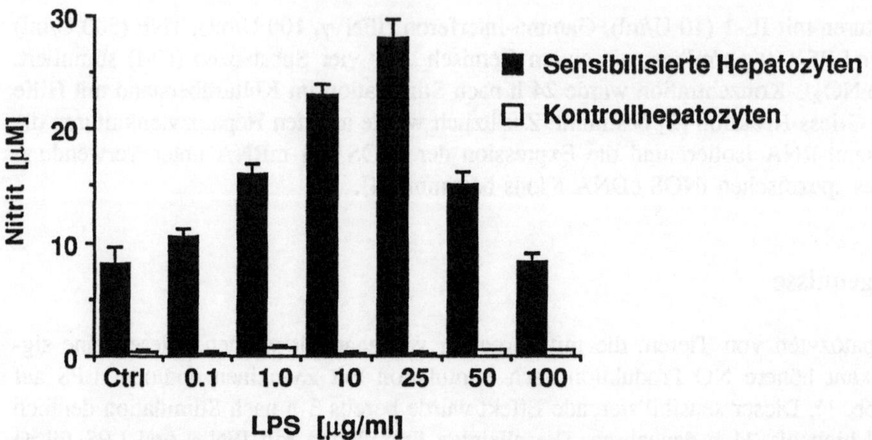

Abb. 2. Der stimulierende Effekt von LPS auf die NO Produktion mit Terpentin sensibilisierter Hepatozyten ist abhängig von der LPS Dosis. Hepatozyten wurden 24 h nach Terpentininjektion isoliert und mit unterschiedlichen LPS Konzentrationen stimuliert. Kontrolltiere erhielten statt Terpentin NaCl. Die angegebenen Daten sind Durchschnittswerte ± SE aus drei unterschiedlichen Versuchen

Zusammenfassung

Wir haben kürzlich demonstriert, daß iNOS in Hepatozyten der Ratte, der Maus und des Menschen durch eine Kombination aus Zytokinen und LPS [1, 2] effektiv stimuliert werden kann. Zusätzlich haben wir in *in vivo* Versuchen gezeigt, daß die Expression von iNOS in Hepatozyten eng mit den Veränderungen der APP Antwort und chronischer hepatischer Inflammation assoziiert ist. Eine ähnliche Stimulation der iNOS Aktivität konnte durch intramuskuläre Terpentininjektion im Modell aseptischer Weichteilschädigung nicht hervorgerufen werden [5]. Die vorliegende Studie weist allerdings darauf hin, daß eine entfernte Gewebsschädigung, die mit einer Stimulation von APP verbunden ist, eine phänotypische Veränderung der Hepatozyten verursacht und sie für die sekundäre verstärkte NO Bildung nach Stimulation mit Zytokinen und LPS sensibilisiert. TNF und IFN-γ verstärken die maximale NO Produktion in den Hepatozyten 3 bis 6 h nach entfernter Weichteilverletzung, während die Hepatozyten gegenüber LPS ihre maximale Sensibilität nach 24 h erlangen. Unsere bisherigen Arbeiten wiesen auf eine verstärkte Aktivität der hepatischen iNOS während chronischer Inflammation hin. NO scheint unter diesen Umständen eine eher protektive Rolle zu spielen [1, 2]. Es ist daher vorstellbar, daß die phänotypischen Veränderungen in Hepatozyten in Folge eines entfernten akuten Weichteiltraumas mit konsekutiv erhöhter NO Produktion nach Zytokin oder LPS Stimulation ebenfalls protektive Wirkungen haben. Dieser Mechanismus könnte von entscheidender Bedeutung in der Pathophysiologie der hepatozellulären Dysfunktion während traumabedingter Sepsis sein.

Summary

Following trauma and tissue injury, patients frequently suffer infectious and septic complications. Tissue injury is associated with induction of the hepatic acute-phase response. However, it is unknown how this phenotypic alteration of the hepatocytes influences their subsequent response to endotoxin (LPS) or inflammatory cytokines. One such response is the expression of the enzyme-inducible nitric oxide synthase (iNOS) by hepatocytes. We have shown that resting hepatocytes are induced to synthesize NO only when exposed to a combination of IL-1, TNF, IFN-γ, and LPS. We demonstrated here that tissue injury in rats induced by intramuscular injection of terpentine causes phenotypic changes within the hepatocytes. Hepatocytes isolated from these animals expressed high levels of iNOS in response to single cytokine and/or LPS exposure. Detailed experiments or primed hepatocytes and their LPS response revealed potent susceptibility to LPS, whereas control hepatocytes did not show increased NO formation. Our data indicate that hepatocytes can be primed by remote tissue injury to respond directly to LPS as well as to IFN-γ and TNF. Such enhanced responses could have important influences on hepatocellular function in sepsis following trauma.

Literatur

1. Nussler AK, Billiar TR (1993) Inflammation, immunoregulation, and inducible nitric oxide synthase. J Leukoc Biol 54:171–178
2. Nussler AK, Heeckt PF, Stadler J (im Druck) Metabolismus und Funktion von Nitric Oxide in der Leber. Z Gastroenterol
3. Billiar TR, Curran RD, Harbrecht BG, Stuehr DJ, Demitris AJ, Simmons RL (1990) Modulation of nitric oxide synthesis in vivo: NG-monomethyl-L-arginine inhibits endotoxin-induced nitrite/nitrate biosynthesis while promoting hepatic damage. J Leukoc Biol 48:565–571
4. Geller DA, Nussler AK, Di Silvio M, Lowenstein CJ, Shapiro RA, Wang SC, Simmons RL, Billiar TR (1993) Cytokines, endotoxin, and glucocorticoids regulate the expression of inducible nitric oxide synthase in hepatocytes. Proc Natl Acad Sci [USA] 90:522–526
5. Geller DA, Freeswick PD, Nguyen D, Nussler AK, Di Silvio M, Shapiro RA, Wang SC, Simmons RL, Billiar TR (im Druck) Differential inductin of nitric oxide synthase in hepatocytes during endotoxemia and acute-phase response. Arch Surg

A.K. Nussler, Ph.D., Research Assistant Professor, Department of Surgery, University of Pittsburgh School of Medicine, 497 Scaife Hall, Pittsburgh, PA 15261, USA

Reduktion des mikrovaskulären Reperfusionsschadens des Skelettmuskels durch Prostaglandin E_1

Reduction of Microvascular Ischemia-Reperfusion Injury of Striated Muscle by Prostaglandin E_1

S.W. Tauber[1], H.-A. Lehr[2], P. Ney[3], U. Mittmann[3], M.D. Menger[1] und K. Meßmer[1]

[1]Institut für Chirurgische Forschung, Ludwig-Maximilians-Universität, München
[2]Department of Pathology, University of Washington, Seattle, USA
[3]Schwarz Pharma AG, Monheim

Einleitung

Die Aktivierung von Leukozyten und deren Adhärenz am mikrovaskulären Endothel werden als initiale Pathomechanismen für die Entwicklung des mikrovaskulären Reperfusionsschadens nach Ischämie diskutiert [1]. Die dabei freigesetzten toxischen Mediatoren, wie Sauerstoffradikale [1], Leukotriene [2] und Plättchen-aktivierender Faktor (PAF) [3], schädigen die endotheliale Barriere und führen zum interstitiellen Ödem und Gewebeschaden. Experimentelle Untersuchungen weisen darauf hin, daß Prostaglandin E_1 (PGE$_1$) den postischämischen Reperfusionsschaden durch Verhinderung der Aktivierung neutrophiler Granulozyten und verminderte Freisetzung toxischer Sauerstoffradikale reduzieren kann [4]. Ziel der Studie war es, den Einfluß von Prostaglandin E_1 auf den mikrovaskulären Reperfusionsschaden des Skelettmuskels in vivo quantitativ zu analysieren.

Methodik

Die Untersuchungen wurden an Syrischen Goldhamstern mit einem Gewicht von 60–70g durchgeführt. In Nembutal-Anästhesie (50mg/kg KG) wurde 15 Tieren eine Rückenhautkammer implantiert. Unter Verwendung der intravitalen Fluoreszenzmikroskopie erlaubt dieses Modell quantitative Analysen der Mikrozirkulation des quergestreiften Hautmuskels am wachen Versuchstier mit Bestimmung der funktionellen Kapillardichte (Maß für die Qualität der nutritiven kapillaren Perfusion), der Leukozyten-Adhärenz in postkapillaren Venolen sowie der Extravasation des hochmolekularen Fluoreszenzmarkers FITC-Dextran 150.000 (Maß für die Änderung der endothelialen Integrität). Zur Applikation von Fluoreszenzmarkern und PGE$_1$, sowie zum makrohämodynamischen Monitoring wurden Verweilkatheter in die Arteria carotis und Vena jugularis implantiert.

48 bis 72 h nach Implantation der Rückenhautkammer erfolgte die Analyse der Mikrozirkulation unter Ausgangsbedingungen mittels intravitaler Fluoreszenzmikroskopie. Nach intravenöser Applikation von 0,1 ml 5% FITC-Dextran 150.000 und

Chirurgisches Forum 1994
f. experim. u. klinische Forschung
Trede/Seifert/Hartel (Hrsg.)

Rhodamin 6G $(0, 1\mu\text{mol}/\text{kg})$ wurden die Perfusion der Kapillaren (funktionelle Kapillardichte) sowie die Leukozytenadhärenz an und die Permeabilitätsänderung von postkapillären Venolen beurteilt. Nach Bestimmung der Ausgangswerte erfolgten eine 4stündige druck-induzierte Ischämie, sowie weitere intravitalmikroskopische Untersuchungen nach 30 min, 2 h und 24 h Reperfusion. 8 Versuchstieren wurde, 5 min vor Beendigung der Ischämie beginnend, während 2 h Prostaglandin E_1 $(1\mu\text{g} \times \text{kg}^{-1} \times \text{min}^{-1})$ intravenös infundiert. 0,9% NaCl-behandelte Versuchstiere (äquivalentes Volumen, $n = 7$) dienten als Kontrollen.

Die quantitative Beurteilung der mikrozirkulatorischen Parameter erfolgte off-line unter Zuhilfenahme computer-assistierter Bildanalyse-Systeme. Die Ergebnisse sind als Mittelwert $\pm$ SEM angegeben; zur Beurteilung signifikanter Unterschiede innerhalb der Gruppen wurde der Wilcoxon-Test, zwischen den Gruppen der Mann-Whitney-U-Test verwendet. Das Signifikanzniveau wurde bei $p < 0,05$ festgelegt.

Ergebnisse

Bei Kontrolltieren führte die Ischämie von 4 h Dauer während der frühen Reperfusionsphase (30 min) zu einer signifikanten Abnahme der funktionellen Kapillardichte von $115,1 \pm 16,9$ cm^{-1} (Ausgangswert) auf $74,7 \pm 14,0$ cm^{-1} ($p < 0,05$) und zu einer ausgeprägten Akkumulation adhärenter Leukozyten in postkapillären Venolen ($431,2 \pm 79,5$ mm^{-2} Endotheloberfläche; $p < 0,05$ vs. Ausgangswert: $3,4 \pm 1,7$ mm^{-2}). Nach 2 h Reperfusion fand sich eine gesteigerte Extravasation des hochmolekularen Fluoreszenzmarkers FITC-Dextran (relative Fluoreszenz-Intensität: $0,80 \pm 0,086$; $p < 0,05$ vs. Ausgangswert: $0,58 \pm 0,021$) als Ausdruck einer erhöhten Gefäßpermeabilität. Durch intravenöse Infusion von Prostaglandin E_1 konnte die Beeinträchtigung der postischämischen kapillaren Perfusionsstörung nicht entscheidend beeinflußt werden (Kapillardichte: $84,1 \pm 17,7$ cm^{-1}), jedoch wurde eine signifikante Reduktion der Leukozyten-Adhärenz in postkapillaren Venolen ($136,2 \pm 35,0$ mm^{-2}, $p < 0,05$ vs. Kontrolle) und Verminderung der Extravasation des Fluoreszenzmarkers (relative Fluoreszenz-Intensität: $0,50 \pm 0,05$; $p < 0,05$ vs. Kontrolle) festgestellt.

Diskussion

Der mikrovaskuläre Reperfusionsschaden des Skelettmuskels ist durch kapillare Reperfusionsstörung [5], Leukozyten-Akkumulation und -Adhärenz in postkapillaren Venolen [1] und Verlust der endothelialen Integrität mit Extravasation von Makromolekülen (interstitielles Ödem) [1] charakterisiert. Verschiedene Mediatoren, wie Sauerstoffradikale [1], Leukotriene [2] und Plättchen-aktivierender Faktor [3] sind an der Aktivierung und Adhärenz der Leukozyten nach Ischämie/Reperfusion beteiligt.

Eine protektive Wirkung von Prostaglandin E_1 bei Ischämie/Reperfusion wurde von Schrör und Mitarb. [4] in einer experimentellen Studie am Myokard nachgewiesen; als Wirkmechanismus wird die Beeinflussung der Leukozyten-Aktivierung und der Freisetzung von Sauerstoffradikalen diskutiert. PGE$_1$ reduziert dabei die Leukozyten-induzierte Schädigung der Endothelzellen [6] sowie die durch den Plättchen-aktivierenden Faktor vermittelte Freisetzung von Leukotrienen aus polymorphkernigen Granulozyten [7].

In der vorliegenden Studie konnte mittels intravitaler Mikroskopie gezeigt werden, daß die Applikation von Prostaglandin E_1 während Reperfusion die postischämische Leukozyten-Adhärenz reduziert und gleichzeitig die Extravasation von Makromolekülen verhindert. Die Reduktion des mikrovaskulären Reperfusionsschadens durch PGE_1 stellt daher einen vielversprechenden therapeutischen Ansatz zur Behandlung des Reperfusionssyndroms dar.

Zusammenfassung

Unter Verwendung der intravitalen Fluoreszenzmikroskopie am Rückenhaut-Kammer-modell des Syrischen Goldhamsters wurden die Mikrozirkulation des quergestreiften Hautmuskels nach 4 h Ischämie und Reperfusion sowie nach Behandlung mit Prostaglandin E_1 quantitativ analysiert. Der mikrovaskuläre Reperfusionsschaden des Skelettmuskels ist durch kapillare Perfusionsstörung, Leukozyten-Akkumulation und -Adhärenz in postkapillaren Venolen und Verlust der endothelialen Integrität mit Extravasation von Makromolekülen (interstitielles Ödem) charakterisiert. Die Applikation von Prostaglandin E_1 während Reperfusion reduziert die postischämische Leukozyten-Adhärenz und verhindert die Extravasation von Makromolekülen, und stellt damit einen vielversprechenden therapeutischen Ansatz zur Behandlung des Reperfusions-syndroms dar.

Summary

With the use of in vivo microscopy and the hamster dorsal skinfold chamber model in syrian golden hamsters, we quantitatively studied the microcirculation of striated skin muscle after 4 h of ischemia and reperfusion and after infusion of prostaglandin E_1. Microvascular reperfusion injury was characterized by capillary perfusion failure and accumulation and adherence of leukocytes in postcapillary venules, associated with an increase in microvascular permeability (extravasation of macromolecules). The administration of prostaglandin E_1 during reperfusion effectively reduced postische-mic leukocyte adherence and enhancement of microvascular permeability. Therefore, we propose that in ischemia/reperfusion the administration of prostaglandin E_1 represents a novel therapeutic strategy to counteract the manifestation of postischemic reperfusion injury.

Literatur

1. Menger MD, Pelikan S, Steiner D, Messmer K (1992) Microvascular ischemia-reperfusion injury in striated muscle: significance of "reflow paradox". Am J Physiol 263:H1901–H1906
2. Lehr HA, Guhlmann A, Nolte D, Keppler D, Messmer K (1991) Leukotrienes as mediators in ischemia-reperfusion injury in a microcirculation model in the hamster. J Clin Invest 87:2036–2041

3. Kubes P, Suzuki M, Granger DN (1990) Modulation of PAF-induced leukocyte adherence and increased microvascular permeability. Am J Physiol 259:G859–G864
4. Schrör K, Thiemermann Ch, Ney P (1988) Protection of the ischemic myocardium from reperfusion injury by prostaglandin E_1 inhibition of ischemia-induced neutrophil activation. Arch Pharmacol 338:268–274
5. Menger MD, Steiner D, Messmer K (1992) Microvascular ischemia/reperfusion injury in striated muscle: Significance of "no-reflow". Am J Physiol 263:H1892–H1900
6. Chopra J, Webster RO (1988) PGE_1 inhibits neutrophil adherence and neutrophil mediated injury to cultured endothelial cells. Am Rev Respir Dis 138:915–920
7. Ney P, Schrör K (1989) E-type prostaglandins but not iloprost inhibit platelet activating factor induced generation of leukotriene B4 by human polymorphonuclear leukocytes. Br J Pharmacol 96:186–192

S.W. Tauber, Institut für Chirurgische Forschung, Ludwig-Maximilians-Universität München, Marchioninistr. 15, D-81366 München

Adhäsionsprophylaxe mit Lipidverbindungen*
Prevention of Adhesions by Lipid Compounds

K.-H. Treutner, M. Klimaszewski, P. Bertram und V. Schumpelick

Chirurgische Klinik, Medizinische Fakultät, Rheinisch-Westfälische Technische Hochschule, Aachen

Einleitung

Postoperative intraabdominelle Adhäsionen sind die häufigste Ursache des mechanischen Ileus. Das Risiko von Relaparotomien, die aufgrund der erhöhten Lebenserwartung und der erweiterten Indikationsstellung zunehmen, wird durch peritoneale Verwachsungen erhöht. In der Gynäkologie sind Adhäsionen wesentlich verantwortlich für die weibliche Infertilität und das Scheitern von Refertilisierungseingriffen. Zudem leiden viele Patienten postoperativ an rezidivierenden Adbominalbeschwerden aufgrund von Verwachsungen. Da diese Probleme nicht allein durch eine subtile Operationstechnik sowie Konzepte zur Verhütung und Behandlung von Infektionen zu vermeiden sind, müssen adjuvante Maßnahmen zur Prophylaxe intraabdomineller Adhäsionen herangezogen werden. Ziel der Untersuchung war deshalb die Prüfung von intraperitoneal applizierten Substanzen zur Reduktion postoperativer Verwachsungen.

Methodik

Für die Studie wurden 100 weibliche Chinchilla-Bastard Kaninchen mit einem Durchschnittsgewicht von 3074 ± 288 g verwendet. Die Tiere wurden unter Standard-Laborbedingungen in Einzelkäfigen mit Wasser und Futter ad libitum gehalten. Es wurden 5 Gruppen mit je 20 Tieren gebildet. Alle Tiere wurden in intravenöser Narkose mit Rompun (Xylazinhydrochlorid, Bayer, Leverkusen, BRD) + Ketamin (Ketaminhydrochlorid, Sanofi-Ceva, Düsseldorf, BRD) unter sterilen Bedingungen median laparotomiert. Intraoperativ wurden mittels einer geeichten Federstempels und einer Bank als Widerlager druckkontrollierte (400 p) Serosaläsionen an Ileum, Appendix und Bauchwand (10 cm^2) gesetzt. Vor dem schichtweisen Verschluß des Abdomens wurde allen Tieren, außer denen der Kontrollgruppe, jeweils 1 ml/kg KG der folgenden Substanzen intraabdominell instilliert: 0,9% NaCl, Phospholipid (70 mg/kg, Lipostabil N i.v., Nattermann, Köln, BRD), Sphingolipid (70 mg/kg, Prüfsubstanz, Karlshamns Lipidteknik, Stockholm, Schweden) oder Galactolipid (70 mg/kg, Prüfsubstanz, Karlshamns Lipidteknik, Stockholm, Schweden).

---

* Der Versuch wurde am 08.01.93 unter dem Zeichen 23.203.2 AC 18,34/92 vom Regierungspräsident Köln genehmigt.

Chirurgisches Forum 1994
f. experim. u. klinische Forschung
Trede/Seifert/Hartel (Hrsg.)
©Springer-Verlag Berlin Heidelberg 1994

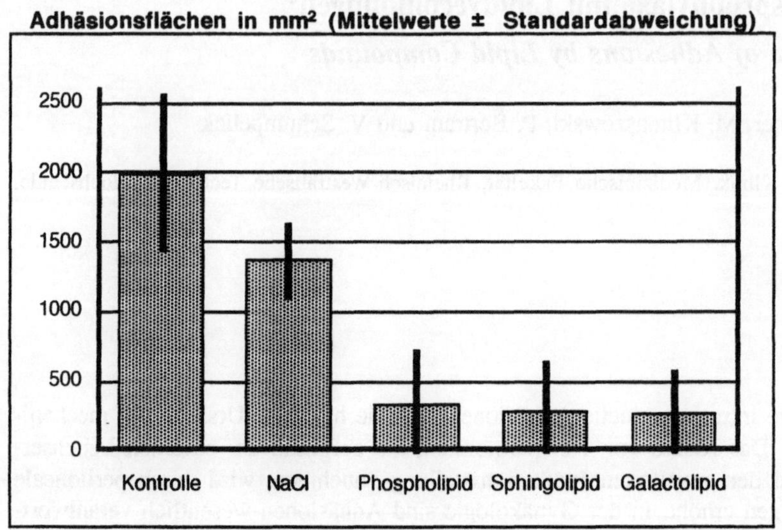

Abb. 1. Mittelwerte der Adhäsionsflächen pro Gruppe (n = 20) in mm^2 ± Standardabweichung

Nach 10 Tagen wurden alle Tiere durch intravenöse Injektion einer Überdosis Narcoren (Pentobarbital-Na, Rhone-Merieux, Laupheim, BRD) getötet. Bei der Sektion wurden alle in Verwachsungen einbezogenen Gewebe entnommen, sorgfältig auseinander präpariert und die Adhäsionsflächen mittels Digitalisiertablett und Personalcomputer sowie eines hierfür entwickelten Programms vermessen (mm^2). Zu lichtmikroskopischen Untersuchungen wurden sowohl blande als auch in Verwachsungen einbezogene Gewebe nach Masson/Goldner gefärbt. Zur statistischen Analyse wurden die Standardabweichungen (± SD) berechnet und die Gruppen mittels Wilcoxon-Test verglichen.

Ergebnisse

Die Tiere der Kontrollgruppe wiesen eine durchschnittliche Adhäsionsfläche von 1998 ± 541 mm^2 auf. Nach Applikation von 0,9%iger NaCl-Lösung war das Ausmaß der Verwachsungen im Mittel um 31,6% geringer (1368 ± 246 mm^2) (p=0,004). Nach Einsatz der Lipide betrugen die Adhäsionsflächen zwischen 16,7% (Phospholipid 335 ± 364 mm^2) und 13,1% (Galactolipid 261 ± 298 mm^2) gegenüber der Kontrollgruppe. Nach Gabe von Sphingolipid lag der Durchschnittswert bei 278 ± 338 mm^2 (Abb. 1). Der statistische Vergleich zeigte hochsignifikante Unterschiede für alle 3 Lipidgruppen sowohl gegenüber der Kontroll- als auch der NaCl-Gruppe (p=0,001). Nebenwirkungen der intraperitoneal verabreichten Substanzen fanden sich nicht. Das Gewichtsverhalten der Tiere war in allen Gruppen gleichermaßen unauffällig. Bei der histologischen Aufarbeitung der Präparate zeigte sich eine deutlichere Konsolidierung der Adhäsionen durch Neubildung von Bindegewebsstrukturen bei den Kontrolltieren und nach Applikation von NaCl-Lösung gegenüber den Lipidgruppen.

Diskussion

Das tierexperimentelle Modell zur standardisierten Auflösung und objektiven Vermessung von Adhäsionen wurde schon in anderen Untersuchungen erfolgreich eingesetzt [4, 5]. Kochsalzlösung wird zu schnell resorbiert, um durch Distanzierung der Läsionen die Ausbildung von Verwachsungen zu verhindern. Lipide können die Serosadefekte während des Heilungsprozesses abdecken und somit das Ausmaß der Adhäsionen reduzieren. Dies konnte von einer anderen Arbeitsgruppe bereits für Phospholipide belegt werden [1, 2]. In unseren Untersuchungen konnte die protektive Wirkung sowohl von Phospholipid als auch von zwei weiteren Verbindungen, Sphingolipid und Galactolipid, gezeigt werden. Im Gegensatz zu anderen Substanzen, die für den Einsatz zur Adhäsionsprophylaxe untersucht wurden, besteht bei der Anwendung von Lipiden kein Risiko der Beeinträchtigung von Blutgerinnung und Wundheilung. Dies ist eine wichtige Voraussetzung für den klinischen Einsatz bei jedem Eingriff in der Abdominalhöhle. Auch bei laparoskopischen Operationen muß mit postoperativen Verwachsungen gerechnet werden. Bei der minimal invasiven Chirurgie sind lediglich die Adhäsionen zu den Trokar-Einstichstellen geringer als zur konventionellen Laparotomiewunde; die im Zusammenhang mit der Operation am Zielorgan stehenden Verwachsungen können jedoch nicht reduziert werden [3]. Somit sind auch in Zukunft adjuvante Maßnahmen zur Prophylaxe postoperativer, intraabdomineller Adhäsionen erforderlich. Die einmalige, intraperitoneale Applikation von Lipiden bietet hierfür möglicherweise einen Lösungsansatz.

Zusammenfassung

Die Wirksamkeit von Lipidverbindungen zur Prophylaxe postoperativer intraabdomineller Adhäsionen sollte an einem standardisierten Tiermodell überprüft werden. Bei 100 Kaninchen wurden definierte Serosaläsionen an Darm und Bauchwand gesetzt. Die Tiere der Kontrollgruppe (n = 20) erhielten keine Prophylaxe. Den Tieren der anderen Gruppen zu je 20 Kaninchen wurde 1 ml/kg KG 0,9% NaCl oder 70 mg/kg verschiedener Lipidverbindungen intraperitoneal appliziert. Die Vermessung der Adhäsionsflächen nach 10 Tagen zeigte hochsignifikante Reduktionen (p=0,001) der Verwachsungen durch Phospholipid (335 mm^2), Sphingolipid (278 mm^2) und Galactolipid (261 mm^2) sowohl gegenüber der Kontrollgruppe (1998 mm^2) als auch nach Applikation con CaCl-Lösung (1368 mm^2).

Summary

The effect of lipid compounds for prophylaxis of postoperative intra-abdominal adhesions should be evaluated by a standardized animal setting. One hundred rabbits underwent defined abrasion of the serosa of the intestine and the abdominal wall. Animals in the control group (n = 20) received no prophylaxis. Normal saline or 70 mg/kg of various lipid compounds in a volume of 1 ml/kg bw was administered to the peritoneal cavity of animals in the other groups of 20 rabbits each. After 10 days the measurement of the areas of adhesions demonstrated highly significant reductions $p = 0.001$) of the adhesions by phospholipid (335 mm^2), sphingolipid (278 mm^2), and galactolipid (261 mm^2), compared to the control group (1998 mm^2) as well as after administration of normal saline (1368 mm^2).

Literatur

1. Ar'Rajab A, Ahren B, Rozga J, Bengmark S (1991) Phosphatidylcholine prevents postoperative peritoneal adhesions: an experimental study in the rat. J Surg Res 50:212–215
2. Snoj M, Ar'Rajab A, Ahren B, Bengmark S (1992) Effect of phosphatidylcholine on postoperative adhesions after small bowel anastomosis in the rat. Br J Surg 79:427–429
3. Tittel A, Schippers E, Treutner K-HJ, Anuroff M, Polivoda M, Öttinger A, Schumpelick V (1994) Laparoskopie versus Laparotomie – Eine tierexperimentelle Studie zum Vergleich der Adhäsionsbildung am Hund. Langenbecks Arch Chir 377:(im Druck)
4. Treutner K-H, Winkeltau G, Lerch MM, Stadel R, Schumpelick V (1989) Postoperative, intraabdominelle Adhäsionen – Ein neues standardisiertes und objektiviertes Tiermodell und Testung von Substanzen zur Adhäsionsprophylaxe. Langenbecks Arch Chir 374:99–104
5. Treutner K-H, Bertram P, Klimaszewski M, Schumpelick V (1993) Neue tierexperimentelle Studien zur Adhäsionsprophylaxe. Langenbecks Arch Chir Suppl Chir Forum, 151–154

Dr. med. K.-H. Treutner, Chirurgische Klinik, Rheinisch-Westfälische Technische Hochschule, Pauwelsstraße 30, D-52057 Aachen

Tierexperimentelle Untersuchungen zur Thrombosierung ösophagealer Venen mit elektrischen Ballonkathetern

Venothrombosis by Electrical Balloon Catheters in the Esophagus: A Study in Pigs

Q.H. Qian, W. Saß, H. El Akkad und J. Seifert

Experimentelle Chirurgie, Klinik für Allgemeine Chirurgie und Thoraxchirurgie, Universität Kiel

Einleitung

In der Akuttherapie blutender Ösophagusvarizen bieten sich derzeit zwei unterschiedliche Verfahren an. Zum einen die atraumatische Tamponade mit aufblasbaren Ballonsonden, zum anderen die endoskopische Blutstillung mit lokal injizierten Substanzen zur Gefäßverödung.

Der Vorteil einer Ballontamponade liegt einmal in ihrer einfachen Handhabung und einer meist sicheren Blutstillung, solange der Ballonteil ausreichend gebläht ist und die varikösen, zirkumluminären Venenkomplexe sicher abdrückt. Die Nachteile sind in einem nur begrenzten Anwendungszeitraum von wenigen Stunden zu sehen, weil die Gefahr von Wandnekrosen mit zunehmender Liegedauer steigt. Weiterhin besteht eine ständige Ungewißheit, ob die Tamponadezeit ausreichend gewesen ist, die akute Blutung zum Stillstand zu bringen und Frührezidive zu verhindern [1].

Der unbestrittene Vorteil des endoskopischen, traumatisierenden Vorgehens liegt neben der Möglichkeit, die Blutungsquelle gezielt anzusteuern und gleichzeitig den Erfolg der Sklerosierungsmaßnahme beurteilen zu können in der sicheren Verödung der behandelten Gefäßabschnitte. Die Nachteile wiederum bestehen in der Verletzungsgefahr anderer, nicht blutender Varizen, einem nur lokal begrenzten Therapieerfolg und in einer eventuellen Schädigung tiefer liegender Wandabschnitte mit der Gefahr einer Perforation.

Da trotz vielfältiger Fortschritte in der Behandlung akut blutender Ösophagusvarizen die hohe Letalität dieser Erkrankung nicht gesenkt werden konnte, liegt es nahe, andere Methoden zu entwickeln. Sinnvoll wäre es, die Vorteile beider derzeit angewandter Verfahren in nur einer einzigen Behandlungsmethode zu vereinen, ohne die jeweiligen Nachteile mit zu übernehmen.

Chirurgisches Forum 1994
f. experim. u. klinische Forschung
Trede/Seifert/Hartel (Hrsg.)
©Springer-Verlag Berlin Heidelberg 1994

50

Wir haben deswegen eine bereits 1990 an dieser Stelle publizierte Methode zur Erzeugung von gezielten Thrombosierungen weiterentwickelt und sie am Schweineösophagus näher untersucht [3].

Material und Methoden

Aufbau der Ballonelektrode

In den ösophagealen Teil einer modifizierten, vier-lumigen Senkstaken-Blakemore-Sonde wurden 8 definierte Öffnungen modelliert, die ein gleichzeitiges Auffüllen und Entblocken des Ösophagusballons erlaubten. Die Konstruktion dieses Ballonabschnittes erfolgte mit einem semipermeablen Membranschlauch (handelsüblicher Dialyseschlauch; MWCO: 14.000; Durchmesser= 30 mm), der distal und proximal des perforierten Katheterabschnittes dicht verschlossen werden konnte. Eine einheitliche Bauweise gewährleistete eine konstante, elektrisch aktive Ballonoberfläche von 170 ± 2 cm^2. Nach Plazieren der Sonde in situ wurde als elektrischer Leiter 0,9%ige physiologische Kochsalzlösung verwendet. Die Stromzufuhr geschah über einen 0,5 mm dicken Platindraht. Als Negativ-Elektrode dienten handelsübliche elektrische Ableitfolien, wie sie im operativen Routinebetrieb benutzt werden.

Versuchsablauf

In einem Tiermodell an 20 Hausschweinen (mittleres KG 35 ± 5 kg) wurde die Thromboseleistung dieser Semipermeablen-Flüssig-Ballon-Elektrode (SFBE) sowohl bei unterschiedlichen Stromstärken als auch bei unterschiedlichen Wirkzeiten näher untersucht.

Das Einbringen der SFBE erfolgte in Intubationsnarkose. Um eine einheitliche, standardisierte Lage der Ballonelektroden zu gewährleisten, erfolgte zuerst das Auffüllen und Blocken des gastralen Sondenteils, der sodann mit insgesamt 150 g retrahiert wurde und so einen festen Sitz am ösophagealen Sphinkter einnahm. Danach wurde der ösophageale SFBE-Anteil mit physiologischer Kochsalzlösung unter ständiger, manometrischer Druckkontrolle aufgefüllt. Als ausreichend galt ein Wanddruck von 55 mmHg. Die Kathodenableitung verlief über beide Oberschenkel. EKG-Monitoring und arterielle Blutdruckmessungen vervollständigten den Versuchsaufbau.

Die Tiere wurden in 4 Gruppen unterteilt. Als Stromapplikationszeiten wurden 60 min und 105 min gewählt. Der Einfluß von Stromstärken von 0,2 bis 0,8 mAmp pro cm^2 Sondenoberfläche wurde weitgehend analysiert.

Die Gruppe 1 bestand aus 6 Tieren. Stromstärke war der Bereich von 0,2 bis 0,3 mAmp/cm^2. Histologische Kontrollen erfolgten unmittelbar nach Versuchsende nach 1 Woche, 14 Tagen und 4 Wochen.

Die Gruppe 2 bestand aus 6 Tieren. Stromstärke war der Bereich von 0,3 bis 0,5 mAmp/cm^2. Histologische Kontrollen erfolgten unmittelbar nach Versuchsende sowie nach 1 und 4 Wochen.

Die Gruppe 3 bestand aus 5 Tieren. Stromstärke war der Bereich von 0,5 bis 0,8 mAmp/cm^2. Histologische Kontrollen erfolgten unmittelbar nach Versuchsende sowie nach 1 und 4 Wochen.

Die Gruppe 4 bestand aus 3 Kontrolltieren, bei denen die SFBE ohne Stromapplikation in situ lag. Histologische Kontrollen erfolgten hier unmittelbar nach Versuchsende.

Ergebnisse

Die histologischen Untersuchungen zeigten, daß eine Stromstärke von 0,2–0,3 mAmp/cm^2 Sondenoberfläche von 1 h Dauer ausreichend ist, um oberflächliche, lumennahe Venen in der Ösophaguswand zu thrombosieren. Tiefer gelegene Venen zeigen unmittelbar nach der Stromapplikation eine Sludgebildung, die jedoch nicht sicher zu einer dauerhaften Thrombosierung führt. Im Stromstärkebereich von 0,3 bis etwa 0,4 mAmp/cm^2 Sondenoberfläche führen Stromapplikationen zu einer Thrombosierung auch der tiefer gelegenen Venenabschnitte. Sie sind teilweise stabil und organisieren sich. Gleichzeitig kommt es zu einer deutlichen Hyperplasie des Plattenepithels nach etwa 14 Tagen, so daß oberflächliche Venengeflechte zusätzlich von einer deutlich dickeren Epithelschicht geschützt sind. Allerdings scheint die Thrombosierung dieser tiefer gelegenen Venenabschnitte nicht gleichmäßig zu verlaufen.

Stromstärken im Bereich von 0,5 bis 0,6 mAmp/cm^2 Sondenoberfläche führen zu Entzündungen der Ösophaguswand mit Ausbildung von epithelialen Ulzerationen. Dieser Befund verstärkt sich bei längerer Stromeinwirkzeit von 105 min. Die Applikation von 0,8 mAmp/cm^2 Sondenoberfläche über eine Zeitdauer von 105 min führt zu einer schwersten Ösophagitis mit narbiger Schrumpfung und deutlicher Lumenstenosierung.

In keiner der untersuchten Stromapplikationsphasen konnten Arrhythmien der Herzaktivität festgestellt werden. Es traten weder Extrasystolen oder Herzstillstände auf. Allerdings bewirkten plötzliche Stromschwankungen generelle Muskelirritationen und dabei auch das Auftreten von Extrasystolen. Ein Tier verendete an einer Ösophagusperforation nach der Applikation von 0,7 mAmp/cm^2 Sondenoberfläche 48 h nach Versuchsende. Ursache war eine während der Stromapplikation aufgetretene Dislokation des Platindrahtes, der die Membran des Ballons durchbohrte und in direkten Kontakt mit der Wand des Ösophagus trat, so daß die gesamte Strommenge an dieser einen Stelle auf die Ösophaguswand einwirkte. Die Histologie zeigte eine massive Wandnekrose aller Schichten.

Diskussion

Die Untersuchungen zeigen generell, daß mit elektrisch leitenden Ballonkathetern an der Anode dauerhafte Gefäßthrombosierungen zu erzielen sind und daß sich damit eine Gefäßtamponade und eine gleichzeitige Gefäßthrombosierung in einer Methode vereinbaren lassen.

Die Passage von Gleichstrom verändert in einem Blutgefäß die normale Potentialdifferenz, die zwischen den negativ geladenen zellulären und makromolekularen Blutbestandteilen und der Gefäßwand besteht und führt letztendlich zur Ausbildung einer Thrombose an der positiv geladenen Elektrode. Gleichzeitig zeigen die Untersuchungen aber auch, daß die Veränderungen der Potentialdifferenzen nicht nur intravaskulär wirksam sind, sondern das gesamte Organ betreffen. Dadurch kommt es bei länger anhaltender Stromapplikation zu einer mehr oder weniger stark ausgeprägten Entzündungsreaktion. Hier ist eine deutliche Abhängigkeit von der Stromstärke und von der Applikationsdauer zu erkennen. Der Grad der Entzündung ist umso stärker ausgeprägt, je länger die Stromapplikation dauert und je größer die Stromstärke ist. Optimale Ergebnisse wurden in unseren Untersuchungen mit Stromstärken zwischen 0,25 und 0,35 mAmp/cm^2 Sondenoberfläche für 1 h erreicht. Hier kam es zur gewünschten Gefäßthrombosierung lumennaher Gefäße bei gleichzeitiger, ausgeprägter Hyperplasie des Plattenepithels.

Zusammenfassung

Untersuchungen an 20 Hausschweinen zeigten, daß elektrisch leitende Ballonkatheter im Ösophagus an der Anode dauerhafte Gefäßthrombosierungen erzielen und daß sich damit eine Gefäßtamponade und eine gleichzeitige Gefäßthrombosierung in einer Methode vereinen lassen.

Summary

Investigations in 20 pigs revealed that anodic current is able to produce a venous thrombosis in the esophagus without side effects on heart activity. This venous thrombosis is stable over weeks and is produced by small electric currents of 0.25–0.35 mAmp/cm^2 electrical surface for 1 h.

Literatur

1. Johnson TS, Baden H (1973) Reappraisal of the Sengstaken Blakemore balloon tamponade for bleeding esophageal varices: results in 91 patients. Scand J Gastroenterol 8:181–183
2. Schwartz SJ (1959) Prevention and production of thrombosis by alteration in the electrical environment. Surg Gynecol Obstet 108:533–536
3. Qian QH, Saß W, Sperling I, Seifert J (1990) Tierexperimentelle Untersuchungen zur Thrombosierung mit elektrischen Ballonkathetern. Langenbecks Arch Chir Suppl Chir Forum 1990:459–462

Dr. med. Q.H. Qian, Experimentelle Chirurgie, Klinik für Allgemeine Chirurgie und Thoraxchirurgie, Universität Kiel, Michaelisstraße 5, D-24105 Kiel

Der Einfluß des Resektionsverfahrens auf die perioperativen kardio-pulmonalen Funktionen bei der Behandlung des Ösophaguskarzinoms

The Influence of Surgical Approach on Cardiopulmonary Functions in the Treatment of Esophageal Carcinoma

C.A. Jacobi[1], H.U. Zieren[1], T. Wolf[2] und J.M. Müller[1]

[1]Chirurgische Universitätsklinik; [2]Anaesthesiologische Universitätsklinik, Köln

Zielsetzung

Die Einflüsse der stumpfen transmediastinalen Dissektion der Speiseröhre (SD) und der transthorakalen En-Bloc-Resektion (EB) auf die perioperativen kardiopulmonalen Funktionen sollten anhand einer prospektiv randomisierten Studie untersucht werden.

Material und Methodik

In die Studie wurden Patienten mit einem Plattenepithel- oder Adenokarzinom der thorakalen oder abdominellen Speiseröhre aufgenommen, wenn der Tumor sowohl durch stumpfe Dissektion als auch durch En-Bloc-Resektion resektabel erschien.

Ausschlußkriterien waren: Fernmetastasen, präoperativ eingeschränkte Lungenfunktion (PaO_2 < 60 mmHg, Tiffeneau-Test < 60% und eine Vitalkapazität < 70% der Norm), Creatinin-Clearance < 40 ml und eingeschränkte Leberfunktion (Quick $\leq$ 70%, Bilirubin $\geq$ 2 mg/dl, Gesamteiweiß $\leq$ 5 mg/dl).

Die Randomisierung der Patienten zwischen den beiden Operationstechniken erfolgte nach abgeschlossener Diagnostik. Perioperativ wurden folgende Parameter erfaßt: Herzzeitvolumen (CO), Herzfrequenz (HZ), mittlerer arterieller Blutdruck (MAP), zentralvenöser Druck (ZVD), mittlerer pulmonal-arterieller Druck (MPAP), pulmonal-kapillärer Verschlußdruck (PAPW). Eine Blutgasanalyse, Beatmungsparameter und eingestellter FiO_2 wurden in definierten Abständen bestimmt. Die standardisierten Meßzeitpunkte waren: nach Narkoseeinleitung, Beginn und Ende der Ösophaguspräparation (SD: Rückenlage und Zwei-Lungenbeatmung versus EB: Links-Seitenlage und Ein-Lungenbeatmung), Operationsende, Aufnahme auf der Intensivstation und jeweils alle 12 h bis zum 3. postoperativen Tag. Aus den ermittelten Daten wurden folgende Größen berechnet: Herzindex (HI), peripherer (SVR) und pulmonalvaskulärer Widerstand (PVR), intrapulmonaler Shunt (QS/QT), arterio-alveoläre ($aaDO_2$) und arterio-venöse Sauerstoffdruckdifferenz ($avDO_2$). Von allen Meßwerten wurden Mittelwerte und Standardabweichungen berechnet und Vergleiche zwischen

Chirurgisches Forum 1994
f. experim. u. klinische Forschung
Trede/Seifert/Hartel (Hrsg.)
©Springer-Verlag Berlin Heidelberg 1994

54

den einzelnen Gruppen mit dem Wilcoxon-Test für verbundene Stichproben mit einem
Signifikanzniveau von 5% (p < 0,05) überprüft.

Ergebnisse

Insgesamt wurden bislang 26 Patienten in diese Studie aufgenommen (13 SD versus
13 EB). Die Geschlechtsverteilung (w: 2, m: 11), die Altersverteilung, das Stadium
und die Lokalisation des Tumors zeigten in beiden Gruppen keinen Unterschied. Die
durchschnittliche Operationszeit betrug 190 ± 30 min (SD) und 333 ± 72 min (EB).

Verhalten der Hämodynamik

In beiden Gruppen waren der mittlere arterielle Druck (MAP) mit einem Mittelwert von 85 ± 15 mmHg und die Herzfrequenz (HZ) mit einem Mittelwert von
92 ± 19 mmHg intra- und postoperativ weitgehend konstant. Der Herzindex (HI)
war nach Einleitung mit $2,2 \pm 0,6$ l/min/m^2 (SD) und $2,3 \pm 0,5$ l/min/m^2 (EB) in
beiden Gruppen zunächst niedrig, stieg aber bereits vor der Ösophaguspräparation auf
$3,4 \pm 1,0$ l/min/m^2 (SD) und $3,2 \pm 0,5$ l/min/m^2 (EB) an und fiel anschließend bis
zum Operationsende auf $2,4 \pm 5,6$ l/min/m^2 (SD) und $2,7 \pm 0,7$ l/min/m^2 (EB) ab.
Der pulmonal-arterielle (MPAP) und der pulmonal-kapilläre Verschlußdruck (PAPW)
nahmen bei der stumpfen Dissektion intraoperativ nur geringfügig zu (nach Einleitung: MPAP: 17 ± 3 und PAPW: $10,8 \pm 2,8$ mmHg bzw. Operationsende: MPAP:
$18,9 \pm 3,3$ und PAPW: $13,6 \pm 4,2$ mmHg), während es bei der En-Bloc-Resektion
zu einem deutlichen Anstieg der Parameter in Linksseitenlage und unilateraler Lungenbeatmung (nach Einleitung: MPAP: $18,6 \pm 3,2$ und PAPW: $13,7 \pm 3,8$ mmHg
bzw. während Präparation: MPAP: $24,1 \pm 6,5$ und PAPW: $17,9 \pm 5,2$ mmHg) kam.
Dieser relativ große Anstieg wurde noch intraoperativ kompensiert, so daß die Werte
beider Operationsverfahren am Operationsende vergleichbar waren.

Der pulmonale Gefäßwiderstand (PVR) zeigte in beiden Gruppen intraoperativ einen weitgehend konstanten Verlauf, stieg allerdings postoperativ signifikant an und
sank erst 2 Tage postoperativ wieder auf die Ursprungswerte ab.

Verhalten der Lungenfunktion

Während der Ösophaguspräparation zeigte sich bei allen pulmonalen Funktionspara-
metern ein signifikanter Unterschied zu ungunsten der En-Bloc-Resektion. Der arterielle Sauerstoffdruck (PaO$_2$) zeigte bei der stumpfen Dissektion intraoperativ einen
konstanten Wert um 200 mmHg bei einem FiO$_2$ von 0,5, während er bei der En-
Bloc-Resektion bei einem FiO$_2$ von 0,5 nach Einleitung von 176 ± 57 mmHg auf
97 ± 42 mmHg abfiel; nach Umlagerung des Patienten auf den Rücken und erneuter
Zweilungenbeatmung kam es dann jedoch wieder zu einem Anstieg des PaO$_2$ bis
zum Operationsende auf einen Wert von 180 ± 25 mmHg. Der Beatmungsdruck (P
airway) stieg bei der En-Bloc-Resektion von $14,4 \pm 2,9$ mmHg auf über 24 mmHg,
bei stumpfer Dissektion lag er konstant bei durchschnittlich 12,5 mmHg. Desgleichen

stieg der intrapulmonale Shunt (Qs/Qt) bei Linksseitenlage vn $13,6 \pm 8,5\%$ nach Einleitung auf $30,2 \pm 15,7\%$ an und fiel dann unter Zweilungenbeatmung nach Umlagerung des Patienten auf den Ausgangswert zurück. Postoperativ dagegen lag der Shunt in beiden Gruppen bei durchschnittlich 23,5% ohne signifikanten Unterschied. Die arterio-alveoläre Sauerstoffdifferenz ($AaDO_2$) nahm bei der stumpfen Dissektion intraoperativ von $73,7 \pm 44$ mmHg auf $100 \pm 47,5$ mmHg zum Operationsende hin zu und fiel in den nächsten 24 h wieder auf $63,3 \pm 29$ mmHg ab. Bei En-Bloc-Resektion betrug sie nach Einleitung $108,5 \pm 54$, nahm während der Ösophaguspräparation auf durchschnittlich 271,7 mmHg zu und zeigte zum Operationsende hin einen Abfall auf $107,4 \pm 51,3$ mmHg. Auch im weiteren Verlauf bis zum 3. postoperativen Tag zeigte sich kein signifikanter Unterschied der kardiopulmonalen Funktion zwischen den Gruppen.

Diskussion

Obwohl die Operationszeit bei der transthorakalen Ösophagusresektion deutich länger als bei der stumpfen Dissektion ist und die Belastung durch einen Zwei-Höhlen-Eingriff größer scheint, zeigen die vorliegenden Ergebnisse, daß, bis auf eine kurzfristige Verschlechterung der kardiopulmonalen Funktion während der Linksseitenlage und unilateralen Lungenventilation bei der transthorakalen En-Bloc-Resektion, kein Unterschied zwischen den Operationsverfahren in der perioperativen Belastung festgestellt werden konnte. Für die kurzfristige und rasch reversible Verschlechterung der kardio-pulmonalen Funktion scheint hauptsächlich die unilaterale Lungenbeatmung in Linksseitenlage verantwortlich zu sein, denn nach erneuter Zweilungenbeatmung des Patienten kommt es zu einer weitgehenden Kompensation der kardiopulmonalen Funktionen. Die zeitweise Verschlechterung bei der En-Bloc-Resektion während der Einlungenbeatmung und dem Totalkollaps eines Lungenflügels wird durch die erhaltene Durchblutung nicht belüfteter Areale verursacht. Hierdurch kommt es zu einem Anstieg des intrapulmonalen Shuntes, der arterio-alveolären Sauerstoffdruckdifferenz und einem Abfall des PaO_2 [2]. Ein Anstieg des Beatmungsdruckes ist durch die Verringerung der Lungenoberfläche durch unilaterale Ventilation zu erklären. Diese Veränderungen sind allerdings bei erneuter Zweilungenbeatmung rasch reversibel und scheinen keinen langanhaltenden Effekt auf die Lungenfunktion zu haben. Auch bei der stumpfen Dissektion kommt es perioperativ zu einer geringgradigen Verschlechterung der kardiopulmonalen Parameter, obwohl hier eine willkürliche Kompression der Lunge fehlt [1]. Dies wäre durch die Manipulation bei der Lösung des Ösophagus mit Kompression der intrathorakalen Organe und Ausbildung funktionell wirksamer Mikroatelektasen der Lunge, sowie durch eine direkte manuelle Beeinflussung der kardialen Funktionen zu erklären.

56

Zusammenfassung

In einer prospektiv randomisierten Studie wurden die Einflüsse der Operationsverfahren in der chirurgischen Behandlung des Ösophaguskarzinoms (stumpfe Dissektion versus transthorakale En-Bloc-Resektion) auf die perioperativen kardiopulmonalen Funktionen untersucht. Bei En-Bloc-Ösophagektomien kam es im Vergleich zur stumpfen Dissektion während der Linksseitenlage und der Ein-Lungen-Beatmung zu einer kurzfristigen Verschlechterung der kardio-pulmonalen Funktionen, die bereits intraoperativ kompensiert wird. Ansonsten konnte kein signifikanter Unterschied in der kardiopulmonalen Belastung zwischen den beiden Operationsverfahren nachgewiesen werden.

Summary

The influence of surgical approach in the treatment of esophageal carcinoma (transhiatal esophagectomy or en bloc resection) on cardiopulmonary functions was analyzed in a prospective study. Comparison to transhiatal dissection patients, who were operated on by en bloc resection, showed a significant deterioration in cardiopulmonary functions only during the period of left-sided position of the patient and unilateral ventilation of the lung. This difference was overcome by the end of operation. Other differences in carciopulmonary functions were not found.

Literatur

1. Orringer MB, Orringer JS (1983) Esophagectomy without thoracotomy: A dangerous operation? J Thorac Cardiovasc Surg 85:72–76
2. Schütz J, Dick W (1987) Postoperative Störungen der Kerz-Kreislauf-Funktion. Anaesthesist 36:102–110

Dr. C.A. Jacobi, Chirurgische Universitätsklinik Köln, Joseph-Stelzmann-Straße 9, D-50931 Köln Universitätsklinikum Essen, Hufelandstraße 55, W-4300 Essen

Aktivierung von Granulozyten durch OMP von H. pylori als Mechanismus für die Entwicklung der Typ B Gastritis

Activation of Granulocytes by H. pylori OMP as a Mechanism for the Pathogenesis of Type B Gastritis

G. Enders[1], N. von Kan[1], W. Brooks[1], H.-J. Krämling[2] und R. Hatz[2]

[1]Institut für Chirurgische Forschung, [2]Chirurgische Klinik, Ludwigs-Maximilians-Universität, München

Einleitung

Im Jahre 1983 wurde erstmals auf den Zusammenhang zwischen einer bakteriellen Besiedlung des Magens mit *Heliobacter pylori* und der Entwicklung einer Typ B Gastritis sowie dem Ulkusleiden hingewiesen [1]. Seither haben viele Untersuchungen diesen Zusammenhang bestätigen können. So kann bei Patienten mit Typ B Gastritis der Keim in über 90% der Fälle nachgewiesen werden. Ähnlich hoch ist die Assoziation des Keimes mit dem Ulkus duodeni, nicht jedoch mit der Typ A oder C Gastritis. Auf den ursächlichen Zusammenhang zwischen Keimbesiedlung und Gastritis weisen Selbstversuche der Erstbeschreiber sowie die Beseitigung des Krankheitsbildes nach Eradikation des Keimes hin [2]. Pathologisch-histologisch besteht die frühe Reaktion gegen den Keim in einer Infiltration der Magenwand mit polymorphkernigen Granulozyten [3]. Da das Bakterium selbst praktisch nie jenseits der Epithelbarriere nachzuweisen ist, formulierten wir die Hypothese, daß Bakterienbestandteile bzw. -produkte über das Epithel gelangen und dort wirksam werden. Dabei können diese Bestandteile direkt zur Aktivierung von Granulozyten oder auch Gefäßendothelien führen. Aus diesem Grunde untersuchten wir die Wirkung von Membranbestandteilen (OMP = outer membrane protein) von *H. pylori* auf die Expression von Adhäsionsmolekülen auf Granulozyten. Daneben überprüften wir mittels Immunhistologie an Magenbiopsien von Patienten, inwieweit Liganden für Granulozyten auf dem Gefäßendothel vorhanden waren.

Methoden

Antigenpräparation: Die Antigenpräparation erfolgte aus einer Suspension eines *H. pylori* Referenzstammes (NCTC 11637) durch Ultraschallyse. Nachfolgend wurde das wässrige Lysat bei 100 000 g für 45 min zentrifugiert und der Überstand dialysiert. Dieser wurde dann auf eine Proteinkonzentration von 1 mg/ml eingestellt und in der Stimulation der Granulozyten in den angegebenen Konzentrationen verwendet. Die LPS-Konzentration der Präparation lag unter der Nachweisgrenze von 0,1 ng/ml eines Testkits (BioWhittaker, England).

Chirurgisches Forum 1994
f. experim. u. klinische Forschung
Trede/Seifert/Hartel (Hrsg.)
©Springer-Verlag Berlin Heidelberg 1994

58

Granulozytenaktivierung: Zur Aktivierung der Granulozyten wurde verdünntes Vollblut (1×10^6 WBC/ml) mit 25 μg/ml OMP bei Raumtemperatur für 30 min inkubiert. Danach erfolgte die Färbung mit den fluoreszenzmarkierten Antikörpern (anti-CD18, Fa. Dakopatts, anti-CD11a/b/c von Fa. Becton und Dickinson, Heidelberg) bei 4°C für 30 min. Nach zweimaligem Waschen der Zellen wurden mit Hilfe einer vorgefertigten Lösung die Erythrozyten lysiert und die Zellsuspension fixiert. Zum Schluß erfolgte die Analyse der Fluoreszenz auf einem FACS-Analyzer (Fa. Becton und Dickinson, Heidelberg).

Immunhistologie: Biopsien aus dem Antrum von Patienten wurden in OCT-Medium (Miles Inc., Elkhart, USA) bei −70°C tiefgefroren. Zur Immunhistologie wurden 5–7 μm dicke Kryostatschnitte angefertigt und in Aceton für 10 min fixiert. Danach wurden diese mit den Antikörpern gegen P-Selectin (anti-CD62, Fa. ICI, IC Chemikalien, Ismanning) bzw. CD54 (anti-ICAM1, Fa. H. Biermann, Bad Nauheim) inkubiert, gefolgt von einem Peroxidase-markierten Zweitantikörper. Dessen Nachweis erfolgte dann mit AEC/H_2O_2 (Fa. Sigma, Deisenhofen), wobei das Reaktionsprodukt dann rotbraun ist. Die Schnitte wurden mit Mayer's Hämalaun gegengefärbt. Die Auswertung der kodierten Schnitte erfolgte mikroskopisch mit Hilfe eines Netzes (Fa. Zeiss, Oberkochen).

Granulozytenadhärenz: Isolierte Granulozyten (Zentrifugation und 2-Stufen Percoll-Gradient) wurden mit dem Antigen (25 μg/ml) in Mikrotiterplatten, die mit Rinderserumalbumin (Fa. Serva, Heidelberg) beschichtet waren, für 30 min bei 37°C inkubiert. Danach wurden die Platten gewaschen und die verbleibenden Zellen mit dem dH$_2$O lysiert. Die anhaftenden Granulozyten wurden dann mit Hilfe der Myeloperoxidaseaktivität bestimmt, wobei das Ergebnis auf die Myeloperoxidaseaktivität definierter Granulozytenzahlen bezogen wurde.

Statistik: Wilcoxon Test.

Ergebnisse

Die OMP Präparation von *H. pylori* stimulierte in einer Konzentration von 25 μg/ml die Expression von β_2 Integrinen auf Granulozyten. Dies war an dem deutlichen Anstieg von CD18 zu ersehen. Die genauere Untersuchung der dazugehörigen α-Kette ergab dann, daß dieser Anstieg alleine durch eine Erhöhung des CD11b/CD18 Dimers (Mac-1) verursacht wurde. In der Tabelle 1 sind für die Kontrollen die Mediane der Fluoreszenzintensität sowie bei den stimulierten Zellen der Anstieg gegenüber der Kontrolle wiedergegeben. Durch OMP von *H. pylori* ließ sich die Expression von CD11b/CD18 um das 3,5fache steigern. Als Kontrolle für die Reaktion wurde das bakterielle Peptid fMLP eingesetzt. Die erhöhte Integrinexpression auf den Granulozyten fand ihren funktionellen Niederschlag in einem verstärkten Adhärenzverhalten der aktivierten Granulozyten. Der Anteil der Granulozyten, die sich an BSA-kodierte Platten anhefteten, stieg von 3% bei den Kontrollen auf 14% bei den *H. pylori* aktivierten Granulozyten. Vergleichbare Ergebnisse konnten auch erzielt werden, wenn

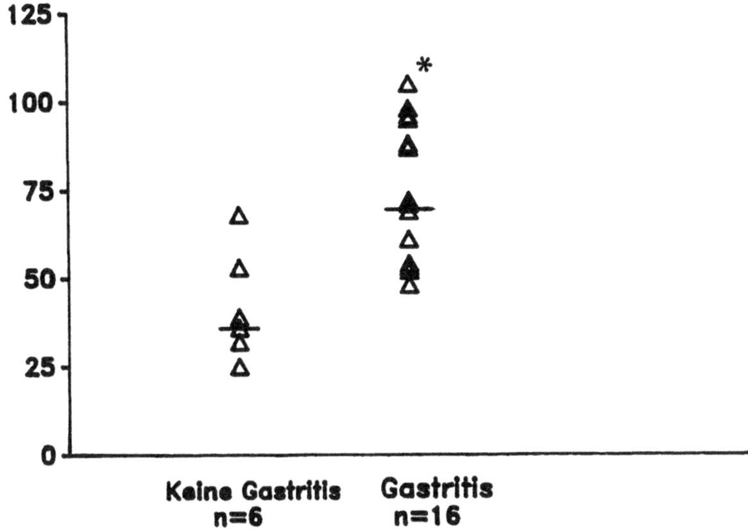

Abb. 1. Verteilung von CD54 auf dem Endothel in Biopsien von Patienten mit und ohne Typ B Gastritis. In der Abbildung ist die Anzahl der positiven Zellen pro Flächeninhalt angegeben (* p < 0,05)

die Granulozyten im Vollblut aktiviert wurden und zusammen mit Endothelzellen aus Nabelschnurvenen (HUVEC) inkubiert wurden (Daten nicht gezeigt). Auch in diesem Fall kam es zu einer deutlichen Adhärenz der Granulozyten.

Tabelle 1. Expression von β_2-Integrinen auf Granulozyten. Für die Kontrollen ist der Bereich der Mediane der Fluoreszenzintensität angegeben. Für die stimulierten Zellen ist das Vielfache des Anstiegs der Fluoreszenzintensität aufgeführt

	CD18	CD11a	CD11b	CD11c
Kontrolle	25,4–56,2	11,9–14,6	12,4–73,9	9,2–14,5
H. pylori	↑ 3,2[a]	±	↑ 3,5[a]	±
fMLP	↑ 12,0[a]	±	↑↑ 10,4[a]	↑ 5,3[a]

[a] p < 0,05

Aus der Tatsache, daß OMP von *H. pylori* direkt Granulozyten aktivieren konnte, ergab sich die Frage, ob die entsprechenden Liganden für aktivierte Granulozyten auf dem Gefäßendothel im Magen exprimiert werden. Dies wurde mit Hilfe der Immunhistologie an Biopsiematerial untersucht. Dabei fand sich vor allem auf den Venolen eine ausgeprägte Expression von P-Selectin (CD62). Allerdings war dies bei Patienten mit und ohne Gastritis nachweisbar. Im Gegensatz dazu war die Anzahl der CD54 (ICAM1) positiven Gefäße bei den Patienten mit Gastritis signifikant höher als bei den Kontrollpersonen (Abb. 1). Hinzu kam, daß bei den Patienten ein großer Anteil der infiltrierenden Zellen CD54$^+$ waren.

Diskussion

Nach Inkubation von Granulozyten mit Membranproteinen von *H. pylori*, dem wahrscheinlichen Auslöser der Typ B Gastritis, kam es zu einem deutlichen Anstieg der β_2-Integrine. Eine genauere Analyse ergab, daß dieser Anstieg im wesentlichen durch das CD11b/CD18 Dimer bedingt war. Für dieses Integrin ist nachgewiesen, daß es in einer Speicherform in den Granulozyten vorliegt und auf einen Reiz hin sehr schnell an der Oberfläche der Granulozyten exprimiert wird [4]. Dabei stellen bakterielle Produkte, wie z.B. das fMLP (formyl-Methionin/Leucin/Phenylalanin) einen geeigneten Reiz dar. Funktionell entspricht CD11b/CD18 dem Komplement Rezeptor 3, welcher C3b in der inaktiven Form binden kann und somit bei der Regulation der Komplementantwort eine große Bedeutung hat. In diesem Zusammenhang muß erwähnt werden, daß bei anderen entzündlichen Erkrankungen des Darmes, wie der Colitis ulcerosa, der lokalen Komplementaktivierung eine bedeutende Rolle für die Pathogenese zukommt [5]. CD11b/CD18 stellt aber auch ein wichtiges Adhäsionsmolekül auf Granulozyten dar, welches nach Interaktion mit entsprechenden Liganden auf dem Endothel die Auswanderung der Granulozyten aus dem Gefäßbett ermöglicht. Als möglicher Ligand auf dem Endothel dient dabei CD54 (ICAM1). In den Biopsien von Patienten mit einer Typ B Gastritis konnte eine sehr hohe Expression von CD54 auf dem Endothel nachgewiesen werden. Eine *erhöhte* Expression dieses Adhäsionsmoleküls auf dem Endothel kann vor allem durch die Zytokine IL1 und TNF-α induziert werden. Beide Mediatoren werden von aktivierten Monozyten, z.B. nach LPS-Stimulation, sezerniert. Bei *H. pylori* handelt es sich um einen gram-negativen Keim, der auch LPS enthält. Verglichen mit E. coli LPS ist dieses aber weit weniger wirksam in der Stimulation von TNF-α. Trotzdem kann dieser Stimulationsweg *in vivo* nicht ausgeschlossen werden [2, 3]. Zusammenfassend erscheint die Aktivierung der Granulozyten durch OMP von *H. pylori* mit einem Anstieg der CD11b/CD18 Expression von großer Bedeutung für die Pathogenese der Erkrankung. Die Interaktion von CD11b/CD18 der Granulozyten mit CD54 auf dem Gefäßendothel des Magens kann dann zur Extravasation der Granulozyten mit dem pathologisch-histologischen Bild der aktiven Gastritis führen.

Zusammenfassung

Die Typ B Gastritis ist in einem sehr hohen Prozentsatz mit einer Besiedlung des Magenantrums mit dem Bakterium *H. pylori* verbunden. Da der Keim selbst nur äußerst selten unter dem Epithel nachgewiesen werden kann, müssen Bakterienprodukte, die über die Epithelbarriere gelangen, für die pathologischen Veränderungen verantwortlich sein. Daher untersuchten wir die Wirkung von Membranpräparationen (OMP) von *H. pylori* auf Granulozyten. OMP führten zu einem starken Anstieg von CD11b/CD18 auf den Granulozyten. Diese Granulozyten zeigten in vitro eine ausgeprägte Adhäsion an Albumin-beschichtete Platten.Gleichzeitig konnte in Magenbiopsien von Patienten mit Typ B Gastritis eine vermehrte Expression von ICAM1 (CD54) in der Immunhistologie gefunden werden. Die Aktivierung der Granulozyten durch OMP und deren nachfolgende Interaktion mit CD54 auf dem Gefäßendothel sowie Extravasation können danach das pathologisch-histologische Bild der aktiven Gastritis erklären.

Summary

Type B gastritis is highly associated with colonization of the antrum with *H. pylori*. The bacterium is almost never found below the epithelial barrier; therefore it was concluded that bacterial products must be responsible for the pathological changes. To confirm this we investigated the effects of an outer membrane preparation (OMP) of *H. pylori* on granulocytes. The incubation of granulocytes with OMP results in a dramatic increase in CD11b/CD18 expression. These granulocytes also adhere much stronger to serum albumin coated plates. In addition, CD54, one of the ligands for CD11b/CD18 on endothelial cells, was highly expressed in gastric biopsies from patients. Therefore a sequence of activation of granulocytes by OMP from *H. pylori* and adherence to CD54 on endothelial cells followed by extravasation can easily explain the pathological changes seen in active gastritis.

Literatur

1. Marshall BJ, Warren JR (1984) Unidentified curved bacilli in the stomach of patients with gastritis and peptic ulceration. Lancet i:33–40
2. Blaser MJ (1992) Hypotheses on the pathogenesis and natural history of *H. pylori*-induced inflammation. Gastroenterol 102:720–727
3. Hatz RA, Brooks WP, Kämling HJ, Enders GA (1992) Stomach immunology and *H. pylori* infection. Current Opin Gastroenterol 8:993–1001
4. Zimmermann GA, Prescott SM, McIntyre TM (1992) Endothelial cell interactions with granulocytes: tethering and signaling molecules. Immunol today 13:93–100
5. Halstensen TS, Mollnes TE, Garred P, Fausa O, Brandtzaeg P (1991) Epithelial deposition of IgG1 and activated complement in ulcerative colitis. Gastroenterol 98:1264–1271

PD Dr. G. Enders, Institut für Chirurgische Forschung, Klinikum Großhadern, Marchioninistraße 15, D-81366 München

Einfluß der Vagotomie auf Plasmazellen und IgA-Spiegel im Dünndarm der Ratte

Impact of Subdiaphragmatic Vagotomy on IgA Levels and Plasma Cells in Rat Small Bowel

Th. Gottwald, W. Haas, S. Masatsch, R. Teichmann und H.D. Becker

Chirurgische Klinik, Albteilung für Allgemeine Chirurgie und Poliklinik, Universität Tübingen

Einleitung

Es mehren sich gute Daten, die das Konzept eines komplexen Netzwerks zwischen Immunsystem und Nervensystem unterstützen [1]. Im Speziellen gibt es Hinweise auf eine Innervation von intestinalen Plasmazellen [2]. Die mikroanatomischen Beobachtungen bedürfen nur einer Überprüfung bezüglich ihrer funktionellen Bedeutung. Daten hierzu stammen jedoch im wesentlichen aus in-vitro-Studien [3]. Demnach produzieren Nerven Peptide wie Substanz P, VIP oder Somatostatin, die sowohl zentralnervöse als auch periphere Funktionen haben. Auch immunkompetente Zellen produzieren Neuropeptide. Diese Peptide steuern lokale Entzündungsprozesse und tragen damit möglicherweise über eine Kompromittierung der Schleimhautbarriere neben anderen Pathomechanismen zu posttraumatischen Infektionen bei (bakterielle Translokation!). Die Mehrzahl subdiaphragmaler Fasern des Nervus vagus sind Substanz P-positiv [4]. Dieser Nerv bietet sich deshalb auch wegen seiner Funktion als Verbindung zwischen ZNS und Peripherie als gutes Modell an für in-vitro-Studien zur Neuroimmunophysiologie des Gastrointestinaltraktes. Ein besseres Verständnis der Interaktion von ZNS und Immunsystem sollte also seinen Beitrag leisten, postoperative septische Komplikationen zu meistern. Ziel der vorliegenden Studie war es deshalb, die in-vivo-Auswirkung der trunkulären Vagotomie auf das mukosaassoziierte Immunsystem an einem Tiermodell zu untersuchen.

Material und Methoden

In den Versuch kamen weibliche Lewis-Ratten (250–300 g). Die Tiere erhielten eine trunkuläre Vagotomie mit Pyloroplastik (V) in Vollnarkose mit Ketamin 100 mg/kg KG und Xylasin 50 mg/kg KG. Die Kontrollen (N) wurden lediglich laparotomiert. 1, 7, 21, 35 und 49 Tage nach Operation wurden die Tiere geopfert. Im Serum wurden zunächst die Gastrin-Werte als Erfolgskontrolle für die Vagotomie bestimmt (RIA in Standardtechnik). Desweiteren wurden die sIgA-Werte im Plasma und in der Galle bestimmt, welche zunächst in-vivo aus dem Ductus choledochus abgeleitet worden war. Der Dünndarm wurde in zwei gleich lange Hälften geteilt, die Mukosa in typischer Weise homogenisiert und zentrifugiert. Im Überstand wurde wieder sIgA gemessen

Chirurgisches Forum 1994
f. experim. u. klinische Forschung
Trede/Seifert/Hartel (Hrsg.)
©Springer-Verlag Berlin Heidelberg 1994

64

(μg sIgA normalisiert auf mg Protein, Bio-Rad Assay). sIgA wurde mit einem ELISA in Sandwich-Technik bestimmt. Schließlich wurden formalinfixierte Längsschnitte (3 μm) des proximalen Jejunum immunhistochemisch auf IgA-Plasmazellen gefärbt (Streptavidin-Peroxidase-Methode gegen IgA). Die Auswertung (Zellzahl/Fläche Mukosa) erfolgte mit einem Quantimet 570 C-Bildanalysesystem (Leixa). Zur statistischen Auswertung benutzten wir die Varianzanalyse (Minitab).

Ergebnisse

Die Gastrinwerte waren 3, 5 und 7 Wochen nach Vagotomie signifikant erhöht (Tabelle 1). Die sIgA-Spiegel im Plasma und in der Galle blieben unverändert (Tabelle 2). In den Homogenisaten des Jejunum blieben die sIgA-Spiegel während der ersten drei Wochen stabil, um dann 5 und 7 Wochen nach Vagotomie signifikant abzunehmen (Tabelle 2). Im Ileum konnte ein ähnlicher Trend beobachtet werden, ohne allerdings Signifikanzniveau zu erreichen. Die Plasmazelldichte war im Akutstadium unverändert. 5 Wochen nach Vagotomie jedoch war ein signifikanter Anstieg zu verzeichnen (Tabelle 3). Die Erhöhung der Gastrinwerte korrelierte mit der Zunahme der Plasmazellen (r = 0,77).

Tabelle 1. Gastrin-Spiegel (pg/ml)

Wochen postoperativ	3	5 und 7 (gepoolt)
Laparotomie	55,0 $\pm$ 23,2 (n = 6)	143,8 $\pm$ 59,8 (n = 11)
Vagotomie	109,4 $\pm$ 38,5 (n = 5)[a]	272,8 $\pm$ 91,2 (n = 9)[b]

[a] p = 0,002; [a] p = 0,001

Tabelle 2. sIgA-Gehalt (μg/mg Protein)

postop. Tag	Serum K (n) V (n)	Galle K (n) V (n)	Homogenisat (Jej.) K (n) V (n)
1	26,1 $\pm$ 10,2 (4) 22,9 $\pm$ 5,3 (5)	65,5 $\pm$ 20 (4) 47,8 $\pm$ 17,7 (4)	4,7 $\pm$ 1,9 (4) 7,0 $\pm$ 4,1 (5)
7	27,4 $\pm$ 9,2 (5) 29,9 $\pm$ 7,1 (2)	144,7 $\pm$ 117,8 (5) 30,2 $\pm$ 18,9 (2)	8,7 $\pm$ 1,4 (5) 12,4 $\pm$ 0 (2)
21	34,9 $\pm$ 17,2 (4) 30,6 $\pm$ 9,7 (3)	198,3 $\pm$ 248,9 (4) 324,0 $\pm$ 434,3 (3)	8,1 $\pm$ 0,6 (4) 6,8 $\pm$ 1,1 (3)
35	– –	– –	2,1 $\pm$ 0,8 (7) 1,2 $\pm$ 0,7 (5)[a]
49	– –	– –	3,7 $\pm$ 2,8 (11) 1,9 $\pm$ 1,2 (17)[b]

[a] p < 0,05; [b] p < 0,04

Tabelle 3. IgA-Plasmazelldichte (Zellen/mm^2)

Tage postop.	1	35
Laparotomie	212,6 ± 50,6 (n = 9)	237,4 ± 23,3 (n = 7)
Vagotomie	192,5 ± 54,2 (n = 8)	303,1 ± 65,4 (n = 7)[a]

[a] p < 0,05

Diskussion

Die trunkuläre Vagotomie scheint einen Einfluß auf Morphologie und Funktion des mukosasssoziierten Immunsystems zu haben, namentlich auf IgA-produzierende Plasmazellen in der Lamina propria des Jejunum. Wichtig ist hierbei die Beobachtung, daß die IgA-Spiegel in Blut und Galle durchwegs unverändert blieben. Somit dürften Plasmazellen außerhalb des Darmes für die gesehenen Effekte eher nicht verantwortlich sein. Dies ist insbesondere bei der Ratte wichtig, da hier, anders als beim Menschen, ein Großteil des intraluminalen IgA aus dem Serum über die Leber in die Galle sezerniert wird. Die Veränderungen nach Vagotomie haben also wahrscheinlich eine lokale Ursache. Dies wäre ein Argument für die tatsächliche funktionelle Bedeutung der mikroanatomischen Befunde einer engen Nerv-Plasmazell-Beziehung in der Lamina propria [2]. Diese Beziehung ist von besonderer Bedeutung beim Menschen, der den Großteil seines sIgA lokal im Darm produziert und sezerniert. Im Gegensatz zum Jejunum konnten wir keine signifikanten Veränderungen im Ileum zeigen. Dies ist gut damit erklärbar, daß der Einfluß des Nervus vagus im Darm nach aboral hin immer geringer wird und zudem die distalen Fasern mit dem Ganglion coeliacum vernetzt sind [5], die ihrerseits modulierend auf das lokale Immunsystem wirken sollten. Nicht klar ist, warum das Produkt der lokalen Plasmazellen (sIgA) quantitativ abnimmt, während gleichzeitig ihre Zelldichte steigt. Eine Erklärung dafür könnten unspezifische Kreuzreaktionen mit IgA- und IgM-positiven Plasmazellen sein. Entsprechende Versuche stehen noch aus. Eine weitere Möglichkeit wäre, daß die Zellen in ihrer Funktion nach Vagotomie eingeschränkt sind und dies vom Organismus über eine Steigerung der Populationsdichte zu kompensieren versucht wird. Die Möglichkeit der Stabilisierung der Zellen (mehr Zellen färben für IgA, weniger IgA im Sekret) ist eher unwahrscheinlich, da die IgA-Spiegel im Homogenisat bestimmt wurden. Allerdings sahen wir in anderen Versuchen nach Vagotomie eine signifikante Abnahme des sIgA in Effluaten des Ileum (hier nicht aufgeführt). Dies könnte zusammen mit den parallelen Veränderungen von IgA (hier ebenfalls nicht aufgeführt) und sIgA außerdem ein Hinweis darauf sein, daß das Darmepithel in seiner Funktion von der Vagotomie nicht beeinflußt wird. Schließlich müssen in Zukunft die Fallzahlen erhöht werden, um bei sinkender Variabilität dieses störanfälligen Tiermodells höhere Signifikanzniveaus zu erreichen. Plasmazellen scheinen also nach dem Verlust von extrinsischer Innervation in ihrer Funktion beeinträchtigt. Möglicherweise spielen diese Vorgänge bei allen Resektionsverfahren im oberen Gastrointestinaltrakt eine Rolle.

Zusammenfassung

Untersucht wurde der Einfluß der trunkulären Vagotomie auf IgA-produzierende Plasmazellen in der Lamina propria des Dünndarms. In einem Tiermodell mit Ratten konnten 5 bzw. 7 Wochen nach Vagotomie signifikant niedrigere sIgA-Spiegel in Mukosahomogenisaten des Jejunum gemessen werden. Gleichzeitig war die Plasmazelldichte signifikant erhöht. Der mögliche direkte Einfluß des extrinsischen Nervensystems auf die lokale Immunantwort im Darm muß vor dem Hintergrund von Resektionsverfahren am oberen Gastrointestinaltrakt gesehen werden.

Summary

We investigated the impact of subdiaphragmatic vagotomy on IgA-producing plasma cells in the lamina propria of the small bowel. Several weeks after vagotomy we observed a significant decrease in sIgA levels in homogenates of the jejunal mucosa. At the same time we saw a significantly increased plasma cell density in the lamina propria. The data is discussed in favor of a functional entity extrinsic nerve system and mucosa-associated immune system in the rat. This may be considered against the background of several surgical procedures in the upper GI tract.

Literatur

1. Ottaway CA (1991) Neuroimmunomodulation in the intestinal mucosa. Gastroenterol Clin North Am (vol 20) 3:511
2. Arizono M et a. (1990) Anatomical variation in the mast cell nerve associations in the rat small intestine, heart, lung, and skin. Lab Invest 62:626
3. Bienenstock J. et al. (1990) Nerves, neuropeptides and the regulation of the mucosal immune response. In: Kyono H et al. (eds) Molecular aspects of immune repair and infectious diseases. Raven Press, New York
4. Sharkey KA et al. (1991) Capsaicin-sensitive vagal stimulation-induced gastric acid secretion in the rat: Evidence for cholinergic vagal afferents. Br J Pharmacol 103:1997
5. Berthoud HR et al. (1991) Abdominal pathways and central origin of rat vagal fibers that stimulate gastric acid. Gastroenterology 100:627

Dr. med. Th. Gottwald, Abteilung für Allgemeine Chirurgie und Poliklinik, Chirurgische Universitätsklinik, Hoppe-Seyler-Straße 3, D-72076 Tübingen

Neue Prophylaxekonzepte für Streßulkusblutungen und nosokomiale Pneumonien

New Concepts of Prophylaxis for Stress Ulcer Bleeding and Nosocomial Pneumonias

P.R. Verreet[1], G. Stöhr[1], C. Ohmann[1], M. Kunze[2], J. Piek[3] und W. Sandmann[4]

[1]Klinik für Allgemeine und Unfallchirurgie, Heinrich Heine Universität, Düsseldorf
[2]Institut für Anästhesiologie, Universitätsklinik Essen
[3]Neurochirurgische Klinik; [4]Klinik für Gefäßchirurgie und Nierentransplantation, Heinrich Heine Universität, Düsseldorf

Einleitung

Die Inzidenz der Streßulkusblutung hat in den letzten 10 Jahren beträchtlich abgenommen. Diese Entwicklung ist in hohem Maße Folge verbesserter Therapiemodalitäten vor allem im intensivmedizinischen Bereich. Dennoch ist eine Streßulkusprophylaxe bei definierten Hochrisikogruppen, wie neuere Studien zeigen, weiterhin notwendig [1, 2]. Besondere Bedeutung kommt den nosokomialen pulmonalen Infekten zu, welche häufig als Folge gastraler Keimbesiedlung, verursacht durch pH-Anhebung des Magensaftes, und konsekutiver Keimaspiration gedeutet wurden. In einer randomisierten, kontrollierten, interdisziplinären klinischen Studie haben wir Prophylaxekonzepte untersucht, deren Ansatz sowohl in der Verhinderung von Streßulkusblutungen als auch nosokomialer Pneumonien liegt.

Patienten und Methode

In die Studie wurden allgemein- und unfallchirurgische, neurochirurgische und gefäßchirurgische intensivpflichtige beatmete Patienten eingebracht, die ein hohes Risiko hinsichtlich Streßulkuskomplikationen aufwiesen. Es galten folgende Einschlußkriterien:

- schweres Polytrauma (Injury Severity Score > 25 Punkte, Definition nach Baker 1984)
- Sepsis (Definition gemäß der Veterans Administration Cooperative Study 1987)
- hämorrhagischer Schock (RR systolisch < 90 mmHg über mindestens 30 min)
- große Operationen mit Blutungskomplikationen (Massentransfusion > 10 EK's)
- Niereninsuffizienz (Serumkreatinin > 2 mg% über mindestens 24 h oder Anurie < 100 ml/24 h)
- Leberinsuffizienz (Gesamtbilirubin > 5 mg%, SGOT > 30 U/l, SGPT > 30 U/l, Quick < 60%)

Chirurgisches Forum 1994
f. experim. u. klinische Forschung
Trede/Seifert/Hartel (Hrsg.)
©Springer-Verlag Berlin Heidelberg 1994

- respiratorische Insuffizienz (Lung Injury Score > 1,3 Punkte, Definition nach Murray 1988)
- schweres Schädelhirntrauma (Koma Grad II und III) mit und ohne intrazerebraler Blutung
- spontane intrazerebrale Blutung mit Koma Grad II und III
- rupturiertes Bauchaortenaneurysma.

Die Ausschlußkriterien wurden nach zwei Gesichtspunkten eingeteilt:
- *ESCAPE*: Keine Aufnahme in die Studie
- *Drop Out*: Ausschluß aus der Studie nach erfolgter Aufnahme.

Escape-Klauseln waren Alter < 18 Jahre, Schwangerschaft, Voroperationen an Magen oder Duodenum (SPV, B I, B II) sowie Ösophagusresektionen und Magenhochzug, bekannte Ulkus- oder gastroösophageale Refluxkrankheit, Magen- oder Ösophaguskarzinom, Behandlung mit H_2-Blockern, Antazida, Sucralfat, Antiphlogistika, Salizylaten, Antikoagulantien, primäre Blutungsanomalien (z.B. Hämophilie, M. Werlhof) oder hämorrhagische Diathese (Thrombozytopenie < 60 000, Quick < 30%, PTT > 70 sec), obere gastrointestinale Blutung innerhalb der letzten 48 h, Regime nicht durchführbar (keine Magensonde oder kein Spültubus legbar), bestehende Pneumonie, Verlegung von außerhalb mit "Vorbeatmung", geplante oder zu erwartende Extubation innerhalb der nächsten 72 h und ASA-Klassifikation > 4.

Drop Out-Klauseln waren Unterbrechung des Therapieregimes oder Verlegung von der Intensivstation innerhalb des Mindestbeobachtungszeitraumes von 48 h.

Die Studienpatienten wurden randomisiert drei Therapiegruppen zugeteilt: *Ranitidin* (200 mg/24 h) *mit subglottischer Spülung* (Spülungsbehandlung des Raumes zwischen Glottis und Tubuscuff mit Kochsalz in 4-stündigem Intervall), *Sucralfat* (6 × 1 g/d über Magensonde) *mit subglottischer Spülung* und *Sucralfat* (6 × 1 g/d) *ohne subglottische Spülung*.

Die Streßulkusprophylaxe wurde für die Dauer des Intensivaufenthaltes durchgeführt. Bis zur Extubation oder max. 14 Tage fand eine Intensivbeobachtung statt durch 4-stündiges Anspülen der Magensonde und tägliche Sekretgewinnung für mikrobiologische Untersuchungen (Magen, Rachen, Trachea). Danach wurden die Patienten täglich auf makroskopische Zeichen einer oberen gastrointestinalen Blutung oder Pneumonie untersucht (eitriges Trachealsekret mit Nachweis pathologischer Keime, Leukozytose > 10 000, Fieber > 38,5°C, nach Aufnahme in die Studie neu aufgetretenes Lungeninfiltrat, welches mehrere Tage nachweisbar sein muß). *Zielkriterien* waren die manifeste (Hämatemesis, Blut in Magensonde, Meläna) und relevante (manifeste Blutung mit Hb-Abfall > 2 g%/24 h) Streßulkusblutung sowie die Pneumonie.

Ergebnisse

Im Studienzeitraum (6/89–4/93) wurden insgesamt 1290 Intensivstation-Patienten registriert, von denen 120 primär die Einschlußkriterien erfüllten. Aufgenommen wurden 100 Patienten (Drop-out: n = 14, Escape: n = 6); 34 in die Gruppe Ranitidin mit Spülung , 32 in die Gruppe Sucralfat mit Spülung und 34 in die Gruppe Sucralfat ohne Spülung. Die häufigsten Einschlußdiagnosen waren Polytrauma (n = 48), schweres Schädelhirntrauma (n = 24) und respiratorische Insuffizienz (n = 10). Die Gesamtmortalität betrug 27%, die Vergleichbarkeit der Therapiegruppen hinsichtlich Diagnosen, Alter und Geschlecht war gewährleistet. Kein Patient entwickelte eine relevante Streßulkusblutung, nur 4 manifeste endoskopisch kontrollierte Blutungen sowie 6 Pneumonien wurden festgestellt. Die Unterschiede in den 3 Therapiegruppen bezüglich der Zielkriterien waren nicht signifikant. Nur in einem Fall konnte eine Keimwanderung vom Magen über den Rachen in die Trachea nachgewiesen werden. Ein Einfluß der Prophylaxe auf die Mortalität bestand nicht.

Tabelle 1. Diagnoseverteilung in den Therapiegruppen

Diagnose	Ranitidin mit Spülung	Sucralfat mit Spülung	Sucralfat ohne Spülung	Summe
Polytrauma	16	15	17	48
Schädelhirntrauma	8	8	8	24
Resp. Insuffizienz	4	2	4	10
Intrazerebrale Blutung	3	2	1	6
Hämorrhagischer Schock	2	4	2	8
Sepsis	1	–	1	2
Niereninsuffizienz	–	1	1	2
Summe	34	32	34	100

Tabelle 2. Ergebnisse in den Therapiegruppen

Zielkriterien	Ranitidin mit Spülung	Sucralfat mit Spülung	Sucralfat ohne Spülung	Summe
Streßulkusblutung				
manifest	2	1	1	4
relevant	–	–	–	–
Pneumonie	1	1	4	6
Tod	3	–	2	5

Diskussion

Die Inzidenz der Streßulcusblutung ist in den letzten Jahren deutlich rückläufig, dennoch werden weiterhin bei Hochrisikopatienten trotz Ulkusprophylaxe bis zu 35% Streßerosionen und -ulzerationen gesehen [1]. Allerdings kommt es durch medikamenteninduzierte pH-Anhebung des Magensaftes schnell zu einer massiven gastralen Keimbesiedlung. Die parallel beobachtete Zunahme von Pneumonien bei beatmeten Intensivpatienten fand lange Zeit ihren Erklärungsversuch in einer hypothetisch geforderten, teilweise auch bewiesenen Keimwanderung und stillen Aspiration von kontaminiertem Magensekret über Ösophagus und Rachen in die Trachea [2, 3]; regelmäßige Spülungen des subglottischen Raumes mit speziellen Spültuben sollte den

Aspirationsweg unterbrechen und somit die Pneumonieinzidenz senken [4]. Sucralfat und Ranitidin zeigen in Kombination mit einer subglottischen Spülung niedrige Streßulkusblutungs- und Pneumonieinzidenzen, wobei hinsichtlich – hier nicht beobachteter, aber möglicher – Nebenwirkungen und Wirtschaftlichkeit Sucralfat bei Hochrisikopatienten Mittel der Wahl ist.

Zusammenfassung

Beobachtungen, wie die relativ niedrige Pneumonieinzidenz (6–36%) [1] trotz des in ca. 80% aller Fälle hochkontaminierten Tracheobronchialsekrets einerseits und die oft infauste Prognose bei eingetretener Pneumonie andererseits, zeigen, daß nosokomiale Komplikationen in den allermeisten Fällen ein Multiorganversagen schwerstkranker Patienten anzeigen. Niedrige Streßulkusblutungs- und Pneumonieinzidenzen unter Sucralfat in Kombination mit einer subglottischen Spülung bei definierten Hochrisikopatienten favorisieren somit diese Substanz als das Prophylaxeschema bei chirurgischen Intensivpatienten.

Summary

The discrepancy between the low incidence of nosocomial pneumonia (6–36%) and the high contamination rate of tracheal secretion in nearly all ventilated patients (80%) and the bad prognosis in acute pneumonia are signs of multiorgan failure in severely ill patients on ICUs. In these cases the combination of sucralfate and an intermittent subglottal flushing seems to be the best treatment for ulcer bleeding and nosocomial pneumonias.

Literatur

1. Eddleston JN, Vohra A, Scott P (1991) A comparison of the frequency of stress ulceration and secondary pneumonia in sucralfate- or ranitidine-treated intensive care unit patients. Crit Care Med 19(12):1491–1496
2. Tryba M (1991) Prophylaxis of stress ulcer bleeding. A meta-analysis. J Clin Gastroenterol 13 [Suppl 2]:44–55
3. Du Moulin GC (1991) Tracheobronchiale Keimbesiedlung. Klin Wochenschr 69 [Suppl 27]:6–11
4. Mahul P, Auboyer C, Jospe R, Ros A (1992) Prevention of nosocomial pneumonia in intubated patients: respective role of mechanical subglottic secretions drainage and stress ulcer prophylaxis. Intensive Care Med 18(1):20–25

PD Dr. med. P.R. Verreet, Klinik für Allgemeine und Unfallchirurgie, Heinrich Heine Universität, Moorenstraße 5, D-40225 Düsseldorf

Stellt die Aluminiumbelastung bei der Streßulkusprophylaxe mit Sucralfat eine Gefährdung dar?

Stress Ulcer Prophylaxis with Sucralfate and Aluminum Contamination

G. Stöhr[1], C. Ohmann[1], K. Lübbers[1], J. Piek[2] und M. Wilhelms[3]

[1]Klinik für Allgemeine und Unfallchirurgie; [2]Neurochirurgische Klinik; [3]Institut für Toxikologie, Heinrich Heine Universität, Düsseldorf

Einleitung

Die Streßulkusprophylaxe für chirurgische Hochrisikopatienten ist ein fester Bestandteil intensivmedizinischer Therapie. Wegen des vermuteten Zusammenhangs zwischen H_2-Blockerprophylaxe und nosokomialer Pneumonie wird immer häufiger Sucralfat eingesetzt. Bisher ist jedoch völlig unklar, inwieweit diese aluminiumhaltige Substanz eine Gefahr hinsichtlich der Aluminium(=AL)belastung darstellt. Aus diesem Grunde haben wir in unserer prospektiven Studie die AL-Belastung einer Sucralfattherapie unter Berücksichtigung der iatrogenen AL-Zufuhr durch Medikamente und Infusionslösungen untersucht.

Patienten und Methode

In die Studie eingebracht wurden nierengesunde, beatmete Patienten einer chirurgischen und neurochirurgischen Intensivstation mit den Diagnosen schweres Polytrauma, Gehirnblutungen mit Koma II° und III°, Sepsis und nach schweren Operationen. Es wurden zwei Prophylaxegruppen mit jeweils 15 Patienten gebildet: *Gruppe A = Ranitidin* 200 mg/d i.v. und *Gruppe B = Sucralfat* 6 × 1 g/d über eine Magensonde für die Dauer der künstlichen Beatmung. Die Zuteilung zu den Therapiegruppen erfolgte randomisiert im Rahmen einer übergeordneten Streßulkusprophylaxestudie. In zweitägigem Abstand wurden die renale AL-Ausscheidung im 24 h-Urin, die AL-Serumwerte und täglich die parenterale AL-Zufuhr anhand der zuvor bestimmten AL-Konzentrationen aller parenteral verabreichten Substanzen berechnet. Die Aluminiumbestimmung erfolgte durch flammenlose Atomabsorptionsspektrophotometrie.

Ergebnisse

Vor den klinischen Untersuchungen wurden alle verwendeten handelsüblichen und in unserer Apotheke zubereiteten Infusionslösungen und Medikamente auf ihren Aluminiumgehalt hin überprüft. Besondere Bedeutung kommt dabei den Infusionslösungen

Chirurgisches Forum 1994
f. experim. u. klinische Forschung
Trede/Seifert/Hartel (Hrsg.)
©Springer-Verlag Berlin Heidelberg 1994

zu, da diese ja in wesentlich größeren Mengen appliziert werden als die anderen Substanzen. Eine Auswahl gibt Tabelle 1 wieder.

Tabelle 1. Aluminiumkonzentrationen verschiedener Substanzen

Infusionslösungen	AL (ng/ml)	Medikamente	AL (ng/ml)
HAES-steril 10%	220	Calcium-Gluconat 20%	5400
Infumix Typ 6	66	Addel	2150
Aminomix Typ I	22	Fluimucil	1100
Infumix Typ 2	22	Inzolen KM 21	640
Combiplasmal	18	Dopamin	230

Im Studienzeitraum 10/92–4/93 wurden jeweils 15 Patienten in die Ranitidin- bzw. Sucralfatgruppe eingebracht. Beide Gruppen waren hinsichtlich Alter, Geschlecht, Beobachtungsdauer, Schwere der Erkrankung und der intensivmedizinischen Basistherapie vergleichbar (Tabelle 2).

Tabelle 2. Patientenkollektiv in den Therapiegruppen

Diagnose	Ranitidin n=15	Sucralfat n=15	Summe
Polytrauma mit Schädelhirntrauma	3	5	8
Polytrauma ohne Schädelhirntrauma	2	1	3
isoliertes Schädelhirntrauma	3	3	6
schwere Operation	–	1	1
intrakranielle/Subarachnoidalblutung	7	5	12
Alter > 60 Jahre	2	2	4
weiblich	6	8	14
männlich	9	7	16

Unter einer intensivmedizinischen Therapie liegt die durchschnittliche tägliche parenterale Aluminiumbelastung durch Infusionslösungen und Medikamente bei 0,22–0,30 mg/d. Die geschätzte Aluminiumresorption durch das enteral applizierte Sucralfat liegt etwa bei 0,05–0,1 mg/d, das entspricht einer Resorptionsquote von 0,005–0,01% des im Sucralfat enthaltenen Aluminiumanteils.

Hinsichtlich der Substitution mit dem Plasmaexpander HAES-steril 10% mit einem AL-Gehalt von durchschnittlich 220 μg/l (max. 331 μg/l) unterschieden sich jedoch beide Patientenkollektive. Während in der Sostrilgruppe das gesamte applizierte HAES-Volumen bei 47 l innerhalb des Beobachtungszeitraumes von 2 Wochen lag (davon 26 l während der ersten 3 Tage), was einer AL-Mehrbelastung von 10,3 mg entsprach, betrug das HAES-Volumen in der Sucralfatgruppe nur 18,5 l (davon 14 l während der ersten 3 Tage); das bedeutet eine AL-Mehrbelastung von 4,1 mg

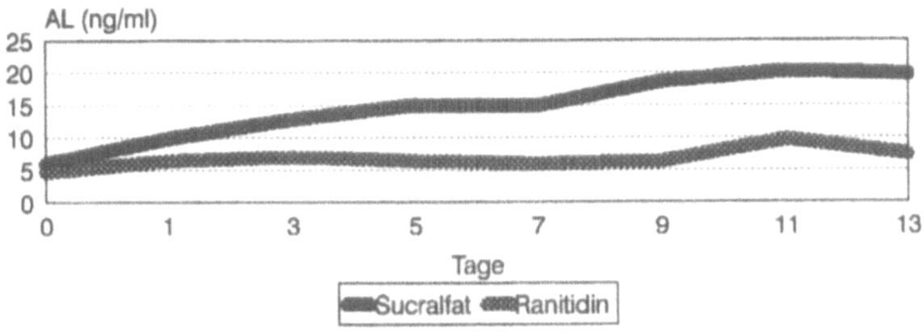

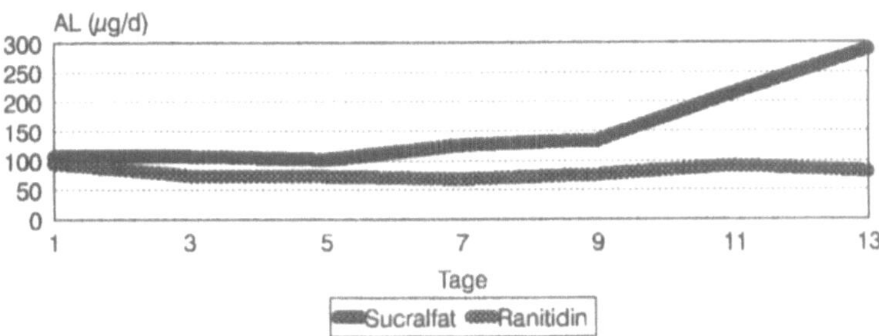

Abb. 1

innerhalb der 2 Wochen. Bedingt durch die kurze Halbwertszeit von HAES-steril 10% (3 h) liegen nach 24 h nur noch 10% im Plasma vor; dementsprechend zeigten sich zum Teil extrem hohe renale AL-Exkretionswerte. Erstaunlicherweise unterliegen die Serumwerte auch bei hoher Belastung nicht so starken Schwankungen wie die Urinwerte; dieses Phänomen findet seine Erklärung in der sehr schnellen Diffusion von Aluminium in das Knochenmark und die parenchymatösen Organe.

Die durchschnittliche renale Aluminiumexkretion lag in der Ranitidingruppe bei 81,2 μg/d gegenüber der Sucralfatgruppe bei 134,8 μg/d, obwohl gerade hier die parenterale AL-Zufuhr durch HAES deutlich niedriger lag ($p < 0,05$, t-Test). Die durchschnittlichen AL-Serumwerte betrugen im Ranitidinkollektiv 6,1 ng/ml, in der Sucralfatgruppe 14,0 ng/ml ($p < 0,01$, t-Test). Bei 5 von 15 mit Sucralfat behandelten Patienten wurde ein extremer Anstieg der Serumwerte, über die empfohlene Obergrenze von 10 ng/ml, bis auf 31, 35 und 43 ng/ml unter gleichzeitiger Gabe von HAES-steril 10%-Lösung beobachtet, sogar 111 ng/ml bei einem Patienten, der in eine Niereninsuffizienz geriet. Dagegen betrugen die höchsten AL-Serumwerte in der Ranitidingruppe im Verlauf 13 ng/ml, obwohl hier die HAES-Zufuhr um 136% höher lag.

74

Diskussion

Ungeachtet der enteralen Aluminiumzufuhr ist festzustellen, daß von einer exakt definierten parenteral applizierten Aluminiummenge von 0,337 mg/d, wie z.B. in der Ranitidingruppe, durchschnittlich 0,26 mg/d zuzüglich der durchschnittlichen HAES-Belastung von 0,077 mg/d, lediglich 0,081 mg/d Aluminium bei nierengesunden Patienten renal eliminiert werden; das entspricht gerade 24%. Nach Absetzen der Therapie fallen die Urinwerte innerhalb von 3 Wochen auf ihren Ausgangswert zurück, ein Teil bleibt jedoch im Körper gebunden [1, 2]. Eine besonders hohe Aluminiumbindung wurde bei Frühgeburten beobachtet [3]. Die auf über das Doppelte erhöhten AL-Serumwerte und die um über 60% erhöhte renale AL-Ausscheidung in der parenteral weniger belasteten Sucralfatgruppe lassen den Schluß auf eine deutlich umfangreichere Resorptionsquote des enteral applizierten Sucralfats schließen. Besonders saures Magenmilieu scheint die AL-Resorption noch zu fördern [4]. Den größten Anteil an der AL-Belastung stellt jedoch die iatrogene Aluminiumzufuhr durch kontaminierte Lösungen dar.

Zusammenfassung

Die Sucralfattherapie stellt bei einem Teil der Patienten eine erhebliche AL-Belastung dar. Bei Nierengesunden wird die vermehrte AL-Zufuhr vermutlich durch eine erhöhte AL-Ausscheidung partiell kompensiert; bei Patienten mit Niereninsuffizienz und Frühgeburten ist jedoch mit einem kumulativen Aluminiumanstieg zu rechnen. In diesen Fällen sollte auf eine Sucralfattherapie verzichtet werden.

Summary

Accumulation of Al is seen under parenteral nutrition and increases when sucralfate is added. Complete Al elimination even by intact kidney is not guaranteed in every case; in premature infants and patients with renal insufficiency sucralfate may cause Al contamination and should not be used.

Literatur

1. Mistry P, Verghese Z, Pounder RE (1991) Short report: plasma aluminium concentration and 24-hour urinary aluminium excretion before, during and after treatment with sucralfate. Aliment Pharmacol Ther 5(5):549–553
2. Allain P, Mauras Y, Krari N, Duchier J (1990) Plasma and urine aluminium concentration in healthy subjects after administration of sucralfate. Br J Clin Pharmacol 29(4):391–395
3. v. Stockhausen HB, Schrod L, Bratter P, Rosick U (1990) Aluminium loading in premature infants during intensive care is related to clinical aspects. J Trace Elem Electrolytes Health Dis 4(4):209–213

4. Rodger RS, Muralikrishna GS, Halls DJ (1991) Ranitidine suppresses aluminium absorption in man. Clin Sci 80(5):505–508

Dr. med. G. Stöhr, Klinik für Allgemeine und Unfallchirurgie, Heinrich Heine Universität, Moorenstraße 5, D-40225 Düsseldorf

Regulation gastrointestinaler Hormone nach Gastrektomie in Abhängigkeit vom Rekonstruktionsverfahren und vom Pouchvolumen. Eine prospektive randomisierte klinische Studie

Regulation of Gastrointestinal Hormones After Total Gastrectomy in Relation to the Type of Reconstruction and Pouch Volume: A Prospective Randomized Clinical Study

A. Schwarz[1], M. Büchler[1], H. Rieger[1], B. Glasbrenner[2] und H.G. Beger[1]

[1]Chirurgische Klinik I; [2]Medizinische Universitätsklinik, Ulm

Es besteht bisher keine Einigkeit über die ideale Rekonstruktionsform nach Gastrektomie. Kontrovers diskutiert werden die Bedeutung der Duodenalpassage [1, 2], die Notwendigkeit einer Ersatzmagenbildung [4] und das ideale Pouchvolumen. Mit dieser prospektiven, randomisierten, klinischen Studie sollte untersucht werden, welche Rekonstruktion und welches Pouchvolumen nach Gastrektomie die besten Bedingungen für eine weitgehend physiologische Regulation [3] gastrointestinaler Hormone bieten.

Patientengruppen und Methodik

In dieser randomisierten, von der Ethikkommission genehmigten Studie wurden insgesamt 72 Patienten nach erfolgter Einwilligung gemäß des Randomisationsplans den folgenden 6 Gruppen mit je 12 Patienten zugeteilt:

U10: Gastrektomie mit Ulmer Ersatzmagen (EM) unter Erhalt der Duodenalpassage (DP), Pouchlänge 10 cm

U20: Gastrektomie mit Ulmer EM unter Erhalt der DP, Pouchlänge 20 cm

R10: EM-Bildung nach Hunt-Lawrence-Rodino ohne Erhalt der DP, Pouchlänge 10 cm

R20: Wie R10, jedoch Pouchlänge 20 cm

YR: Y-en-Roux-Rekonstruktion ohne EM-Bildung

Ko: Kontrollgruppe, magengesunde Pat. ohne abdominelle Voroperationen

3 Wochen, 3 Monate und 6 Monate postoperativ erfolgte ein standardisierter Nahrungsstimulationstest (400 kcal; 50 g KH, 15 g Protein, 15 g Fett), bei dem über einen Zeitraum von 180 min Blutzucker (Glukose-6-Phosphat-Dehydrogenase/Hexokinasemethode, Kit der Firma Merck, Darmstadt, "Granutest 250"), Insulin (RIA der Firma CIS Isotopen Diagnostik GmbH, Gif Sur-Yvette Cedex, France), CKK (RIA, gemessen im Hormonlabor der Chirurgischen Universitätsklinik Göttingen durch Dr. R. Nustede), Motilin (RIA der Firma Peninsula Laboratories GmbH, Belmont, California) und PP (Pancreatisches Polypeptid; RIA, Antikörper zur Verfügung gestellt von Dr. Chance, Eli Lilly, Indianapolis) bestimmt wurden.

Chirurgisches Forum 1994
f. experim. u. klinische Forschung
Trede/Seifert/Hartel (Hrsg.)
©Springer-Verlag Berlin Heidelberg 1994

Ergebnisse

Glucose

Die Blutzuckerregulierung nach Gastrektomie ist gestört. Wird die Duodenalpassage (DP) aufgehoben (R10, R20 und YR), so entsteht nach Gastrektomie eine pathologische Glucosetoleranz mit durchschnittlich 30% höheren Glucosemaximalwerten (Tabelle 1) und einem statistisch signifikant (p < 0,01) schnelleren Anstieg der Blutzuckerwerte (Tabelle 2). Durch Erhalt der DP (U10 und U20) wird diese Störung der Glucosehomöostase weitgehend vermieden, und es entsteht keine pathologische Glucosetoleranz. Das Pouchvolumen hat keinen Einfluß auf die Glucosehomöostase.

Tabelle 1. Plasmamaximalkonzentrationen (Peak) von Glucose, Insulin, CCK, Motilin und PP nach Stimulation; 6 Monate postoperativ

Pat.-Gruppe	Glucose mg/dl	Insulin μU/ml	CCK pg/ml	Motilin pg/ml	PP pg/ml
U10	136 $\pm$ 5,67[a]	158 $\pm$ 12,04[a]	7,31 $\pm$ 1,3	196 $\pm$ 7,60	580 $\pm$ 18,54
U20	143 $\pm$ 3,04[a]	130 $\pm$ 13,55[a]	8,77 $\pm$ 2,18	200 $\pm$ 5,76	472 $\pm$ 14,26
R10	189 $\pm$ 5,15	22 $\pm$ 2,54	9,19 $\pm$ 2,16	172 $\pm$ 3,25	424 $\pm$ 16,33
R20	173 $\pm$ 5,63	45 $\pm$ 4,74	7,40 $\pm$ 2,08	202 $\pm$ 7,38	491 $\pm$ 17,84
YR	176 $\pm$ 5,91	33 $\pm$ 3,77	6,21 $\pm$ 2,03	189 $\pm$ 5,56	269 $\pm$ 13,06
Ko	129 $\pm$ 4,00	37 $\pm$ 2,45	4,44 $\pm$ 1,1[a]	322 $\pm$ 9,55[a]	729 $\pm$ 14,17[a]

n = 72; Mittelwerte $\pm$ S.E.M.; [a] p < 0,01;
U10: Ulmer Ersatzmagen (EM), Pouchlänge (PL) 10 cm; U20: Ulmer EM, PL 20 cm; R10: Rodino-EM, PL 10 cm; R20: Rodino-EM, PL 20 cm; YR: Y-Roux-Rekonstruktion; Ko: Kontrollgruppe

Tabelle 2. Anstiegsgeschwindigkeit von Glucose, Insulin, CCK, Motilin und PP bis zum Gipfel der Plasmakonzentration nach Stimulation; 6 Monate postoperativ Insulin, CCK, Motilin und PP nach Stimulation; 6 Monate postoperativ

Pat.-Gruppe	Glucose mg/dl	Insulin μU/ml	CCK pg/ml	Motilin pg/ml	PP pg/ml
U10	1,06 $\pm$ 0,12[a]	4,08 $\pm$ 0,40[a]	0,21 $\pm$ 0,04	3,3 $\pm$ 0,76	14,03 $\pm$ 0,61
U20	1,33 $\pm$ 0,06[a]	2,68 $\pm$ 0,30[a]	0,40 $\pm$ 0,10	3,0 $\pm$ 0,57	11,96 $\pm$ 0,47
R10	3,40 $\pm$ 0,17	0,90 $\pm$ 0,12	0,42 $\pm$ 0,10	2,0 $\pm$ 0,32	4,77 $\pm$ 0,36
R20	2,76 $\pm$ 0,18	2,00 $\pm$ 0,23	0,22 $\pm$ 0,06	3,4 $\pm$ 0,73	8,31 $\pm$ 0,39
YR	4,80 $\pm$ 0,29	1,40 $\pm$ 0,18	0,27 $\pm$ 0,10	11,6 $\pm$ 1,11	6,70 $\pm$ 0,43
Ko	1,63 $\pm$ 0,13	0,68 $\pm$ 0,05	0,06 $\pm$ 0,02[a]	20,4 $\pm$ 1,91[a]	51,30 $\pm$ 1,41[a]

n = 72; Mittelwerte $\pm$ S.E.M.; [a] p < 0,01

Insulin

Bei Erhalt der DP (U10 und U20) kommt es im Gegensatz zu allen anderen Rekonstruktionen zu einem massiven Anstieg der Insulinsekretion. Die Insulinsekretion ist am stärksten beim kleinen Ulmer EM (U10). Sowohl die Insulinmaximalkonzentration (Tabelle 1) als auch die Anstiegsgeschwindigkeit bis zum Gipfel (Tabelle 2) und die Gesamtsekretion (Abb. 1) sind beim kleinen Ulmer EM statistisch signifikant größer ($p < 0,01$) als bei allen anderen Rekonstruktionen.

CCK

Nach Gastrektomie sind CCK-Gesamtsekretion (Abb. 1) und CCK-Maximalkonzentration (Tabelle 1) bei allen Pouchrekonstruktionen signifikant höher ($p < 0,01$) als bei der Kontrollgruppe. Erhalt der DP und Pouchvolumen haben keinen relevanten Einfluß auf die CCK-Sekretion.

Motilin

Sowohl die Motilingesamtsekretion (Abb. 1) als auch die Motilinmaximalwerte (Tabelle 1) sind nach Gastrektomie stark erniedrigt. Bei allen Rekonstruktionsverfahren sind die Unterschiede zur Kontrollgruppe statistisch signifikant ($p < 0,01$). Erhalt der DP und Pouchvolumen haben jedoch keinen relevanten Einfluß auf die Motilinsekretion.

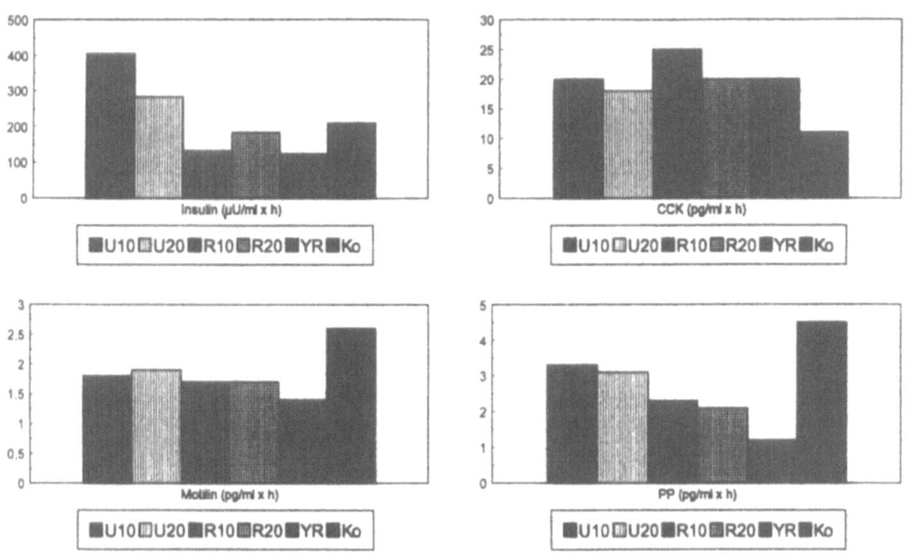

Abb. 1. Gesamtfreisetzung (integriert) von Insulin, CCK, Motilin und PP nach Nahrungsstimulation; 6 Monate postoperativ; $n = 72$

80

Pancreatisches Polypeptid

Die PP-Gesamtsekretion ist nach Gastrektomie stark vermindert (Abb. 1), wobei sich die einzelnen Rekonstruktionen jedoch stark unterscheiden. Die Abnahme der PP-Gesamtsekretion beträgt bei Erhalt der DP (U10 und U20) lediglich 29%. Die Sekretion ist jedoch bei Aufhebung der DP (R10 und R20) um 51% und bei der YR-Rekonstruktion sogar um 73% reduziert. Bei Rekonstruktion unter Erhalt der DP (U10 und U20) ist außerdem die PP-Anstiegsgeschwindigkeit bis zum Gipfel (Tabelle 2) statistisch signifikant größer ($p < 0,01$) als bei Rekonstruktion ohne Erhalt der DP.

Zusammenfassung

In einer prospektiven, randomisierten, klinischen Studie wurde die Regulation gastro-intestinaler Hormone nach Gastrektomie in Abhängigkeit vom Rekonstruktionsverfahren und vom Pouchvolumen untersucht. Bei 72 Patienten wurde nach standardisierter Nahrungsstimulation Glucose, Insulin , CCK, Motilin und PP über einen Zeitraum von 180 min im Plasma bestimmt. Bei Erhalt der Duodenalpassage war die Glucosetoleranz signifikant besser, die Insulinsekretion zweifach größer und die PP-Sekretion um 50% höher als bei Rekonstruktionen mit Aufhebung der DP. Das Pouchvolumen hatte keinen relevanten Einfluß auf die Hormonsekretion. Nach Gastrektomie hat eine Rekonstruktion mit Ersatzmagenbildung unter Erhalt der Duodenalpassage entscheidende metabolische Vorteile hinsichtlich der Regulation der gastrointestinalen Hormone.

Summary

In this prospective randomized clinical trial the regulation of gut hormones after total gastrectomy was examined in relation to the type of reconstruction and pouch volume. In 72 patients we measured glucose, insulin, CCK, motilin, and PP after stimulation with a standardized meal. When the duodenal passage was preserved, glucose tolerance was significantly better, secretion of insulin was twice as high, and secretion of PP was 50% higher than in cases without preserved duodenal passage. The secretion of gut hormones was not influenced by pouch volume. In gastrectomy, the pouch reconstruction with preservation of the duodenal passage provides essential metabolic advantages with regard to the regulation of gastrointestinal hormones.

Literatur

1. Barthel M, Nustede R, Büchler M, Köhler H, Schafmeyer A (1988) Zum Einfluß der Duodenalpassage auf die Sekretion von Cholecystokinin und Neurotensin bei Patienten nach totaler Gastrektomie. Langenbecks Arch Chir [Suppl] Chir Forum 1988:61–65
2. Bittner R, Beger HG, Willert B, Marzinzig E (1979) Über die Bedeutung der Duodenalpassage für die Insulin- und Gastrinsekretion des Patienten nach totaler Magenentfernung. Langenbecks Arch Chir [Suppl] Chir Forum 1979:119–123

3. Eysselein VE, Singer VM, Goebell H (1986) Klinische Bedeutung gastrointestinaler Hormone. Med Klin 81:20–28
4. Vestweber K-H, Troidl H, Eypasch E, Paul A, Spangenberger W (1988) Wertigkeit der Ersatzmagenbildung. Akt Chir 23:121–126

Dr. A. Schwarz, Abteilung für Allgemeine Chirurgie, Universitätsklinik Ulm, Steinhövelstraße 9, D-89075 Ulm

Einfluß von Duodenalpassage und Vaguserhaltung nach totaler Gastrektomie auf den Knochenstoffwechsel der Ratte – Untersuchungen zur Pathogenese der Postgastrektomie-Knochenerkrankung

The Effect of Duodenal Passage and Preservation of the Vagus Nerve After Total Gastrectomy on Bone Metabolism in the Rat: Studies on the Pathogenesis of Postgastrectomy Bone Disease

G. Rümenapf[1], P.O. Schwille[2], G. Steiner[2], M. Schreiber[2], H. Kißler[2] und F.P. Gall[1]

[1]Chirurgische Klinik; [2]Abteilung für Experimentelle Chirurgie, Chirurgische Klinik, Universität Erlangen-Nürnberg

Einleitung

Nach resezierenden Mageneingriffen, insbesondere nach totaler Gastrektomie (GX), entwickelt sich beim Menschen langfristig in bis zu 50% der Fälle eine sekundäre "Osteoporose" [1]. Diese sogenannte "Postgastrektomie-Knochenerkrankung" besitzt möglicherweise eine spezifische, von der primären Osteoporose unterschiedliche pathomorphologische Ausprägung [2]. Neben dem Verlust des Magenreservoirs wurden als ursächliche Faktoren der Verlust der Magensäure, beschleunigte Darmpassage, pankreato-cibale Asynchronie mit Diarrhoe und Steatorrhoe, ernährungsbedingter Calciummangel, unzureichende intestinale Calcium- und Vitamin D-Absorption etc. vermutet, ebenso wie Störungen endokriner Verknüpfungen zwischen Schilddrüsen-, Nebenschilddrüsen- und Magenhormonen (Somatostatin, Gastrin, fundisches "Gastrocalcin") [3, 4]. Aufgrund der Fülle der möglichen Ursachen blieb die Pathogenese der Erkrankung in klinischen Studien bisher ungeklärt.

Als weiterer Schritt in der Erforschung der Pathophysiologie der Postgastrektomie-Knochenerkrankung wurde die vorliegende tierexperimentelle Studie durchgeführt, unter besonderer Betonung der Unterbrechung oder Erhaltung der duodenalen Passage sowie der Opferung oder Erhaltung der extrinsischen vagalen Innervation.

Material und Methoden

42 männliche Sprague-Dawley-Ratten (250 g) wurden nach einer 18-stündigen Nüchternphase in Äthernarkose operiert. Sie wurden entweder einer Scheinoperation (S), einer Gastrektomie mit Rekonstruktion der Nahrungspassage nach Longmire (GX-L) oder einer Gastrektomie mit Y-Rekonstruktion nach Roux unterzogen, letztere entweder unter Erhaltung (GX-RYV) oder Opferung (GX-RY) der extragastrischen vagalen Innervation (Anzahl der Tiere pro Gruppe: siehe Tabelle 1). Vier Monate

Chirurgisches Forum 1994
f. experim. u. klinische Forschung
Trede/Seifert/Hartel (Hrsg.)
©Springer-Verlag Berlin Heidelberg 1994

postop. wurden unter Einschluß einer dreitägigen Untersuchung im Stoffwechselkäfig folgende Parameter bewertet: die intestinale Absorption, die Urinausscheidung und Bilanz von Calcium, Magnesium und Phosphor, die begleitenden Serumkonzentrationen dieser Minerale, der Vitamin D-Metaboliten (25-OHD; 1,25(OH$_2$D)) und calciotropen Hormone (Parathormon; Calcitonin), sowie spezifischer Marker des Knochenumsatzes (Osteocalcin; alkalische Knochenphosphatase). Der Knochen (Femur) wurde bezüglich seines Trocken-, Asche- und spezifischen Gewichts und des auf das Knochenvolumen bezogenen Mineralgehaltes untersucht. Ebenso wurde eine computergestützte statische und dynamische Histomorphometrie des zweifach Calcein-markierten 1. LWK durchgeführt.

Alle Ergebnisse wurden als Mittelwert ± Standardfehler angegeben. Unterschiede zwischen den Gruppen wurden mittels Kruskal-Wallis-Test, t-Test und U-Test für unverbundene Stichproben auf Signifikanz ($p < 0,05$) geprüft.

Ergebnisse

Am Versuchsende betrug das Körpergewicht der GX-L-Ratten 82%, das der nach Roux-Y rekonstruierten Ratten mit oder ohne Vaguserhaltung etwa 67% des Gewichtes der scheinoperierten Ratten (Tabelle 1). Die tägliche Nahrungsaufnahme war in der Gruppe GX-L tendenziell, in den Gruppen GX-RY signifikant gegenüber S erniedrigt. Die Serumspiegel von Calcium, Magnesium und Phosphor waren in allen Gruppen vergleichbar, es bestanden keine signifikanten Unterschiede (Daten nicht in Tabelle 1 gezeigt). Verglichen mit S war die intestinale fraktionelle Absorption von Calcium in allen GX-Gruppen nur tendenziell niedrig, während jene von Magnesium in beiden Gruppen GX-RY signifikant erniedrigt war (Tabelle 1). Alle GX-Ratten entwickelten eine ausgeprägte Osteopenie (Tabelle 1). Das spezifische Gewicht, Aschegewicht/Volumen, sowie Calcium, Magnesium und Phosphor in Relation zum Volumen des Knochens waren im Vergleich zu S in allen GX-Gruppen hochsignifikant erniedrigt. Der Schweregrad der Osteopenie nahm in der Reihenfolge GX-L, GX-RYV und GX-RY zu. Die Serumspiegel von 1,25(OH)$_2$D waren in den drei GX-Gruppen im Vergleich zu S signifikant erhöht, während jene von 25-OHD im unteren Normbereich lagen. Serum-Parathormon und Calcitonin (Daten in Tabelle 1 nicht gezeigt) lagen bei allen Gruppen im Normbereich. Die Ausscheidung von zyklischem AMP im Urin war in den Gruppen GX-L und GX-RY signifikant gesteigert.

Die statische Histomorphometrie des 1. LWK (vorläufige Daten für die Gruppen S und GX-RY) ergab Hinweise für einen stark ausgeprägten sekundären Hyperparathyreoidismus. Bei den GX-RY-Ratten war die Bälkchenoberfläche im Vergleich zu S erniedrigt (12,4 vs 24,1%), ebenso die Bälkchenanzahl pro mm (1,9 vs 3,73/mm) und die Zahl der Bälkchen pro mm^2 (2,3 vs 3,1/mm^2); dagegen war der Umfang des Osteoids von 7,3% (S) auf 28% (GXRY) erhöht. Auf der Basis der vorläufigen Ergebnisse der dynamischen Histomorphometrie kann eine reine Osteomalazie nach GX-RY ausgeschlossen werden.

Tabelle 1. Körpergewicht (KG), Futterverbrauch (Gramm pro Tag; g/d), intestinale fraktionelle Absorption von Calcium und Magnesium, Mineral-Bilanzen, Knochen-, Urin- und Serumparameter von Ratten 17 Wochen nach Gastrektomie (GX) oder Scheinoperation (Sham). Diue Nahrungspassage wurde nach Longmire bzw. Roux-Y rekonstruiert. Roux-YV: vagale Fasern erhalten. Daten sind Mittelwerte ± SEM

Anzahl Tiere	Sham 10	GX Longmire 12	GX Roux-Y 11	GX Roux-YV 9
KG bei Versuchsende; g	505 ± 12	412 ± 10[c]	336 ± 14[c]	339 ± 10[c]
Futterverbrauch; g/d	16,5 ± 1,1	13,9 ± 0,6	11,9 ± 0,4[c]	10,9 ± 0,7[c]
Fraktionelle Absorption; %				
Calcium	19 ± 3	15 ± 2	14 ± 4	13 ± 4
Magnesium	50 ± 2	43 ± 2	40 ± 2[b]	38 ± 3[b]
Bilanz; mg/24 h				
Calcium	21 ± 5	8 ± 3[a]	3,9 ± 2[b]	12 ± 4
Magnesium	20 ± 2	12 ± 1[c]	9 ± 1[c]	11 ± 2[c]
Phosphor	6 ± 8	−2 ± 3	−8 ± 4	−14 ± 6[a]
Zyklisches AMP[+]; nmol/100 g KG	17 ± 3	27 ± 2[b]	26 ± 2[b]	25 ± 3
Knochen				
Spezifisches Gewicht; g/ml	1,71 ± 0,02	1,47 ± 0,03[c]	1,39 ± 0,05[c]	1,43 ± 0,04[c]
Calcium/Volumen; mg/ml	444 ± 13	356 ± 12[c]	319 ± 14[c]	338 ± 12[c]
Serum (Plasma)				
Knochen-AP; IU/L	26 ± 3	41 ± 3	78 ± 17[b]	44 ± 6[a]
N-terminales Parathormon; pg-Eq/ml	55 ± 11	52 ± 7	43 ± 8	51 ± 9
25-OHD; ng/ml	18 ± 2	10 ± 2	12 ± 2	10 ± 2
1,25(OH)$_2$D; pg/ml	38 ± 6	60 ± 14[b]	52 ± 16[b]	108 ± 18[b]
Gastrin; pg-Eq/ml	19 ± 4	6 ± 1[b]	5 ± 2[b]	3 ± 1[b]

[a] $p < 0,05$; [b] $p < 0,01$; [c] $p < 0,001$ vs S. KG: Körpergewicht; AP: alkalische Phosphatase; [+]: im Urin

Zusammenfassung

Mit dem Modell der GX-Ratte läßt sich die beim Menschen beobachtete Postgastrektomie-Osteopenie zuverlässig reproduzieren. Unabhängig vom Verfahren zur Passagewiederherstellung entwickelt sich eine massive Osteopenie. Beide, der Erhalt der Duodenalpassage und die Erhaltung der extrinsischen viszeralen vagalen Innervierung, haben einen positiven Einfluß auf den Erhalt von Calciumbilanz und Knochenmasse. Im Organismus der GX-Ratte werden Normocalcämie und normale intestinale Calciumabsorption mittels Entwicklung eines milden sekundären Hyperparathyreoidismus aufrechterhalten. Weder Diarrhoe noch Steatorrhoe noch ein Vitamin D-Mangel können die Osteopenie nach GX erklären, da diese Störungen bei den gastrektomierten Tieren nicht auftraten. Die Existenz einer funktionellen Achse zwischen Gastrin und Parathormon [5] ist für die Ratte unter den Bedingungen der vorliegenden Studie unwahrscheinlich.

Summary

Postgastrectomy osteopenia can be reliably reproduced in the GX rat since independently of the technique for reconstructing food passage, a massive osteopenia ensues following total gastrectomy . The preservation of duodenal passage and the preservation of the extragastric vagal innervation have a positive effect on mineral balance and bone mass. In the organism of the GX rat, normal intestinal calcium absorption and normocalcemia are preserved by the development of compensatory secondary hyperparathyroidism. Neither diarrhea, steatorrhea, nor vitamin D depletion can explain the development of postgastrectomy osteopenia since none of these disturbances occurred in the GX rats. Under the conditions of the present study, a functional endocrine axis between gastrin and PTH apparently does not exist, hence its postulated physiological significance [5] remains uncertain.

Literatur

1. Inoue K, Shiomi K, Higashide S, Kan N, Nio Y, Tobe T, Shigeno C, Konishi J, Okumura H, Yamamuro T, Fukunaga M (1992) Metabolic bone disease following gastrectomy: assessment by dual energy X-ray absorptiometry. Br J Surg 79:321–324
2. Bisballe S, Eriksen EF, Melsen F, Mosekilde L, Sorensen OH, Hessov I (1991) Osteopenia and osteomalacia after gastrectomy: interrelations between biochemical markers of bone remodelling, vitamin D metabolites, and bone histomorphometry. Gut 32:1303–1307
3. Filipponi P, Gregori F, Cristallini S, Mannarelli C, Blass A, Scarponi AM, Vespasiani G (1990) Partial gastrectomy and mineral metabolism: effects on gastrin-calcitonin release. Bone Min 11:199–208
4. Persson P, Gagnemo-Persson R, Chen D, Axelson J, Nylander A-G, Johnell O, Hakanson R (1993) Gastrectomy causes bone loss in the rat: is lack of gastric acid responsible? Scand J Gastroenterol 28:301–306
5. Cooper CW, Bolman III RM, Linehan WWM, Wells jr SA (1978) Interrelationsships between calcium, calcemic hormones and gastrointestinal hormones. Rec Progr Horm Res 34:259–262

Dr. med. G. Rümenapf, Chirurgische Universitätsklinik, Maximiliansplatz, D-91054 Erlangen

Coloninterposition nach Gastrektomie:
Einfluß auf das Pankreas und die Stoffwechselsituation

Colon Interposition Following Gastrectomy:
Effect on the Pancreas and the Metabolic Status

G.A. Fortnagel[1], H. Friess[1], M. Müller[1], A. Schwarz[2], M.W. Büchler[1]
und H.G. Beger[2]

[1]Klinik für Viszerale und Transplantationschirurgie, Universität Bern
[2]Chirurgische Klinik I, Universität Ulm

Einleitung

Seitdem Carl Schlatter 1887 erstmals erfolgreich eine Patientin mit ausgedehntem Magenkarzinom gastrektomierte, hat die Entwicklung der Magenrekonstruktionen einen vielfältigen Verlauf genommen. Zum jetzigen Zeitpunkt sind etwa fünfzig Rekonstruktionsmodelle publiziert worden, doch bei der Beurteilung der Wertigkeiten verschiedener Varianten gibt es immer noch kein einheitliches und abschließendes Meinungsbild. Ziel der Rekonstruktion nach Gastrektomie ist es, dem Patienten eine der physiologischen Situation möglichst nahekommende Ersatzmagenbildung zu schaffen. Neuere randomisierte Studien zeigten dabei nachhaltig, daß die Pouchbildung unter Verwendung eines oberen Jejunumsegmentes zu einer besseren postoperativen Lebensqualität führt als die Rekonstruktion nach Y-en-Roux. Bei allen Dünndarmrekonstruktionen stellt aber die hohe Resorptivität des Dünndarms, insbesondere für Kohlenhydrate, ein stark beeinträchtigendes Moment dar. Probleme, wie das Früh- und Spät-Dumping-Syndrom, stehen dabei im Vordergrund der Beschwerdesymptomatik.

Obgleich über erste klinische Ergebnisse der Ersatzmagenbildung durch ein Colonsegment in den 50er Jahren bereits berichtet wurde [1], ist dieses Operationsverfahren vor allem nach Einführung der technisch einfacheren Dünndarmrekonstruktionen nicht weiter verfolgt worden. Vergleichende Studien zur Ersatzmagenbildung unter Verwendung von Dünndarm versus Colon sind nicht vorgenommen worden. Im Rahmen unserer tierexperimentellen Studie wurde die Wertigkeit eines Col600interponates zur Rekonstruktion nach Gastrektomie unter Erhalt der Duodenalpassage mit einer Jejunuminterposition (erhaltene Duodenalpassage) und einer Y-en-Roux Rekonstruktion (ausgeschaltete Duodenalpassage) verglichen. Da eigene frühere Studien an der Ratte zeigten, daß die Gastrektomie zu einer Pankreashypertrophie und -hyperplasie mit Enzymdissoziation führt [2, 3], wurden die Auswirkungen der verschiedenen Rekonstruktionsverfahren auf das exokrine und endokrine Pankreas mit in das Untersuchungsprotokoll einbezogen.

Chirurgisches Forum 1994
f. experim. u. klinische Forschung
Trede/Seifert/Hartel (Hrsg.)
©Springer-Verlag Berlin Heidelberg 1994

Material und Methoden

Männliche Wistarratten mit einem mittleren Körpergewicht von 300–320 g wurden randomisiert einer der folgenden 4 Untersuchungsgruppen zugeordnet:
1. *Kontrollgruppe*: keine Magenoperation
2. *Y-en-Roux*: Gastrektomie mit Rekonstruktion nach Y-en-Roux
3. *Jejunuminterponat*: Gastrektomie und Rekonstruktion der Nahrungspassage durch Zwischenschalten eines 3 cm langen anisoperistaltischen Jejunuminterponates zwischen Ösophagus und Duodenum mittels End-zu-End Anastomosierung.
4. *Coloninterponat*: Gastrektomie und Rekonstruktion der Nahrungspassage durch Zwischenschalten eines 3 cm langen anisoperistaltischen Quercoloninterponats zwischen Ösophagus und Duodenum mittels End-zu-End Anastomosierung.

Nach 40 Tagen erhielten alle Tiere einen zentralen V. jugularis externa Katheter in Narkose implantiert. An den vier folgenden Tagen wurde bei den Tieren zufällig verteilt ein Nahrungsstimulationstest (jeweils 2 ml Volumen) mit Glukose- (20%, entsprechend 6,3 KJ), Aminosäuren- (15%, entsprechend 5,2 KJ), Fett- (20%, entsprechend 15,5 KJ), oder Kochsalzlösung (NaCl 0,9%) über eine temporäre Magensonde vorgenommen. Zu den Zeitpunkten 0 min (vor der Stimulation) sowie 5, 15, 30 und 60 min postprandial wurde Blut zur Bestimmung des Blutzuckers und von Insulin entnommen. Nach Tötung der Tiere am Tag 47 erfolgte die Pankreasexplantation, um nachfolgend den DNA-, Protein-, Trypsin-, Amylase- und Lipase-Gehalt im Pankreashomogenat zu bestimmen [2, 4].

Der Blutzucker wurde mit der Testkombination Glukoquant-Glukose (Boehringer Mannheim GmbH) gemessen. Die Insulinmessung erfolgte mit einem käuflichen Radioimmunoassay (Gif-Sur-Yvette Cedex, Frankreich). Die Assaysensitivität betrug 3,6 μU/ml, der Intraassayvariationskoeffizient lag zwischen 5,4% und 13,7% und der Interassayvariationskoeffizient zwischen 3,8% und 8,0%. Im Pankreashomogenat erfolgte die Proteinbestimmung nach Lowry, die DNA-Messung nach Richards, die Trypsinbestimmung nach Hummel und die α-Amylasebestimmung nach Bernfeld [2, 4].

Ergebnisse

Gewichtsverlauf

Alle 3 Gastrektomiegruppen zeigten bis zum 7. postoperativen Tag eine kontinuierliche Gewichtsabnahme von 13–17% des Ausgangsgewichtes. In der weiteren postoperativen Phase wiesen die Jejunum- und Coloninterponat-Tiere einen konstanten langsamen Gewichtszuwachs auf, während sich die Y-en-Roux Tiere auf ihrem reduzierten Gewichtsniveau stabilisierten. Am 40. postoperativen Tag lagen die Jejunuminterponate 3% über, die Coloninterponate 4% über und die Y-en-Roux Tiere 18% unter ihren mittleren Ausgangswerten.

Pankreasadapation

Pankreasfeuchtgewicht

Nach Gastrektomie war in allen 3 Rekonstruktionsgruppen eine signifikante Zunahme des Pankreasfeuchtgewichtes zu verzeichnen. Diese betrug 58% in der Coloninterponatgruppe, 86% in der Jejunuminterponatgruppe und 116% in der Y-en-Roux Gruppe im Vergleich zur nicht gastrektomierten Kontrollgruppe. Die Analysen des DNA-Gehaltes (μg DNA/100 g Körpergewicht) und der DNA-Konzentration (μg DNA/g Pankreas) zeigten dabei, daß nach Coloninterposition eine Pankreashypertrophie und nach Jejunuminterposition und Y-en-Roux Rekonstruktion eine Pankreashypertrophie und -hyperplasie eingetreten waren.

Protein-Gehalt im Pankreashomogenat

Der Gesamtproteingehalt des Pankreas war nach Gastrektomie in allen drei Rekonstruktionsmodellen signifikant erniedrigt. In der Y-en-Roux Gruppe war diese Rekonstruktion mit 15% am geringsten ausgeprägt. Nach Coloninterposition betrug die Abnahme 27% und bei Jejunuminterposition 51%.

Amylase, Lipase und Trypsin im Pankreashomogenat

Das Pankreaswachstum nach Gastrektomie war bei allen drei Rekonstruktionsmodellen von einer überproportionalen Zunahme der Pankreasenzyme Amylase, Lipase und Trypsin begleitet. Die ausgeprägteste Zunahme war bei für alle 3 Pankreasenzyme nach Y-en-Roux Rekonstruktion zu verzeichnen (Amylase 3,2fach, Lipase 1,1fach, Trypsin 13fach), während nach Jejunuminterposition die niedrigsten Enzymsteigerungen (Amylase 1,1fach, Lipase 0,7fach, Trypsin 7fach) gemessen werden konnten. Nach Coloninterposition beliefen sich alle Enzymzunahmen auf das 1,6fache für Amylase, das 1,3fache für Lipase und das 10fache für Trypsin.

Postprandialer Blutzucker und Insulinverlauf

Die Nüchternblutzuckerwerte waren nach Gastrektomie in allen drei Rekonstruktionsgruppen erhöht. Der in der Kontrollgruppe gemessene Nüchternblutzuckerwert von 145 mg% betrug in der Coloninterpositionsgruppe 185 mg%, nach Jejunuminterposition 220 mg% und in der Y-en-Roux Gruppe 250 mg%. Nach Gabe von 2 ml Glukose 20% über die temporäre Magenschlundsonde war in allen 3 Gastrektomiekollektiven ein steiler Anstieg der Blutzuckerwerte zu verzeichnen. Die maximalen postprandialen Blutzuckerspritzen wurden nach 5 min (Jejunuminterponat) bzw. 15 min (Kontrollgruppe, Coloninterponat, Y-en-Roux) erreicht und betrugen in der Kontrollgruppe 184 mg%, in der Coloninterponatgruppe 340 mg%, in der Jejunuminterponatgruppe 350 mg% und in der Y-en-Roux Gruppe 500 mg%. Nach 15 min kam es zum langsamen

Abfall und nach 30 min erreichten die Colon- und die Jejunuminterponattiere beinahe ihre präprandialen Ausgangwerte. Obgleich auch in der Y-en-Roux Gruppe die Blutzuckerwerte 15 min postprandial wieder abfielen, waren 60 min nach Glukosestimulation die präprandialen Blutzuckerwerte noch nicht erreicht. Zu allen Untersuchungszeitpunkten zeigte die Y-en-Roux Tiere die schlechtesten Blutzuckerverläufe. Das Blutzuckerprofil der Coloninterponat- und Jejunuminterponatgruppe war nach Glukosestimulation ähnlich; es lag über dem der Kontrollgruppe, aber deutlich unter dem der Y-en-Roux Gruppe. Wurden 2 ml Aminosäuren- oder Fettlösung appliziert, verlief das Blutzuckerprofil nach Y-en-Roux Rekonstruktion wiederum am stärksten im pathologischen Bereich. Die Blutzuckerkurve nach Coloninterponat wies die geringste Abweichung von der Kontrollgruppe auf. Bei der Jejunuminterponatgruppe pendelten die postprandialen Blutzuckerwerte zwischen denen der Coloninterponatgruppe und den stark erhöhten Werten der Y-en-Roux Gruppe. Die postprandialen Insulinverläufe lagen in allen 3 Gastrektomiegruppen über denen des Kontrollkollektives, wobei wiederum der Verlauf in der Coloninterponatgruppe die geringsten und der Verlauf in der Y-en-Roux Gruppe die größten Unterschiede zum Kontrollkollektiv aufwiesen. Die basalen Insulinplasmawerte waren in der Coloninterponatgruppe (10 μU/ml) vergleichbar zu denen der Kontrollgruppe (10,5 μU/ml). Dagegen lagen die basalen Insulinwerte nach Y-en-Roux Rekonstruktion (25 μU/ml) und nach Jejunuminterposition (32 μU/ml) deutlich über denen der Kontrollgruppe.

Schlußfolgerung

Die Gastrektomie führt bei der Ratte zu einem ausgeprägten Pankreaswachstum mit Anstieg der Pankreasenzyme Amylase, Lipase und Trypsin. Dieses Pankreaswachstum ist abhängig vom Rekonstruktionsverfahren, wobei die Quercoloninterposition das geringste und die Rekonstruktion nach Y-en-Roux das stärkste Pankreaswachstum induziert. Obgleich nach Glukosestimulation die Coloninterposition ein ähnliches Blutzuckerprofil wie die Jejunuminterposition aufweist, waren nach Stimulation mit einer Aminosäuren- und Fettlösung in der Coloninterponatgruppe die physiologischsten Blutzuckerverläufe zu registrieren. Parallel hierzu waren die basalen als auch die postprandialen Insulinwerte nach Coloninterposition am ehesten mit der nicht gastrektomierten Kontrollgruppe vergleichbar. Aus diesen tierexperimentellen Daten wird ersichtlich, daß die Coloninterposition oder ein Colonpouch nach Gastrektomie der Jejunuminterposition überlegen zu sein scheint. Die in der 50er Jahren von Hunnicut und Lee [1] erarbeiteten klinischen Daten zur Ersatzmagenbildung aus Colonsegmenten sollten daher wieder aufgegriffen und in randomisierten Studien mit Dünndarmpouchrekonstruktionen prospektiv verglichen werden.

Zusammenfassung

Im Rahmen dieser tierexperimentellen Studie wurde der Einfluß eines Coloninterponates (erhaltene Duodenalpassage) zur Rekonstruktion nach Gastrektomie mit einer Jejunuminterposition (erhaltene Duodenalpassage) und einer Rekonstruktion nach Y-en-Roux (ausgeschaltete Duodenalpassage) auf das exokrine Pankreas und die Stoffwechselsituation untersucht.

Das Coloninterponat führte zu einer Pankreashypertrophie, während nach Jejunuminterposition und Y-en-Roux Rekonstruktion eine Pankreashypertrophie und -hyperplasie zu beobachten war. Diese Pankreastrophik war mit einer ausgeprägten Zunahme von Amylase, Lipase und Trypsin, bei Verringerung des Proteingehaltes vor allen nach Jejunuminterposition vergesellschaftet. Die Nahrungsstimulation zeigte eine bedeutend physiologischere Blutzuckerregulation und Insulinfreisetzung bei den beiden Interponaten im Gegensatz zu einer diabetischen Stoffwechsellage des Y-en-Roux Kollektives. Bei allen Verläufen zeichnete sich eine mindestens gleich gute, oft auch bessere Meßwertlage des Coloninterponatkollektivs zu der Jejunuminterponatgruppe ab. Diese Daten rechtfertigen das weitere Studium von Ersatzmagenrekonstruktionen unter Verwendung von Colonsegmenten nach Gastrektomie.

Summary

In the present study we analyzed the effect of colon interposition (remaining duodenal passage) on the pancreas and metabolic function in comparison with jejunum interposition (remaining duodenal passage) on Y-en-Roux reconstruction (excluded duodenal passage). Colon interposition led to pancreatic hypertrophy, whereas jejunum interposition and Y-en-Roux reconstruction caused pancreatic hypertrophy and hyperplasia. This increase in pancreatic weight was associated with a marked increase in amylase, lipase, and trypsin, and with a decrease in protein content. Following stimulation with a test meal, postprandial glucose levels and insulin secretion were closer to the normal controls for both interposition groups, whereas the Y-en-Roux rats showed diabetic metabolic function. In all tests, colon interposition showed comparable or better test values than jejunum interposition. These findings warrant further studies in gastric reconstruction with colon segments following gastrectomy.

Literatur

1. Hunnicut AJ (1952) Replacing stomach after total gastrectomy with right ileocolon. Arch Surg 65:1–9
2. Friess H, Büchler M, Malfertheiner P, Nustede R, Beger HG (1988) Endogenes Cholecystokinin induziert Pankreaswachstum nach Gastrektomie: Ergebnisse einer tierexperimentellen Studie. Langenbecks Arch Chir Suppl Chir Forum, 55–60
3. Büchler M, Malfertheiner P, Friess H, Beger HG (1987) Pankreaswachstum nach Gastrektomie unter dem Einfluß von gastrointestinalen Hormonen. Z Gastroenterol 25:436–440
4. Malfertheiner P, Büchler M, Glasbrenner Bm Schafmayer A, Ditschuneit H (1987) Adaptive changes of the exocrine pancreas and plasma cholecystokinin release following subtotal gastric resection in rats. Digestion 38:142–151

Dr. med. H. Friess, Klinik für Viszerale und Transplantationschirurgie, Inselspital, Universität Bern, CH-3010 Bern, Schweiz

Sauerstoffmetabolismus und intramuraler pH des Dünndarms bei mesenterialer Ischämie und Verhalten der Mikrozirkulation nach hyperton-hyperonkotischem Volumenersatz

O₂ Metabolism and Intramural pH After Vascular Mesenteric Occlusion and Changes in Microcirculation Using Hypertonic/Hyperoncotic Fluid Resuscitation

J. Jonas[1], O. Kempski[2], A. Heimann[2] und Th. Junginger[1]

[1]Klinik und Poliklinik für Allgemein-und Abdominalchirurgie;
[2]Institut für Neurochirurgische Pathophysiologie, Johannes-Gutenberg-Universität, Mainz

Einleitung

Der akute Verschluß der A.mesenterica superior (AMS) führt zu einer Ischämie des gesamten Dünndarms. Der Kollateralkreislauf kann mit unterschiedlichen Kompensationsmechanismen [2, 4] nur eine minimale und unzureichende Blutversorgung aufrechterhalten. Abhängig von der Ischämiedauer entsteht eine Gewebeschädigung. Bei der Reperfusion ischämischer Darmanteile werden zahlreiche vasoaktive Mediatoren freigesetzt und eine Schocksituation verursacht, die den gesamten Organismus beeinträchtigt und bei eingeschränkter Zirkulation eine Verlängerung der Darmischämie bewirkt. Die Tonometrie hat sich in einigen experimentellen Versuchsanordnungen als geeignete minimal-invasive Maßnahme zur Abschätzung der Veränderungen des intramuralen pH als Folge eines anaeroben Stoffwechsels bewährt. Hyperton/hyperonkotischer Volumenersatz wurde bisher mit guten Ergebnissen beim Volumenmangel- und Endotoxinschock angewendet [3, 5]. Die interstitielle Flüssigkeit des Gewebes wird durch die osmotische Wirkung intravaskulär verlagert und führt zu einer Verbesserung der Mikrozirkulation und des Herzzeitvolumens. In der Studie am Tiermodell sollten folgende Fragestellungen beantwortet werden:

1. Wie verhalten sich die Parameter des Sauerstoffmetabolismus (O_2-Angebot, O_2-Extraktion, O_2-Verbrauch) bei reversibler Ischämie durch Okklusion der A. mesenterica superior?

2. Kann eine postischämische Beeinträchtigung der Mikrozirkulation des Dünndarms durch die Anwendung eines hyperton/hyperonkotischen Volumenersatzes günstig beeinflußt werden?

Methodik

Beim deutschen Landschwein (8–9 Wochen, 19–23 kg) erfolgte nach Narkoseeinleitung mit Trapanal (250–350 mg/h) die Tracheotomie und Beatmung mit einem Bennett

Chirurgisches Forum 1994
f. experim. u. klinische Forschung
Trede/Seifert/Hartel (Hrsg.)
©Springer-Verlag Berlin Heidelberg 1994

MA-1B (FiO_2 = 30%, Atemhubvolumen 400–500 ml, Frequenz 16/min). Ein Pulmonaliskatheter zur Erfassung der cardialen Parameter und ein Katheter zur blutigen Blutdruckmessung wurden über die linke A. femoralis bis auf Höhe des Abganges der AMS eingebracht. Nach medianer Laparotomie erfolgte zum späteren Abklemmen die Präparation der AMS abgangsnah über einen linksseitigen Zugang oberhalb der Nierenvene. Ein Katheter wurde über eine kleine Mesenterialvene bis in den Stamm der V. mesenterica superior (VMS) vorgeschoben. Die Flußmessung der VMS erfolgte mit einem Ultraschall-Flowmeter (Transonic T201D, 6 mm Flowprobe) unmittelbar vor der Einmündung in den Confluens. Der Tonometrie-Katheter (Tonometrics Inc. USA) wurde über eine Jejunotomie im proximalen Ileum plaziert. Die Messungen erfolgten wie bei Antonsson 1990 [1] beschrieben mit einer Equilibrationszeit von 30 und 60 min. Die Mikrozirkulation wurde mit einem Laserdoppler-Flowmeter (TSI-Laser Blood Flow Perfusion Monitor, Sondengröße 0,8 mm; TSI, St.Paul, MN, USA) an einer spannungsfrei aufgehängten Schlinge des mittleren Ileums gemessen. Zu den Meßzeitpunkten am Ende der Stabilisierungsphase, Ende der Ischämie, 15, 60 und 120 min Reperfusion wurde jeweils ein "Scan" mit 50 Meßpunkten durchgeführt. Die Parameter des O_2-Metabolismus wurden rechnerisch nach Grum et al. 1984 [2] ermittelt.

Die Kontrollgruppe (Gruppe 1) umfaßte 6 Tiere. Eine einstündige Ischämie (Gruppe 2) mit Messung der Parameter des O_2-Metabolismus erfolgte bei 9 Tieren. Eine zweistündige Ischämie (Gruppe 3) wurde ohne Therapie in der Reperfusion bei 5 Tieren durchgeführt. Gruppe 4 (n = 5) erhielt nach zweistündiger Ischämie innerhalb der ersten 5 min der Reperfusion eine initiale Gabe von 7,5% NaCl/10% Hydroxyethylstärke 200000/0,5 in der Dosierung von 5 ml/kg KG. Die Reperfusion wurde in allen Gruppen über 2 h protokolliert.

Die statistische Bearbeitung erfolgte mit dem Wilcoxon- und dem Chi-Quadrat-Test. Signifikanzen p < 0,05 werden angegeben. Alle dargestellten Parameter der Gruppen 2–4 sind statistisch am Ende einer 30-minütigen präischämischen Stabilisierungsphase mit den Werten der Kontrollgruppe (Gruppe 1) ohne signifikante Unterschiede vergleichbar.

Ergebnisse

A) Sauerstoffmetabolismus bei einstündiger Ischämie (Gruppe 2) (Tabelle 1)

Der systolische Blutdruck zeigt in der Anfangsphase der Ischämie einen signifikanten Anstieg, der im weiteren Verlauf wieder abnimmt und sich in der Reperfusion auf einem erniedrigten Niveau bei 65–73 mm Hg im Median stabilisiert. Der Fluß der VMS und des O_2-Angebotes sind in der Ischämie um 90% und in der Reperfusion um 40% reduziert. Der intramurale pH zeigt in der Ischämie eine signifikante Abnahme, der sich nach Öffnen der AMS bis zum Ende des Versuchs nahezu vollständig normalisiert. Die O_2-Extraktionsrate erhöht sich in der Ischämie signifikant von 17 auf 43%, ist in der initialen Reperfusion noch leicht erhöht und normalisiert sich im weiteren Verlauf. Der O_2-Verbrauch reduziert sich während der Ischämie um 70% und unter-

Tabelle 1. Systolischer Blutdruck, Flow der V. mesenterica superior, prozentuale Veränderungen des Gefäßwiderstandes, intramuraler pH des Dünndarms und Parameter des O_2-Metabolismus bei einstündiger Okklusion der A. mesenterica superior und zweistündiger Reperfusion

	Stabilisierungs-phase	Ischämie		Reperfusion		
		30 min	60 min	30 min	60 min	120 min
systolischer Blutdruck (mm Hg)	94,5	112[a]	104	73[a]	65[a]	69[a]
Flow. V. mesenterica (ml/min)	445	44,5[a]	40[a]	245[a]	262	240
Gefäßwiderstand (%)	100	–	–	130	135	154
intramuraler pH des Dünndarms	7,41	7,01[a]	6,98[a]	7,16[a]	7,28[a]	7,38
O_2-Angebot an den Darm (ml/min)	66,4	6,5[a]	6,0[a]	37,5[a]	37,1	41,3
O_2-Extraktion (%)	17,3	43,3[a]	42,9[a]	21,3	18,6	22,3
O_2-Verbrauch (ml/min)	9,4	2,7	2,4	8,3	9,7	10,3

[a] $= p < 0,05$

Tabelle 2.Systolischer Blutdruck, intramuraler pH, Herzzeitvolumen, Laserdoppler-Werte der Mikrozirkulation und prozentualer Anteile der Low-Flow-Gebiete bei zweistündiger Ischämie und zweistündiger Reperfusion ohne (A) (Gruppe 3) und mit (B) hyperton/hyperonkotischer Therapie (Gruppe 4). LD-Einheiten = Laserdoppler-Einheiten

A) Gruppe 3 ohne Therapie	Stabilisierungs-phase	Ischämie			Reperfusion			
		30 min	60 min	120 min	10 min	30 min	60 min	120 min
systolischer Blutdruck (mm Hg)	104	121	111	107	55	70	60	48
intramuraler pH des Dünndarms	7,45	7,1	6,99	7,0	–	7,01	7,10	7,32
Herzzeitvolumen (l/min)	5,1	4,2	3,4	3,9	1,8	1,8	1,6	1,2
Mikrozirkulation (LD-Einheiten)	24,5	–	–	9,0	20,5	–	22,0	21,0
Low-Flow-Gebiete (%<15 LD-Einheiten)	16,1	–	–	76,0	24,2[a]	–	23[a]	21,5

B) Gruppe 4 mit Therapie	Stabilisierungs-phase	Ischämie			Reperfusion			
		30 min	60 min	120 min	10 min	30 min	60 min	120 min
systolischer Blutdruck (mm Hg)	110	118	118	116	91	92	82	73
intramuraler pH des Dünndarms	7,46	7,07	7,01	7,01	–	7,38	7,45	7,44
Herzzeitvolumen (l/min)	5,3	4,7	3,5	3,4	3,5	2,9	2,9	2,8
Mikrozirkulation (LD-Einheiten)	22,0	–	–	11,0	35,0		29,0	21,0
Low-Flow-Gebiete (%<15 LD-Einheiten)	10,9	–		61,2	6,5[a]		6,4[a]	18,1

* – p = 0,001 bei Vergleich der Gruppen 3 und 4

scheidet sich in der Reperfusion nicht von den Ausgangswerten. Der Gefäßwiderstand nimmt im postischämischen Verlauf um 30–54% zu. Eine Veränderung der Mikrozirkulation ergibt sich im postischämischen Verlauf im Vergleich zu den präischämischen Ausgangswerten nicht.

B) Verhalten der Mikrozirkulation nach zweistündiger Ischämie ohne (Gruppe 3) und mit hyperton/hyperonkotischem Volumenersatz (Gruppe 4) (Tabelle 2)

Systolischer Blutdruck und intramuraler pH des Dünndarms sind in beiden Gruppen im Verlauf der Ischämie mit mit den unter A) dagestellten Ergebnissen vergleichbar (s. Tabelle 1). Das Herzzeitvolumen vermindert sich während der Ischämie in beiden Gruppen um 33–36%. Die präischämischen Laserdoppler-Messungen reduzieren sich um 50–63%.

In der Reperfusion ist der Blutdruckabfall und die Depression des Herzzeitvolumens in Gruppe 4 (mit hyperton/hyperonkotischer Therapie) im Vergleich zu Gruppe 3 geringer ausgeprägt und der intramurale pH erreicht bereits nach einer 1/2 h physiologische Werte. Die Mikrozirkulation zeigt in dieser Gruppe eine deutliche frühe Hyperperfusion mit signifikant weniger Low-Flow-Gebieten.

Zusammenfassung

Im Tiermodell wurden die Parameter des O_2-Metabolismus und der Mikrozirkulation bei reversibler mesenterialer Ischämie ermittelt. Die Okklusion der A. mesenterica superior verursacht eine Verminderung des mesenterialen Flows und des O_2-Angebotes an den Darm um 90%. Bei einer gesteigerten Extraktion ist der O_2-Verbrauch um 70% erniedrigt. Die Abnahme des intramuralen pH als Folge des anaeroben Stoffwechsels wird signifikant mit Hilfe der Tonometrie erfaßt. Nach einstündiger Ischämie zeigt sich in der Reperfusion keine Beeinträchtigung der Mikrozirkulation. Diese weist jedoch nach zweistündiger Ischämie einen erhöhten Anteil von Low-Flow-Gebieten in den Laser-Doppler-Messungen auf. Die Gabe eines hyperton/hyperonkotischen Volumenersatzes in der initialen Reperfusion erzielt eine signifikante Verbesserung der Zirkulation (p = 0,001).

Summary

Parameters of O_2 metabolism and the microcirculation were determined in a pig model of reversible vascular mesenteric occlusion. After occlusion of the superior mesenteric artery the flow in the mesenteric vein and oxygen supply were reduced to 10%. At an enhanced O_2 extraction the oxygen consumption was 70% decreased. The reduction in intramural pH as a consequence of anaerobic metabolism is reproducibly detected by tonometry. The microcirculation recovers fast after 1 h ischemia, whereas 2 h of ischemia is followed by a significantly increased occurrence of low flow areas as detected by laser Doppler flowmetry and a dramatic decrease of cardiac output. The rapid postischemic infusion of a hypertonic/hyperoncotic 7.5% NaCl/10% hydroxy-ethyl starch 200000/0.5 (5 ml/ kg) caused an improvement in the microcirculatory disturbance ($p = 0.001$), blood pressure and cardiac output.

Literatur

1. Antonsson JB, Boyle CC, Kruithoff KL, Wang H, Sacristan E, Rothschild HR, Fink MP (1990) Validation of tonometric measurement of gut intramural pH during endotoxemia and mesenteric occlusion in pigs. Am J Physiol 259:G519–G523
2. Grum CM, Fiddian-Green G, Pittenger GL, Grant BJB, Rothman ED, Dantzker DR (1984) Adequacy of tissue oxygenation in intact dog intestine. J Appl Physiol 56:1065–1069
3. Kreimeier U, Ruiz-Morales M, Messmer K (1993) Comparison of the effects of volume resuscitation with dextran 60 vs. Ringer's lactate on central hemodynamics, regional blood flow, pulmonary function, and blood composition during hyperdynamic endotoxemia. Circ Shock 39:89–99
4. Nelson DP, King CE, Dodd SL, Schumacker PT, Cain SM (1987) Systemic and intestinal limits of O_2 extraction in the dog. J Appl Physiol 63:387–394
5. Prough DS, Withley JM, Olympio A, Taylor CL, DeWitt DS (1991) Hypertonic/hyperoncotic fluid resuscitation after hemorrhagic shock in dogs. Neurosurg Anesth 73:738–744

Dr. J. Jonas, Klinik und Poliklinik für Allgemein- und Abdominalchirurgie, Johannes-Gutenberg-Universität, Langenbeckstraße 1, D-55101 Mainz

Interleukin-2 Rezeptor Antikörper versus ATG zur Induktionstherapie nach Lebertransplantation – Ergebnisse einer prospektiv randomisierten Studie

Interleukin-2 Receptor Antibody Versus ATG for Induction Immunosuppression After Liver Transplantation: Results of a Prospective Randomized Trial

W.O. Bechstein[1], J.M. Langrehr[1], R. Lohmann[1], H. Lobeck[2], G. Blumhardt[1] und P. Neuhaus[1]

[1]Chirurgische Klinik und Poliklinik; [2]Institut für Pathologie, Universitätsklinikum Rudolf Virchow, Freie Universität Berlin

Einleitung

Die effektive Verhütung akuter, zellulärer Abstoßungsreaktionen ist eine wesentliche Voraussetzung des Erfolgs der Organtransplantation. Interleukin-2 (IL-2) kommt eine zentrale Rolle bei der Abstoßungsreaktion zu, indem es nach Antigenpräsentation in aktivierten T-Zellen zur IL-2 Produktion, vermehrter Expression des IL-2 Rezeptors auf der Zelloberfläche und im Sinne eines positiven "feedback" Mechanismus zu weiterer Zellproliferation, IL-2 Produktion und Expression des IL-2 Rezeptors kommt. Eine Reihe verschiedener monoklonaler Antikörper gegen den IL-2 Rezeptor (IL2r-mAK) zur Verhütung dieses Mechanismus wurden in den letzten Jahren entwickelt und klinisch eingesetzt [1, 3]. BT563, ein muriner IL2 vom Isotyp IgG1-κ wurde erstmals von Otto u. Mitarb. nach Lebertransplantation eingesetzt [4] und hatte sich in der eigenen Erfahrung im historischen Vergleich mit ATG-Therapie als mindestens gleich effektiv bei deutlich verbesserter Verträglichkeit erwiesen [5]. Im Rahmen einer prospektiv randomisierten Studie wurde die Effizienz und Verträglichkeit eines IL2r-mAK mit einem polyklonalen Antithymozytenglobulin (ATG) in der Induktionstherapie nach Lebertransplantation verglichen.

Methoden

Achtzig Patienten (mittleres Alter 50 Jahre, Spannweite 18–66 Jahre) wurden vor orthotoper Lebertransplantation im Zeitraum von Februar 1992 bis November 1992 randomisiert (Tabelle 1). Patienten zur Retransplantation oder Patienten mit fulmi-

Chirurgisches Forum 1994
f. experim. u. klinische Forschung
Trede/Seifert/Hartel (Hrsg.)
©Springer-Verlag Berlin Heidelberg 1994

nantem Leberversagen wurden vor Randomisierung von der Studie ausgeschlossen. Die orthotope Lebertransplantation wurde gemäß standardisierter chirurgischer Technik mit routinemäßigem Gebrauch eines veno-venösen Bypass durchgeführt. Patienten der Gruppe 1 (n = 39) erhielten unmittelbar postoperativ einen murinen IL2r-mAK (BT563, Biotest, Dreieich, FRG) in einer Dosierung von 10 ml/Tag intravenös bis einschließlich zum 12. postoperativen Tag. Patienten der Gruppe 2 (n = 41) erhielten unmittelbar postoperativ ATG (ATG, Fresenius, Oberursel, FRG) in einer Dosierung von 5 mg/kg Körpergewicht intravenös bis einschließlich zum 6. postoperativen Tag. Die übrige Basisimmunsuppression, bestehend aus Ciclosporin, Azathioprin und Prednisolon, war in beiden Gruppen gleich. Primäres Zielkriterium war das Auftreten einer Abstoßungsreaktion während der ersten 3 postoperativen Wochen. Vor Behandlung einer klinisch vermuteten Abstoßungsreaktion wurde stets eine Leberbiopsie durchgeführt, zusätzlich erfolgte am 7. postoperativen Tag eine Protokollbiopsie. Die Biopsien wurden von einem Pathologen (H.L.) ohne Kenntnis der Gruppenzugehörigkeit befundet. Der Gruppenvergleich erfolgte mittels Mann-Whitney U-Test bzw. Chi-Quadrat Test, wobei ein Signifikanzniveau von $p < 0,05$ angenommen wurde.

Tabelle 1. Vergleich von IL2r-mAK und ATG behandelten Patienten nach Lebertransplantation

	IL2r-mAK	ATG
n Patienten	39	41
Alter (Mittelwert ± Std.Abw.)	48 ± 11	46 ± 12
männl./weibl.	26/13	26/15
OP-Indikation		
HBV Zirrhose	4	8
HCV Zirrhose	4	5
Alkohol. Zirrhose	11	8
PBC	4	4
PSC	3	3
Tumor	7	3
Andere	6	10

Abkürzungen: IL2r-mAK – monoklonaler Antikörper gegen den Interleukin-2 Rezeptor, ATG – Anti-Thymozytenglobulin, Std.Abw. – Standard Abweichung, HBV – Hepatitis B Virus, HCV – Hepatitis C Virus, PBC – primär biliäre Zirrhose, PSC – primär sklerosierende Cholangitis

Ergebnisse

Während der ersten drei postoperativen Wochen traten in der IL2r-mAK-Gruppe signifikant weniger Abstoßungsreaktionen auf als in der ATG-Gruppe (Tabelle 2). Abstoßungsepisoden wurden mit Steroid-Bolus-Therapie behandelt, in einem Fall in der ATG-Gruppe wurde bei einer steroidresistenten Abstoßungsreaktion die zusätzliche Gabe von OKT3 erforderlich, eine Retransplantation wegen einer akuten, zellulären irreversiblen Abstoßungsreaktion wurde in keinem Fall durchgeführt. Die häufigsten Nebenwirkungen unter der Therapie, bei denen ein Kausalzusammenhang mit der Substanz nicht vollständig ausgeschlossen werden konnte, umfaßten Hypertension, Tachykardie und Fieber. Nebenwirkungen traten in der ATG-Gruppe signifikant häufiger auf.

Die 6-Monats-Überlebensrate unterschied sich nicht signifikant, ebensowenig wie die Anzahl der Patienten mit nachgewiesenen Infektionen (Tabelle 2). Alle Patienten der IL2r-mAK überlebten mindestens 3 Monate, während 3 von 41 Patienten (7%) der ATG-Gruppe im Laufe von 3 Monaten an schweren Pneumonien verstarben (Pneumocystis carinii, Legionellen und Cytomegalie Virus, jeweils ein Patient).

Tabelle 2. Effizienz und Verträglichkeit der Abstoßungsprophylaxe. Ergebnisse bei IL2r-mAK und ATG behandelten Patienten nach Lebertransplantation

	IL2r-mAK (n = 39)		ATG (n = 41)		
	n	%	n	%	p-Wert
Patienten-Überlebensrate (6 Mo.)	37	95%	37	90%	n.s.
Akute Abstoßungsreaktionen (3 Wochen postoperativ)	5	13%	16	39%	p < 0,05
Therapie-Nebenwirkungen	5	13%	17	41%	p < 0,01
Infektionen	24	68%	31	76%	n.s.
letale Pneumonie	0		3		
CMV-Infektion	1		3		

Abkürzungen: IL2r-mAK – monoklonaler Antikörper gegen den Interleukin-2 Rezeptor, ATG – Anti-Thymozytenglobulin, CMV – Cytomegalie Virus

Zusammenfassung

Im Rahmen einer prospektiv randomisierten Studie an 80 erwachsenen Patienten wurde die Effizenz und Verträglichkeit einer murinen monoklonalen Interleukin-2 Rezeptor Antikörpers (IL2r-mAK) (n = 39 Patienten) gegenüber Antithymozytenglobulin (ATG) (n = 41 Patienten) als Bestandteil einer Vierfach-Induktionstherapie nach Lebertransplantation untersucht. Die übrige Immunsuppression mit Ciclosporin, Azathioprin und Prednisolon war in beiden Gruppen identisch. Während der ersten drei postoperativen Wochen traten in der IL-2r-mAK-Gruppe signifikant weniger akute Abstoßungsreaktionen als in der ATG-Gruppe auf (13% vs. 39%, p < 0,05). Die 6-Monats-Patientenüberlebensraten unterschieden sich nicht signifikant (IL2r-mAK Gruppe 95%, ATG-Gruppe 90%).

Therapienebenwirkungen, wie Hypertension, Tachykardie und Fieber traten in der IL2r-mAK Gruppe signifikant seltener auf (13% vs. 41%, p < 0,01). Während alle Patienten der IL2r-mAK Gruppe mehr als 3 Monate nach Transplantation überlebten, verstarben 3 von 41 Patienten der ATG-Gruppe an Pneumonien im gleichen Zeitraum. Aufgrund dieser Ergebnisse scheint der IL2r-mAK als Bestandteil einer Vierfach-Induktionstherapie nach Lebertransplantation wirksamer in der Verhütung früher akuter Abstoßungsreaktionen bei besserer Verträglichkeit im Vergleich zu ATG zu sein.

Summary

In a prospective randomized trial of 80 adults, the efficacy and tolerance of a murine interleukin-2 receptor antibody (IL2r mAB; $n = 39$) was compared with antithymocyte globulin (ATG; $n = 41$) as part of quadruple induction immunosuppression after liver transplantation. Additional immunosuppressive treatment with ciclosporine, azathioprine and prednisolone were identical in the two groups. During the first 3 postoperative weeks, the incidence of acute rejection episodes was significantly less in the IL2r mAB group than in the ATG group (13% versus 39%, $p < 0.05$). Six-month patient survival rates in both groups did not differ significantly (IL2r mAB group 95%, ATG group 90%). Adverse effects including hypertension, tachycardia, and fever occurred significantly less frequently in the IL2r mAB group (13% versus 41%, $p < 0.01$). Whereas all patients in the IL2r mAB group survived at least 3 months after transplantation, 3 of 41 patients from the ATG group died of pneumonia within 3 months. These results suggest that IL2r mAB is more efficient in preventing acute early rejection episodes after liver transplantation and is better tolerated than ATG when being used as part of a quadruple immunosuppressive induction regimen.

Literatur

1. Kupiec-Weglinski JW, Diamantstein T, Tilney NL (1988) Interleukin 2 receptor targeted therapy: rationale and applications in organ transplantation. Transplantation 46:785–792
2. Soulillou JP, Cantarovich D, LeMauff B, Giral M, Robillard N, Hourmant M, Hirn M, Jacques Y (1990) Randomized controlled trial of monoclonal antibody against the interleukin-2 receptor (33B3.1) as compared with rabbit antithymocyte globulin for prophylaxis against rejection of renal allografts. N Engl J Med 322:1175–1182
3. Reding R, Vraux H, Ville de Goyet J, Sokal E, de Hemptinne B, Latinne D, Rahier J, Jamart J, Vincenzotto C, Cormont F, de la Parra B, de Bruyere M, Sokal G, Bazin H, Otte JB (1993) Monoclonal antibodies in prophylactic immunosuppression after liver transplantation. Transplantation 55:534–541
4. Otto G, Thies J, Manner M, Herfarth C, Hofmann WJ, Schlag H, Meuer S (1990) Monoclonal antibody to interleukin 2 receptor in liver graft rejection. Lancet 355:1596–1597
5. Neuhaus P, Bechstein WO, Blumhardt G, Wiens M, Lemmens P, Langrehr JM, Lohmann R, Steffen R, Schlag H, Slama KJ, Lobeck H (1993) Comparison of quadruple immunosuppression after liver transplantation with ATG or IL-2 receptor antibody. Transplantation 55:1320–1327

Dr. W.O. Bechstein, Chirurgische Klinik und Poliklinik, Universitätsklinikum Rudolf Virchow, Augustenburger Platz 1, D-13353 Berlin

Wechselwirkungen zwischen Transplantatabstoßungsreaktion und Tumorwachstum: Eine tierexperimentelle Untersuchung

Interactions Between Graft Rejection and Tumor Growth: An Experimental Study in Animals

T. Zimmermann[1], K.H. Berghäuser[2], J. Buhr[1], P. Schemmer[1], M. Mylo[1] und W.M. Padberg[1]

[1]Klinik für Allgemein- und Thoraxchirurgie; [2]Zentrum für Pathologie, Justus-Liebig-Universität Gießen

Einleitung

Die Indikation zur Lebertransplantation wird bei malignen Tumoren der Leber zunehmend seltener gestellt. Der Grund hierfür sind die wegen häufiger Lokalrezidive und Fernmetastasen unbefriedigenden Langzeitergebnisse. Zur Verbesserung dieser Situation sind grundlegende Kenntnisse über die wechselseitige Beeinflussung von Tumorwachstum und Transplantatabstoßungsreaktion, insbesondere unter Berücksichtigung einer immunsuppressiven und zytostatischen Therapie erforderlich. Ziel unserer tierexperimentellen Untersuchung war es, mit Hilfe eines kombinierten Transplantat-Tumor-Modells Erkenntnisse über diese komplexen Wechselwirkungen zu erlangen.

Material und Methoden

Als Transplantationsmodell diente die heterotope Herztransplantation bei Ratten (LEW → LEW×BN) nach Ono und Linsey [3]. In diesem Modell, bei der das allogene Spenderherz mit den großen Abdominalgefäßen der Empfängerratte anastomosiert wird, wird die Abstoßung durch ein Sistieren der in der Flanke tastbaren Herzaktion angezeigt. Das Novikoff-Hepatom [2], ein durch Fütterung von 4-Dimethylaminoazobenzol induziertes malignes Hepatom, wurde als Tumormodell verwendet. Die subkutane Injektion von Tumorzellen führte zum Wachstum eines soliden Tumors auf dem Rücken der Lewis-Ratten.

In einem ersten Schritt (a) wurde der Einfluß eines wachsenden Tumors auf die Transplantatabstoßungsreaktion untersucht. Bei jeweils sechs Ratten wurden 5×10^6 Hepatom-Zellen 10 Tage vor der Transplantation (Tx), 3 Tage vor Tx, am Tx-Tag sowie 3 Tage nach Tx injiziert. Die Herzaktion wurde täglich geprüft und der Zeitpunkt der vollzogenen Abstoßung bestimmt.

In einem zweiten Schritt (b) untersuchten wir die Abstoßungsreaktion nach Resektion eines zuvor induzierten Tumors. Es wurden wiederum 5×10^6 Tumorzellen subkutan injiziert. Nach 8 Tagen wurde der gewachsene solide Tumor reseziert und unmittelbar danach die allogene Transplantation durchgeführt. Vier Gruppen wurden

Chirurgisches Forum 1994
f. experim. u. klinische Forschung
Trede/Seifert/Hartel (Hrsg.)

gebildet (n = 6), denen 50 mg/kg 5-Fluorouracil (5-FU), 1,5 mg/kg Cyclosporin A (CsA), 50 mg/kg 5-FU + 1,5 mg/kg CsA bzw. Placebo injiziert wurden. In korrespondierenden Gruppen wurde die gleiche Medikation verabreicht, jedoch auf die Tumorimpfung verzichtet.

Schließlich wurde in einem dritten Schritt (c) die umgekehrte Reaktion, nämlich die Wirkung eines Transplantates, auf das Tumorwachstum untersucht. Hierzu wurde die Herztransplantation und die Tumorzellimpfung am selben Tag durchgeführt. Vier Gruppen (n = 6) wurden 5-FU (50 mg/kg), CsA (15 mg/kg), 5-FU + CsA bzw. Placebo verabreicht. In korrespondierenden Kontrollgruppen wurde keine allogene Transplantation durchgeführt. Die Tumorwachstumskurve wurde bestimmt und nach 8 Tagen der Tumor zur histologischen Untersuchung (HE-Färbung, DNA-Analyse, Immunhistologie) reseziert. Gleichzeitig wurde die Milz auf Mikrometastasen untersucht.

Zur Berechnung der Transplantatüberlebenszeit wurde die Kaplan-Meier-Methode angewandt. Der Vergleich der Transplantatüberlebenszeiten und der Tumorwachstumskurven auf Signifikanz erfolgte mit dem Log-rank-Test.

Ergebnisse

In Anwesenheit eines malignen Tumors (a) war das Transplantatüberleben verlängert: Ohne Tumorzellapplikation stießen die Lewis-Empfängerratten das histoinkompatible Lewis × Brown-Norway-Herz nach 7 Tagen ab. Durch Tumorzellinjektion 10 Tage vor Tx war das Transplantatüberleben signifikant (p = 0,019) auf 11,8 Tage verlängert. Eine Tumorzellapplikation 3 Tage vor Tx (8,5 Tage/p = 0,112), am Tx-Tag (10,6 Tage/p = 0,053) und 3 Tage nach Tx (9,5 Tage/p = 0,291) verlängerte ebenfalls das Transplantatüberleben, jedoch nicht signifikant.

Nach Resektion eines zuvor gewachsenen soliden Tumors (b) war das Transplantatüberleben im Vergleich zur Placebogruppe (Tx-Funktionszeit 8,3 Tage) nur durch die Gabe von CsA signifikant verlängert (17,7 Tage/p = 0,011). Durch eine zusätzliche Applikation von 5-FU wurde diese CsA-Wirkung weder verstärkt noch gemindert (17,8 Tage/ p = 0,011). 5-FU alleine hatte keinen Einfluß auf die Transplantatfunktionszeit (6,8 Tage/p = 0,071). In den korrespondierenden Gruppen war die Transplantatfunktionszeit ähnlich (Placebo 7,2 Tage; CsA = 16,8 Tage(p = 0,019; 5-FU = 9,3 Tage/ p = 0,143; CsA + 5-FU = 22,1 Tage/p = 0,019).

Im dritten Schritt (c), bei dem die Wirkung eines Fremdorganes auf das Tumorwachstum untersucht wurde, zeigte sich ein signifikant verstärktes Tumorwachstum durch die Gabe von CsA (Tumorvolumen: 6,24 cm^3/ p = 0,032 im Vergleich zur nichtbehandelten Gruppe (3,34 cm^3). die alleinige 5-FU Gabe führte zu einer mäßigen Wachstumshemmung (2,23 cm^3/p = 0,528). Durch eine additive 5-FU Applikation war die CsA-induzierte Wachstumssteigerung nahezu reversibel (4,13 cm^3/ p = 0,237). In den korrespondierenden Gruppen, in denen die Wachstumskinetik ohne ein simultanes allogenes Transplantat bestimmt wurde, war das Tumorvolumen nahezu identisch. Ein Transplantat führte also zu keiner Veränderung hinsichtlich des Tumorwachstumverhaltens (Placebo: 3,34 cm^3; CsA: 6,37 cm^3/p = 0,032; 5-FU: 3,16 cm^3/p = 0,745; CsA + 5-FU: 3,72 cm^3/p = 0,532).

Bei den histologischen Untersuchungen zeigte sich in den HE-Schnitten ein solider, vitaler Tumor (bei Placebo). In den 5-FU behandelten Tumoren zeigten sich regressive Veränderungen. CsA führte zu großen zentralen Nekrosen in den schnell wachsenden und dadurch minderperfundierten Tumoren. Randständig war der Tumor vital. In Tumoren, die gleichzeitig mit CsA und 5-FU behandelt worden waren, fanden sich sowohl nekrotische Anteile als auch vitaler Tumor mit regressiven Veränderungen. In den korrespondierenden Gruppen transplantierter und nicht-transplantierter Tiere konnten keine Unterschiede nachgewiesen werden. Die immunologischen Untersuchungen zeigten eine deutlich reduzierte Expression von T-Zellen, NK-Zellen und Makrophagen in den CsA-behandelten Tumoren. Bei allen mit Cyclosporin behandelten Tieren konnten Mikrometastasen in der Milz nachgewiesen werden, während sich bei allen anderen Tieren solche nicht fanden.

Diskussion

Ausgangspunkt für unsere tierexperimentelle Untersuchung war die gegenwärtig unbefriedigende Situation in der Therapie primärer Leberkarzinome. Nur ca. 20%–40% dieser Tumoren können durch eine konventionelle Resektion behandelt werden. Die vollständige Entfernung der Leber und deren Ersatz durch ein allogenes Transplantat wurde daher bei fortgeschrittenen Tumoren als logische Erweiterung einer partiellen Hepatektomie betrachtet. Die Langzeitergebnisse der wegen maligner Erkrankungen der Leber durchgeführten Transplantationen waren bisher jedoch wegen der hohen Rate von Lokalrezidiven und Fernmetastasen enttäuschend [4, 5]. Dies führte dazu, daß die Indikation zur Transplantation bei malignen Lebererkrankungen zunehmend seltener gestellt wurde. Es ist jedoch vorherzusehen, daß in der Behandlung des hepatozellulären Karzinoms die Lebertransplantation in Zukunft an Bedeutung gewinnen wird: Neue Ergebnisse deuten darauf hin, daß insbesondere Patienten mit kleinen Tumoren, die bisher der konventionellen Resektion zugeführt wurden, von einer Transplantation profitieren [1].

Bisher nur unzureichend beantwortet ist die in diesem Zusammenhang sehr wichtige Frage, inwieweit Wechselwirkungen von Tumorwachstum und Transplantatabstoßungsreaktion bestehen und ob diese wiederum durch eine immunsuppressive und/oder zytostatische Therapie beeinflußt werden. Zum gegenwärtigen Zeitpunkt liegen nur wenige Untersuchungen vor, die sich mit diesen komplexen immunologischen Interaktionen beschäftigen.

Mit unserer Untersuchung führten wir ein bisher noch nicht beschriebenes tierexperimentelles Modell ein, das ein Transplantationsmodell mit einem Tumormodell kombiniert. Als Transplantationsmodell diente die heterotope Herztransplantation nach Linsey und Ono [3] mit einer Lewis × Brown-Norway Ratte als Spender und einer Lewis Ratte als Empfänger. Die Herztransplantation wurde einer Lebertransplantation vorgezogen, da sie technisch einfacher durchführbar ist und durch das Sistieren des Herzschlages der Abstoßungszeitpunkt exakt ermittelt werden kann. Als Tumormodell verwendeten wir das Novikoff-Hepatom, da dieses morphologisch einem hepatozellulären Karzinom sehr ähnlich ist [2].

106

Im ersten Schritt unserer Untersuchung untersuchten wir die Abstoßungsreaktion unter dem Einfluß eines gleichzeitig wachsenden Tumors. Im zweiten Schritt wurde die Transplantatüberlebenszeit nach Tumorresektion bestimmt. Schließlich wurde in einem dritten Schritt die umgekehrte Wirkung, nämlich der Einfluß eines Fremdtransplantates auf das Tumorwachstum untersucht. Unsere Ergebnisse zeigten, daß die Transplantatüberlebenszeit in Gegenwart eines malignen Tumors verlängert ist. Dagegen wurde die Abstoßungsreaktion nicht durch einen vor der Transplantation resezierten Tumor beeinflußt. Desweiteren konnten wir keinen Einfluß eines allogenen Transplantates auf das Tumorwachstum erkennen. Durch Gabe von Cyclosporin wurde die Transplantatüberlebenszeit verlängert und das Tumorwachstum gesteigert. Fernmetastasen entwickelten sich ausschließlich bei CsA-behandelten Tieren. 5-FU hatte nur einen geringen Einfluß auf die Transplantatüberlebenszeit, vermochte jedoch die wachstumssteigernde Wirkung von CsA aufzuheben.

Zusammenfassung

In unserer tierexperimentellen Untersuchung kombinierten wir ein Transplantationsmodell mit einem Tumormodell, um Erkenntnisse über die Wechselwirkungen von Transplantatabstoßungsreaktion und Tumorwachstum zu erlangen.

Um den Einfluß eines Tumors auf die Transplantatabstoßungsreaktion zu untersuchen, wurden Novikoff-Hepatom-Zellen einer Lewis-Ratte subkutan injiziert. Eine Woche später wurde der gewachsene solide Tumor reseziert und eine allogene Herztransplantation durchgeführt. Vier Gruppen wurden gebildet, denen 5-FU, CsA, 5-FU + CsA oder Placebo appliziert wurde. In den korrespondierenden Gruppen wurde auf die Tumorimpfung verzichtet. Die Transplantatüberlebenszeit war unter der Gabe von CsA signifikant verlängert, während 5-FU keinen Einfluß auf das Transplantatüberleben hatte und sich auch auf die verlängernde CsA-Wirkung nicht auswirkte. In den korrespondierenden Gruppen war die Transplantatüberlebenszeit jeweils ähnlich, so daß ein immunmodulierender Effekt eines zuvor resezierten Tumors nicht nachgewiesen werden konnte. Um den umgekehrten Effekt, nämlich den Einfluß eines Transplantates auf das Tumorgewebe zu untersuchen, wurden am selben Tag ein allogenes Herz transplantiert und Tumorzellen injiziert. Wiederum wurde verschiedenen Gruppen 5-FU, CsA, 5-FU + CsA oder Placebo verabreicht. In den korrespondierenden Kontrollgruppen wurde keine Transplantation durchgeführt. Das Tumorvolumen wurde täglich gemessen und am achten Tag der Tumor reseziert und histologisch untersucht. CsA führte zu einer deutlichen Wachstumssteigerung. Während 5-FU alleine das Wachstum nur geringfügig verzögerte, vermochte es die wachstumssteigernde Wirkung von VsA zu hemmen. Das Transplantat zeigte keinen Einfluß auf das Wachstumsverhalten des Tumors.

Summary

In our experimental study in rats we combined a tumor model and a simultaneous transplant model to obtain information about the interactions between graft rejection and tumor growth. To study the effect of tumor growth on graft rejection, we injected Novikoff hepatoma cells subcutaneously to Lewis rats. Eight days later the grown solid tumor was resected, and allogenic heart grafting was carried out. In different groups, 5-FU. CsA, 5-FU + CsA, or placebo was administered. In the corresponding groups tumor injection was omitted. Graft survival was significantly prolonged when CsA was administered. 5-FU did not abrogate or augment CsA efficiency, nor did it influence graft survival when given alone. In the corresponding groups graft survival was similar, thus excluding an immunomodulating effect of the resected tumor on graft survival. To study the reverse effect of allogeneic graft on tumor growth, heart transplantation and tumor cell injection were performed in the same day. Again, four groups were formed, receiving 5-FU, CsA, 5-FU + CsA, and placebo. For control, in corresponding groups no transplantation was performed. Tumor volume was measured daily. On the 8th postoperative day the tumor was resected and examined by histology. Markedly increased tumor growth with CsA was found. 5-FU given alone decreased tumor growth only slightly but reversed the effect of CsA.

Literatur

1. Bismuth H, Chiche L, Adam R, Castaing D (1993) Surgical treatment of hepatocellular carcinoma in cirrhosis: Liver resection or transplantation? Transplant Proc 25:1066–1067
2. Novikoff AB (1951) A transplantable rat liver tumor induced by 4-dimethylaminoazo-benzene. Cancer Res 17:1010
3. Ono K, Linsey ES (1969) Improved technique of heart transplantation in rats. J Thorac Cardiovasc Surg 57:225–229
4. Steffen R, Neuhaus P, Blumgart G, Beckstein WO (1991) Liver transplantation for liver cancer. Onkologie 14:100–106
5. Yokoyama I, Todo S, Iwatsuki S, Starzl TE (1990) Liver transplantation in the treatment of primary liver cancer. Hepatogastroenterol 37:188–193

Diese Arbeit wurde unterstützt durch die Deutsche Forschungsgemeinschaft (DFG) Zi 437/1–1.

Die Novikoff-Hepatom Zellen wurden uns freundlicherweise von der Tumorbank des Deutschen Krebsforschungszentrums in Heidelberg zur Verfügung gestellt.

Dr. Th. Zimmermann, Klinik für Allgemein- und Thoraxchirurgie, Justus Liebig-Universität, Rudolf-Buchheim-Straße 7, D-35385 Gießen

Plasma Thrombomodulin – ein Endothelzell-Marker zur Evaluierung des Reperfusionsschadens nach orthotoper Lebertransplantation

Evaluation of Plasma Thrombomodulin as an Endothelial Marker of Reperfusion Injury After Orthotopic Liver Transplantation

B. Sido[1], C. Datsis[1], T. Kraus[1], E. Klar[1], G. Otto[1] und P. Nawroth[2]

[1]Chirurgische Universitätsklinik, Heidelberg
[2]Medizinische Universitätsklinik, Innere Medizin, Heidelberg

Einleitung

Der Reperfusionsschaden nach Reperfusion eines Organtransplantates bestimmt entscheidend die primäre Transplantatfunktion [2]. Dieser manifestiert sich elektronenmikroskopisch überwiegend als Endothelzellschaden, während Parenchymzellen kaum betroffen sind [1]. Intravitalmikroskopisch können nach Lebertransplantation bei der Ratte erhebliche Mikrozirkulationsstörungen mit vermehrter Leukozytenadhärenz am sinusoidalen Endothel und Mikrothrombenbildung nachgewiesen werden [3].

Wir haben Thrombomodulin, das physiologischerweise in großen Mengen auf Endothelzellen exprimiert wird, als Endothelzell-Marker des Reperfusionsschadens nach orthotoper Lebertransplantation evaluiert. Thrombomodulin ist innerhalb des Transplantates ausschließlich auf Endothelzellen lokalisiert und wird bei Schädigung des Endothels sofort in einer löslichen Form (sTM) ins Blut abgegeben [4].

Material und Methoden

Demographische Patientendaten. Es wurden insgesamt 29 Patienten, 17 Männer und 12 Frauen, mit einem Durchschnittsalter von 41 Jahren analysiert. Die Spenderleber wurde in UW-Lösung konserviert. Die kalte Ischämie-Zeit betrug 11,4 h (Bereich 5,5–16,8 h). Während der anhepatischen Phase wurde ein femoro/porto-axillärer venovenöser Bypass mittels Biopumpe durchgeführt. Die Indikationen zur Lebertransplantation waren alkoholtoxische Lebercirrhose (n = 9), primäres Lebermalignom ohne Cirrhose (n = 6), posthepatische Cirrhose (n = 5), cryptogene Cirrhose (n = 1), primär biliäre Lebercirrhose (n = 1), fulminante Virushepatitis (n = 2), primär sklerosierende Cholangitis (n = 1), Retransplantation wegen primärem Transplantatversagen (n = 2), Retransplantation wegen Thrombose der A. hepatica und intrahepatischer Cholestase (n = 1) und Retransplantation wegen Pfortaderthrombose bei Budd-Chiari Syndrom (n = 1).

Chirurgisches Forum 1994
f. experim. u. klinische Forschung
Trede/Seifert/Hartel (Hrsg.)
©Springer-Verlag Berlin Heidelberg 1994

110

Versuchsprotokoll: 5 ml Heparinblut wurden zu folgenden Bestimmungszeitpunkten entnommen: präoperativ (venös), intraoperativ am Ende der anhepatischen Phase unmittelbar vor Reperfusion (A. radialis) sowie 3 min nach Reperfusion aus der Radialarterie, der Pfortader und der Lebervene. Plasmaproben wurden bei −80°C eingefroren. GOT-Spiegel wurden vierstündlich während der ersten drei postoperativen Tage dokumentiert.

Thrombomodulin-Assay: sTM im Plasma wurde mittels eines kommerziell erhältlichen Enzym-Immunoassays bestimmt (Diagnostica Stago, Asnières Cedex, Frankreich).

Leberbiopsien: 1 h nach Reperfusion wurde intraoperativ eine sog. "Null-Biopsie" aus dem Transplantat entnommen. Intrasinusoidale Granulozyten wurden nach einem morphometrischen Punktzählverfahren nach Weibel und Gomez [5] bei 400-facher Vergrößerung ausgezählt.

Statistik: Die Angabe der Werte erfolgte als Mittelwert ± SD. sTM-Spiegel vor und nach Reperfusion wurden im Wilcoxon-Rangsummentest verglichen. Kruskall-Wallis-Analyse und Wilcoxon-U-Test wurden für unverbundene Werte angewendet. Die Korrelation von sTM-Spiegeln und GOT-Werten erfolgte mit Hilfe der Spearman-Korrelationsanalyse.

Ergebnisse und Diskussion

Präoperative sTM-Spiegel: Der mittlere sTM-Spiegel ist bereits präoperativ gegenüber einem gesunden Vergleichskollektiv signifikant erhöht (75 ± 61 ng/ml vs. 17 ± 10 ng/ml; $p < 0,001$). Dabei zeigen Patienten mit alkoholtoxischer Cirrhose (90 ± 65 ng/ml; $p = 0,01$) und posthepatischer Cirrhose (86 ± 77 ng/ml; $p = 0,004$) deutlich höhere Werte als Patienten mit einem primären Lebermalignom (28 ± 10 ng/ml; $p = 0,02$).

Intraoperative sTM-Bestimmungen: Gegen Ende der anhepatischen Phase liegt der arterielle sTM-Spiegel unverändert bei 58 ± 40 ng/ml, steigt jedoch bereits 3 min nach Reperfusion auf 194 ± 182 ng/ml an ($p < 0,001$). Dies spiegelt einen erheblichen Endothelzellschaden nach Reperfusion wieder. Da die Proben jeweils innerhalb von wenigen Minuten gewonnen wurden, können sekundäre Einflüsse durch erheblichen intraoperativen Flüssigkeitsumsatz, Freisetzung humoraler Mediatoren nach Reperfusion, Hypoxie und vorübergehender Kreislaufinstabilität weitgehend ausgeschlossen werden.

sTM-Spiegel nach Reperfusion und primäre Transplantatfunktion: sTM-Spiegel 3 min nach Reperfusion korrelieren signifikant mit der primären Transplantatfunktion, dem maximalen GOT-Wert innerhalb der ersten 24 h ($p < 0,001$; $r = 0,67$). Patienten mit schwerem Reperfusionsschaden (sTM > 150 ng/ml; $n = 16$), hierunter drei mit primärem Transplantatversagen, haben initial deutlich höhere Transaminasen als das verbleibende Kollektiv mit nur geringem Reperfusionsschaden (sTM $<$ 150 ng/ml; n = 13) (GOT 11186 $\pm$ 853 U/L vs. 318 $\pm$ 217 U/L; p = 0,001).

Quelle der sTM-Freisetzung: In dem Kollektiv mit schwerem Reperfusionsschaden (sTM $>$ 150 ng/ml) wurden 3 min nach Reperfusion signifikant höhere sTM-Spiegel in der Lebervene gegenüber der Pfortader (351 $\pm$ 215 ng/ml vs. 279 $\pm$ 194 ng/ml; p = 0,001) und der Radialarterie (351 $\pm$ 215 ng/ml vs. 296 $\pm$ 189 ng/ml; p = 0,025) gemessen. In der Gruppe mit geringem Reperfusionsschaden (sTM $<$ 150 ng/ml) war der sTM-Spiegel in der Lebervene (79 $\pm$ 54 ng/ml), der Pfortader (70 $\pm$ 46 ng/ml) und Arterie (86 $\pm$ 42 ng/ml) nicht unterschiedlich. Dies legt das Transplantat als Quelle der Thrombomodulin-Freisetzung nahe.

Intrasinusoidale Leukozytenadhärenz nach Reperfusion: Die Leukozytenadhärenz am Endothel der Lebersinusoide ist ein bedeutsames Phänomen des Reperfusionsschadens. Im Kollektiv mit schwerem Reperfusionsschaden sind signifikant mehr Leukozyten adhärent als bei den übrigen Patienten (12,0 $\pm$ 5,4 vs. 7,2 $\pm$ 2,3; p = 0,006). Die intrahepatische Freisetzung von Sauerstoff-Radikalen, PAF, Proteasen und Cytokinen könnte durchaus einen Endothelschaden durch Neutrophile herbeiführen und somit für die Freisetzung von sTM mitverantwortlich sein.

Zusammenfassung

sTM wird nach Reperfusion massiv aus dem Lebertransplantat ausgeschwemmt. Die dadurch nachgewiesene Schädigung der sinusoidalen Endothelzellen korreliert einerseits mit der primären Transplantatfunktion, andererseits mit dem bedeutsamen Phänomen des "leukocyte sticking" in der Null-Biopsie 1 h nach Reperfusion. Dies unterstreicht die Bedeutung des Endothelzellschadens bei der Pathogenese des Reperfusionsschadens mit primär schlechter Transplantatfunktion. sTM liefert damit als Marker des Reperfusionsschadens wichtige Informationen zur Differentialdiagnose der frühen postoperativen Transplantatdysfunktion.

Summary

Considerable amounts of sTM are released from the liver graft after reperfusion of the organ, indicating damage to the sinusoidal lining cells. Postreperfusion sTM levels correlate with primary graft function and the important phenomenon of "leukocyte sticking" in the biopsy taken 1 h after reperfusion. The sTM release underlines the importance of endothelial cell damage in the pathogenesis of reperfusion injury and provides important information for the differential diagnosis of early postoperative graft dysfunction.

112

Literatur

1. Caldwell-Kenkel JC, Currin RT, Tanaka Y, Thurman RG, Lemasters JJ (1991) Kupffer cell activation and endothelial cell damage after storage of rat livers: effects of reperfusion. Hepatology 13:83
2. Clavian PA, Harvey PR, Strasberg SM (1992) Preservation and reperfusion injuries in liver allografts. An overview and synthesis of current studies. Transplantation 53:957
3. Marzi I, Walcher F, Menger M, Buhren V, Harbauer G, Trentz O (1991) Microcirculatory disturbances and leukocyte adherence in transplanted livers after cold storage in Euro-Collins, UW, and HTK solutions. Transplant Int 4:45
4. Ishii H, Uchiyama H, Kazama M (1991) Soluble thrombomodulin antigen in conditioned medium is increased by damage of endothelial cells. Thromb Haemost 65:618
5. Weibel ER, Gomez DM (1962) A principle for counting tissue structures on random sections. J Appl Physiol 17:343

Dr. B. Sido, Abteilung für Allgemeinchirurgie, Chirurgische Universitätsklinik, Im Neuenheimer Feld 110, D-69120 Heidelberg

Lebensqualität vor und nach Lebertransplantation (OLT): Entwicklung und Validierung eines krankheitsspezifischen Indexes

Quality of Life Before and After Liver Transplantation: Development and Validitation of a Disease-Specific Index

A. Paul[1], D. Greig[2], G.A. Levy[2], U. Holthausen[1], C. Roach[2] und J.I. Williams[3]

[1]II. Lehrstuhl für Chirurgie, Universität zu Köln
[2]University of Toronto, TGH, Toronto, Ontario, Canada
[3]Institute for Clinical and Evaluative Science, North York, Ontario, Canada

Neben der Mortalität und Morbidität ist die Evaluierung der Lebensqualität (LQ) einer der wichtigsten Outcome-Parameter [1] nach Lebertransplantation und zunehmend wichtig bei der Indikationsstellung zur OLT. Bisherige Untersuchungen zur LQ nach OLT beschränken sich auf die Auswertung von nicht validierten Fragebögen [2], allgemeinen Indices [3] oder komplizierten psychometrischen Testverfahren [4]. Zur Erkennung feiner Unterschiede erscheint die Anwendung eines krankheitsspezifischen LQ-Index erforderlich [5], der einfach und in die klinische Routine integrierbar ist.

Deshalb war das Ziel dieser Studie, einen lebererkrankungsspezifischen LQ-Index (LSLQ) für Patienten mit chronischer Lebererkrankung sowie für Patienten vor und nach OLT zu entwickeln und zu validieren.

Patienten und Methoden

LQ wurde durch die medizinisch relevante Einschränkung in den Bereichen psychologische, soziale und physische Funktion sowie durch die Symptomatik der Erkrankung bzw. Nebenwirkung der durchgeführten Therapie definiert [5].

In einer initialen Stoffsammlung wurden durch Literaturauswertung, Experten- und Betroffenenbefragung und durch Einbeziehung anderer Indices 82 Aspekte identifiziert, die möglicherweise die LQ beeinträchtigen. Durch 3 unterschiedlich aufeinanderfolgende Befragungen von 20, 49 bzw 78 Patienten, Experten und Kontrollpersonen konnte die Anzahl der Aspekte auf einen praktikablen Umfang von 28 Fragen (Abb. 1) reduziert werden. Die Stoffreduktion erfolgte dabei nach Häufigkeit, Diskriminierungsfähigkeit und nach methodologisch begründeten Kriterien der Vollständigkeit.

Die Validierung des LSLQ in seiner auf 28 Aspekte reduzierten Form erfolgte an 42 Patienten mit kompensierter Lebercirrhose, an 13 Patienten unmittelbar vor und an 145 Patienten in verschiedenen Zeitintervallen nach OLT. Dabei waren die Patientengruppen in Alter, Geschlecht, Diagnose und Art der Nebenerkrankungen weitgehend vergleichbar.

Die Auswertung des auf 28 Fragen reduzierten LSLQ-Fragebogens erfolgte durch eine Faktorenanalyse nach Varimax (SPSS 4.1). Von den 5 identifizierten Faktoren

Chirurgisches Forum 1994
f. experim. u. klinische Forschung
Trede/Seifert/Hartel (Hrsg.)
©Springer-Verlag Berlin Heidelberg 1994

Wie oft in den letzten zwei Wochen......

1. ...fühlten Sie sich schwach und kraftlos?

die ganze Zeit   meistens   hin und wieder   selten   nie

3. ...fühlten Sie sich durch Knochenschmerzen belästigt?

die ganze Zeit   meistens   hin und wieder   selten   nie

5. ...hatten Sie Übelkeit?

die ganze Zeit   meistens   hin und wieder   selten   nie

7. ...hatten Sie Schwindel oder Ohrensausen?

die ganze Zeit   meistens   hin und wieder   selten   nie

9. ...wurden Sie durch Hautjucken belästigt?

die ganze Zeit   meistens   hin und wieder   selten   nie

11. ...waren Sie wegen Ihrer Gesundheit in Ihrer Arbeits- fähigkeit eingeschränkt?

die ganze Zeit   meistens   hin und wieder   selten   nie

13. ...waren sie nicht in der Lage Ihren üblichen häus- lichen Aktivitäten nachzugehen?

die ganze Zeit   meistens   hin und wieder   selten   nie

15. ...fanden Sie es schwierig sich an Dinge zu erinnern?

die ganze Zeit   meistens   hin und wieder   selten   nie

17. ...hatten Sie Schwierigkeiten sich zu konzentrieren?

die ganze Zeit   meistens   hin und wieder   selten   nie

19. ...fühlten Sie sich depressiv?

die ganze Zeit   meistens   hin und wieder   selten   nie

21. ...waren Sie frustriert wegen Ihrer Krankheit?

die ganze Zeit   meistens   hin und wieder   selten   nie

23. ...waren Sie nervös und ängstlich wegen der Erkrankung?

die ganze Zeit   meistens   hin und wieder   selten   nie

25. ...fühlten Sie sich durch Ihr Aussehen gestört?

die ganze Zeit   meistens   hin und wieder   selten   nie

27. ...litten Sie unter Stimmungsschwankungen?

die ganze Zeit   meistens   hin und wieder   selten   nie

Wie oft in den letzten zwei Wochen......

2. ...hatten Sie Schmerzen im Bauch?

die ganze Zeit   meistens   hin und wieder   selten   nie

4. ...waren Sie sich durch einen aufgetriebenen Leib belästigt?

die ganze Zeit   meistens   hin und wieder   selten   nie

6. ...hatten Sie Sehstörungen?

die ganze Zeit   meistens   hin und wieder   selten   nie

8. ...hatten Sie Kopfschmerzen?

die ganze Zeit   meistens   hin und wieder   selten   nie

10. ...fanden Sie es schwierig sich körperlich zu bewegen?

die ganze Zeit   meistens   hin und wieder   selten   nie

12. ...waren Sie in Ihrer sozialen Aktivität, wie Freunde besuchen oder Essen gehen eingeschränkt?

die ganze Zeit   meistens   hin und wieder   selten   nie

14. ...waren Sie wegen Ihrer Krankheit abhängig von anderen?

die ganze Zeit   meistens   hin und wieder   selten   nie

16. ...hatten Sie Probleme mit Ihrer Sexualität?

die ganze Zeit   meistens   hin und wieder   selten   nie

18. ...hatten Sie kein Selbstvertrauen?

die ganze Zeit   meistens   hin und wieder   selten   nie

20. ...hatten Sie keine Kontrolle über Ihr Leben?

die ganze Zeit   meistens   hin und wieder   selten   nie

22. ...fühlten Sie sich depressiv wegen Ihrer Krankheit?

die ganze Zeit   meistens   hin und wieder   selten   nie

24. ...fühlten Sie sich unwohl?

die ganze Zeit   meistens   hin und wieder   selten   nie

26. ...mußten Sie eine Diät einhalten?

die ganze Zeit   meistens   hin und wieder   selten   nie

28. ...machten Sie sich Gedanken über den Tod?

die ganze Zeit   meistens   hin und wieder   selten   nie

Abb. 1. Lebererkrankungsspezifischer Lebensqualitätsfragebogen (LSLQ). Nach Auswertung der Faktorenanalyse wurden die Fragen 18, 19, 20, 21, 22, 23, 25, 27, 28 der emotionalen Funktion, 1, 10, 24 der physischen Funktion, 6, 7, 15, 17 den kognitiven Symptomen und 2, 3, 4, 5, 7, 9, 26 den somatischen Symptomen zugeordnet

entsprach der Faktor 1 inhaltlich der emotionalen, der Faktor 2 der physischen und sozialen Funktion und die Faktoren 3–5 kognitiven bzw. somatischen Symptomen. Zur Prüfung der inneren Konsistenz wurde die Korrelation der Koeffizienten für die 28 Aspekte in diesen 5 Bereichen der LQ bestimmt, die für die allgemeinen Bereiche zwischen 0,4 und 0,86 lagen. Cronbach's α, als weiteres Maß für die innere Konsistenz, lag in allen Bereichen bei $\geq$ 7. Die weitere Berechnung erfolgte nach Kodierung der Einzelfragen in 5 = "nie" und 1 = "die ganze Zeit". Der transformierte Score wurde nach folgender Formel berechnet: transformierter Score (%) = ((Summe der Einzelaspekte in dem jeweiligen Bereich − möglicher niedrigster Summenscore)/möglichen Score-Bereich) ×100.

Der Vergleich mit objektiven Parametern (Sensitivitätsprüfung) zeigte eine strenge Korrelation mit der Anzahl der relevanten Nebenerkrankungen in allen Bereichen der LQ. Die Reproduzierbarkeit (Reliabilität), gemessen durch wiederholte Befragung bei 34 stabilen Patienten, zeigte eine Korrelation von r = 0,7. Der Vergleich mit einem allgemeinen Gesundheitsindex (SF 36) ergab eine höhere Diskriminierungsfähigkeit für die unterschiedlich erkrankten Patientengruppen (Tabelle 1).

Tabelle 1. Vergleich des SF 36 und des LSLQ-Index in den unterschiedlichen Bereichen

Erkrankung	Index	Symptom[a]	Physische Funktion	Soziale Funktion	Emotionale Funktion	Allgemeine Gesundheit
Komp. Leber-Cirrhose (n = 42)	SF 36	62,7%	67,9%	52,0%	64,6%	44,7%
	LSLQ	65,96%	62,3%	68,7%	65,2%	48,7%
Vor Transplantation (n = 13)	SF 36	51,2%	49,6%	54,9%	56,9%	24,7%
	LSLQ	64,3%	48,6%	56,2%	64,3%	39,7%
Nach Transplantation (n = 145)	SF 36	70,5%	67,1%	55,2%	75,9%	62,5%
	LSLQ	79,7%	72,9%	77,4%	78,4%	68,3%
P-Wert[b]	SF 36	0,01[a]	n.s.	n.s.	0,001[a]	0,001[a]
P-Wert[b]	LSLQ	<0,0001	0,0062	0,0095	0,008	<0,0001

[a] bei SF 36 nur Schmerz, bei LSLQ nur somatische Symptome
[b] Kruska-Wallis-Test, One Tail Anova; (100% = perfekte Gesundheit; 0% = schlimmste Erkrankung)

Ergebnisse

Tabelle 1 gibt die Ergebnisse der unterschiedlichen Dimensionen der Lebensqualität für die Auswertung des SF 36 und des LSLQ bei 200 Patienten wieder. Dabei zeigte sich bei dem LSLQ ein Anstieg in allen Bereichen der LQ nach OLT gegenüber Patienten mit Lebercirrhose und vor OLT. Beim SF 36 waren die emotionale Funktion, die allgemeine Gesundheit und das Symptom Schmerz verbessert. Der Zeitpunkt nach der Transplantation (6 Monate und mehr), die Diagnose und das Patientenalter hatten in der weiteren Analyse keinen wesentlichen Einfluß mehr auf die unterschiedlichen Bereiche der LQ.

Der Vergleich der SF 36-Werte mit korrigierten Daten für Alter, Geschlecht und Sozialstatus einer Normalpopulation zeigte deutliche Defizite in allen Bereichen der LQ vor OLT. Nach OLT wiesen die Patienten noch Defizite in den Bereichen physische und soziale Funktion und weniger ausgeprägt für Schmerz und allgemeine Gesundheit auf (Abb. 2). Die Analyse der Symptomfragen des LSLQ für die Symptome

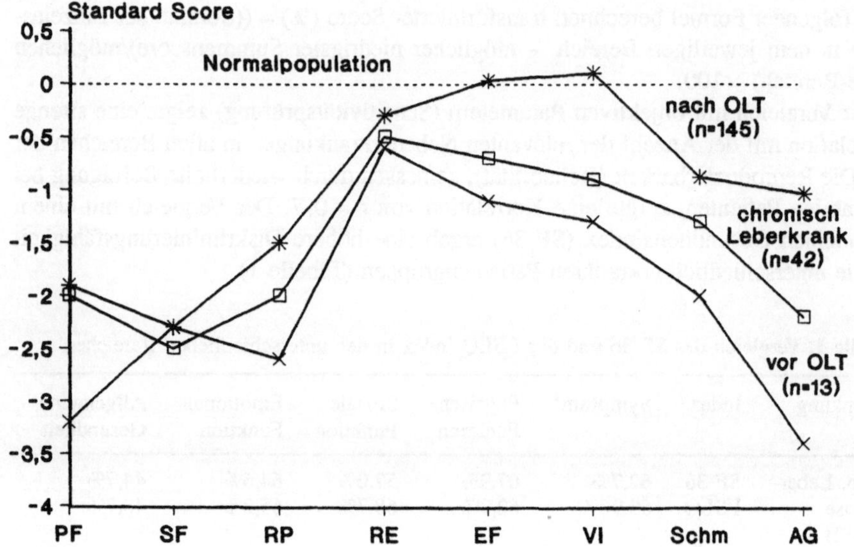

Abb. 2. Dimensionen der LQ des SF 36 im Vergleich zur Normalpopulation (nach A.M. Garratt, BMJ 306:1440–1444 (1993). *PF* = physische Funktion, *SF* = soziale Funktion, *RP* = Rollenbegrenzung physisch, *RE* = Rollenbegrenzung emotional, *EF* = emotionale Funktion, *VI* = Vitalität, *SCHM* = Schmerz, *AG* = allgemeine Gesundheit

Bauchschmerz, aufgetriebener Leib, Übelkeit, Schwindel, Hautjucken und Nahrungsmitteleinschränkungen zeigte für Patienten nach OLT eine signifikante Besserung. Die Symptome Knochenschmerz, Kopfschmerz und Beeinträchtigung der Merkfähigkeit waren in den Patientengruppen nicht unterschiedlich.

Zusammenfassung

Die Evaluierung der Lebensqualität ist ein wichtiger Endpunkt in der Therapie von Patienten mit Lebercirrhose bzw. vor und nach OLT. Deshalb wurde ein einfacher und praktikabler Index an insgesamt 347 Patienten entwickelt und validiert. Die Fragebogenentwicklung über Stoffsammlung und Reduktion der Aspekte und die Validierung mit Prüfung der inneren Konsistenz, Sensitivität, Reliabilität und dem Vergleich mit einem validierten bekannten Index (SF 36) erfüllten die zu fordernden Kriterien für die Entwicklung eines neuen LQ-Index. Erste Ergebnisse für Patienten vor und nach OLT zeigten wesentliche Verbesserungen in allen Bereichen der LQ nach OLT, wobei jedoch Defizite in den Bereichen physische und soziale Funktion im Vergleich zu Normalpersonen bestanden. Der neu entwickelte LSLQ-Index ist der erste lebererkrankungsspezifische Index, der klinisch relevante Unterschiede in den verschiedenen Bereichen der LQ mißt. Er kann ein wichtiges Instrument in der Bewertung der Therapie von Lebererkrankungen/Transplantation werden.

Summary

Evaluation of the quality of life is an important aspect in the treatment of patients with liver cirrhosis and before and after liver transplantation (OLT). Therefore, in 347 patients a simple and easy to use index was developed and validated. Following item elaboration and subsequent item reduction, the newly developed questionnaire was sufficiently validated by analysis of internal consistency, sensitivity, reliability, and by comparison with a previously validated and known index (SF 36). Initial results for patients before and after OLT indicated marked improvements in all areas of quality of life after OLT. Comparison with data from a normal population revealed mainly deficity in the areas of physical and social function after OLT. The newly developed LSLQ questionnaire is the first validated disease-specific index to measure clinically important differences in subareas of QL and may become an important tool in assessing the treatment of liver disease/transplantation.

Literatur

1. Troidl H (1989) Lebensqualität: ein relevantes Zielkriterium in der Chirurgie. Chirurg 60:445–449
2. Grant D, Evans D, Hearn M, Duff J, Ghent C, Wall W (1990) Quality of life in liver transplantation. Can J Gastroenterol 4:49–52
3. Tarter RE, Switala JA, Arria A, Plail J, Van Thiel D (1991) Quality of life before and after orthotopic hepatic transplantation. Arch Intern Med 151:1521–1526
4. Tarter RE, Van Thiel DH, Hegedus AM, Schade RR, Gavaler JS, Starzl TE (1984) Neuropsychiatric status after liver transplantation. J Lab Clin Med 103:776–782
5. Wood-Dauphinee SL, Troidl H (1989) Assessing quality of life in surgical studies. Theor Surg 4:35–44

Dr. med. A. Paul, II. Lehrstuhl für Chirurgie der Universität zu Köln, Ostmerheimer Straße 200, D-51109 Köln

Niedermolekulares Heparin vermindert die Folgen chronischer Abstoßung an der intrinsischen Innervation allogener Dünndarmtransplantate

Low Molecular Weight Heparin Attenuates the Effects of Chronic Rejection on the Enteric Innervation of Small-Bowel Allografts

P.F. Heeckt[1,2,*], W.M. Halfter[3], D.J. Kustra[4], W.H. Schraut[1] und A.J. Bauer[4]

[1]Department of Surgery, University of Pittsburgh School of Medicine, USA
[2]Allgemeinchirurgische Klinik, Universität Ulm
[3]Department of Neurobiology; [4]Department of Medicine/Division of Gastroenterology and Hepatology, University of Pittsburgh School of Medicine, USA

Einleitung

Wir haben kürzlich im Rattenmodell gezeigt, daß bereits subklinische chronische Abstoßungsreaktionen intestinaler Transplantate eine signifikante Destruktion der intrinsischen Nervenzellen mit Abnahme der neuromuskulären Transmission verursachen und damit zu Motilitätsstörungen führen. Chronische Abstoßung erzeugt zudem eine Hyperplasie und Hypertrophie der intestinalen Muskulatur, sowie Schädigung der mechanischen Kontraktionskraft glatter Muskelzellen [1, 2]. Heparin vermag die Proliferation glatter vaskulärer Muskelzellen und atherosklerotische Gefäßveränderungen in Transplantaten zu hemmen [3, 4]. Diese Eigenschaften könnten eine Minderung der negativen Effekte chronischer intestinaler Abstoßung bewirken. In der vorliegenden Studie haben wir daher den Einfluß niedermolekularen Heparins (Logiparin, Novo Nordisk A/S, Dänemark) auf die morphologischen und funktionellen Veränderungen intestinaler Nerven und Muskulatur während subklinischer chronischer Abstoßung untersucht.

Methodik

Einzeitige, orthotope Dünndarmtransplantation wurde in der vollallogenen Rattenkombination (ACI → Lewis) durchgeführt. Alle Tiere erhielten die kombinierte Anästhesie mit Methoxyfluran und Pentobarbital (50 mg/kg intraperitoneal). Zeitgleich begrenzte Immunsuppression mit Cyclosporin (15 mg/kg über 28 Tage) war von chronischer Abstoßung gefolgt, die am 90. postoperativen Tag noch subklinisch verlief (konstantes Gewicht und normaler Stuhlgang). Transplantierte Tiere erhielten nach Absetzen der Immunsuppression täglich subkutane Injektionen mit Logiparin (300 Anti-Xa Einhei-

* Unterstützt durch die Deutsche Forschungsgemeinschaft (He 2043/1–1) und Novo Nordisk A/S, Dänemark.

Chirurgisches Forum 1994
f. experim. u. klinische Forschung
Trede/Seifert/Hartel (Hrsg.)
©Springer-Verlag Berlin Heidelberg 1994

ten/kg). Eine weitere Gruppe transplantierter Tiere wurde nicht mit Logiparin behandelt. Als Kontrolle dienten gleichaltrige nicht-transplantierte ACI-Ratten ohne Logiparin und mit Logiparin Behandlung. Die Struktur der intestinalen Nerven und glatten Muskulatur wurde 90 Tage nach Transplantation mit histochemischen und immunhistochemischen Methoden dargestellt. Zur Messung der mechanischen Muskelfunktion wurden jeweils ca. 1 × 10 mm große Streifen zirkulärer Muskulatur aus dem proximalen Jejunum in ein Organbad eingebracht, das mit oxygenierter, physiologischer Krebslösung bei 37, 5°C kontinuierlich perfundiert wurde. Ein Ende des Muskelstreifens wurde fixiert und das andere mit einem isometrischen Kraftaufnehmer gekoppelt. Spontane mechanische Muskelkontraktionen und Dosis-Wirkungskurven unter ansteigenden Konzentrationen von Bethanechol (Carbamyl-β-Methylcholin) wurden aufgezeichnet und analysiert. Zur Bestimmung der intrinsischen Nervenfunktion wurden direkte elektrische Ableitungen von einzelnen Muskelzellen über intrazellulär eingebrachte Mikroglaselektroden (20–60 MΩ) im physiologischen Organbad durchgeführt. Das Ruhemembranpotential, sowie die Amplitude und Frequenz spontaner langsamer Depolarisationen (slow waves) wurde bestimmt. Gleichzeitig wurde über parallel zum Muskel liegende Platinelektroden eine elektrische Feldstimulation durchgeführt, die eine Ausschüttung vorwiegend inhibitorischer Neurotransmitter bewirkte. Die Amplitude der hierdurch in der Muskelzellen ausgelösten Hyperpolarisation des Ruhemembranpotentials (inhibitory junction potential, IJP), die ein Maß neuromuskulärer Transmission darstellt, wurde gemessen.

Ergebnisse

Die kontinuierliche tägliche Gabe von Logiparin löste keine spontanen Blutungen oder andere Komplikationen in unoperierten Kontrolltieren oder chronisch abstoßenden Tieren aus. Vorhergehende Basisexperimente hatten jedoch gezeigt, daß eine sofort postoperativ einsetzende tägliche Behandlung mit 300 Anti Xa-Einheiten/kg zu letalen Blutungen aus der durch die Transplantation (Ischämie/Reperfusion) geschädigten Mukosa führt. Transplantierte Tiere erhielten daher erst nach Absetzen der immunsuppressiven Therapie am 28. postoperativen Tag subkutane Injektionen mit Logiparin.

Makroskopisch zeigten die Transplantate am 90. postoperativen Tag alle typischen Zeichen chronischer Abstoßung, wie Adhäsionen, entzündliche Wandverdickung, mesenteriale Fibrose und Schrumpfung. Logiparin behandelte Tiere wiesen diese Veränderungen jedoch durchweg in wesentlich geringerer Ausprägung aus. Insbesondere kam es nicht zu einer so starken bindegewebigen Schrumpfung des Mesenteriums. Die Mesenterialgefäße erschienen trotz häufiger kleiner, perivaskulärer, hämorrhagischer Infiltrate besser perfundiert zu sein als in der unbehandelten Gruppe.

Histochemische Färbungen und Vermessungen beider Schichten der muscularis externa ergaben keine signifikanten morphologischen Unterschiede zwischen behandelten und unbehandelten, chronisch abstoßenden Transplantaten. Logiparin hatte keinen Effekt auf die Muskeldicke oder muskuläre Hyperplasie nicht-operierter Tiere. Chronisch abstoßende Transplantate beider Gruppen wiesen eine signifikante Verdickung der Ring- und Längsmuskulatur mit zellulärer Hyperplasie auf. Eine Tendenz zu geringerer Muskelverdickung deutete sich allerdings in der behandelten Gruppe an

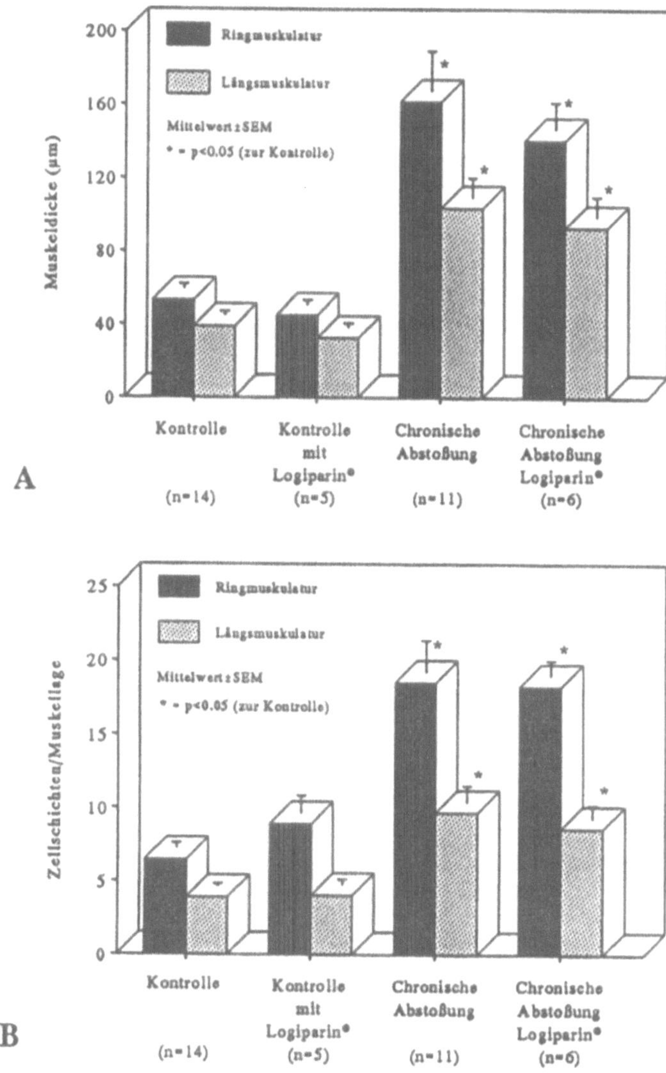

Abb. 1. **A** Kontinuierliche Gabe von Logiparin über 90 Tage hat keinen Einfluß auf die Muskeldicke des Dünndarms nicht transplantierter Kontrolltiere. Die Zunahme der Muskeldicke während chronischer Abstoßung konnte durch Logiparin (90 Tage post transplantationem) nur tendenziell verbessert werden. **B** Parallel zur Muskeldicke war kein signifikanter Effekt von Logiparin auf die muskuläre Hyperplasie während chronischer Abstoßung zu erkennen

(Abb. 1). Die spontane mechanische Aktivität und Kontraktionskraft der Ringmuskulatur nach Stimulation mit der parasympathomimetischen Substanz Bethanechol war in behandelten Transplantaten ebenfalls nicht signifikant, aber tendenziell verbessert. Logiparin hatte keinen meßbaren Einfluß auf die mechanischen Eigenschaften der Ringmuskulatur nicht-transplantierter Tiere (Abb. 2).

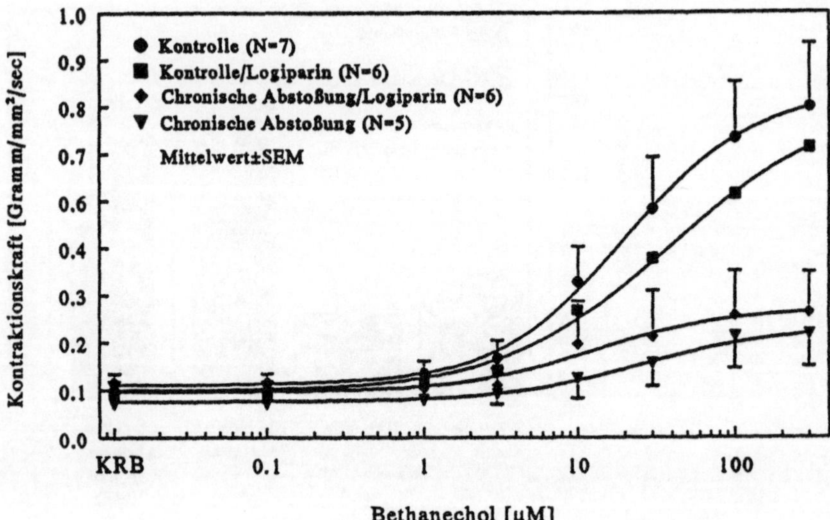

Abb. 2. Die durch chronische Abstoßung verursachte Verminderung der durch Bethanechol stimulierten mechanischen Kontraktionskraft konnte durch Logiparin nicht signifikant verbessert werden

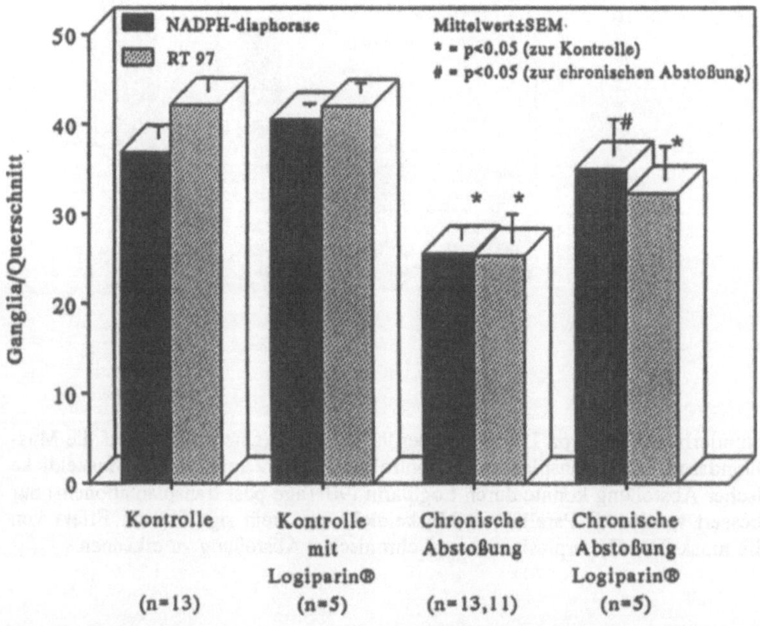

Abb. 3. Die Abnahme intestinaler Neurone während chronischer Abstoßung wird durch Logiparin deutlich vermindert

Die Darstellung und Auszählung myenterischer Neurone (Ganglien) in jejunalen Querschnittpräparaten mit dem Neurofilament Antikörper RT-97 und der NADPHdiaphorase Technik, welche spezifisch inhibitorische Nitric Oxide-Synthetase enthaltende Neurone (NOS) anfärbt, zeigte, daß Logiparin die Abnahme intrinsischer Neurone verminderte. Kontrolle ohne Logiparin: RT-97 = $42 \pm 1,6$; NOS = $37 \pm 1,4$; Kontrolle mit Logiparin: $42 \pm 1,1$; $41 \pm 0,3$; chronische Abstoßung ohne Logiparin: $25 \pm 3,1$; $25 \pm 1,4$; chronische Abstoßung mit Logiparin: $32 \pm 3,7$; $35 \pm 4,0$ (Abb. 3). Folglich war auch die neuromuskuläre Transmission, gemessen durch intrazelluläre Ableitungen von IJPs der Muskelzelle unter elektrischer Feldstimulation, verbessert. IJP-Amplitude: Kontrolle ohne Logiparin = $-4,5 \pm 0,88$, chronische Abstoßung mit Logiparin = $-4,2 \pm 0,98$ mV und chronische Abstoßung ohne Logiparin = $-2,2 \pm 1,01$ mV bei einem Signalpuls von 100 V über 1 ms.

Diskussion

Unsere Daten deuten auf einen protektiven Effekt niedermolekularen Heparins auf die Struktur und Funktion der intrinsischen Innervation des Dünndarms während chronischer intestinaler Transplantatabstoßung in der Ratte. Die erhoffte antiproliferative Wirkung auf die glatte Muskulatur war möglicherweise wegen geringer Fallzahl nicht signifikant. Struktur und Funktion der intestinalen Muskulatur waren jedoch tendenziell verbessert.

Die möglichst weitgehende Erhaltung der intrinsischen Innervation des Transplantats ist äußerst wichtig, da funktionelle intestinale Motilität nur durch das koordinierte Zusammenspiel von Nerven und Muskeln zustandekommen kann. Die normale Motilität des Dünndarms wird durch die transplantationsbedingte extrinsische Denervation initial gestört [5]. Organisierte Peristaltik stellt sich aber schon nach wenigen Wochen im transplantierten Dünndarm wieder ein. Dies belegt, daß die intrinsische Innervation fähig ist, die alleinige Steuerung der Dünndarmmotorik zu übernehmen. Chronische Transplantatabstoßung führt jedoch bereits im subklinischen Stadium zu einer signifikanten Reduktion der Ganglienzellen des plexus myentericus mit erheblicher Abnahme der neuromuskulären Transmission [2]. Es zeichnet sich ab, daß chronische Abstoßung wie bei anderen Organtransplantationen zur Hauptursache späten Organversagens und letztlich Organverlusts wird [3]. Bisher sind noch keine klinischen Methoden zur Früherkennung chronischer intestinaler Abstoßung bekannt, da sich die ersten Veränderungen nicht an der durch Biopsie gut zugänglichen Mukosa, sondern an Mesenterium, Muskulatur und Nerven abspielen. Die adjuvante Behandlung von Empfängern intestinaler Transplantate mit Logiparin zum Schutz der essentiellen intrinsischen Innervation könnte daher von klinischer Relevanz sein. Die protektiven Wirkungen von Logiparin könnten einerseits durch die Verbesserung der allgemeinen Mikroperfusion und Hemmung der durch die chronische Abstoßung bewirkten obliterativen Arteriopathie bedingt sein. Andererseits ist eine anti-inflammatorische Wirkung durch Verringerung der Leukozytenadhäsion und konsekutiv geringeren Zytokineffekten denkbar. Die genauen Mechanismen bedürfen noch weiterer experimenteller Untersuchungen.

Summary

We have recently shown that subclinical chronic rejection of small bowel allografts in a rat model results in muscular thickening and a reduction in mechanical activity as well as a decrease in myenteric ganglia and neuromuscular transmission. Heparin is known to inhibit smooth muscle proliferation, decrease lymphocyte adhesion and reduce graft atherosclerosis. These effects might be beneficial in reducing the sequelae of chronic intestinal rejection. In the present study we investigated the effect of low molecular weight heparin (Logiparin) on the structural and functional alterations of intestinal smooth muscle and neurons induced by chronic rejection. Chronic rejection after orthotopic small bowel transplantation in ACI Lewis rats was achieved by a limited course of immunosuppression (CsA 15 mg/kg POD 0–28). One transplanted group remained untreated, and another received daily subcutaneous injections of Logiparin (300 anti-Xa U/kg) until they were killed on postoperative day 90. Normal intestine from untreated and Logiparin-treated ACI rats served as controls. Jejunal cross-sections stained with neurofilament antibody RT-97 and NADPH diaphorase showed that Logiparin partially prevented the decline in myenteric ganglia induced by chronic rejection. Consequently, neuromuscular transmission was improved in the animals treated with Logiparin, as determined by electrically evoked inhibitory junction potentials recorded from circular smooth muscle cells. Smooth muscle structure and function were slightly improved, however, without reaching statistical significance. These date indicate that heparin may be clinically beneficial in mitigating some of the sequelae of chronic rejection on the enteric nervous system which is essential for the normal function of small bowel allografts.

Literatur

1. Heeckt PF, Halfter WM, Schraut WH, Lee KKW, Bauer AJ (1993) Small bowel transplantation and chronic rejection alter rat intestinal smooth muscle structure and function. Surgery 114:449–457
2. Heeckt PF, Halfter WM, Schraut WH, Bauer AJ (1993) Sequelae of chronic rejection on morphology and function of orthotopic and heterotopic small bowel transplants. J Gastrointest Mot 5:196
3. Paul LC, Fellstrom B (1992) Chronic vascular rejection of the heart and the kidney – have rational treatment options emerged? Transplantation 53:1169–1179
4. Clowes AW, Clowes MM (1989) Inhibition of smooth muscle cell proliferation by heparin molecules. Transplant Proc 21:3700–3701
5. Sarr MG, Tanaka M, Duentes JA (1988) Jejunoileal autotransplantation: effects on small intestinal motility. Surg Forum 39:160–162

Dr. med. P.F. Heeckt, Allgemeinchirurgische Klinik der Universität Ulm, Steinhövelstraße 9, D-89075 Ulm

"Passenger Leukocytes" (PL) – Bedeutung für die Immunogenität bei der allogenen Dünndarm- (DDT) und Herztransplantation (HT) im Rattenmodell

Passenger Leukocytes: The Importance of Immunogenicity in Allogeneic Small-Bowel and Heart Transplantation in the Rat Model

M. Gundlach[1], S. Oluwole[2], X. Rogiers[1], C.E. Brölsch[1] und M.A. Hardy[2]

[1] Abteilung für Allgemeinchirurgie, Chirurgische Klinik, Universitätskrankenhaus Eppendorf
[2] Dept. of Surgery, Columbia University, New York, N.Y.

Einleitung

Die "Passenger Leukocytes" (PL) in einem Transplantat führen zur Sensibilisierung des Empfängers und damit zur Abstoßung des Transplantates. Bei Dünndarmtransplantaten wird durch die große Anzahl an PL zusätzlich eine GvHR (Graft-versus-Host-Reaktion) ausgelöst. Verschiedene Ansätze, die Immunogenität von Transplantaten durch Manipulation der PL zu reduzieren, haben bei vaskularisierten Organen bisher zu keinem wesentlichen Erfolg geführt. Wir haben den Einfluß von PL auf die Abstoßungsreaktion von Dünndarmtransplantaten, mit Spenderorganen von allogenen gamma-bestrahlten (PL-Modulation) oder allogenen Knochenmarkschimären (PL-Depletion), bei denen der Knochenmark-Spender (KM-Spender) syngen zu dem Dünndarmempfänger war, analysiert. Gleichfalls wurden die Herzen der KM-Chimären transplantiert, um die Immunogenität des zum lymphatischen System gehörenden Dünndarms mit einem parenchymatösen Organ zu vergleichen.

Methoden

Die PL-Depletion wurde in Lewis-Ratten durch eine gamma-Bestrahlung (1050 rad) induziert. Anschließend erfolgte eine KM-Transplantation (KMT) mit ACI KM. Immunhistochemisch wurden die Organe mit den monoklonalen Antikörpern Ox 18 (Lewis + ACI Klasse-I-MHC-Antigene), MN4 (ACI Klasse-I-MHC-Antigene), Ox 6 (Lewis + ACI Klasse-II-MHC-Antigene) und Ox 3 (Lewis Klasse-II-MHC-Antigene) 90, 180 und 270 Tage nach KMT untersucht. ACI Ratten (low-responder) erhielten orthotope Dünndarmtransplantate von Lewisspendern (Kontrolle), gamma-bestrahlten Lewis-Ratten (950 rad 1 h vor Transplantation) oder KM-Chimären 90, 180 und 270 Tage nach KMT. Gleichfalls erhielten ACI Ratten heterotope Herztransplantate von KM-Chimären. Bei der Dünndarmtransplantation wurde die Überlebenszeit der Organempfänger protokolliert. Post mortem wurde das relative Milzgewicht (RMG)

Chirurgisches Forum 1994
f. experim. u. klinische Forschung
Trede/Seifert/Hartel (Hrsg.)

berechnet und das lymphatische Gewebe auf Zeichen einer GvHR untersucht. Die Abstoßung von Herztransplantaten wurde durch tägliche Palpation ermittelt.

Ergebnisse

Nach Knochenmarkstransplantation (KMT) exprimierten 98% der lymphoiden Zellen in den Lewis/ACI Knochenmarkschimären ACI Klasse-I-MHC-Antigene (MN4). In Dünndarm und Herz der Knochenmarkschimären waren weniger als 90–95% der "Passenger Leukocytes" Ox 3 positiv (Lewis Klasse-II-MHC-Antigene), i.e. die meisten Zellen waren Ox 6 positiv (Lewis + ACI Klasse-II-MHC-Antigene), so daß man von einer nahezu vollständigen PL-Depletion ausgehen kann. Die Transplatatüberlebenszeiten sind in der Tabelle 1 aufgezeigt. Die Transplantatabstoßung von Herzen der Lewis/ACI Knochenmerkschimären 90 Tage nach KMT war nicht verschieden von der Kontrollgruppe. Erst 180 und 270 Tage nach KMT kam es zu einer signifikanten Verlängerung der Überlebenszeit der Herztransplantate mit 84% und 86% Langzeitüberleben. Die Transplantation von Lewis Dünndärmen in ACI (low-responder) Empfänger (Kontrollgruppe) führte zu einer geringen GvHR, die klinisch nicht apparent war. Dennoch fand sich eine Erhöhung des RMG und ein follikulärer Zellverlust in den lymphatischen Organen. Eine signifikante Verlängerung der Überlebenszeit der Transplantatempfänger wurde sowohl nach PL-Modulation, als auch PL-Depletion, erreicht. In diesen Gruppen ergab sich kein Anhalt für eine GvHR. Ein Langzeitüberleben wurde nicht beobachtet.

Schlußfolgerung

Bei Empfängern von Dünndarmtransplantaten fand sich durchweg eine Verlängerung der Überlebenszeit nach einer PL-Manipulation. Die Kontrolltiere verstarben an einer Graft-versus-Host-Reaktion, die klinisch nicht apparent war, während in den Versuchsgruppen eine klassische Dünndarmabstoßung nach der Manipulation der PL im Transplantat beobachtet wird. Die Inaktivierung der "Passenger Leukocytes" mit einer gamma-Bestrahlung ist genauso effektiv wie ein kompletter Austausch der lymphatischen Zellen mit Empfängerknochenmark.

Im Gegensatz dazu wird bei der Herztransplantation eine Verlängerung der Abstoßung, die dann unbegrenzt ist, beobachtet, wenn eine PL-Depletion für mindestens 180 Tage besteht. Anscheinend wird erst nach einem sehr langen Zeitraum ein Grad der PL-Depletion erreicht, der zu einer spontanen Akzeptanz der Transplantate führt. Die Abstoßung von Dünndarmtransplantaten verläuft ähnlich wie die Abstoßung von Herztransplantaten.

Unsere Untersuchung bestätigt die Relevanz des "Passenger Leukocytes"-Konzeptes auch bei vaskularisierten Organen. Der Unterschied in der Immunogenität der verschiedenen Organe scheint durch "Passenger Leukocytes", aber auch durch andere noch nicht näher charakterisierte Elemente im Transplantat bedingt zu sein. Dieses Ergebnis bestätigt unsere Hypothese, daß es eine Hierarchie bei der Immunogenität von

Tabelle 1

Gruppe	Dünndarmtransplantation (1)			Herztransplantation (2)			
	n	Überleben	(Median)	n	Überleben	(Median)	Langzeit
Kontrolle	6	7, 7, 7, 8, 8, 8	7,5	6	9, 10, 10, 11, 11, 12	10,5	
1. PL-Modulation	5	11, 12, 13, 13, 15	13,0	–	–		
PL-Depletion							
2. 90 T nach KMT	7	13, 15, 16, 17, 20, 35, 39	17,0	5	9, 10, 11, 15, 18	11,0	
3. 180 T nach KMT	8	11, 14, 15, 17, 20, 21, 2×120	18,5	8	10, 16, 22, $>120\times5$	>120	84%
4. 270 T nach KMT	4	13, 17, 20, 26	18,5	7	14, 17, $>120\times5$	>120	86%

Statistische Signifikanz:

(1) versus Kontrollgruppe: Gruppe 1, Gruppe 2, Gruppe 3, Gruppe 4 $p < 0,001$
    versus Gruppe 1:   Gruppe 2 $p < 0,01$; Gruppe 3 $p < 0,05$; Gruppe 4 $p < 0,05$

(2) versus Kontrollgruppe: Gruppe 2 keine; Gruppe 3 $p < 0,01$; Gruppe 4 $p < 0,001$

Organen gibt. Die unterschiedliche Organimmunogenität ist möglicherweise abhängig von den PL und/oder den endothelialen Zellen, sowohl qualitativ als auch quantitativ, sowie von der relativen Frequenz von Klasse-I- oder Klasse-II-MHC-Antigenen. Auch die Spontanität, mit der MHC-Antigene und Interleukin-Rezeptoren induziert werden, mag ausschlaggebend sein.

Summary

To study the impact of intestinal transplant (IT) PCs on HVG and GVH reactions we used low-responder ACI rats as recipients of orthotopic IT or heterotopic heart transplants (HHT) from Lewis donors, gamma-irradiated rats, or bone marrow chimeras in which the recipient of the SBT was syngeneic with the BM donor. The rate of chimerisms after BMT was 98% for lymphoid cells expressing ACI class I MHC antigens, with minimal finding of Lewis class II MHC antigens on dendritic cells. Despite nearly complete depletion of PC in the donor, marked prolongation of heart allograft survival occurred only when chimerism in donors was present for more than 180 days. ACI recipients of IT from irradiated Lewis/ACI BM chimeras showed *no* clinical or histological evidence of GVHR which was present in control ACI recipients of naive Lewis intestines. Inactivation of transplanted lymphoid cells in the IT by gamma irradiation appears almost as effective in preventing GVHR as PC replacement with recipient PCs (ACI) as determined by histopathology. We conclude that the immunogenicity of small-bowel allografts is based on elements present in the intestine other than PCs alone. The different responses to HHT and IT, from PC-depleted donors emphasize the importance of tissue transplantation for graft rejection.

Dr. med. M.Gundlach, Abteilung für Allgemeinchirurgie, Chirurgische Universitätsklinik und Poliklinik, Universitätskrankenhaus Eppendorf, Martinistraße 52, D-20246 Hamburg

Stickstoffmonoxyd-Produktion nach Dünndarmtransplantation der Ratte

Nitric Oxide Production During Small Bowel Transplantation in the Rat

A.R. Mueller[1,2], K.-P. Platz[1,2], J.M. Langrehr[1,2], R.A. Hoffman[1], P. Neuhaus[2] und W.H. Schraut[1]

[1]Department of Surgery, University of Pittsburgh, USA
[2]Chirurgische Klinik und Poliklinik, Universitätsklinikum Rudolf Virchow, Freie Universität Berlin

Einleitung

In der Dünndarmkonservierung nimmt Stickstoffmonoxyd ($\cdot N{=}O$) offensichtlich eine zweideutige Rolle ein. Die durch das konstitutive Enzym regulierte $\cdot N{=}O$ Produktion vermindert unter physiologischen und pathophysiologischen Bedingungen die Epithel- und Endothelzellpermeabilität des Darmes und verringert somit den Plasmaaustritt, die Bakterientranslokation und Endotoxinämie [1, 2]. Darüberhinaus bewirkt die konstitutive $\cdot N{=}O$ Synthase in der Reperfusionsphase eine lokale Erhöhung des $\cdot N{=}O$ Gehaltes in der Mukosa und Submukosa, was seinerseits eine Gegenregulation verschiedener, zum Teil unerwünschter Effekte in der frühen Reperfusionsphase hervorruft [3]. So vermindert $\cdot N{=}O$ die durch Superoxid-Anionen erzeugte Vasokonstriktion ($O_2{-}$-Scavanger) und inhibiert die Neutrophilenadhäsion und Thrombozytenaggregation, Effekte, die zusammengefaßt als ”No-Reflow-Phänomen” bekannt sind. Aus der Sepsisforschung ist bekannt, daß die Stimulation des induzierbaren Enzyms zur Hypotension und Inhibierung wichtiger eisenhaltiger Enzyme führt und somit eher negative Auswirkungen auf den Konservierungs- und Reperfusionsschaden haben könnte. Im Dünndarm-Transplantationsmodell der Ratte wurde daher die $\cdot N{=}O$ Produktion und deren Auswirkung auf die Transplantatfunktion zu verschiedenen Zeitpunkten der Reperfusionsphase bestimmt.

Methodik

Lewis Ratten wurden in einer spezifisch pathogenfreien Umgebung gehalten. Alle Tiere erhielten eine kombinierte Inhalations-Barbiturat-Anästhesie mit Methoxyfluran und Pentobarbital (1 mg/kg KG i.p.). Die proximale Hälfte des Dünndarms wurde nach einer Konservierungszeit von 1 h (sofortige Transplantation), 6 h und 12 h in isotonischer Kochsalzlösung (4°C) in syngene Empfängertiere transplantiert (n = 12/Konservierungszeit). Die syngene Dünndarm-Transplantation wurde gewählt, um alloantigene Einflüsse auszuschließen. Je 6 Empfängertieren pro Gruppe wurde so-

Chirurgisches Forum 1994
f. experim. u. klinische Forschung
Trede/Seifert/Hartel (Hrsg.)
©Springer-Verlag Berlin Heidelberg 1994

wohl 20 min und 24 h nach Reperfusion als auch am 7. postoperativen Tag Blut mittels Herzpunktion zur $NO_2^- + NO_3^-$-Serum Spiegelbestimmung in Inhalationsanästhesie mit Methoxyfluoran entnommen. Den übrigen 6 Tieren pro Gruppe wurde 1 1/2 h, 12 h und 48 h nach Reperfusion sowie am 7. postoperativen Tag Blut entnommen. Zum Ausschluß operativer Einflüsse auf die $\cdot$N=O Produktion wurden 8 Tiere scheinoperiert. Das Serum der Empfängertiere wurde mit 0,5 N Natriumhydroxid und Zinksulfat (10%) deproteinisiert. NO_2^- und NO_3^-, die stabilen Endprodukte der $\cdot$N=O Produktion, wurden nach der Methode von Green et al. bestimmt [4]. Das Ausmaß des Konservierungs- und Reperfusionsschadens wurde mittels histologischer Untersuchungen (H&E) zu gleichen Zeitpunkten bestimmt [5].

Ergebnisse

Empfängertiere mit Transplantaten, die 1 h und 6 h konserviert worden waren, überlebten zu 100%, während nach 12 h Konservierungszeit keines der Empfängertiere mit funktionierendem Transplantat 7 Tage überlebte. Scheinoperierte zeigten zu keinem Zeitpunkt von der Norm abweichende $NO_2^- + NO_3^-$ Spiegel (Normalkontrollen n = 10; $25 \pm 2\mu$mol/l). Wie aus Abb. 1 ersichtlich, lagen die Serum $NO_2^- + NO_3^-$ Spiegel 20 min nach Reperfusion in Empfängertieren mit 1 h und 6 h konservierten Transplantaten im leicht erhöhten Bereich (p = n.s.), während der Anstieg der $NO_2^- + NO_3^-$ Spiegel in Empfängertieren mit 12 h konservierten Transplantaten signifikant gegenüber Normalkontrollen und scheinoperierten Tieren war ($p \leq 0,05$). Zw˘lf h nach Reperfusion kam es zu einem weiteren Anstieg der $NO_2^- + NO_3^-$ Produktion in allen untersuchten Gruppen (1 h: $58 \pm 5\mu$mol/l; 6 h: $57 \pm 7\mu$mol/l; 12 h: $56 \pm 6\mu$mol/l; $p \leq 0,01$ vs. Normalkontrollen und Schein-OP). Das Maximum der $\cdot$N=O Produktion nach 1 h, 6 h und 12 h Konservierungszeit trat jeweils 24 h nach Reperfusion auf: 1 h Konservierungszeit: $59 \pm 6\mu$mol/l; 6 h Konservierungszeit: $61 \pm 5\mu$mol/l; 12 h Konservierungszeit: $109 \pm 14\mu$mol/l ($p \leq 0,01$ versus 1 h und 6 h). 48 h nach Reperfusion zeigte sich ein deutlicher Abfall der $NO_2^- + NO_3^-$ Spiegel im Serum aller überlebenden Transplantatempfänger, wohingegen die $NO_2^- + NO_3^-$ Spiegel in Empfängertieren mit 12 h konservierten Transplantaten, die nicht überlebten, weiterhin stark erhöht blieben ($p \leq 0,01$ vs. 1 h und 6 h).

Histologische Untersuchungen von Dünndarmbiopsien 20 min nach Reperfusion ergaben einen leichten bis mäßigen Konservierungsschaden der 1 h oder 6 h konservierten Transplantate: es fanden sich Destruktionen der Epithelzellen im Bereich der Villispitzen, die maximal bis zur Mitte der Villi reichen, sowie eine Separation der Lamina propria von den Villikörpern, die teilweise bis zur Villibasis reicht, diese jedoch intakt läßt, ebenso wie die Dünndarmkrypten. Nach 12-stündiger Konservierungszeit wiesen alle Dünndarmbiopsien einen starken Konservierungsschaden auf mit Zerstörung der Villibasis, bzw. völlig endepithelialisierten Dünndarmvilli und teilweise zerstörten Krypten. Nach 24 h und 48 h hatte sich die Mukosa aller überlebenden Tiere weitgehend vollständig erholt und mit den Zeichen eines allenfalls noch geringen Dünndarmwandödems aller Schichten und milder Epithelabhebung im Villispitzenbereich. Die Mukosa nicht-überlebender Tiere nach 12-stündiger Konservierung wies

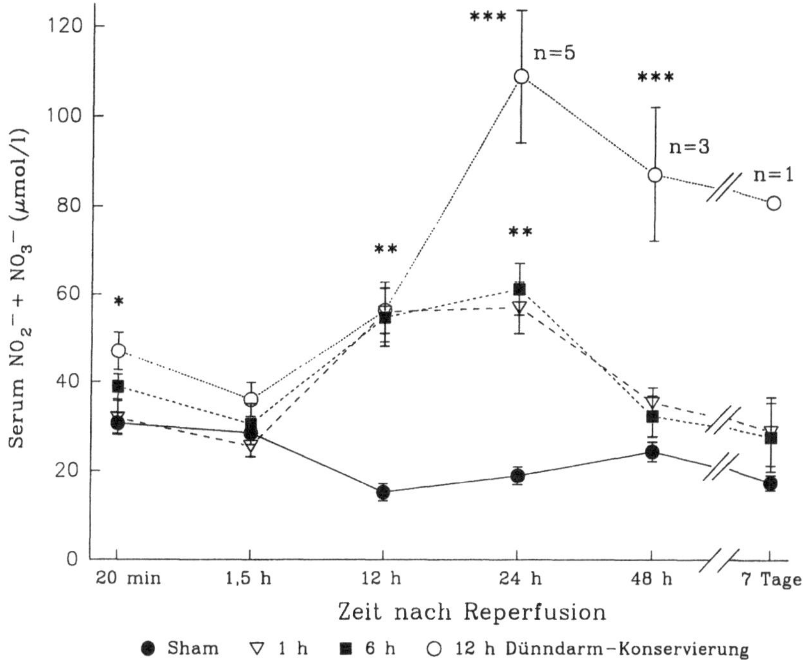

Abb. 1. Serum NO_2^- + NO_3^- Spiegel, gemessen in Empfängertieren mit Dünndarmtransplantaten, die für 1 h, 6 h oder 12 h konserviert wurden, zu verschiedenen Zeitpunkten nach Reperfusion, bzw. Transplantation. Von den Empfängertieren mit 12 h konservierten Transplantaten überlebte 1 Tier, jedoch mit makroskopisch destruiertem Transplantat. Serum NO_2^- + NO_3^- Spiegel normaler LEW Ratten (n = 10): $25 \pm 2 \mu$mol/l.
* $p \leq 0,05$ vs Normalkontrollen und Scheinoperierte, ** $p \leq 0,01$ vs Normalkontrollen und Scheinoperierte, *** $p \leq 0,001$ vs Normalkontrollen und Scheinoperierte; $p \leq 0,01$ vs 1 h und 6 h Konservierungszeit

hingegen unverändert einen deutlichen Schaden auf. Nach 7 Tagen hatten sich alle überlebenden Transplantate komplett regeneriert.

Zusammenfassung

Nach 12-stündiger Dünndarmkonservierung waren 24 h nach Reperfusion in den Empfängertieren signifikant höhere NO_2^- + NO_3^- Spiegel zu beobachten als bei Empfängertieren von Transplantaten, die für 1 h oder 6 h konserviert worden waren. Diese Ergebnisse zeigen daher, daß eine zunehmende Erhöhung der ·N=O Produktion 24 h nach Reperfusion mit einer signifikanten Verminderung des Transplantat- und Empfängerüberlebens einhergeht. Desweiteren korreliert die übermäßig hohe ·N=O Produktion nach 24 h mit einer fehlenden Erholung des histologischen Konservierungs- und Reperfusionsschadens der Transplantate. Das Zeitintervall von 24 h spricht für eine Stimulierung der ·N=O Produktion, überwiegend durch die induzierbare ·N=O Synthase. Dies könnte in Endothelzellen und Makrophagen des Transplantates erfolgen, aber auch durch Stimulierung von Kupfferzellen und Hepatozyten der Leber oder Makrophagen des Blutes. Aus eigenen früheren Untersuchungen ist jedoch bekannt, daß eine Erhöhung des ·N=O Gehaltes der Mukosa und Submukosa überwiegend durch die konstitutive ·N=O Synthase erfolgt und einen protektiven Einfluß auf die postoperative Transplantatfunktion und das Überleben des Transplantates und Empfängers ausübt. Daher könnte nur eine hoch-selektive Inhibierung der induzierbaren ·N=O Synthase das Ausmaß des Reperfusionsschadens mindern.

Summary

$NO_2{-} + NO_3{-}$ levels 24 h after reperfusion were significantly higher in recipients receiving intestinal grafts preserved for 12 h compared with recipients receiving grafts preserved for 1 h or 6 h. Therefore these results indicate that increased ·N=O production 24 h after reperfusion coincides with decreased intestinal graft function and decreased graft and recipient survival. Furthermore, increased ·N=O production correlated inversely with recovery from histological damage, i.e., grafts with high ·N=O production showed no signs of recovery after 24 and 48 h following transplantation, while grafts preserved for 1 ot 6 h did so. The time interval of maximum ·N=O production of 24 h indicates that the source of ·N=O is the inducible ·N=O synthase, which may be stimulated in endothelial cells and macrophages of the graft, in Kupffer's cells and hepatocytes of the liver, and macrophages or other inflammatory cells of the blood. We have previously shown that increased ·N=O production in the mucosa and submucosa, presumably by the constitutive ·N=O synthase, exerts a protective effect on postoperative graft function and graft and recipient survival. Therefore, only highly selective inhibition of inducible synthase may decrease the extent of reperfusion injury.

Literatur

1. Kubes P, Granger DN (1992) Nitric oxide modulates microvascular permeability. Am J Physiol H611–615
2. Hutcheson JR, Whittle BJR, Boughton-Smith NK (1990) Role of nitric oxide in maintaining vascular integrity in endotoxin-induced acute intestinal damage in the rat. Br J Pharmacol 101:815–820
3. Mueller AR, Platz K-P, Langrehr JM, Hoffman RA, Nussler AK, Neuhaus P, Schraut WH (in press) The function of nitric oxide during reperfusion of cold preserved small bowel grafts. Transplant Proc
4. Green LC, Wagner DA, Glogowski J, Skipper PL, Whisnok JS, Tannenbaum SR (1982) Analysis of nitrate, nitrite and (^{15}N) nitrate in biological fluids. Anal Biochem 126:131–138
5. Mueller AR, Nalesnik M, Platz K-P, Langrehr JM. Hoffman RA, Schraut WH (in press) Mucosal glutaminase and histology as parameters for small bowel preservation injury. J Surg Press

Dr. A.R. Müller, Chirurgische Klinik und Poliklinik, Universitätsklinikum Rudolf Virchow, Freie Universität Berlin, Augustenburger Platz 1, D-13353 Berlin

FACS-Analyse immunozytärer Membranantigene in mesenterialen Lymphknoten langzeitüberlebender Ratten nach allogener Dünndarmtransplantation

FACS Analysis of Immunocytes Obtained from Mesenteric Lymph Nodes of Long-Term Surviving Rats After Allogeneic Small-Bowel Transplantation

R. Schlemminger[1], R.K.H. Gieseler[2], R. Kühn[2], H. Xu[2], J.H. Peters[2] und H. Köhler[1]

[1]Klinik und Poliklinik für Allgemeinchirurgie;
[2]Abteilung für Immunologie, Georg-August-Universität, Göttingen

Einleitung

Nur das grundlegende Verständnis der Langzeitakzeptanz allogener Transplantate – und die dafür erforderlichen immunologischen Untersuchungen – kann als Basis für eine gezieltere und effektivere Therapie der Abstoßung fremder Gewebe und Organe dienen. Für die vorliegende Studie wurde daher der langfristige Einfluß einer Immunsuppression mit Cyclosporin A (CsA) auf die Immunzellen transplantatdrainierender Lymphknoten untersucht. In unserem Fall lag die besondere Situation der Übertragung des gesamten Dünndarms (DD) bzw. des distalen Dünndarmdrittels und des mit diesem Organ assoziierten immunkompetenten Gewebes vor. Wir verglichen die Expression ausgewählter Leukozyten-Antigene [1] aus mesenterialen Lymphknoten (mLK) allotransplantierter Ratten und Kontroll-Lymphknoten. Diese Antigene erlauben die Identifikation definierter Immunzelltypen und die Analyse der Membranexpression von Adhäsionsmolekülen, die für eine effektive Immunantwort [1] und das Homing wandernder Immunzellen [2] essentiell sind.

Methodik

Tiere und operative Prozedur: Zehn bis 12 Wochen alte männliche Ratten der Inzuchtstämme Brown Norway (BN; RT.1^u, 250 g) und Lewis (LEW; RT.1^l, 300 g) wurden als Dünndarm-Donoren bzw. -Rezipienten verwendet. Die Haltung der Tiere sowie alle Experimente wurden entsprechend den "Guiding Principles in the Care and Use of Animals" vorgenommen. Alle operativen Eingriffe wurden unter Äthernarkose durchgeführt. Die Ratten wurden auf sieben experimentelle Gruppen (I–VII) zu n = 4 verteilt. Der DD der LEW-Rezipienten (Gruppen I bis VI) wurde vollständig reseziert. Danach wurde ein DD-Transplantat der BN-Donoren in orthotopem Einschrittverfahren überpflanzt und in portocavaler Anastomosierung an die Zirkulation angeschlossen. Allotransplantationen wurden in den Gruppen I bis IV vorgenommen (I und II:

Chirurgisches Forum 1994
f. experim. u. klinische Forschung
Trede/Seifert/Hartel (Hrsg.)
©Springer-Verlag Berlin Heidelberg 1994

gesamter BN-DD; III und IV: distales DD-Drittel). Als syngene Kontrollen dienten die Gruppen V und VI (V: vollständiger LEW-DD; VI: distales DD-Drittel). Die LEW-Ratten der Gruppe VII dienten als unoperierte Kontrollen (vgl. [3]).

Immunsuppression und postoperativer Verlauf: Die Gruppen I und II wurden nach einem etablierten Behandlungsschema [3] mit CsA (gelöst in Olivenöl zu 25 mg/ml) immunsupprimiert (d 0–14: 15 mg/kg KG; d 15–28: 10 mg/kg KG). Die Parallelgruppen II und IV erhielten keine Immunsuppression und dienten daher als Rejektionskontrollen. Alle Tiere erhielten von d 0 bis 7 balanzierte Flüssigkeit (Survimed, Fresenius, Bad Homburg, FRG) und wurden ab Tag 8 auf Standardfutter umgestellt.

Entnahme von Lymphozyten und Zellanreicherung: Mit Ausnahme der Gruppen II und IV wurden allen Tieren die mLK entnommen (Gruppen I und III: allogen; Gruppen V und VI: syngen; Gruppe VII: isogen) und zum internen Vergleich außerdem axilläre und zervikale Lymphknoten exstirpiert. Die Lymphknoten wurden bei Raumtemperatur homogenisiert (Braun, Melsungen, FRG) und die Einzelzellen in RPMI 1640 aufgenommen und bei 37°C mittels einer Nylonwoll-Säule gereinigt sowie zwei Mal bei 4°C mit Phosphat-Puffer (PBS) gewaschen.

Monoklonale Antikörper und Flußzytometrie: Gewaschene Leukozyten wurden in Puffer aufgenommen (PBS/0,1% NaN_3, 1% BSA) und Fc-Rezeptoren mit 10% bzw. 2 mg/ml Kaninchen-Serum blockiert. Dann wurden 200 μl-Aliquots zu 3×10^5 Zellen mit primären monoklonalen Antikörpern (mAk) der Maus inkubiert. Die verwendeten mAk erkennen die folgenden Antigene: MHC Klasse II [auf Antigen-präsentierenden Zellen (APC)], CD4 (auf T-Helfer-Zellen), CD8 (auf T-Suppressor-Zellen und zytotoxischen Lymphozyten)], das *intercellular adhesion molecule 1* (ICAM-1) sowie die α- und β-Kette des *leukocyte function-associated molecule 1* (LFA-1). Die mAk tragen die Bezeichnungen OX-3 (anti-Klasse II: nur LEW), OX-6 (anti-Klasse II: LEW und BN), RIB-5/2 (anti-CD4), RIB-6/1 (anti-CD8), WT.1 (anti-LFA-1α), WT.3 (anti-LFA-1β) und 1A29 (anti-ICAM-1). [RIB-5/2; RIB-6/1: freundlicherweise von Dr. M. Lehmann, Inst. für Med. Biochemie, Rostock, FRG. OX-3; OX-6: Serotech via Camon, Wiesbaden, FRG. WT.1; WT.3; 1A29: Seikagaku, Tokyo, 103, Japan.] Nachweis mAk-markierter Antigene erfolgte im Fluoreszenz-aktivierten Zellsortierer (FACStar^{PLUS}, Typ IV, Becton-Dickinson, Erembodegem-Aalst, Belgien) mit Ziege-anti-Maus-FITC-F(ab)$_2$ (1:100) (Jackson über Dianova, Hamburg, FRG). Es wurde der Anteil [%] Antigen-positiver Zellen an der Gesamtzellsuspension ermittelt; tote Zellen wurden mit 5μg/ml Propidium-Jodid angefärbt und nicht in die Auswertung einbezogen. Statistische Auswertung wurde nach Student's t-Test vorgenommen.

Ergebnisse und Diskussion

Überleben und in situ-Inspektion: Die Kontrollgruppen II und IV verstarben an d 8 bis 11 innerhalb des etablierten zeitlichen Fensters [4] und wurden nicht weiter untersucht. Alle Ratten der Gruppen I, III, V, VI und VII überlebten > 360 Tage, wurden durch CO_2-Überschuß getötet und schließlich *in situ*-inspiziert. Diese Testgruppen wiesen weder Auffälligkeiten der großen Organe noch Anzeichen chronischer Abstoßungsprozesse auf. Allerdings zeigten sich bei den allotransplantierten Tieren der Gruppen I (gesamter DD) und III (distales Drittel) vergrößerte und stark vaskularisierte Spender-mLK.

Antigenexpression: Zellen aus den mLK allotransplantierter Tiere und aus Kontroll-Lymphknoten zeigten vergleichbare Klasse II-Expression ($\sim$ 30%), wobei sich zudem die OX-3- und OX-8-Parallelbestimmungen deckten. Dies zeigt an, daß keine überproportionale Expression dieser Antigene – wie für entzündliche Prozesse (z.B. γ-Interferon-vermittelt) charakteristisch – meßbar war und die Spender-mLK offensichtlich nur noch mit APC des Empfänger-Haplotyps besiedelt waren. Ebenso lagen die Prozentsätze der CD4- und CD8-positiven Lymphozyten sowie die Expression des Adhäsionsmoleküls ICAM-1 in jedem der untersuchten Fälle im Kontrollbereich.

Demgegenüber zeigten sich bei den allotransplantierten Gruppen eine signifikante ($p < 0,05$) Abnahme der Expression der beiden LFA-1-Ketten α (CD11a) und β (CD18), während sie in mLK und Kontroll-Lymphknoten der Gruppen V, VI und VII etwa gleich stark ausgeprägt waren. In den mLK der LEW-Empfänger eines *gesamten* BN-DD (Gruppe I) war die Expression von LFA-1α und -β um 50% verringert; bei Rezipienten des ilealen BN-DD-*Drittels* (Gruppe III) waren größere Differenzen (Verminderung um $< 40\%$) nur für die β-Kette nachweisbar.

Issekutz zeigte bereits 1992 [5], daß eine mAk-Blockade von LFA-1 in der Ratte zu einer $< 60\%$ verminderten Einwanderung von T-Zellen in die mLK führt. Dementsprechend können wir bei einer verminderten Membranexpression von LFA-1 [2] – wie hier gemessen – annehmen, daß T-Lymphozyten nur noch in vermindertem Maß in die Lymphknoten immigieren und es zu entsprechend veränderten, zellulären Verteilungsströmen (Horning) kommt. In diesem Zusammenhang wäre eine zusätzliche Analyse der Expression von LFA-1 (und ICAM-1) auf den Endothelien der *high endothelial venules* (HEV) von großem Interesse. Aufgrund des therapeutischen Regimes muß angenommen werden, daß die verringerte LFA-1-Expression direkt (z.B. über Cyclophilline) oder indirekt (in Form einer Langzeitregulation über zelluläre Wechselwirkungen) auf CsA zurückzuführen ist und sich – zumindest langfristig – im Sinne einer immunzellulären Normoregulation auswirkt.

Zusammenfassung

An einem Dünndarm-Transplantationsmodell der Ratte (BN $\rightarrow$ LEW) konnten wir zeigen, daß ein durch perioperative Therapie mit Cyclosporin A erreichtes Langzeitüberleben (> 360 Tage) mit einer signifikanten ($p < 0,05$) Verringerung der Expression der beiden LFA-1-Ketten α (CD11a) und β (CD18) auf Zellen der mesenterialen Lymphknoten des allogenen Spenderdarms einhergeht. Andere Parameter, wie die Prozentsätze an CD-4$^+$, CD8$^+$ und MHC Klasse II$^+$ Leukozyten sowie das Adhäsionsmolekül ICAM-1, veränderten sich im Vergleich zu Kontroll-Lymphknoten nicht. Diese Ergebnisse weisen auf ein moduliertes T-Zell-Horning im Zuge des Aufbaus einer langfristigen Organakzeptanz hin.

136

Summary

Using a rat model for experimental small-bowel transplantation (BN → LEW), we showed that perioperative treatment with cyclosporin A, leading to long-term survival (> 360 days), coincides with significantly ($P < 0.05$) reduced expression of the two chains of FLA-1, α (CD11a) und β (CD18), on cells obtained from mesenteric lymph nodes of the donor's small bowel. Other parameters, such as the percentages of CD4$^+$, CD8$^+$, and MHC class II$^+$ leuocytes as well as the presence of the adhesion molecule ICAM-1 did not reveal significant alterations compared with those from control lymph nodes. These results suggest a modulation of T cell homing in parallel to the establishment of long-term organ acceptance.

Literatur

1. Gieseler R, Schlemminger R, Lenzner S (1994) Aktuelle Aspekte der Transplantationsimmunologie. Biol Med (im Druck)
2. Tamatani T, Kotani M, Tanaka T, Miyasaka M (1991) Molecular mechanisms underlying lymphocyte recirculation. II. Differential regulation of LFA-1 in the interaction between lymphocytes and high endothelial cells. Eur J Immunol 21:855–858
3. Schlemminger R, Lottermoser S, Gieseler RKH, Sostmann H, Nustede R, Köhler H, Schafmayer A (1993) The adaptive response of the rat small intestine after resection and segmental transplantation during the early postoperative phase. Res Exp Med 193:213–224
4. Schraut WH, Lee KKW (1986) Long-term survival of orthotopic small-bowel allografts using cyclosporine A. In: Deltz E, Thiede A, Hamelmann E (eds) Small-bowel transplantation. Springer, Berlin Heidelberg New York Tokyo, p 156–160
5. Issekutz TB (1992) Inhibition of lymphocyte endothelial adhesion and in vivo lymphocyte migration to cutaneous inflammation by TA-3, a new monoclonal antibody to rat LFA-1. J Immunol 149:3394–3402

Dr. med. R. Schlemminger, Klinik und Poliklinik für Allgemeinchirurgie, Georg-August-Universität, Robert-Koch-Straße 40, D-37075 Göttingen

Die Ersatzplastik der Trachea mittels PTFE-stabilisiertem, homologen Dünndarm im Tiermodell

Tracheal Replacement with a PTFE-Reinforced Composite Ileal Autograft: An Animal Modell

D.W. Schröder, F. Fändrich, R.J. Elfeldt und M. Brückner

Klinik für Allgemeine Chirurgie und Thoraxchirurgie, Christian-Albrechts-Universität, Kiel

Einleitung

Die Teilresektion der Trachea ist bei entzündlichen Stenosen, Tumoreinbrüchen sowie primären Neoplasien ohne Fremdersatz nur möglich, wenn der tracheale Defekt nicht mehr als 40–50% der Gesamtlänge einnimmt. Ausgedehntere Resektionen sind durch topographisch-anatomische Randbedingungen beschränkt. Alloplastische Materialien bieten keine zuverlässige Ersatzlösung. Ihre Nachteile resultieren aus dem Verlust des physiologischen Infektionsschutzes.

Problemstellung

Eine dauerhafte Lösung beansprucht die frühfunktionelle Anpassung des Ersatzsystems an die physiologischen Anforderung der Trachea:

1. epitheliale Mukosabarriere   (Infektionsschutz des Implantates)
2. mukociliäre Clearance   (Infektschutz)
3. keine Immunogenität   (homologer Ersatz)
4. Elastizität   (Längenausgleich)
5. Stabilität   (Kollapsprotektion)
6. keine Kanzerogenität   (biologisch inert)

Im Tierexperiment sollte geprüft werden, ob sich der ontogenetisch verwandte Dünndarm unter orthotopen Bedingungen an die definierten idealen Trachealfunktionen adaptieren kann.

Chirurgisches Forum 1994
f. experim. u. klinische Forschung
Trede/Seifert/Hartel (Hrsg.)
©Springer-Verlag Berlin Heidelberg 1994

138

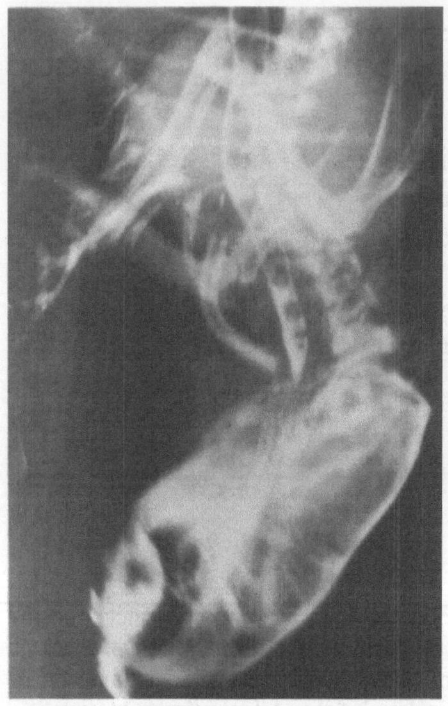

Abb. 1. Darstellung des Ösophagus mit Gastrographin am 84. Tag; in der Trachea-Ersatzplastik ist der Stent zu erkennen

Material und Methode

(Genehmigung durch das Ministerium für Natur Umwelt und Landwirtschaft Schleswig-Holstein: Nr. XI 340a.7224.11–3). Lewisratten (280–320 g) wurden in einem "two-step" Verfahren in Ketanest/Rompun Kombinationsnarkose operiert. Ein 6 cm langes Ileumsegment wurde nach Y- Roux aus der Kontinuität ausgeschaltet und extern durch eine 4 mm PTFE- Manschette stabilisiert. Vorversuche zeigten die komplette Serosierung und den ringstabilen Einbau des ummantelten Ileumsegmentes nach 3 Wochen. Nach 21 Tagen erfolgte die Entnahme (second step) dieses "composite-graft" und der Gefäßanschluß an die Carotis externa sowie Jugularis interna in ein syngenes Empfängertier durch einen collaren Zugang in mikrochirurgischer Technik. Nach Freigabe der Gefäßanastomosen wurden im collaren Abschnitt des syngenen Tieres 8 Trachealspangen reseziert. Die mittlere Zeit für die Gefäßanastomosen betrug 30 min. Nach Intubation des Tieres über einen kleinen Katheter und Spontanatmung erfolgte der orthotope Einsatz des "composite graft" anisoperistaltisch, teleskopartig (4–5 Nähte) über die Empfängertrachea. Ein Stent wurde zur Sicherstellung der Atmung im Transplantat belassen (Abb.1).

Histologie

Die histologische Bewertung erfolgte in HE-Färbung und Immunperoxidasetechnik, wobei spezifische Antikörper (OX 19) und (OX 41) gegen Makrophagen, T-Zellen und NK-Zellen untersucht wurden. Am 7., 14., 21., 42. und 84. Tag konnten jeweils Tiere zu den Untersuchungen seziert werden.

Ergebnisse

Bisher wurden 10 Tiere erfolgreich transplantiert. Zu den gewählten Zeitabschnitten lebten am 7., 14. und 42. Tag jeweils ein Tier, am 21. und 84. Tag jeweils zwei Tiere. Die Befunde am 21., 42. sowie 84. Tag liegen den hier vorliegenden Angaben zugrunde. Keines der Tiere litt an einem subkutanen Emphysem oder einer Insuffizienz der Trachealanastomosen. Wegen Schwierigkeiten bei der Nahrungsaufnahme wurden die Tiere post- operativ nach den ersten drei Tagen mit Peptidlösung und Wasser versorgt. Der Gewichtsverlust für die ersten drei Tage lag bei 35–58 g. Das Gewicht wurde erst nach 8 Tagen wieder zurückgewonnen. Zwei Tiere starben als Folge einer venösen Thrombose und eines hämorrhagischen Infarktes des Ileumsegmentes. Alle anderen acht Tiere waren in einem guten Allgemeinzustand. Vier Tiere hatten einen intermittierenden Stridor bei zunehmender Bewegung oder Aufregung. Ein Tier wurde am 42. Tag getötet, da eine erhebliche Luftnot auftrat. Es zeigte sich ein ausgedehnter Abszeß im Bereich der distalen Anastomose. Die Gastrographinpassage bestätigte durch das relativ raumgreifende Implantat eine Verdrängung des Ösophagus. Sie nahm bei der Beugung des Kopfes zu.

Histologische Bewertung

Die Tiere, die am 42. und 84. Tag untersucht wurden, zeigten eine deutliche Atrophie der Mukosa. Die Submukosa und die Serosa des Segmentes wiesen keine Veränderungen der Wanddicke auf. Die Produktion von Bronchialsekret war relativ gering. Eine Pneumonie war bei keinem von fünf Tieren gesehen worden. Die immunhistologischen Untersuchungen belegten das Einwandern von pan-T-Zellen und Makrophagen in die Goretex-Matrix. Begleitet wurden diese Vorgänge von einer Neoangiogenese.

Diskussion

Der experimentelle Teilersatz der Trachea durch ein stabilisiertes Ileumsegment mit vaskulärem Anschluß ist erstmals 1961 von Michelson et al. [4] beschrieben worden. Die Autoren haben ein biegesteifes Drahtgitter benutzt, um die Wandstabilität zu erzielen. Das steife Drahtgitter führte zu Erosionen und Durchblutungsstörungen. Letang et al. [5] hatten 1990 gezeigt, daß die Rekonstruktion der Trachea mit einem mikrovasculären Dünndarmtransplantat beim Hund möglich ist. Wie bei unseren Versuchen hatten die Autoren während zwei Wochen postoperativer Überwachung einen Stent in die Trachea eingelegt, um die Atmung sicherzustellen. Der Stent bewirkte bei unseren Tieren eine Veränderung der natürlichen Flexibilität der Trachea (Abb.1). Diese Beobachtung erklärt den lageabhängigen Stridor der Tiere. Costantino et al. [3] hatten 1992 mit der gleichen Technik ein dacronverstärktes (Dacron-urethane-mesh) Ileumsegment zur trachealen Transplantation aufbereitet. Auch sie haben über vier Wochen das tracheale Ersatzsegment geschient. Zudem erhielten die Tiere intramuskulär Somatostatin, um die Peristaltik und die Sekretion zu reduzieren. Der relativ unkomplizierte Verlauf und das von Letang berichtete stabile Einwachsen des Jejunum in die Umgebung nach schon zwei Wochen stehen im Widerspruch zu unseren Ergebnissen. Langzeiterfahrungen können wir nicht vorlegen. Die Tiere haben mit Stent überlebt, den wir auch nicht entfernen konnten. Bei den Tieren, die wir einzeitig in den Vorversuchen ohne Stent operiert hatten, bestand eine erhebliche Schleimproduktion. Sie verstarben daran, daß die Clearance des distalen Respirationstraktes ohne Stent nicht möglich war. Wir entschieden uns deshalb für das zweizeitige "two-step" Vorgehen mit Stenteinlage. Nach der klinischen Erfahrung bei dem Mundbodenersatz durch Jejunum, der einzeitig durchgeführt wird, ist nicht verständlich, daß bei den von Costantino und Letang [3, 5] berichteten Experimenten ein substantieller Rückgang der schleimproduzierenden Zellen schon nach kurzer Zeit erfolgt war. Sicherlich waren unsere Probleme noch durch den erheblich kleineren Durchmesser der Prothese mitbedingt. Resorbierbare Stents wären hilfreich, um die Phase der Epitheldegradierung zu überbrücken. Mit der Übertragung des Modells auf den Menschen werden die Nachteile des alloplastischen Trachealersatzes voraussichtlich vermieden werden können.

Zusammenfassung

Trotz zahlreicher experimenteller Ansätze ist das Problem des langstreckigen Trachealersatzes bisher nur unzureichend gelöst. Alloplastische Materialien versagen infolge bakterieller Kontamination und mangelnder epithelialer Abschirmung des Implantates. Ziel dieser Studie war die Entwicklung und Anwendung eines freien, homologen – mittels PTFE (polytetra- fluoroethylene Gore-Tex stabilisierten – Dünndarmsegmentes, welches eine dauerhafte frühfunktionelle Anpassung an die Anforderungen des Respirationstraktes gewährleisten sollte.

Lewisratten (280–320 g) wurden in einem "two-step" Verfahren operiert. Ein 6 cm langes Ileumsegment wurde nach Y-Roux aus der Dünndarmkontinuität ausgeschaltet und extern durch eine PTFE-Manschette stabilisiert. Vorversuche zeigten die komplette Serosierung und den stabilen Einbau der PTFE-Prothese nach 3 Wochen. Danach erfolgte die Entnahme (second step) dieses "composite-graft" und der freie Gefäß- und Trachealanschluß in ein syngenes Empfängertier in mikrochirurgischer Technik. 10 LEW-Ratten konnten bisher erfolgreich durch Ersatz von 8 Trachealspangen transplantiert werden. Die histologische Untersuchung zeigte einen stufenlosen mukosalen Übergang im Bereich der Anastomosen. Morphologisch war der Respirationstrakt unverändert, ohne Zeichen der Kongestion und Infektion. Der homologe Ersatz der Trachea ist im Tiermodell möglich. Mit der Übertragung des Modells auf den Menschen werden die Nachteile der alloplastischen Ersatzlösungen wahrscheinlich zuverlässig vermiedem werden können.

Summary

Tracheal replacement suffers from a reliable prosthetic conduit to reconstruct large tracheal defects following extensive (> 50%) resection. A basic problem encountered with synthetic material is its lack of mucosal epithelial lining, which leads unavoidably to bacterial contamination of the alloplastic system in use. We analyzed whether the ontogenetically related small bowel is able to adapt to the tracheal function under orthotopic conditions. For investigation Lewis rats were operated on in a two-step procedure. First a 6-cm segment of ileum was bypassed using a Roux-en-Y anastomosis. The outside surface was covered antimesenterically by a ring-enforced polytetrafluoroethylene (PTFE) Gore-Tex prosthesis. The optimal time for reliable incorporation of the Gore-Tex material into the serosa was tested in pilot experiments; this is reached after 3 weeks. Subsequently the reinforced ileum segment was implanted orthotopically into a syngeneic animal in a second surgical step. Up to now ten animals have been transplanted successfully. The clinical and histological investigation revealed a "gap-free" mucosal junction at the anastomotic site, air-tightness, and a normal respiratory tract without signs of mucous congestion. We consider the two-step procedure using a revascularized ileal autograft with a reinforced bowel segment for tracheal substitution a viable reconstructive method in man.

Literatur

1. Neville WE (1982) Prosthetic reconstruction of the trachea. Laryngol Otol Rhinol 103:153–154
2. Grillo HC, Zannini P, Michelassi F (1986) Complications of tracheal reconstruction. J Thorac Cardiovasc Surg 91:322–328
3. Costantino MPD, Nuss D, Snyderman CH, Johnson JT, Friedman CD, Narayanan K, Houston CG (1992) Experimental tracheal replacement using a revascularized jejunal autograft with an implantable dacron mesh tube. Ann Otol Rhinol Laryngol. 101:807–814
4. Michelson E, Solomon R, Maun L, Ramirez J (1961) Experiments in tracheal reconstruction. J Torac Cardiovas Surg 41:748–759
5. Letang E, Sanchez-Lloret J, Gimferrer JM, Ramirez J, Vicens A (1990) Experimental reconstruction of the canine trachea with a free revascularized small bowel graft. Ann Thorac Surg 49:955–958

D.-W. Schröder, Klinik für Allgemeine Chirurgie und Thoraxchirurgie, Christian-Albrechts-Universität Kiel, Arnold-Heller-Straße 7, D-24105 Kiel

Thorakoskopische Lobektomie, Pneumonektomie und mediastinale Lymphknotendissektion im Tierexperiment

Thoracoscopic Lobectomy, Pneumonectomy, and Mediastinal Lymph Node Dissection: An Experimental Study

R. Rieger[1], E. Zauner[1], R. Woisetschläger[1], U. Losert[2] und W. Wayand[1]

[1]II. Chirurgische Abteilung und Ludwig Boltzmann Institut für laparoskopische Chirurgie,
 Allgemein öffentliches Krankenhaus der Stadt Linz
[2]Zentrum für biomedizinische Forschung, Medizinische Fakultät Wien

1910 erstmals von Jakobeus beschrieben, wurde die Thorakoskopie in weiterer Folge vor allem zur Diagnose und Therapie von Pleuraergüssen und Pleuraerkrankungen sowie zur Kollapstherapie bei Lungentuberkulose angewandt [1]. Im Zuge der Entwicklung der laparoskopischen Chirurgie und der endoskopischen Videotechnologie ist es zu einer Renaissance der Thorakoskopie gekommen. Während Bullaresektionen und Pleurektomien beim Spontanpneumothorax, sowie atypische Resektionen von kleinen peripheren Lungenrundherden bereits etablierte Indikationen zur operativen Videothorakoskopie darstellen, wird der Wert thorakoskopisch durchgeführter großer Lungenresektionen aus technischen und onkologischen Gründen noch kontroversiell beurteilt [2, 3]. Ziel dieser Studie war es, die Effektivität und Sicherheit einer videothorakoskopischen Lobektomie und Pneumonektomie sowie die technischen Möglichkeiten einer intrathorakalen Lymphknotendissektion zu untersuchen.

Material und Methodik

Verwendet wurden 8 weibliche Hausschweine mit einem Gewicht zwischen 26 und 28 kg. Alle Eingriffe erfolgten in Allgemeinnarkose und Seitenlage. Bei 4 Tieren wurde über eine Tracheotomie ein Bronchialdoppellumentubus plaziert und die zu operierende Lunge von der Ventilation exkludiert. Die restlichen Tiere wurden orotracheal intubiert und beide Lungen ventiliert, wobei in die zu operierende Thoraxhälfte kontinuierlich CO_2 insuffliert wurde. Alle Tiere wurden mit einem Femoralarterienkatheter und einem Swan Ganz Katheter zur kontinuierlichen Messung des arteriellen und zentral-venösen Druckes, sowie zur Bestimmung des Herzminutenvolumens versorgt. Das thorakoskopische Instrumentarium bzw. die videoendoskopische Anlage bestand aus einem Standardset, wie es für die laparoskopische Cholecystektomie verwendet wird. An speziellen Instrumenten kamen 45° und 90° gebogene Dissektoren, atraumatische Lungenfaßzangen sowie ein automatischer endoskopischer Stapler (Endo GIA 30, Auto Suture) zur Anwendung. Nach Einbringen eines 10 mm Trokars in der Axillarlinie wurde eine 30° Optik in den Thoraxraum eingeführt und unter Sicht weitere 3 bis 4 Trokare plaziert. Abhängig von der Art der Resektion wurden die

Chirurgisches Forum 1994
f. experim. u. klinische Forschung
Trede/Seifert/Hartel (Hrsg.)

Lungengefäße im Interlobärspalt und am Hilus freipräpariert und in der Reihenfolge Arterie – Vene mit dem Endo GIA (weisses Magazin) abgesetzt. Zuletzt erfolgte die Darstellung und Durchtrennung des Lappen- oder Hauptbronchus (Endo GIA, blaues Magazin). Nach Plazierung des Präparates in einem Endo-Bag erfolgte die Bergung über eine 4 bis 7 cm große intercostale Inzision. Die Lymphknotendissektion wurde zum Teil während und zum Teil nach erfolgter Lungenresektion durchgeführt und erstreckte sich vom Interlobärspalt über den vorderen und hinteren Lungenhilus über die Trachealbifurkation bis zur paratrachealen Region. Nach Beendigung der Operation wurden die Tiere getötet, die intrathorakalen Organe in toto entnommen und das Ausmaß der Lymphknotendissektion durch offene Präparation nachuntersucht.

Ergebnisse

Insgesamt wurden 6 linksseitige Unterlappenlobektomien (lobus diaphragmaticus), eine Oberlappenlobektomie (lobus apicalis) sowie eine linksseitige Pneumonektomie erfolgreich thorakoskopisch durchgeführt. Kein Tier verstarb während der Thorako-skopie, der intraoperative Blutverlust war minimal (durchschnittlich 70 ml), wobei bis zum Ende der Eingriffe immer stabile Kreislaufverhältnisse vorlagen. Während die Durchtrennung und der Verschluß der Pulmonalgefäße immer sicher und effektiv mit dem Stapler gelang, kam es einmal bei der Versorgung eines Unterlappenbronchus zu einer partiellen Dehiszenz des Bronchusstumpfes, welcher durch einen fehlerhaften Verschlußmechanismus des endoskopischen Staplers bedingt war. Durch nochmaliges Anlegen des Staplers konnte ein kompletter Bronchusstumpfverschluß erreicht wer-den. Nach allen Lobektomien kam es zu einer kompletten Ausdehnung des verbliebe-nen Lungenlappens. Die kontinuierliche CO_2 Insufflation in den Thoraxraum wurden von den Tieren gut toleriert, wenngleich eine signifikante Beeinflussung des Herz-Kreislaufsystems zu beobachten war. Bei einem Insufflationsdruck von 10 mmHg kam es zu einem Anstieg der Herzfrequenz um 25–40% und des CVD um 50% so-wie einem durchschnittlichen Abfall des systolischen Blutdruckes und des HZV um 30%. Die Lymphknotenstationen im Interlobärspalt, am Lungenhilus, der Trachealbi-furkation sowie paratracheal waren der thorakoskopischen Dissektion gut zugänglich, wobei die histologische Aufarbeitung der Operationspräparate pro Tier 7 bis 17 rese-zierte Lymphknoten ergab. Bei der ''offenen'' Nachdissektion wurden vorwiegend an der Trachealbifurkation und paratracheal lokalisierte Lymphknoten gefunden, wobei pro Tier 4 bis 8 zurückbelassene Lymphknoten vorlagen.

Diskussion

In Übereinstimmung mit anderen Autoren [4] konnte in der vorliegenden experimen-tellen Studie gezeigt werden, daß bei Anwendung einer adäquaten endoskopischen Operationstechnik eine sichere und ausreichende Präparation des Interlobärspaltes so-wie des Lungenhilus und damit die thorakoskopische Lobektomie und Pneumonekto-mie technisch möglich sind. Voraussetzung hierfür ist die Schaffung einer ausreichen-den topografischen Übersicht, wie sie nur bei komplettem Kollaps der zu untersuchenden Lunge gegeben ist. Im Idealfall wird dies durch die Ausschaltung der Lunge von der Ventilation durch exakte Positionierung eines Bronchialdoppellumentubus erreicht. Bei mangelhafter Exklusion der Lunge kann die Übersicht rasch durch eine intermittierende oder kontinuierliche CO_2 Insufflation wiederhergestellt bzw. erreicht werden. Allerdings zeigen unsere Messungen, daß man in dieser Situation mit einem signifikanten Abfall der Herzauswurfleistung und des arteriellen Druckes und damit mit einer beträchtlichen Herzkreislaufbelastung rechnen muß.

Die Einstellung des Interlobärspaltes und des Lungenhilus kann wie in der offenen Lungenchirurgie durch gezielte Retraktion der Lungenlappen nach cranial, caudal oder lateral erreicht werden. Während die Identifikation und zirkuläre Freipräparation der Lungengefässe und Bronchien mit der Hilfe von gebogenen Dissektoren meist ohne Probleme gelang, ergaben sich bei der Versorgung dieser Strukturen mit dem endoskopischen Stapler gelegentlich Schwierigkeiten. Wegen der eingeschränkten Bewegungsmöglichkeit des linearen Staplers um einen Fixpunkt (Eintrittstelle in den Thoraxraum) mußten die zu durchtrennenden Strukturen häufig mit Hilfe von Faßzangen in die geöffneten Branchen des Staplers gezogen werden. Obwohl wir hierbei keine Komplikation erlebten, stellt dies sicherlich eine potentielle Gefahr einer Gefäßverletzung dar. In den meisten Fällen konnte ein sicherer maschineller Verschluß der Gefäße und Bronchien erreicht werden, allerdings trat einmal eine partielle Dehiszenz des Unterlappenbronchusstumpfes durch fehlerhaften Schlußmechanismus des Staplers auf. Eine Erklärung hierfür ist in diesem Fall die wiederholte Anwendung des nur für einen einmaligen Gebrauch konzipierten Staplers. Aber auch bei vorschriftsmäßiger einmaliger Anwendung des Staplers muß mit technischen Komplikationen gerechnet werden, weshalb adäquate endoskopische Nahttechniken zur Bronchus- und Gefäßversorgung beherrscht werden müßten. Zusätzlich ist aus Sicherheitsgründen die Entwicklung von endoskopischen Gefäßklemmen zu fordern. Die Resektatextraktion war im Falle von Lobektomien über 4–5 cm große intercostale Inzisionen ohne Rippenspreizung und nach Pneumonektomie über eine 7 cm große Inzision mit leichter Rippenspreizung möglich, wobei betont werden muß, daß kein pathologisches Substrat in den resezierten Lungenanteilen vorlag. Das Problem der Lymphknotendissektion wurde und wird häufig als gravierender Nachteil laparoskopischer und thorakoskopischer Operationstechniken angesehen [5]. Wie die vorliegende Untersuchung zeigt, ist die thorakoskopische Lymphknotendissektion zumindest experimentell effektiv möglich, wobei sämtliche Lymphknotenstationen bis in die paratracheale Region erreichbar sind. Nach Resektion eines Lungenlappens oder der gesamten Lunge besteht ein ausgezeichneter Zugang zum Lungenhilus, wobei der endoskopische Vergrößerungseffekt auch die Identifikation kleinster Lymphknoten ermöglicht.

Zusammenfassung

Die experimentelle thorakoskopische Lobektomie und Pneumonektomie mit Lymphknotendissektion ist sicher und effektiv durchführbar. Voraussetzung hierfür ist eine optimale Übersicht durch einen kompletten Kollaps der Lunge, welcher vorzugsweise durch einseitige Lungenventilation erreicht wird. Bei Insufflation von CO_2 in den Thoraxraum kommt es zu einer erheblichen Herzkreislaufbelastung durch signifikanten Abfall der Herzauswurfleistung. Die Übertragung der beschriebenen Techniken auf die klinische Lungenchirurgie erscheint derzeit wegen des Fehlens von endoskopischen gefäßchirurgischen Instrumenten sowie potentieller Probleme bei der Applikation des linearen Staplers nur eingeschränkt möglich.

Summary

Experimental pulmonary lobectomy, pneumonectomy, and intrathoracic lymph node dissection is technically feasible by a thoracoscopic approach. Single lung ventilation with atelectasis of the operated lung is necessary to obtain a sufficient view for the dissection of the interlobium and the hilar region. CO_2 insufflation into the chest cavity leads to a significant reduction in cardiac output and arterial blood pressure and thus should be avoided. Currently, the use of these thoracoscopic techniques in clinical lung surgery cannot be recommended without limitation as there is still a lack of adequate endoscopic instrumentation.

Literatur

1. Jakobeus HC (1910) Über die Möglichkeit, die Zystoskopie bei Untersuchung seröser Höhlungen anzuwenden. MMW 57:2090–2092
2. Mack MJ, Aronoff RJ, Acuff TE, Douthit MB, Bowman RT, Ryan WH (1992) Present role of thoracoscopy in the diagnosis and treatment of diseases of the chest. Ann Thorac Surg 54:403–409
3. Lewis RJ, Sisler GE, Caccavale RJ (1992) Imaged thoracic lobectomy: should it be done? Ann Thorac Surg 54:80–83
4. Inderbitzi R, Furrer M, Striffeler H, Altermatt HJ, Althaus U (1993) Die thorakoskopische Lobektomie im Tiermodell. Chirurg 64:324–328
5. Merkle NM (1993) Kommentar auf Anforderung der Schriftleitung. Chirurg 64:328

Dr. R. Rieger, II. Chirurgische Abteilung, Allgemein öffentliches Krankenhaus der Stadt Linz, Krankenhausstraße 9, A-4020 Linz, Österreich

Biphasisches, PMNL-induziertes kardio-pulmonales Ischämie-Reperfusionssyndrom während aorto-koronarem Bypass

Biphasic, PMNL-Induced Cardiopulmonary Ischemia/Reperfusion Syndrome During Aortocoronary Bypass Surgery

S. Rose[1], T. Scharpenack[1], A. Sauter[1], G. Molter[2], J. Dike[1] und R. Larsen[2]

[1]Abteilung für Unfallheilkunde, Chirurgische Universitätsklinik; [2]Klinik für Anästhesie und Intensivmedizin, Universitätskliniken des Saarlandes, Homburg/Saar

Zielsetzung

In der Chirurgie des aorto-koronaren Bypasses induzieren sowohl das Verfahren der extrakorporalen Zirkulation (EKZ) als auch das kardiale Ischämie/Reperfusionssyndrom ein weites Spektrum humoraler und zellulärer inflammatorischer Mediatoren, die durch Störung der zellulären Homöostase die präoperative kardiale Funktion beeinträchtigen. Wesentliche Faktoren dieses Pathomechanismus mit Reperfusionsarrhythmien und myokardialem Membranschaden sind dabei toxische Sauerstoffradikale, die zum einen durch Xanthinoxidase-Aktivierung, zum anderen durch aktivierte polymorphkernige Granulozyten gebildet werden. In der Eisen-katalysierten Fenton-Reaktion entstehen hochreaktive Hydroxyl-Radikale, die durch Peroxidation mehrfach ungesättigter Membranfettsäuren die Zellmembran destabilisieren. Dieser primäre Schaden führt über eine gesteigerte Endotheldurchlässigkeit zum Ödem, ist aber auch Grundlage der sekundären Leukozyten-Endothelinteraktion durch Expression verschiedener Adhäsionsmoleküle am Endothel und am PMNL (polymorphnuclear leukocyte). Dieser Pathomechanismus wird durch die lokale Ausschüttung endothelialer und makrozytärer Mediatoren kontrolliert und induziert [1, 2].

Ziel der Studie war es, die zeitliche Aktivierung membranschädigender Mediatoren während aorto-coronarem Bypass zu quantifizieren und unter Umständen spezifische Einflüsse sowohl der extrakorporalen Zirkulation als auch des kardialen Ischämie/Reperfusionssyndromes zu differenzieren.

Studiendesign

Patientenkollektiv: 10 männliche Patienten (59 ± 6 Jahre) mit elektivem 3- oder 4-fach aorto-koronarem Bypass. Ausschlußkriterien waren: Herzinsuffizienz NYHA Grad III und IV, begleitende Herzklappenerkrankungen, Ejektionsfraktion < 45%, Niereninsuffizienz mit Kreatinin > 100 μM, Digitalisierung, Urikostatika, Allopurinol, Diuretika, Hypernatriämie > 150 mmol/l, Notfallpatienten.

Die Entnahme der Plasmaproben erfolgte simultan zentralvenös (v) und arteriell (a) zu folgenden Zeitpunkten: A: Baseline, nach Narkoseeinleitung und Stabilisierung;

Chirurgisches Forum 1994
f. experim. u. klinische Forschung
Trede/Seifert/Hartel (Hrsg.)
©Springer-Verlag Berlin Heidelberg 1994

B: während extrakorporaler Zirkulation und vor Aortenclamping; C: unmittelbar vor
Öffnen der Aortenklemme; D: 60 min nach Öffnen der Aortenklemme.

Material und Methode

PMNL-Superoxid-Produktion (SRP, nmol $O_{2\cdot-}$/min$\times 10^6$ Zellen). Superoxidradikal-
abhängige Ferricytochrom C-Reduktion, photometrisch bei 550 nm.
PMNL-Myoeloperoxidase (MPO, U/l). MPO – katalysierte Oxidation von o-Dianisidin
durch H_2O_2, photometrisch bei 560 nm.
Plasma-MPO (U/mg Protein). s. PMNL-MPO.
PMNL-Elastase (μg/l). Immuno-Assay (Boehringer).
Thiobarbitursäure-Reaktive Substanzen mit dem TBA-Assay nach Okhawa (Analytical
Biochemistry 95:351–358 (1979)).
Prostaglandin $F_{1\alpha}$, Thromboxan B2 (pg/ml). Radioimmunassay (Amersham).
Glutathionperoxidase (GPX, U_k/l). GPX katalysierte Oxidreduktion von Glutathion,
NADPH-Oxidation photometrisch bei 340 nm.
Xanthinoxidase-Aktivität (XO). Xanthin-abhängige Harnsäure-Bildung, photometrisch
bei 295 nm.
Statistik. Mehrwegevarianzanalyse, Student's T-Test für abhängige Stichproben mit
$p < 0,05$. Darstellung der Ergebnisse als Mittelwerte $\pm$ Standardabweichung des
Mittelwertes.

Ergebnisse und Diskussion

Tabelle 1 zeigt die Meßergebnisse in der Stabilisierungsphase (Baseline), kurz vor
Aortenclamping, kurz vor Öffnen der Aortenklemme und 60 min nach Reperfusion.
Während sich die Zahl der zirkulierenden PMNL bis vor Öffnen der Aortenklemme
auch unter Einfluß der EKZ nicht signifikant veränderte, stieg die PMNL-Zahl be-
reits kurz nach Öffnen der Aortenklemme in der Reperfusionsphase fulminant an.
Diese massive Leukozytenrekrutierung war von einem deutlichen Anstieg der Plasma-
Elastase früh (20 min) nach Öffnen der Aortenklemme (Reperfusionsphase) als Aus-
druck einer Leukozytenaktivierung begleitet.

Die Plasma-Myeloperoxidase, durch PMNL-Degranulation freigesetzt, stieg ebenfalls signifikant unter EKZ und Aortenclamping im arteriellen und venösen Schenkel,
war aber während der Reperfusionsphase, bezogen auf Baseline, nur für die arterielle
Plasma-MPO signifikant. Parallel dazu zeigte die PMNL-Superoxidradikal-Produktion
60 min nach Reperfusion einen signifikanten Anstieg nur im arteriellen Schenkel.
Auch die PMNL-MPO, als Produzent der aggressiven, bakteriziden hypochlorigen
Säure, stieg in der Reperfusionsphase signifikant. Diese Beobachtungen lassen eine
reperfusionsspezifische pulmonale PMNL-Aktivierung und Degranulation vermuten,
die durch spezifische Mediatoren der kardialen Reperfusionsphase (Interleukine, Leukotriene) induziert wird.

Unterstützt wird diese Vermutung durch den signifikanten Anstieg der Plasma-
Lipidperoxidation nicht nur vor Aortenclamping, sondern auch im arteriellen Schenkel

60 min nach Reperfusion. Es zeigt sich somit eine zweigipflige Leukozytenaktivierung mit Membranschaden, zum einen durch den Einfluß der Herzpräparation und extrakorporalen Zirkulation, zum anderen durch eine pulmonale PMNL-Aktivierung mit pulmonalem Membranschaden [3].

Tabelle 1. Veränderung herzspezifischer Enzyme, leukozytärer Sauerstoffradikalsysteme und Membranperoxidationsprodukte während acrto-koronarem Bypass. (a) = arteriell, (v) = venös

		Baseline	vor Aorten-Clamping	vor Öffnen d. Klemme	60 min n. Reperfusion
1. Leukozyten-Marker					
PMNL-Zahl (10^6/4 ml)	(v)	9,58 ± 1,3	8,02 ± 1,3	8,20 ± 1,2	19,72 ± 4,4[a]
Elastase	(v)	12,6 ± 1,9	28,1 ± 5,6[a]	113,3 ± 36[a]	267,5 ± 16,6[a,b]
Plasma MPO	(v)	0,04 ± 0,001	0,13 ± 0,01[a]	0,11 ± 0,01[a]	0,07 ± 0,001
	(a)	0,05 ± 0,01	0,13 ± 0,01[a]	0,12 ± 0,01[a]	0,11 ± 0,01[a]
PMNL-SRP	(v)	7,4 ± 1	8 ± 1	8,9 ± 0,7[a]	6,1 ± 0,5
	(a)	7,3 ± 1,1	8,7 ± 1,1[a]	8,6 ± 0,9[a]	10,3 ± 1,1[a,b]
PMNL-MPO	(v)	2,54 ± 0,4	2,35 ± 0,4	3,34 ± 0,6	3,69 ± 0,3[a]
	(a)	2,46 ± 0,6	3,08 ± 0,7	2,53 ± 0,4	3,17 ± 0,7[a]
2. Sauerstoffradikal-Schaden					
MDA	(v)	11 ± 1,6	14,6 ± 2,3[a]	11,9 ± 2	8,5 ± 0,1
	(a)	10,2 ± 2	13,6 ± 2,2[a]	13,6 ± 2,6[a]	13,5 ± 2,3[a]
GPX	(v)	107,5 ± 6,2	63,4 ± 4,8[a]	62,4 ± 3,6[a]	64,4 ± 9,5[a]
3. Arachidonsäurestoffwechsel					
$PGF_{1\alpha}$	(v)	22,0 ± 1,9	–	–	37 ± 4,6[a]
TBX_2	(v)	106,8 ± 10,3	–	–	112,8 ± 7,3
4. Herzspezifische Enzyme					
Laktat	(v)	5,1 ± 0,2	22,1 ± 2,1 [a]	14,7 ± 1,1[a]	10,1 ± 3,9[a]
CK-MB	(v)	4,0 ± 1,4	7,0 ± 1,4	12,5 ± 1,1[a]	20,0 ± 2,1[a]
CK-MB/CK	(v)	16,3 ± 2,7	21,4 ± 0,4	27,3 ± 2,7[a]	15,7 ± 2,1
CK/GOT	(v)	2,5 ± 0,83	4,2 ± 1	4,8 ± 0,3[a]	7,7 ± 0,3[a]
LDH	(v)	134,5 ± 5,3	114 ± 15,6	169 ± 28,6	234 ± 29[a]

[a] $p < 0,05$, vs. Baseline
[b] $p < 0,05$, vs. Zeitpunkt vor Öffnen der Aortenklemme

Die Hauptrolle der PMNL in der Induktion dieser radikal-induzierten Schäden wird durch die Tatsache unterstützt, daß eine erhöhte plasmatische Xanthinoxidase-Aktivität, als alternativer Sauerstoffradikal-produzierender Mechanismus, nicht nachgewiesen werden konnte. Der frühe, signifikante Abfall der Plasma-Glutathionperoxidase-Konzentration, der 24 h nach Operation wieder Ausgangswerte zeigte, weist auf eine Freisetzung toxischer Sauerstoffradikale mit Verbrauch körpereigener antioxidativer Abwehrsysteme hin.

Vermutlich als Ausdruck einer regionalen Minderperfusion, insbesondere des Splanchnicusgebietes, zeigte sich unter extrakorporaler Zirkulation ein signifikanter, über 4-facher Anstieg der Plasma-Laktatkonzentration, der 60 min nach Reperfusion auf 2-fach erhöhte Werte signifikant gefallen war. Der Quotient CK-MB/CK zeigte vor Öffnen der Aortenklemme ein Maximum, während Reperfusion lag er, wenn auch noch deutlich erhöht, wieder auf Anfangsniveau. CK-MB, Laktatdehydrogenase und CK/GOT stiegen kontinuierlich mit einem Maximum in der Reperfusionsphase.

Zusammenfassung

Die vorliegenden Ergebnisse zeigen während der Vorbereitung, Anlage und Reperfusion eines aorto-koronaren Mehrfachbypasses einen deutlichen biphasischen Sauerstoffradikal-induzierten Membranschaden sowohl unter extrakorporaler Zirkulation vor Aortenclamping als auch nach Öffnung der Aortenklemme, und damit Herzreperfusion.

Insbesondere in der Reperfusionsphase rekrutierte polymorphkernige Granulozyten scheinen eine wesentliche Rolle für ein pulmonales Reperfusionssyndrom zu spielen. Aus diesen Ergebnissen läßt sich die Notwendigkeit zur stadiengerechten perioperativen antioxidativen Therapie (z.B. Vit. E) wie auch Maßnahmen zur Verringerung der PMNL-Endothelinteraktion (z.B. Dextran) ableiten.

Summary

The present study suggests a biphasic PMNL-induced oxygen free radical induced injury during aortocoronary bypass surgery. Since not only the cardiac but also pulmonary microcirculation seems to be involved in a systemic reperfusion syndrome, perioperative measures to reduce oxidant injury by administration of antioxidants such as vitamin E and attenuation of PMNL-endothelial cell interactions (e.g. dextran) should be considered.

Literatur

1. Flaherty JT, Weisfeldt ML (1988) Reperfusion injury. Free Rad Biol Med 5:409–419
2. Jutila MA (1992) Leukocyte traffic to sites of inflammation. APMIS 100:191–201
3. Prasad K, Kalra J, Bharadwaj B, Chaudhary AK (1992) Increased oxygen free radical activity in patients on cardiopulmonary bypass undergoing aortocoronary bypass surgery. Am Heart J 123:3745

Unterstützt von der Deutschen Forschungsgemeinschaft DFG Rose 814/2–1.

Dr. med. S. Rose, Chirurgische Universitätsklinik, Abt. für Unfallchirurgie, D-66421 Homburg/Saar

Hat die akute Erhöhung des intrakraniellen Drucks – und der darauffolgende Hirntod per se – eine entscheidende Beeinträchtigung der Herzfunktion zur Folge?

Do Acute Intracranial Hypertension and Subsequent Brain Death Lead to a Decisive Impairment of Cardiac Function?

Ch. Sebening, Ch. Hagl, G. Szabo, U. Tochtermann, C.F. Vahl und S. Hagl

Abteilung Herzchirurgie, Chirurgische Universitätsklinik Heidelberg

Nach Eintreten des Hirntodes kommt es in einem multifaktoriellen Geschehen zur Entkoppelung neurohumoraler Regulationsmechanismen. Den in der Folge auftretenden metabolischen und hämodynamischen Dysregulationen kommt im Hinblick auf die Organtransplantation eine besondere Bedeutung zu: Die Aufrechterhaltung stabiler Kreislaufverhältnisse wirkt sich entscheidend auf eine adäquate Perfusion und damit die Qualität potentieller Spenderorgane aus. Im akuten Experiment wurden pathophysiologische Auswirkungen des akut erhöhten Hirndrucks (aHD) auf metabolische Parameter, die Hämodynamik und histopathomorphologische Strukturveränderungen des Myocards untersucht.

Material und Methodik

Bei 10 Hunden (Beagle, Gewicht $15,8 \pm 2,5$ kg) wurden in Narkose (Piritramid 0,4 mg/kg/h und N_2O Inhalation mit 60% FiO_2) folgende Parameter gemessen: Herzfrequenz (HF), Herzminutenvolumen (HZV), Drucke in der Aorta (AoP), im linken Ventrikel (LVP, LVedP) und im rechten Atrium (RAP). Im Plasma wurden freie Catecholamine (Adrenalin ADR, Noradrenalin NOR), ADH, ACTH, Cortisol, T3, T4, Insulin und Lactat bestimmt. Am offenen Thorax wurde das regionale LV Kontraktionsverhalten sonomikrometrisch on line nach dem Ultraschall-Laufzeitverfahren gemessen, die globale Kontraktilität wurde anhand der "single beat estimation" der linksventrikulären endsystolischen Druck-Volumenbeziehung (Ees) mit der folgenden Formel erfaßt:

$$Ees = (Pmax - Pes) : SV$$

Pmax = estimierter maximaler isovolumetrischer Druck
Pes = endsystolischer Druck, SV = Schlagvolumen

Nach Dokumentation der laborchemischen und hämodynamischen Kontrollparameter wurde durch Füllen eines subdural eingebrachten Ballonkatheters ein akuter irreversibler Hirndruck (aHD) induziert, welcher im Rahmen einer ausgedehnten Hirnmassenverschiebung zum Hirntod führte. Über einen Beobachtungszeitraum von 5 h wurden alle hämodynamischen Parameter kontinuierlich aufgezeichnet. Laborabnah-

Chirurgisches Forum 1994
f. experim. u. klinische Forschung
Trede/Seifert/Hartel (Hrsg.)
©Springer-Verlag Berlin Heidelberg 1994

men erfolgten 1, 5, 10, 30, 60, 120, 180, 240 und 300 min nach aHD. Die kardiozirkulatorische Stabilität der Präparation wurde durch kontinuierliche Volumensubstitution mittels Ringerlösung konstant gehalten. Am Versuchsende wurden die Herzen cardioplegisch mit Bretschneiderlösung stillgestellt, mit gepufferter Glutaraldehydlösung perfusionsfixiert, entnommen und histologisch aufgearbeitet.

Alle Ergebnisse werden als Mittelwert ± Standardfehler des Mittelwertes angegeben, statistische Berechnungen erfolgten mittels gepaartem Student t-Test.

Ergebnisse (siehe Tabelle 1)

Nach Hirndruckerhöhung wurden im Zeitverlauf 3 charakteristische Phasen erkennbar: *Phase 1:* Mit Erhöhung des Hirndrucks kommt es im Rahmen einer exzessiven Catecholaminfreisetzung zu einer "akuten hyperdynamischen Antwortreaktion" im Sinne eines Cushingreflexes mit extremen Anstiegen der Herzfrequenz, des HZV, der LV und Aortendrucke sowie einer deutlichen Kontraktilitätssteigerung; die Maxima der Veränderungen wurden nach 3 min beobachtet. *Phase 2:* Zum Ende der "frühen Restabilisation" erreichten ADR, NOR, LVP, LVedP und HZV nach 60 min ihre Ausgangswerte. *Phase 3:* Während der "späten Restabilisation" blieben die Füllungsdrucke, LVP und HZV im Bereich ihrer Ausgangsniveaus, ADR und NOR sanken im weiteren kontinuierlich auf 30% ihrer Kontrollwerte ab. Die Analyse der regionalen und globalen LV Kontraktilität zeigte lediglich zum Ende des Beobachtungszeitraumes hin eine geringe Abnahme. Flüssigkeitsverschiebungen bzw. -verluste wurden im Rahmen einer generalisierten Vasoplegie (Absinken des peripheren Gefäßwiderstandes durch Sympathikotonusverlust) sowie eines zwischen 90 und 120 min einsetzenden Diabetes insipidus beobachtet. Im Plasma fielen ADR, NOR, ADH, ACTH, Cortisol, T3, T4 und Insulin über den gesamten Beobachtungszeitraum kontinuierlich und signifikant unter ihre jeweiligen Ausgangswerte ab. Die plasmatischen Lactatspiegel wiesen nach 5 h keinen signifikanten Unterschied im Vergleich zu den Kontrollwerten auf.

Histologisch fanden sich in den licht- und elektronenmikroskopisch aufgearbeiteten Herzen fokal demarkierte Läsionen unterschiedlicher Lokalisation mit subendokardial gelegenen Kontraktionsbanden, Schwellungen der Cardiomyozyten sowie fokalen interstitiellen Ödemarealen.

Diskussion

Die nach akuter, irreversibler Hirndruckerhöhung und Eintritt des Hirntodes beobachteten metabolischen und kardiozirkulatorischen Veränderungen sind komplex und multifaktoriell. Die hieraus resultierenden Kreislaufdysregulationen setzen sich in ihrem Zeitverlauf aus 3 charakteristischen Phasen zusammen, wobei die initiale hyperdyname Antwortreaktion (Cushingreflex) im Zusammenhang mit einer extremen Aktivierung des sympathoadrenergen Systems mit konsekutiver transienter Vasokonstriktion und positiver Inotropie im Rahmen einer exzessiven Catecholaminfreisetzung steht. In der Entwicklung der hierauf folgenden Phasenabschnitte, welche durch den

Tabelle 1. Hämodynamische und laborchemische Parameter nach akuter Hirndruckerhöhung

	HR [b/min]	LVP [mmHg]	LVedP [mmHg]	AoPdiast [mmHg]	HMV [ml/min/kg]	Ees [mmHg/ml]
Kontrolle	86,4 ± 3,0	105,7 ± 3,4	8,2 ± 1,1	84,5 ± 3,9	120 ± 10	9,13 ± 0,87
Phase 1 (0–15 min)	216,5 ± 7,2 b	265,7 ± 18,9 b	10,6 ± 1,4 a	172,5 ± 11,6 b	220 ± 50 b	14,12 ± 1,54 a
Phase 2 (–60 min)	130,3 ± 4,9 a	109,3 ± 3,0	6,2 ± 0,8	66,5 ± 5,1 a	140 ± 20	7,22 ± 0,98
Phase 3 (–300 min)	96,0 ± 3,5	95,7 ± 4,9	7,8 ± 0,8	55,5 ± 5,2 a	120 ± 20	4,54 ± 0,62 a

	ADR [nmol/l]	NOR [nmol/l]	T3 [nmol/l]	Cortisol [nmol/l]	ADH [pg/ml]	Lactat [mg/dl]
Kontrolle	0,40 ± 0,10	0,40 ± 0,08	0,75 ± 0,09	228,8 ± 18,0	24,9 ± 4,5	11,3 ± 2,4
Phase 1 (0–15 min)	74,48 ± 14,6 b	39,61 ± 11,7 b	0,82 ± 0,11	200,3 ± 11,6	9,1 ± 2,0 b	12,9 ± 1,6
Phase 2 (–60 min)	0,36 ± 0,06	0,44 ± 0,07	0,47 ± 0,10 a	79,8 ± 6,7 b	1,6 ± 0,4 b	17,3 ± 2,0 a
Phase 3 (–300 min)	0,15 ± 0,05 a	0,13 ± 0,03 a	0,32 ± 0,04 a	18,3 ± 1,8 b	0,5 ± 0,1 b	10,3 ± 1,7

Mittelwerte ± SEM, [a] = $p < 0,05$, [b] = $p < 0,001$

Verlust multipler neurohumoraler Regulationsmechanismen gekennzeichnet sind (z.B. Vasoplegie, Diabetes insipidus) konnte in der vorliegenden Studie im Gegensatz zu anderen Literaturangaben gezeigt werden, daß bei gleichbleibenden Füllungsdrucken ein ausreichendes HZV und damit eine stabile Kreislaufsituation durch alleinige kontinuierliche Volumensubstitution – ohne Gabe pressorischer oder hormoneller Substanzen – aufrecht erhalten werden kann. Die myocardiale Pumpfunktion war nicht beeinträchtigt, die Analyse der Muskelfunktion zeigte eine geringe Einschränkung. Insofern ließ sich anhand der erfaßten Parameter unter den gegebenen Bedingungen im vorliegenden experimentellen Modell keine entscheidende Beeinträchtigung der Herzfunktion nachweisen.

Zusammenfassung

Tierxperimentell wurden nach akuter irreversibler Hirndruckerhöhung bei 10 Hunden pathophysiologische Auswirkungen auf metabolische und kardiozirkulatorische Parameter am offenen Thoraxmodell untersucht. Hierbei konnten die aus einer Entkopplung neurohumoraler Regulationsmechanismen resultierenden Kreislaufdysregulationen durch alleinige Volumensubstitution ohne Gabe von pressorischen oder hormonellen Substanzen kompensiert werden. Nach 5-stündiger Beobachtungszeit zeigte sich bei erhaltener Pumpfunktion des Herzens eine lediglich geringe Kontraktilitätseinschränkung.

Summary

The physiopathological aspects after experimentally induced acute irreversible intracranial hypertension with respect to hormone release, hemodynamic response and myocardial histopathology have been investigated in situ in an open chest model in dogs. It was shown that circulatory dysregulations (resulting from decoupling of multiple and complex neurohumoral regulation mechanisms) which evolve in several distinct phases can be compensated to continuous volume substitution, without the use of pressor or hormonal agents. Left ventricular performance was preserved, and muscular function showed a slight decrease towards the end of a 5 h observation period.

Literatur

1. Novitzky D, Wicomb WN, Cooper DKC, Rose AG, Fraser RC, Barnard CN (1984) Electrocardiographic, hemodynamic and endocrine changes occuring during experimental brain death in chacma baboon. Heart Transplant 4:63–69
2. Novitzky D, Cooper DKC, Wicomb WN (1988) Endocrine changes and metabolic responses. Trans Proc 20 [Suppl 7]:33–38
3. Cooper DKC, Novitzky D, Wicomb WN (1989) The pathophysiological effects of brain death on potential donor organs, with particular reference to the heart. Ann Royal Coll Surg 71:261–266

4. Shivalkar B, Van Loon J, Wieland W, Tjandra-Maga TB, Borgers M, Piets Ch, Flameng W (1993) Variable effects of explosive or gradual increase of intracranial pressure on myocardial structure and function. Circulation 87:230–239
5. Frist WH, Fanning WJ (1990) Donor management and matching. Heart Transplant 8:55–71

Dr. med. Ch. Sebening, Abteilung Herzchirurgie, Chirurgische Klinik, Universität Heidelberg, Im Neuenheimer Feld 110, D-69120 Heidelberg

Die Wirkung von Präformierten Natürlichen Antikörpern (PNAK) auf schlagende Herzmuskelzellkulturen von neonatalen Ratten

The Impact of Preformed Natural Antibodies on Cultures of Beating Cardiomyocytes from Neonatal Rats

D. Klein[1], U. Müller[2], M. Zander[1], K. Werdan[2] und C. Hammer[1]

[1]Institut für Chirurgische Forschung; [2]Medizinische Klinik I, Klinikum Großhadern, Ludwig-Maximilians-Universität, München

Einleitung

Der seit Jahren bestehende Mangel an humanen Spenderorganen hat zu einem verstärkten Interesse an der Xenotransplantation geführt. Eines der Hauptprobleme bei der Transplantation speziesfremder Organe ist die hyperakute Abstoßungsreaktion, die durch die Bindung von präformierten natürlichen Antikörpern (PNAK) an Endothelzellen verursacht wird. Dabei spielen sowohl die Komplement-abhängige Aktivierung der Blutkoagulation, als auch die Komplement-unabhängige Freisetzung von Mediatoren eine entscheidende Rolle [1, 2]. Um den Komplement-unabhängigen, nicht-zytotoxischen Wirkungsmechanismus von PNAK näher zu untersuchen, haben wir die Effekte dieser Antikörper auf schlagende Herzmuskelzellkulturen untersucht.

Patienten und Methodik

Präparation und Kultivierung der neonatalen Herzmuskelzellkulturen

Die Präparation der spontan schlagenden Herzmuskelzellkulturen ist bereits früher ausführlich beschrieben worden [3]. Hier eine kurze Zusammenfassung: Herzen von neugeborenen Sprague-Dawley Ratten werden unter sterilen Bedingungen entnommen und in PBS gewaschen. Die Herzen werden grob zerkleinert und anschließend durch fraktionierte enzymatische Behandlung (Trypsin (0,12%) – Collagenase (0,03%) in PBS, Einwirkdauer jeweils 15 min bei 37°C) in Einzelzellen aufgelöst. Die Herzmuskelzellen werden mit Hilfe der "differential attachment technique" von den Nicht-Muskel-Zellen getrennt. Die Herzmuskelzellsuspension in CMRL-1415-ATM Medium, das 10% fetales Kälberserum, 10% Pferdeserum und 0,02% mg/ml Tobramycinsulfat enthält, wird in einer Konzentration von 1,0 bis 1,5 × 100.000 Zellen/qcm in 6-Loch-Kulturplatten pipettiert. Nach 24 h Inkubation bei 37°C bilden die Zellen einen Monolayer spontan schlagender Herzmuskelzellen. Das serumhaltige Kulturmedium wird nun durch ein serumfreies CMRL-1415-ATM Medium mit 0,1 μM Dexamethason, 2 μM Insulin, 0,4 μM eisengesättigtes Transferrin, 0,4 μM Rinderalbumin und

Chirurgisches Forum 1994
f. experim. u. klinische Forschung
Trede/Seifert/Hartel (Hrsg.)
©Springer-Verlag Berlin Heidelberg 1994

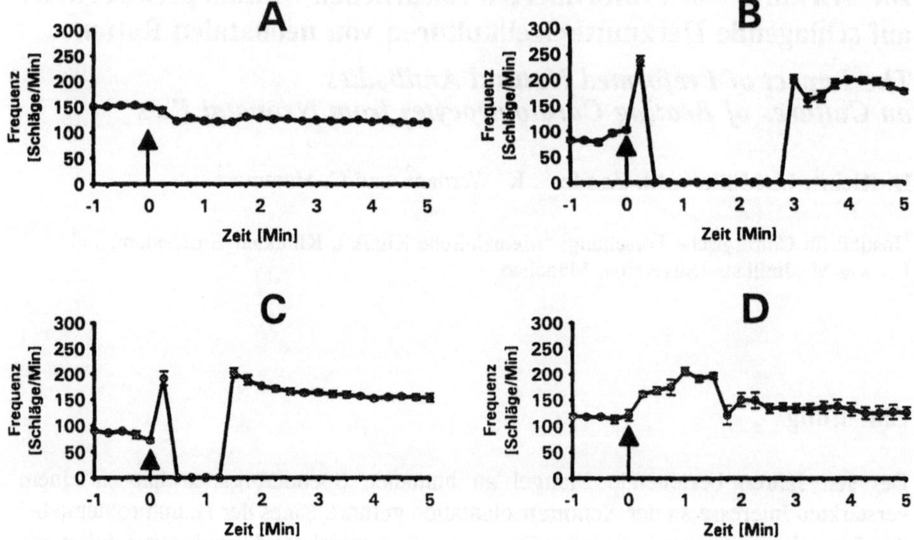

Abb. 1A–D. Zeitlicher Verlauf der Frequenzen von schlagenden Herzmuskelzellkulturen neonataler Ratten vor und nach der Zugabe verschieden aufbereiteter Humanseren anhand von typischen Beispielen: **A** Mediumwechsel (ohne Serum) als Kontrolle; **B** Zugabe von dialysiertem Serum 1:2 verdünnt; **C** Zugabe von dialysiertem Serum (1:2 verdünnt), bei dem die Komplementfaktoren hitzeinaktiviert werden; **D** Zugabe von dialysiertem Serum (1:2 verdünnt), bei dem die Präformierten Natürlichen Antikörper (PNAK) vorher an Rattenherzen absorbiert worden sind. Durch das speziesfremde Serum kommt es in kurzer Zeit zu einer Kardioplegie, die nach wenigen Minuten reversibel ist (**B**). Die Inaktivierung der Komplementfaktoren kann die Kardioplegie nicht verhindern (**C**). Im Gegensatz dazu wird durch die vorherige Absorption der PNAK der Stillstand verhindert (**D**)

0,02 mg/ml Tobramycinsulfat ersetzt. Die Zellen werden noch 3–4 Tage kultiviert, wobei das serumfreie Kulturmedium alle 24 h erneuert wird. Für die Experimente mit den verschieden aufbereiteten Seren wird das Medium mittels einer Pipette vollständig abgesaugt und durch Serum (1:2 in Kulturmedium verdünnt) ersetzt.

Messung der Kontraktilität bei schlagenden Herzmuskelzellkulturen

Die schlagenden Herzmuskelzellen werden mittels eines inversen Phasenkontrast-Mikroskops bei einer 300-fachen Vergrößerung beobachtet und können über eine Video-Kamera und einen Monitor für spätere Auswertungen aufgezeichnet werden. Auf dem Monitor verursacht das Schlagen der Zellen einen Wechsel der Lichtintensität entlang der Zellwand, wobei sich der dunklere Zellkörper gegenüber der helleren Umgebung abhebt. Dieser Wechsel der Lichtintensität wird mittels einer Photozelle abgeleitet, verstärkt, elektronisch gefiltert und über einen Hellige-Schreiber ausgedruckt. Dabei können durch die direkte Ableitung Frequenz und Amplitude der schlagenden Herzmuskelzellen und mittels der 1. Ableitung Kontraktions- und Relaxationsgeschwindigkeit bestimmt und kontinuierlich aufgezeichnet werden. Zur Auswertung der Frequenzen bei den einzelnen Versuchen werden während eines Zeitraumes von 6 Minuten (1 min vor und 5 min nach Serumzugabe) alle 15 sec je 7 Kontraktionen

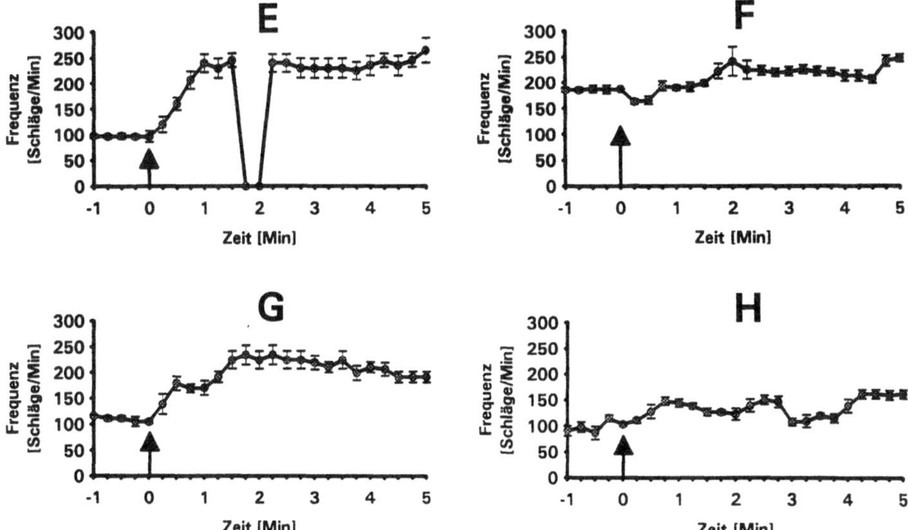

Abb. 1E–H. **E** Zugabe von dialysiertem Serum (1:2 verdünnt), bei dem die Kalziumkonzentration von 1,3 mM auf 2,4 mM erhöht wurde; **F** Zugabe von dialysiertem Serum (1:2 verdünnt), bei dem die Kalziumkonzentration von 1,3 mM auf 3,5 mM erhöht wurde; **G** Zugabe von dialysiertem Serum (1:4 verdünnt); **H** Zugabe von dialysiertem Serum (1:8 verdünnt). Bei einer Erhöhung der extrazellulären Kalziumkonzentration von 1,3 mM auf 2,4 mM kommt es immer noch zu einem Stillstand der Herzmuskelzellen (**E**), der erst bei einer Kalziumkonzentration von 3,5 mM verhindert werden kann (**F**). Eine stärkere Verdünnung des Serums, und damit eine Erniedrigung der PNAK-Konzentration, führt nur zu einer vierfachen Verdünnung gegenüber der Ausgangskonzentration zu einer vollständigen Verhinderung des Stillstandes (**H**), was bei einer zweifachen Verdünnung nicht in allen Versuchen der Fall ist (**G**)

ausgewertet. Aus den gewonnenen Daten werden Mittelwert und Standardabweichung errechnet und anschließend graphisch dargestellt (s. Abb. 1).

Aufbereitung der Seren

Zur besseren Vergleichbarkeit der Versuchsergebnisse wird nur Serum einer Versuchsperson benutzt und nach der Blutentnahme und Entfernung der zellulären Bestandteile und des Fibrins verschieden aufbereitet. Zur Inaktivierung der Komplementfaktoren wird das Serum 30 min bei 56°C erhitzt. Zur Absorption der PNAK wird das Serum 30 min mit zerkleinerten Rattenherzen inkubiert. Der PNAK-Gehalt des Serums wird mittels Hämagglutinations-Reaktion bestimmt. Die verschiedenen Gruppen von Humanseren (unbehandelt, dekomplementiert, absorbiert) werden anschließend 24 h gegen das Kulturmedium dialysiert (Porengröße 10.000 MGW) und vor der Zugabe zu den Herzmuskelzellen 1:2 mit Kulturmedium verdünnt. Die Rolle des extrazellulären Kalziums wird durch Variation der Kalziumkonzentration (0,8 bis 3,5 mM) im Kulturmedium und im dialysierten Serum untersucht. Der Einfluß der PNAK-Konzentration wird durch Verdünnung des Serums (1:4, 1:8) ermittelt.

Ergebnisse

Die Zugabe von Serum, das nur dialysiert und ansonsten unbehandelt ist, führt innerhalb von Minuten zu einem kompletten Stillstand der Herzmuskelzellen (n = 22 Versuche; Mittelwert des Stillstand-Beginns: 62,3 sec nach Serumzugabe ±6,72 sec SEM). Nach einigen Minuten kompletter "Kardioplegie" (Mittelwert der Stillstand-Dauer: 144,5 sec ±18,8 sec SEM) beginnen die Zellen selbständig wieder zu schlagen.

Die Hitzeinaktivierung der Komplementfaktoren kann den Stillstand nicht verhindern (n = 5; Stillstand-Beginn: 69,0 ± 10,2 sec nach Serumzugabe), verkürzt aber die Dauer des Stillstandes (Mittelwert: 93,0 ± 14,5 sec).

Im Gegensatz dazu kommt es nach Absorption der PNAK nicht zum Stillstand der Herzmuskelzellen (n = 9 Versuche).

Durch eine Erhöhung der extrazellulären Kalziumkonzentration von 1,3 mM auf 2,4 mM kann der Stillstand der Herzmuskelzellen nach Zugabe von unbehandeltem Serum nur in einem von sechs Versuchen verhindert werden. Durch die erhöhte extrazelluläre Kalziumkonzentration wird bei 5 von 6 durchgeführten Versuchen, bei denen es zum Stillstand kommt, die Zeit bis zum Beginn des Stillstandes nahezu verdoppelt (n = 5/6 Versuche; Stillstand-Beginn: 110,0 ± 7,7 sec nach Serumzugabe). Gleichzeitig wird die Dauer des Stillstandes auf weniger als ein Drittel verkürzt (Mittelwert: 42,0 ± 5,6 sec).

Tabelle 1. Zusammenfassung der Versuchsergebnisse nach Zugabe verschieden aufbereiteter Humanseren zu schlagenden Herzmuskelzellkulturen von neonatalen Ratten (angegeben in Mittelwert ± SEM)

Serum	unbehandelt	Komplement inaktiviert	PNAK absorbiert
Anzahl der Versuche	n = 22	n = 5	n = 9
Stillstand [sec nach Serumzugabe]	62,3 ± 6,7	69,0 ±10,2	kein Stillstand
Stillstand-Dauer [sec]	144,5 ± 18,8	93,0 ±14,5	0

Serum	unbehandelt in 2,4 mM Ca	unbehandelt in 3,5 mM Ca	unbehandelt 1:4 verdünnt	unbehandelt 1:8 verdünnt
Anzahl der Versuche	n = 5/6	n = 6	n = 1/6	n = 4
Stillstand [sec nach Serumzugabe]	111,0 ± 7,7	kein Stillstand	180	kein Stillstand
Stillstand-Dauer [sec]	42,0 ± 5,6	0	105	0

Erst durch die Erhöhung der extrazellulären Kalziumkonzentration von 1,3 mM auf 3,5 mM kann der Stillstand der Herzmuskelzellen vollständig verhindert werden (n = 6 Versuche).

Die stärkere Verdünnung des Serums mit Kulturmedium (1:4 statt 1:2) führt automatisch zu einer Erniedrigung der PNAK-Konzentration und kann in 5 von 6 Versuchen den Stillstand der Herzmuskelzellen verhindern, jedoch erst bei einer Verdünnung von 1:8 tritt in keinem der Versuche ein Stillstand ein (n = 4 Versuche).

Zusammenfassung

Durch die Zugabe von dialysiertem Humanserum kommt es zum temporären Stillstand von spontan schlagenden Herzmuskelzellkulturen neonataler Ratten, also von Zellen speziesfremder (xenogener) Organe. Dieser Stillstand kann durch eine Hitzeinaktivierung der Komplementfaktoren nicht verhindert werden. Somit scheint diese kardiodepressive Wirkung des xenogenen Serums unabhängig von den Komplementfaktoren zu sein. Auch der rasche Wirkungseintritt deutet eher auf eine direkte Interaktion zwischen Bestandteilen des xenogenen Serums (PNAK) und der Zelle hin.

Erst ein Humanserum, bei dem durch vorherige Absorption die präformierten natürlichen Antikörper (PNAK) entfernt wurden, führt nicht mehr zu einem Stillstand der Herzmuskelzellen. Diese Ergebnisse deuten darauf hin, daß die PNAK für den reversiblen Stillstand der Herzmuskelzellen speziesfremder Organe verantwortlich sein könnten.

Dabei spielt die Konzentration der PNAK eine nicht unerhebliche Rolle. Eine Erhöhung der Verdünnung des Serums von 1:2 auf 1:8 und damit eine Erniedrigung der PNAK-Konzentration auf ein Viertel der Ausgangskonzentration (entspricht einer Senkung des Hämagglutinations-Titers von 1:256 auf 1:64) kann den Stillstand ebenfalls vollständig verhindern.

Um Hinweise auf den Wirkungsmechanismus der PNAK zu erhalten, wurden dann Versuche mit unterschiedlichen Kalziumkonzentrationen durchgeführt. Dabei konnte durch eine Erhöhung der extrazellulären Kalziumkonzentration von 1,3 mM auf 3,5 mM der Effekt des xenogenen Serums inhibiert werden, so daß eine Beeinflussung des Kalziumflux als Wirkungsmechanimus der PNAK naheliegt.

Der transsarkolemmale Kalziumflux (als Alternative zum Kalziumeinstrom via Kalziumkanäle) spielt bei neonatalen Herzmuskelzellen eine nicht unerhebliche Rolle. Dies könnte eine Erklärung für das Weiterschlagen der Herzmuskelzellen trotz der Zugabe des xenogenen Serums bei extrazellulärer Kalziumkonzentrationserhöhung sein.

Als Ursache für den Stillstand der Herzmuskelzellen wäre dann eine Inhibition des Kalziumeinstromes durch die PNAK naheliegend. Durch eine Erhöhung der extrazellulären Kalziumkonzentration würde der transsarkolemmale Kalziumeinstrom ebenfalls erhöht und könnte somit den durch das xenogene Serum verursachten intrazellulären Kalziummangel kompensieren.

Summary

The addition of dialyzed human serum to spontaneously beating neonatal rat cardiomyocytes in culture induces a temporary standstill of contractions. Heat inactivation of complement factors did not prevent this phenomenon, but after absorption of preformed natural antibodies (PNAb) from the xenogeneic serum the contractions ensued. The quick onset of the derangement of contractility is comparable with a direct interaction between these PNAb and the cell membrane. The present experiments confirm that a human serum pretreated by absorption of PNAb, does not lead to standstill of spontaneous contractions in neonatal rat cardiomyocytes. In fact, a serial dilution of the serum from 1:2 to 1:8 corresponding to a decrease in the hemagglutination titer from 1:256 to 1:64, also completely eliminated the effect of a reversible standstill. To investigate the mechanism of this impairment of contractility, the following experiments were performed at different calcium concentrations. A rise in the extracellular calcium concentration from 1.3 to 3.5 mM overcame the effect, which suggests an influence on calcium ion flux by the xenogeneic serum. The transsarcolemmal calcium influx – as opposed to calcium entry via calcium channels – is more important in neonatal cardiomyocytes than in adult cardiomyocytes. It may be therefore speculated that the contractile standstill of the cardiomyocytes – possibly due to the influence of PNAb – is caused by an inhibition of calcium influx. Elevation of the extracellular calcium concentration would increase the transsarcolemmal calcium influx and could compensate for the intracellular deficiency of calcium.

Literatur

1. Platt JL, Bach FH (1991) The barrier to xenotransplantation. Transpl 52:937–947
2. Hammer C, Csapo C, Höbel G, Müller U, Werdan K (1992) Preformed natural antibodies: action on endothelial cells. Transpl Proc 24:590–591
3. Werdan K, Erdmann E (1989) Preparation and culture of embryonic and neonatal heart muscle cells: modification of transport activity. Method Enzymol 173:634–662

D. Klein, Institut für Chirurgische Forschung, Ludwig-Maximilians-Universität, Marchioninistr. 15, D-81377 München

Die Rolle von Adhäsionsmolekülen der neutrophilen Granulozyten und Endothelzellen im Ischämie/Reperfusionsschaden

The Role of Neutrophil and Endothelial Adhesion Molecules in Ischemia-Reperfusion Injury

A. Seekamp[1], G.O. Till[2], P.A. Ward[2] und H. Tscherne[1]

[1]Unfallchirurgische Klinik, Medizinische Hochschule Hannover
[2]Dept. of Pathology, University of Michigan Medical School

Einleitung

Der Ischämie/Reperfusionsschaden ist charakterisiert durch eine erhöhte mikrovaskuläre Permeabilität mit Protein-Extravasation sowie eine histologisch nachweisbare Sequestration von neutrophilen Granulozyten. In vitro Versuche haben gezeigt, daß insbesondere die Adhärenz des neutrophilen Granulozyten an den Endothelzellen eine wichtige Voraussetzung für die Freisetzung der Endothelzell-schädigenden Agentien (Sauerstoffradikale, Proteasen) des neutrophilen Granulozyten darstellt [2]. Die beta-2-integrin Adhäsionsglykoproteine der Neutrophilen bestehen aus einer gemeinsamen Polypeptidkette, CD18, welche an drei verschiedenen L-Polypeptidketten (CD11a, CD11b, CD11c) gebunden ist. Der Ligand auf der Endothelzelle ist für die CD18 Komplexe das interzelluläre Adhäsionsmolekül 1 (ICAM-1) [1]. Ein weiteres Endothelzell-ständiges Adhäsionsmolekül ist das endotheliale Leukozytenadhäsionsmolekül 1 (ELAM-1), welches Neutrophile binden kann unabhängig vom CD18 Komplex [3]. In der vorliegenden Untersuchung wurde die Rolle von Adhäsionsmolekülen des Neutrophilen und der Endothelzelle in vivo an einem Ischämie/Reperfusionsmodell untersucht.

Methode

Bei männlichen Long-Evans-Ratten wurde unter fortdauernder Anästhesie die Durchblutung der beiden Hinterläufe für 4 h unterbunden; es folgten dann 4 h Reperfusion.

Zur Messung der vaskulären Permeabilität in Muskel und Lunge wurden zum Zeitpunkt der Reperfusion 0,5 ml einer 1%igen bovinen Albuminlösung injiziert, welche mit 0,5 μCi ^{125}Jod markiert war. Am Ende eines jeden Experimentes wurde 1 ml Blut aus der inferioren Vena cava entnommen. Die Lungen wurden komplett entnommen und gespült. Von der Muskulatur der hinteren Extremität wurde die krurale Muskelgruppe entnommen. Die Gewebs- und Blutproben wurden sodann in einem Szintillationscounter gemessen; die Permeabilität ergab sich aus der Ratio der verbliebenen Radioaktivität.

Chirurgisches Forum 1994
f. experim. u. klinische Forschung
Trede/Seifert/Hartel (Hrsg.)
©Springer-Verlag Berlin Heidelberg 1994

Zur Quantifizierung der neutrophilen Sequestration wurde die Konzentration der Myeloperoxidase im Gewebe gemessen.

Interventionen

Mit einer Ausnahme handelt es sich bei allen Antikörpern um murine IgG-1 Präparationen, welche spezifisch als anti-Ratten Antikörper hergestellt wurden. Die Ausnahme ist ein anti-CD11b IgM, welches ebenfalls murinen Ursprung ist, jedoch anti-human erzeugt wurde. Als Kontrollantikörper wurde – soweit nicht anders erwähnt – ein irrelevantes IgG 1 (MOPC-21) verwendet. Jede Versuchsgruppe umfaßte mindestens 8 Tiere. Die Antikörper wurden entweder intakt oder als $F(ab')_2$ Präparationen zu Beginn der Reperfusion intravenös appliziert. Eine weitere Gruppe von Tieren wurde Neutrophilen-depletiert.

Statistik

Alle Daten wurden zunächst der ANOVA unterzogen. Anschließend wurden die Gruppenmittelwerte unter Verwendung des Newman-Cooles-Testes verglichen. Ein p-Wert $< 0,05$ wurde als signifikant akzeptiert. Zur Kalkulation der prozentualen Schadensreduktion wurde der Mittelwert der Ischämiegruppe zunächst von allen Mittelwerten der Therapiegruppen subtrahiert; die jeweilige Differenz zwischen der positiven Kontrollgruppe und der Therapiegruppe wurde dann in % des Wertes der positiven Kontrollgruppe angegeben.

Ergebnisse

Vaskuläre Permeabilität

Nach einer 4-stündigen Ischämie der Hinterläufe, gefolgt von einer 4-stündigen Reperfusion, stieg der Permeabilitätsindex im Muskel von 0,12 auf 0,95 und in der Lunge von 0,11 auf 0,50. Eine Ischämie von insgesamt 8 h ergab keine signifikante Änderung der Permeabilität.

Die Neutrophilen-Depletion führte zu einer Reduktion der pulmonalen vaskulären Permeabilität von 87,1%. Das anti-CD18 erzielte eine Protektion von 59,5%, während die Intervention mit anti-CD11a die Permeabilität um 44,1% reduzierte. Das eine anti-CD11b erbrachte eine Protektion von 63,6%, während das IgM anti-CD11b eine Reduktion von 51,2% erzielte. Die Blockierung des ICAM-1 reduzierte die pulmonalvaskuläre Permeabilität um 63,6%, die Blockierung des ebenfalls Endothelzellständigen ELAM-1 erbrachte eine Protektion von 55,1%. Die Effekte der einzelnen Interventionen auf die muskuläre Permeabilität zeigten in allen Fällen ein nahezu gleiches Muster, wenn auch nicht so ausgeprägt. Die Neutrophilen-Depletion zeigte eine Protektion von 58%, das anti-CD18 von 24%, das anti-CD11a nur 9% (n.s.). Das anti-CD11b erreichte eine Reduktion von 17%, das IgM anti-CD11b von 10%. Die

Blockierung sowohl des ICAM-1 als auch des ELAM-1 zeigten keine signifikante Reduktion der muskulärvaskulären Permeabilität.

Neutrophilen-Akkumulation

Der Myeloperoxidase-Gehalt der Lunge stieg nach Ischämie und Reperfusion von 0,08 auf 0,46 und in der Muskulatur von 0,09 auf 0,51 am Ende der Reperfusion. Wie zu erwarten, hatte die Neutrophilen-Depletion den signifikantesten Effekt mit einer Reduktion des MPO-Gehaltes in der Lunge von 89,1%. Das anti-CD18 bewirkte eine Reduktion von 89,0%, das anti-CD11a von 61,4%. Das anti-CD11b erzielte eine Reduktion von 74,1% und das IgM anti-CD11b von 65,4%. Das anti-ICAM-1 und das anti-ELAM-1 reduzierten den pulmonalen MPO-Gehalt etwa gleichermaßen, 71,9% bzw. 68,9%. Bezüglich der Neutrophilen-Akkumulation im Muskelgewebe ergab sich, daß die Neutrophilen-Depletion ebenfalls die weitaus höchste Reduktion mit 85% erzielte. Die Blockierung des CD18 brachte eine Reduktion von 64%, die des CD11a war nicht signifikant (11%). Das anti-11b reduzierte den Muskel-MPO-Gehalt um 28%, das IgM anti-CD11b um 18%. Sowohl das anti-ICAM-1, als auch das anti-ELAM-1, erzielten keine signifikante Reduktion des Muskel-MPO-Gehaltes (21% bzw. 1%).

Schlußfolgerung

Die Ergebnisse geben Anhalt dafür, daß sowohl der lokale (Muskel) als auch der sekundäre (Lunge) Organschaden nach Ischämie-Reperfusion von zwei unterschiedlichen Adhäsionsmolekülsystemen abhängt. Die Expression des vollen Organschadens erfordert die Anwesenheit der beta-2-Integrin-Komplexe CD11a/CD18 und CD11b/CD18. Der entsprechende Counterpart, das ICAM-1, spielt ebenfalls eine bedeutende pathophysiologische Rolle in dieser Organschädigung. Involviert ist des weiteren ein zweites CD18/ICAM-1-unabhängiges Adhäsionsmolekülsystem, welches die Beteiligung des ELAM-1 (E-selectin) beinhaltet, wenn auch scheinbar nur für den Lungenschaden.

Auffallend ist, daß die Interventionen einen unterschiedlichen Effekt sowohl in Bezug auf die vaskuläre Permeabilität, als auch auf die Neutrophilen-Akkumulation in Lunge und Muskel hatten. Eine Erklärung hierfür kann sein, daß die Verletzungsschwere zwischen Lunge und Muskel unterschiedlich war, da nur die Muskulatur der Ischämie und Reperfusion direkt ausgsetzt war, während es sich bei der Lunge um einen sekundären Organschaden handelt. Da die Schädigung in der Lunge weniger ausgeprägt war, kann es hier zu einem deutlich höheren therapeutischen Effekt gekommen sein.

Weiter auffallend ist auch, daß das E-selectin auf die Schädigung der Muskulatur überhaupt keinen Einfluß zu haben scheint. Diese Divergenz wurde auch beobachtet bei Versuchen mit IgG Immun-Komplex-induziertem Lungen- und Nierenschaden in der Ratte. Bei diesen Untersuchungen zeigte sich, daß das E-selectin zwar für die Ausprägung des Lungenschadens, jedoch nicht für die Ausprägung des Nierenschadens erforderlich ist [4, 5]. Es scheint, daß unterschiedliche Gefäßendothelien unterschiedliche Adhäsionsmoleküle exprimieren bzw. an ihrer Oberfläche tragen. Es kann daher sein, daß bestimmte Adhäsionsmoleküle nur organspezifisch (hier Lunge) pathophysiologische Bedeutung haben, unabhängig vom Schädigungsmechanismus.

Summary

Ischemia of rat hind limbs followed by reperfusion is characterized by increased vascular permeability and neutrophil accumulation in muscle and lung. The use of monoclonal antibodies against anti ICAM-1 CD11a/CD18, CD11b/CD18, and ELAM-1 as well as neutrophil depletion clearly demonstrates the central role of neutrophil adhesion in this type of injury. As all of the antibodies reduced lung injury but only anti-CD11/CD18 and anti-ICAM-1 also reduced muscle injury (anti-ELAM-1 was not protective) it appears that in different vascular beds different adhesions molecules are expressed or required in this type of injury. This divergence has also been found in other experimental models.

Literatur

1. Diamond MS, Staunton DE, Marlin SD, Springer TA (1991) Binding of the integrin MAC-1 (CD11b/CD18) to the third immunoglobin-like domain of ICAM-1 (CD54) and its regulation by glycosylation. Cell 65:961–971
2. Furie MB, Naprstek BL, Silverstein SC (1987) Migration of neutrophils across endothelial monolayers of cultured microvascular endothelial cell. J Cell Sci 88:161–175
3. Lowe JB, Stoolman LM, Nair RP, Larsen RD, Berhend TL, Marks RM (1990) ELAM-1 dependent cell adhesion to vascular endothelium determined by a transfected human fucosyltransferase cDNA. Cell 63:475–484
4. Mulligan MS, Varani J, Dame MK, Lane CL, Smith CW, Anderson DC, Ward PA (1991) Role of endothelial-leukocyte adhesion molecule 1 (ELAM-1) in neutrophil-mediated lung injury in rats. J Clin Invest 88:1396–1406
5. Mulligan MS, Varani J, Warren SJ, Till GO, Smith CW, Anderson C, Todd RF III, Ward PA (1992) Roles of beta-2-integrins of rat neutrophils in complement and oxygen radical mediated acute inflammatory reactions. J Immunol 148:1847–1857 Schlueter JM, Baue AR (1992) Preoperative chemotherapy and radiotherapy for esophageal carcinoma. J Thorac Cardiovasc Surg 103:887–895

Dr. A. Seekamp, Unfallchirurgische Klinik, Medizinische Hochschule Hannover, D-30625 Hannover

Induktion neuer funktioneller Blutgefäße beim Menschen durch den ersten klinischen Einsatz des humanen Wachstumsfaktors HBGF-I

Induction of New Functional Blood Vessels in Humans by the First Administration of Human Growth Factor HBGF-I

K.-U. Schlaudraff[1], B.-U. von Specht[2], H. Kolvenbach[1], Th. Stegmann[1] und B. Schumacher[1]

[1]Klinik für Thorax-, Herz- und Gefäßchirurgie, Klinikum Fulda
[2]Abteilung für Experimentelle Chirurgie, Uniklinik Freiburg

Einleitung

Die limitierte Lebensdauer venöser Bypässe führte zur Einführung arteriellen Graftmaterials in die Herzchirurgie. Auch hier stellt sich dem Chirurgen jedoch das Problem der begrenzten Verfügbarkeit dieser autologen arteriellen Grafts. Die weitergehende intensive Suche nach alternativen Therapiekonzepten konzentrierte sich neben der Entwicklung von Allo- und Xenografts auch auf die "natürliche" Angiogenese im menschlichen Organismus. Wachstumsfaktoren, wie der Heparin-bindende-Wachstumsfaktor HBGF-I, wirken über ein hochaffines Rezeptorsystem, das auf der Zelloberfläche lokalisiert ist und eine signifikante Steigerung der zellulären Proliferation, Migration und Differenzierung herbeiführt.

In Zellassays konnten wir anhand humaner venöser Endothelzellen die mitogene Wirkung des von uns hergestellten Wachstumsfaktors HBGF-I nachweisen: Während die Kontrollkulturen ohne HBGF-I das Monolayerstadium nach 7–11 Tagen Kulturdauer erreichten, zeigten die Endothelzellkulturen mit Wachstumsfaktorzugabe einen konfluenten Monolayer schon nach 5–9 Tagen. Auch der ^{3}H-Thymidinassay bestätigte diese proliferationssteigernde Wirkung von HBGF-I auf humane V. saphena magna Endothelzellen: Die Zugabe von Heparin zu dem Wachstumsfaktor bewirkte hierbei eine signifikante Wirkungsverstärkung des Faktors und eine nochmalige Steigerung der Proliferation.

Der in-vivo Nachweis der angiogenetischen Wirksamkeit von HBGF-I konnte durch den Chorion-Allantois-Membran-Assay (CAM-Assay) erbracht werden. Am 4. Tag nach der Faktorapplikation war in der Kontrollgruppe ohne HBGF-I ein normal entwickeltes netzartiges Gefäßmuster zu erkennen; bei den mit HBGF-I inkubierten Chorion-Allantois-Membranen konnten wir zusätzliche kapilläre Strukturen feststellen, die von dem Faktorapplikationsort ausgehend radiär in die Peripherie aussprossen und Anschluß an das physiologische Gefäßsystem besitzen.

Als nächster Versuchsschritt folgte nun die Austestung des Wachstumsfaktors an Lewis-Inzucht-Ratten: 9 Wochen nach Implantation einer mit HBGF-I präparierten

Chirurgisches Forum 1994
f. experim. u. klinische Forschung
Trede/Seifert/Hartel (Hrsg.)
©Springer-Verlag Berlin Heidelberg 1994

Gewebebrücke zwischen der thorakalen Aorta und dem Herzen konnte sowohl histologisch als auch angiographisch eine Neoangiogenese nachgewiesen werden [1].

Material und Methoden

Der Wachstumsfaktor wurde durch die Kultur genetisch transformierter E. coli-Bakterien produziert. Die einzelnen Versuchsschritte sind in Abbildung 1 dargestellt [2].

Vor dem klinischen Einsatz von HBGF-I wurde die Pyrogenität des Faktors untersucht. 27 weißen Neuseeländer-Kaninchen wurde der Wachstumsfaktor s.c., i.m. und i.v. in der Konzentration 0,01 mg/kg KG, 0,5 mg/kg KG und 1,0 mg/kg KG appliziert. Bei drei Kaninchen wurde als Kontrolle nur das Lösungsmittel injiziert. Am Applikationstag erfolgte die rektale Bestimmung der Körpertemperatur während der ersten 3 h halbstündlich, danach stündlich. Während der nächsten 12 Tage wurde die Temperatur im 8 h-Rhythmus gemessen.

Zum Ausschluß der Onkogenität wurde mit den Tumorzellinien SW 403, KTCL 30, S 117, SK-MEL 5 und HSB ein ^{3}H-Thymidinassay [3] durchgeführt. Hierbei erfolgte die Austestung dreier Versuchsgruppen bei jeweils gleicher initialer Tumorzellzahl $(0,8 \times 10^3/0,2$ ml): Gruppe 1 erhielt nur Kulturmedium, während in Gruppe 2 dem Medium Wachstumsfaktorlösung (1 ng/ml, 100 ng/ml, 0,1 mg/ml) zugegeben wurde. In Gruppe 3 wurde das Kulturmedium lediglich mit den chemischen Stabilisatoren des Faktors versetzt.

Als in-vivo-Modell wurden die fünf Tumorzellinien in 500 Nacktmäuse subcutan implantiert (initiale Zellzahl: 3×10^6). Die Tumorzellen wurden in 0,1 ml Kulturmedium aufgenommen und den Nacktmäusen in Äthernarkose rechts abdominell s.c. injiziert. Die Versuchstiere wurden hierbei in 4 Gruppen/Tumorzellinie eingeteilt: Gruppe 1 erhielt nur Tumorzellen rechts abdominell, Gruppe 2 links abdominell zusätzlich Faktorlösung (0,1 mg/0,1 ml), Gruppe 3 erhielt eine Tumor-Faktor-Suspension und

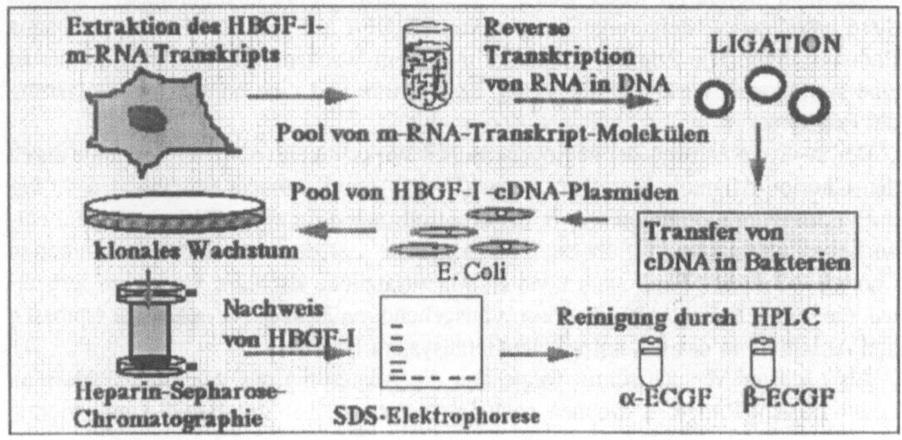

Abb. 1. Schema der einzelnen Versuchsschritte der HBGF-I (alpha-ECGF) Herstellung

Gruppe 4 nur Faktor. Alle 14 Tage wurde den Tieren 0,1 ml Blut abgenommen und das Lebendgewicht bestimmt. Nach 8 Wochen Versuchsdauer wurde der Tumor explantiert, seine Größe und sein Gewicht bestimmt und histologisch aufgearbeitet.

Der so ausgetestete Wachstumsfaktor HBGF-I konnte nun erstmals am Menschen angewendet werden: Im Rahmen einer elektiven Bypass-Operation wegen koronarer Mehrgefäßerkrankung wurde bei 20 Patienten (Mindestalter: 50 Jahre, 14 Männer, 6 Frauen) der Wachstumsfaktor direkt am Herzen appliziert. Nach Ende der routinemäßigen Bypass-Operation, bei der auch die A. mammaria int. als Graft verwendet wurde, wurde die Faktorlösung (Konzentration: 0,005 mg/kg KG, 0,01 mg/kg KG, 0,015 mg/kg KG, 0,02 mg/kg KG, 0,025 mg/kg KG) perivaskulär der IMA-LAD-Anastomose nach distal subepikardial und intramyokardial injiziert. Nach vier, acht und zwölf Wochen wurden die IMA-Bypässe mittels i.a. DSA selektiv dargestellt. Während der ersten fünf postoperativen Tage wurden zweimal täglich eine Labor- und dreimal täglich eine Temperaturkontrolle durchgeführt. Nach vier, acht und zwölf Wochen erfolgte die selektive Darstellung der IMA-Bypässe mittels transfemoraler intraarterieller digitaler Subtraktions-Angiographie.

Ergebnisse

In allen 20 durchgeführten E. coli-Kulturen konnten wir nach Trennung, Aufreinigung und Stabilisierung den Wachstumsfaktor HBGF-I als hochrein nachweisen und gewinnen. Die Pyrogenität des Wachstumsfaktors konnte im Tiermodell ausgeschlossen werden. Bei keinem der 27 Versuchskaninchen kam es – unabhängig von der Applikationsart (s.c., i.m., i.v.) und der injizierten Wachstumsfaktorkonzentration – zu einer signifikanten Erhöhung der rektal bestimmten Körpertemperatur.

Im ^{3}H-Thymidinassay konnten wir eine Stimulierung der Tumorzellinien SW 403, KTCL 30, S 117, SK-MEL 5 und HSB durch den Wachstumsfaktor HBGF-I ausschließen: Weder in Versuchsgruppe 2 (Tumor + Kulturmedium mit Faktorlösung), noch in Gruppe 3 (Tumor + Medium mit chemischen Stabilisatoren) zeigten sich gesteigerte DNS-Syntheseraten im Vergleich zur Kontrollkultur (Tumor + nur Kulturmedium).

Im Tierversuch an Nacktmäusen konnte histologisch und durch die Bestimmung des TPS (tissue polypeptide specific) eine Tumorinduktion durch die Applikation von HBGF-I allein ausgeschlossen werden. Ebenso wurden bereits implantierte Tumoren (SW 403, KTCL 30, S 117, SK-MEL 5 und HSB) durch die zusätzliche lokale oder systemische Gabe von HBGF-I weder in ihrem Wachstum stimuliert noch in ihrer Malignität verstärkt. Hinsichtlich der Tumorgröße, des Tumorgewichtes und des histologischen Tumor-Grading zeigten sich keine signifikanten Unterschiede zwischen den Kontrolltieren (nur Tumor) und den Versuchsgruppen mit Tumor und HBGF-I. Auch die TPS-Titer der Kontrolltiere und der Versuchstiere wiesen keine signifikanten Unterschiede auf. Bei keinem der Versuchstiere mit ausschließlich Faktorapplikation konnte weder in der Histologie ein Tumor noch serologisch ein erhöhter TPS-Titer nachgewiesen werden.

Die Angiographien aller 20 Patienten zeigen eine von der Applikationsstelle des Faktors im Bereich der IMA-LAD-Anastomose ausgehende Kontrastmittelmehranrei-

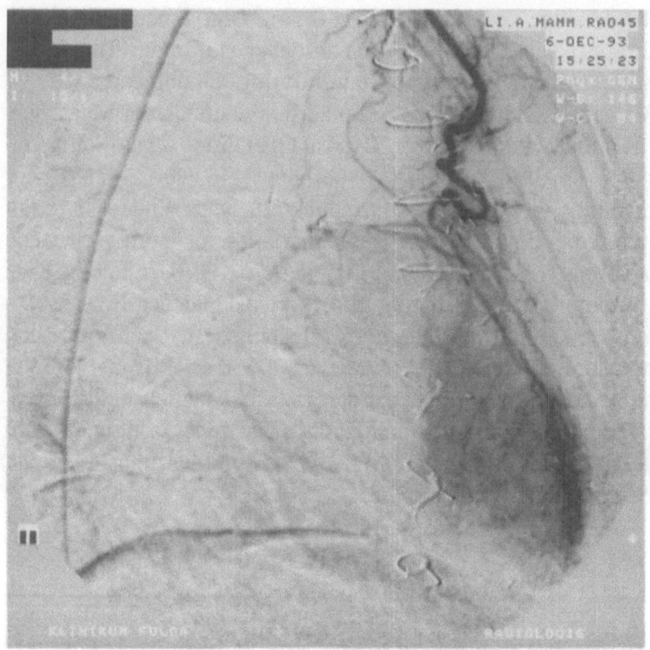

Abb. 2. Selektive Darstellung des IMA-Bypasses in der i.a. DSA: Im Bereich der Applikationsstelle des Faktors HBGF-I sind perivaskulär der IMA-LAD-Anastomose eindeutig neugewachsene Gefäße anhand der Kontrastmittelmehranreicherungen zu erkennen

cherung (Abb. 2), die sich von einer IMA-Kontrollangiographie ohne HBGF-I deutlich unterscheidet (Abb. 3). Diese Kontrastmittelmehranreicherung erstreckt sich in einem Bereich von ca. 3–4 cm perivaskulär um die LAD und nach distal bis in die Peripherie des Gefäßes hinein. In der digitalen EDV-gestützten Grauwertanalyse erreicht das regelrecht durchblutete Myokard einen Wert von $1 \pm 0,13$; die blutgefüllten Koronararterien erhalten den Wert von $5 \pm 0,45$. Für die Kontrastmittelmehranreicherung im Applikationsbereich des Wachstumsfaktors ergibt sich in der Grauwertanalyse ein Wert von $3,1 \pm 0,36$. Die Auswertung der Angiographien nach vier, acht und zwölf Wochen Beobachtungsdauer ergab jedoch keinen signifikanten Unterschied hinsichtlich der Kontrastmittelmehranreicherung.

Diskussion

Durch den klinischen Einsatz des humanen angiogenetischen Wachstumsfaktors HBGF-I konnte erstmalig am Menschen ein Neuwachstum funktioneller Blutgefäße induziert werden. In der intraarteriellen digitalen Substraktionsangiographie lassen sich diese neugebildeten Blutgefäße nicht von physiologischen arteriellen Gefäßen unterscheiden. Das im Bereich der Faktorapplikation entstandene dichte Kapillarnetz sproßt hierbei ausgehend von der originären Koronararterie ins Myokard und besitzt Anschluß an den koronaren Blutfluß.

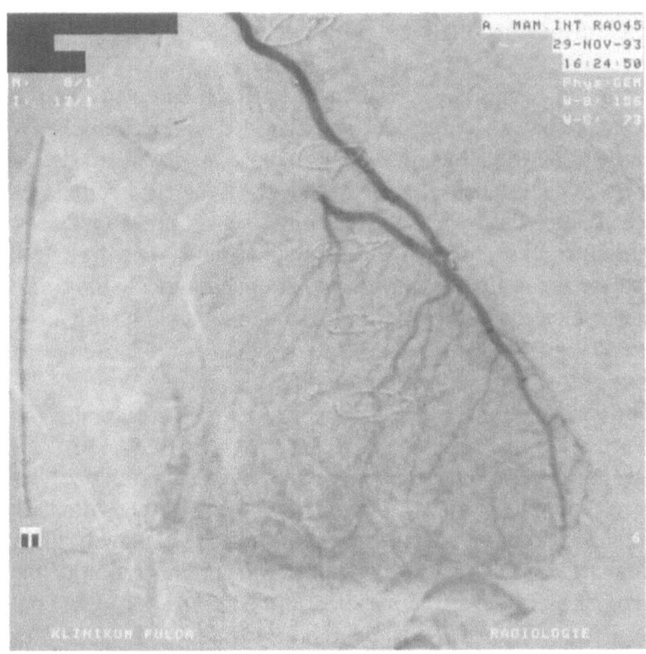

Abb. 3. Selektive Darstellung eines IMA-Bypasses ohne Faktorapplikation: Im Bereich der IMA-LAD-Anastomose sind keine zusätzlichen Gefäßstrukturen zu sehen

Analoge Angiographien erhielten wir bei unseren Vorversuchen am Rattenherz; in der histologischen Aufarbeitung dieser Rattenherzen konnte bei den neugebildeten Gefäßen der normale, dreischichtige Aufbau nachgewiesen werden [1], wie er bei physiologischen Arterien typisch ist.

Durch die Anwendung dieses gentechnisch hergestellten humanen Wachstumsfaktors HBGF-I konnten wir somit erstmals die physiologischen Vorgänge der Angiogenese, wie sie bei Wundheilung, Ovulation und fetalem sowie plazentarem Wachstum auftreten, nachvollziehen und zum gezielten Gefäßwachstum im ischämischen Gewebe einsetzen.

In unseren umfassenden Vorversuchen konnte sowohl eine Pyrogenität als auch eine onkogene Potenz von HBGF-I eindeutig ausgeschlossen werden. Diese fehlende tumorogene Potenz von HBGF-I läßt sich durch die spezifische Bindung des Faktors an ein hochaffines, an der Zellmembran lokalisiertes Rezeptorsystem erklären. Diese Rezeptoren triggern nicht nur die mitogene Wirkung des Faktors, sondern sie bewirken innerhalb weniger Stunden nach Bindung des Wachstumsfaktors auch eine Verarmung der Zellmembran an HBGF-I-Rezeptoren [4] und hierdurch eine Abnahme der Wirksamkeit des Faktors.

Durch die lokale Applikation von HBGF-I konnte sommit erstmals eine induzierte in-vivo-Neoangiogenese beim Menschen erreicht werden; durch die beschriebene biochemische Eigenregulation von HBGF-I konnte jedoch eine tumorstimulierende oder -induzierende Wirkung des Faktors sicher ausgeschlossen werden.

Zusammenfassung

Erstmalig wurde bei 20 Patienten im Rahmen einer elektiven Bypass-Operation wegen koronarer Mehrgefäßerkrankung der angiogenetische Wachstumsfaktor HBGF-I perivaskulär der IMA-LAD-Anastomose appliziert. In der selektiven Darstellung der IMA-Bypässe nach vier, acht und zwölf Wochen mittels i.a. DSA sind an der Applikationsstelle des Faktors eindeutig neugebildete Gefäßstrukturen zu erkennen, die Anschluß an das native Koronarsystem finden. Die digitale EDV-gestützte Grauwertanalyse ergab für diese Kontrastmittelmehranreicherung im Bereich der Faktorapplikation eine Steigerung der myokardialen Durchblutung auf das 2- bis 3-fache.

Summary

Twenty patients undergoing elective bypass grafting for coronary heart disease received the angiogenetic growth factor HBGF-I perivascularly to the IMA-LAD anastomosis. The IMA bypasses were imaged selectively after 4, 8, and 12 weeks by intra-arterial DSA. In the region of the administration of the growth factor new, additional blood vessels connected to the coronary system could be clearly recognized. Digital analysis of the angiographies showed that the myocardial flow of blood was two to three times higher in the region of HBGF-I administration.

Literatur

1. Schumacher B, Schlaudraff K, Seitelberger R, v. Specht B-U, Fasol R: Growth of 'new'coronary vascular structures by angiogenetic growth factors. Eur J Cardio-thorac Surg 1993; submitted
2. Gospodarowicz D, Cheng J, Kui GM, et al. (1984) Isolation of brain fibroblast growth factor by heparin-sepharose affinity chromatography: identity with pituitary fibroblast growth factor. Proc Natl Acad Sci USA 81:6963–6967
3. Morgan DML (1987) Oxidised polyamines and the growth of human vascular endothelial cells. Prevention of cytotoxic effects by selective acetylation. Biochem J 242:347–352
4. Friesel R, Burgess WH, Mehrman T, Maciag T (1986) The characterization of the receptor for endothelial cell growth factor by covalent ligand attachment. J Biol Chem 261:7581–7584

K.-U. Schlaudraff, Klinik für Thorax-, Herz- und Gefäßchirurgie, Klinikum Fulda, Pacelliallee 4, D-36043 Fulda

In Situ Expression endothelialer Zelladhäsionsmoleküle als frühe mukosale Veränderungen bei M. Crohn und Colitis ulcerosa

Early Mucosal Changes in Crohn's Disease and Ulcerative Colitis: In Situ Expression of Endothelial Cell Adhesion Molecules

G. Schürmann[1], A.E. Bishop[1], P. Facer[1], J.C. Lee[2], D.S. Rampton[3] und J.M. Polak[1]

[1]Department of Histochemistry, Royal Postgraduate Medical School, Hammersmith Hospital; [2]Department of Medicine, St. Mark's Hospital; [3] Royal London Hospital, London

Einleitung

Die Adhäsion zirkulierender Zellen an das intestinale Gefäßendothel und die anschließende transendotheliale Migration in die Darmschleimhaut geschehen in der Frühphase von Entzündung und immunologischer Aktivierung und werden über spezielle Zelladhäsionsmoleküle vermittelt. Einige dieser Adhäsionsmoleküle sind in hochentzündlichen Arealen von Morbus Crohn (MC) und Colitis ulcerosa (CU) vermehrt exprimiert [1, 2], während ihre Rolle in der pathophysiologisch interessanteren Frühphase der Erkrankung noch ungeklärt ist.

Endothelial exprimiertes *intercellular adhesion molecule-1* (ICAM-1) und sein Rezeptor/Ligand *lymphocyte function associated antigen-1* (LFA-1) vermitteln die Bindung von zirkulierenden (Entzündungszellen-)Zellen an das Gefäßendothel und sind derzeit die am besten charakterisierte Funktionseinheit unter den Adhäsionsmolekülen [3]. *Platelet endothelial cell adhesion molecule-1* (PECAM-1, CD31) ist ein erst kürzlich charakterisiertes Adhäsionsmolekül, das an interzellulären Kontaktstellen von Gefäßendothelzellen und auf Blutplättchen lokalisiert ist [4].

Ziel unserer Untersuchung war die Analyse von ICAM-1, LFA-1 und PECAM-1 in histologisch noch entzündungsfreien Geweben in der Nähe von Entzündungsarealen von MC und CU, da diese Zelladhäsionsmoleküle an der Entstehung des Zellinfiltrates und somit an der frühen Pathogenese chronisch-entzündlicher Darmerkrankungen beteiligt sein könnten.

Chirurgisches Forum 1994
f. experim. u. klinische Forschung
Trede/Seifert/Hartel (Hrsg.)

174

Methoden

Histologisch entzündungsfreies Gewebe, aus Resektaten im Abstand von 2–4 cm von den Entzündungsarealen entnommen, wurde untersucht (Ileitis Crohn, n = 13; CU, n = 11). Entzündungsfreie Kontrollgewebe stammten aus Resektaten von 20 Krebspatienten (Ileum, n = 5, Kolon, n = 15). Die Gewebe wurden in Zamboni-Lösung und in 15% Saccharose fixiert, in ein Flüssigmedium (OCT, Tissue-Tek) eingebettet und anschließend tiefgefroren. Die für die Immunhistochemie an seriellen, 6 μm dicken Kryostatschnitten verwendeten Antikörper gegen ICAM-1 und LFA-1 stammten von Serotec, England, anti-PECAM-1 (VM.64) kam von A. Mazurov, Moskau. Von jedem Schnitt wurden in 5 Gesichtsfelder ICAM-1+ und PECAM-1+ Gefäße und LFA-1+ Zellen innerhalb einer definierten Fläche in der Mukosa gezählt. Statistische Auswertung mittels t-Test.

Ergebnisse

Im normalen Ileum und normalen Kolon fanden wir eine starke Immunreaktivität von PECAM-1 auf allen identifizierbaren Endothelzellen sämtlicher Schichten der Darmwand. Im Vergleich zu PECAM-1, das besonders an interendothelialen Kontaktstellen streifenförmig lokalisiert war, zeigte ICAM-1 eine homogenere Anfärbung entlang des gesamten Endothelschicht. Die Dichte PECAM-1+ Gefäße war in der Dünndarmmukose größer als in der Dickdarmmukosa (161,1 SD 21,1 (Ileum); 123,1, SD 21,6 (Kolon) [Gefäße/mm^2]; P = 0,001). Die meisten PECAM-1+ Gefäße waren ICAM-1+, so daß Ileum und Kolon sich auch in der Dichte ICAM-1+ Gefäße signifikant unterschieden (P = 0,009).

In entzündungsfreien Arealen von MC und CU zeigten PECAM-1, ICAM-1 und LFA-1 ein ähnliches Färbemuster (Verteilung und Intensität) wie im Normaldarm. Die Dichte PECAM-1+ Gefäße war in der CU-Mukosa signifikant höher als in Kontrollgeweben (CU 149,0, SD 24,1; P = 0,004), wohingegen ICAM-1+ Gefäße in der MC-Mukosa erniedrigt waren (MC 119, SD 22,6; normaler Dünndarm 136,9, SD 27,6; P = 0,04). Die mittlere Dichte LFA-1+ Zellen überstieg bei MC und CU die Werte normaler Kontrollen um etwa 20%, ohne daß diese Unterschiede statistisch signifikant waren.

Diskussion

Histologisch unbefallene Areale in der Nachbarschaft von Entzündungsläsionen sind ein noch wenig etabliertes, aber vielversprechendes Modell, um z.B. die Bedeutung von Zelladhäsionsmolekülen für die Pathogenese chronisch-entzündlicher Darmerkrankungen zu untersuchen. In solchen Regionen ist es ausgeschlossen, daß Befunde infolge aufgehobener Mukosa-Barrieren oder, im fortgeschrittenen Stadium, infolge entzündlicher Destruktion autochthoner Darmwandstrukturen auftreten, und damit Sekundärphänomene darstellen. "Unbefallene", entzündungsnahe Areale sind, abgesehen vom Fehlen des Entzündungsinfiltrates, meist nicht vollständig "normal", sondern zeigen u.a. Nervenfaserveränderungen sowie eine vermehrte Schleimproduktion. Veränderungen nicht-adrenerger/nicht-cholinerger Nerven, die vasoaktives intestinales Polypeptid exprimieren, und eine vermehrte MHC-Expression auf Nervenfaserbündel und Endothelzellen deuten auf eine immunologische Aktivierung in der Nachbarschaft von Entzündungen hin [5]. Auch Zelladhäsionsmoleküle sind in diesen Arealen verändert.

PECAM-1. PECAM-1 wurde von intestinalen Gefäßendothelien konstitutionell exprimiert, was bedeutet, daß die gefundene erhöhte Dichte PECAM-1+ Gefäße in entzündungsfreier CU-Mukosa durch eine dem entzündlichen Infiltrat vorangehende Gefäßneubildung bedingt sein könnte. Die vermehrte Expression von PECAM-1 im unbefallenen, entzündungsnahen Darm von Patienten mit CU, nicht aber MC, könnte zudem ein weiterer Hinweis auf die unterschiedliche Pathogenese beider Erkrankungen sein.

ICAM-1. Endotheliales ICAM-1 ist bei allergischer Rhinitis und in humanen Herztransplantaten während einer Abstoßungsreaktion erhöht, während ICAM-1 in der Bronchialschleimhaut von Asthmatikern nicht erhöht ist. Die jetzt beobachtete Niederregulation von endothelialem ICAM-1 im entzündungsfreien MC-Darm könnte durch exogene Glukokortikoide bedingt sein. Die niedrigsten ICAM-1-Werte waren bei Patienten unter Kortisonmedikation. Der Glukokortikoid-Rezeptor reguliert die Expression von ICAM-1, und Glukokortikosteroide inhibieren die Freisetzung mehrerer Zytokine, die ihrerseits ICAM-1 hochregulieren.

LFA-1. Stimulation von T Zellen via CD2 und CD3 induziert die Expression von LFA-1 und verstärkt die Affinität von LFA-1/ICAM-1 Interaktionen. Eine Hochregulation von LFA-1 in unbefallenen Darmarealen könnte durch lokale Antigen-Stimulation bedingt sein. Es ist aber auch möglich, daß LFA-1+ Zellen andernorts (z.B. in der intestinalen Hauptläsion) stimuliert wurden und Gedächtniszellen darstellen, die rezirkuliert sind. T Gedächtniszellen haben eine höhere LFA-1 Expression als unstimulierte T Zellen.

Zusammenfassend weisen die veränderte Expression von PECAM-1, ICAM-1 und LFA-1 in "unbefallenen", entzündungsnahen Darmabschnitten auf eine Beteiligung dieser Adhäsionsmoleküle an der Frühläsion entzündlicher Darmerkrankungen hin. Die (frühe) Blockade von PECAM-1 und LFA-1 könnte somit ein neues sinnvolles therapeutisches Ziel sein.

Zusammenfassung

Zelladhäsionsmoleküle vermitteln die Anheftung zirkulierender Zellen an (intestinale) Endothelzellen und könnten somit an der Entstehung des Entzündungsinfiltrates bei MC und CU beteiligt sein. Wir untersuchten mit quantitativer Immunhistochemie *platelet endothelial cell adhesion molecule-1* (PECAM-1), *intercellular adhesion molecule-1* (ICAM-1) und *lymphocyte function associated antigen-1* (LFA-1) an reseziertem Gewebe, das in 2–4 cm Abstand von den Entzündungsherden entnommen wurde, aber selbst histologisch entzündungsfrei war. Im Vergleich zu normalem Darm fanden wir in diesen Arealen (i) einen signifikanten Anstieg von PECAM-1+ Gefäßen bei CU, (ii) eine signifikante Erniedrigung ICAM-1+ Gefäße bei MC und (iii) einen moderaten Anstieg LFA-1+ Zellen bei MC und CU. Die gefundene veränderte Expression von Adhäsionsmolekülen im unbeteiligten, entzündungsnahen Darmgewebe könnte zur Entstehung des zellulären Entzündungsinfiltrates beitragen – ihre Blockade scheint ein sinnvolles therapeutisches Ziel.

Summary

Adhesion of circulating cells to vascular endothelium occurs in the early phase of inflammation and is mediated by specific cell adhesion molecules. To test their role in the development of CD and UC we investigated immunohistochemically the expression of platelet endothelial cell adhesion molecule-1 (PECAM-1), intercellular adhesion molecule-1 (ICAM-1), and lymphocyte function associated antigen-1 (LFA-1) on resected specimens taken at a distance of 2–4 cm from the inflamed area and without histological signs of inflammation. Compared with normal gut, we found (a) a significant increase in PECAM-1 positive vessels in the mucosa of uninvolved UC, (b) a significant decrease in ICAM-1 positive vessels in uninvolved CD, and (c) a moderate but statistically insignificant increase in LFA-1 positive cells in the mucosa of uninvolved UC and CD. This altered expression of cell adhesion molecules may contribute to the early lesion in inflammatory bowel disease and provide new therapeutic opportunities.

Literatur

1. Koizumi M, King N, Lob R, Benjamin C, Podolsky DK (1992) Expression of vascular adhesion molecules in inflammatory bowel disease. Gastroenterology 103:840–847
2. Nakamura S, Ohtani H, Watanabe Y, Fukushima K, Matsumoto T, Kitano A, Kobayashi K, Nagura H (1993) In situ expression of cell adhesion molecules in inflammatory bowel disease. Lab Invest 69:77–85
3. Springer TA (1990) Adhesion receptors of the immune system. Nature 346:425–434
4. Newman PJ, Hillary CA, Albrecht R, Parise LV, Berndt MC, Mazurov AV, Dunlop LC, Zhang J, Rittenhaus SE (1992) Activation-dependent change in human platelet PECAM-1 phosphorylation, cytoskeletal association, and surface membrane redistribution. J Cell Biol 119:239–246
5. Schürmann G, Aber-Bishop AE, Facer P, Lee JC, Rampton DS, Dore C, Polak JM (1993) Altered expression of cell adhesion molecule in uninvolved gut in inflammatory bowel disease. Clin Exp Immunol 94:341–347

G.S. wurde durch ein Stipendium der Deutschen Forschungsgemeinschaft unterstützt.

Dr. med. G. Schürmann, Chirurgische Universitätsklinik, Kirschnerstraße 1, D-69115 Heidelberg

Kontinenzerhaltende Colon- und Ileumreservoire im funktionellen Vergleich

Functional Comparison of Different Colon and Ileum Reservoirs

A.J. Kroesen, J. Stern und Ch. Herfarth

Chirurgische Universitätsklinik, Heidelberg

Einleitung

Kontinenzerhaltende sphinkternahe colorektale Resektionen beeinflussen je nach Ausmaß das postoperative funktionelle Ergebnis. In der vorliegenden Arbeit sollen die wesentlichen Einflußfaktoren auf die Kontinenz anhand von 4 verschiedenen Operationsverfahren im Vergleich zu darmgesunden Kontrollen herausgearbeitet werden. Die untersuchten Operationen sind: 1. die colopouchanale Anastomose (CPA); 2. die coloanale Anastomose (CCA); 3. der ileoanale Pouch (IAP); 4. die ileorektale Anastomose (IRA).

Die postoperative Kontinenz wird zum einen durch die Funktion des Analsphinkters und zum anderen durch die Eigenschaften des Reservoirs (Volumen und Compliance) bestimmt. Weitere wichtige Parameter sind Stuhlkonsistenz und -volumen, die allerdings bei der Betrachtung der unterschiedlichen untersuchten Operationen (totale Colektomie vs. Rektumresektion) außer acht gelassen werden müssen.

Patienten und Methode

Patienten

Untersucht wurden 8 Patienten im Median 16 Monate nach CPA (m:w = 4:4; Alter $61,7 \pm 5,3$ Jahre), 8 Patienten im Median 18 Monate nach CAA (m:w = 4:4; Alter $58,6 \pm 6,4$ Jahre), 14 Patienten im Median 36 Monate nach IAP (m:w = 8:6; Alter $36,9 \pm 11,7$ Jahre), 12 Patienten im Median 54 Monate nach IRA (m:w = 7:5; Alter $34,5 \pm 12,8$ Jahre) sowie 12 darmgesunde Kontrollpersonen (m:w = 6:6; Alter $32,7 \pm 9,9$ Jahre). Als Ileum- und Colon-Pouch wurde jeweils ein J-Pouch verwandt. Bei allen analen Anastomosen wurde ein zweizeitiges Vorgehen mit dreimonatigem Ileostomaschutz angewandt [1].

Manovolumetrie

Zur Analmanometrie verwenden wir die Durchzugsmanometrie. Ein 2-Lumen-Silikonkatheter (Durchmesser 3 mm) wird über eine Infusionspumpe mit NaCl 0,9% 100 ml/h perfundiert. Die Druckveränderungen werden über 2 getrennte Druckwandler an einen Verstärker (Fa. Hellige) weitergeleitet und aufgezeichnet. Erfaßt werden der

Chirurgisches Forum 1994
f. experim. u. klinische Forschung
Trede/Seifert/Hartel (Hrsg.)
©Springer-Verlag Berlin Heidelberg 1994

Ruhedruck (RD) [mmHg] und der Kontraktionsdruck (KD) [mmHg]. Zur Volumetrie wird ein 3-Lumen-Katheter verwendet. 2 Lumina werden der Analmanometrie entsprechend zur simultanen Druckerfassung im Sphinkter mit NaCl 0,9% 100 ml/h über eine Infusionspumpe perfundiert. Das dritte Lumen endet in einem an der Katheterspitze befestigten Ballon, der ebenfalls über einen Druckwandler mit dem Verstärker verbunden ist. Der Ballon wird im Reservoir und die beiden anderen Meßöffnungen im Bereich der Ruhehochdruckzone positioniert. Der Ballon wird dann in 25-ml-Schritten mit einer 50-ml-Spritze mit Luft insuffliert. Hierbei werden der rektoanale Inhibitionsreflex und das maximal tolerable Volumen registriert.

Die Compliance ($\Delta V/\Delta P$ [ml/mmHg]) errechnet sich aus der jeweiligen Druckänderung im Rektumballon pro Volumenänderung und wird als Steigung der Regressionsgeraden durch die Meßpunkte angegeben. Die Kontinenz wird nach dem Kelly-Code [2] (5–6 "gut"; 3–4 "befriedigend"; 0–2 "schlecht") ermittelt.

Es werden Mittelwerte mit Standardabweichungen ($\pm$SD) angeführt. Statistische Signifikanz besteht bei $p < 0,05$ (Student-t-Test).

Ergebnisse

Die manometrischen und volumetrischen Ergebnisse sind in Tabelle 1 aufgelistet. Es fand sich bei allen Patienten ein positiver rektoanaler Inhibitionsreflex. Hinsichtlich des Ruhedrucks fanden sich zwischen den Patientengruppen keine statistisch signifikanten Unterschiede. Der Kontraktionsdruck der coloanalen und colopouchanalen Anastomosen war im Vergleich zur Kontrollgruppe signifikant ($p < 0,05$) erniedrigt, wohingegen ileoanaler Pouch und ileorektale Anastomose nicht signifikant erniedrigt waren. Das maximal tolerable Volumen der coloanalen Anastomosen unterschied sich signifikant·von allen anderen Reservoirgrößen ($p < 0,05$). Die übrigen Volumina

Tabelle 1. Manovolumetrie und Kontinenz verschiedener Reservoirtypen im Vergleich

Verfahren	Stuhl-frequenz	Ruhe-druck [mmHg]	Kontr.-druck [mmHg]	max. tol. Vol. [ml]	Compliance [ml/mmHg]
CPA (n=8)	3,4 ± 1,7/d	51,2 ± 17,5	112,5 ± 40,8	287 ± 132,9	6,6 ± 7,8
CAA (n=8)	7,0 ± 2,2/d	50,0 ± 9,1	110,7 ± 28,1	125,0 ± 81,6	2,5 ± 3,2
IAP (n=14)	7,5 ± 4,3/d	47,5 ± 13,3	128,2 ± 34,1	225,7 ± 78,5	4,1 ± 3,1
IRA (n=12)	6,3 ± 1,8/d	51,0 ± 10,1	120,1 ± 50,3	360,3 ± 108	7,5 ± 9,3
Kontrollen (n=12)	1,1 ± 0,3/d	56,7 ± 19,6	166,2 ± 62,1	260,4 ± 60,4	17,6 ± 13,6

CPA – colopouchanale Anastomose, CAA - coloanale Anastomose, IAP – ileoanaler Pouch, IRA – ileorektale Anastomose unterschieden sich untereinander nicht signifikant. Bei der Betrachtung der Reservoircompliance der einzelnen Neo-Reservoire untereinander finden sich keine signifikanten Unterschiede. Im Vergleich zur Kontrollgruppe ist die Compliance außer bei der colopouchanalen Anastomose in allen Gruppen signifikant erniedrigt. Die Stuhlfrequenz ist im Vergleich zur Kontrollgruppe in allen anderen Gruppen signifikant erhöht. Die colopouchanale Anastomose weist zu allen anderen Verfahren eine signifikant erniedrigte Stuhlfrequenz auf.

Der Kelly-Code lag bei allen Patienten > 4. Bei 2 Patienten aus der Patientengruppe mit colopouchanaler Anastomose fanden sich Evakuationsprobleme, die intermittierende Klysmen zur vollständigen Pouchentleerung erforderten. Die übrigen Verfahren wiesen keine Evakuationsprobleme auf.

Diskussion

Alle angeführten Verfahren führten im Vergleich zu gesunden Kontrollen zu einer Erhöhung der mittleren Stuhlfrequenz. Die Ursachen hierfür bestehen einerseits in einem erhöhten Stuhlvolumen (IAP und IRA) und andererseits dem Fehlen eines adäquat großen Reservoirs (CAA: max. tol. Volumen: 125 ml). Für die coloanale Anastomose wird jedoch in der Literatur angegeben, daß es nach einer Konsolidierungsphase von 1–2 Jahren zu einer Normalisierung der Stuhlfrequenz mit 2–3 Stühlen pro Tag kommt [3, 5]. Bei einem Nachbeobachtungs-Median von 18 Monaten in unserem Kollektiv sind diese Ergebnisse als nicht endgültig anzusehen. Für die anderen Verfahren wird jedoch ein weiteres Absinken der Stuhlfrequenz nach einem Jahr nicht angegeben [1, 4].

Sowohl Dünndarm- als auch Colonreservoire erzielen ein dem gesunden Rektum vergleichbares Volumen. Die Compliance als Maß für die Dehnbarkeit des Reservoirs ist bei allen Verfahren erniedrigt. Diese reduzierte Compliance bedingt zusammen mit den genannten Faktoren ebenfalls eine Erhöhung der Stuhlfrequez.

In der Literatur wird eine bleibende Erniedrigung des Ruhedrucks um ein Drittel nach ileoanaler, jedoch nicht nach coloanaler Anastomose beschrieben [1, 4]. In der hier vorgestellten Untersuchung finden sich für kein Verfahren signifikant erniedrigte Ruhedrucke im Vergleich zu gesunden Kontrollen. Verlaufsuntersuchungen bei ileoanalen Pouchoperationen im eigenen Krankengut bestätigen jedoch, daß es zu einer bleibenden Reduktion des Ruhedruckes kommt.

Der Kontraktionsdruck ist zwar im Vergleich zur darmgesunden Kontrollgruppe in allen Fällen erniedrigt, jedoch nur für die coloanale und colopouchanale Anastomose signifikant erniedrigt. Allerdings ist das Durchschnittsalter dieser Patientengruppen deutlich höher als das der übrigen Gruppen. Somit ist auch die altersbedingte Reduktion des Sphinkterdruckes mit in Betracht zu ziehen.

Zusammenfassung

Nach kontinenzerhaltenden sphinkternahen colorektalen Resektionen kommt es zu einer Änderung der Sphinkter- und Reservoirfunktion. An 8 Patienten mit coloanaler, 8 Patienten mit colopouchanaler, 14 Patienten mit ileoanalem Pouch und 12 Patienten mit ileorektaler Anastomose werden anhand von Kontinenzanamnese, Analmanometrie und Reservoirvolumetrie funktionelle Charakteristika herausgearbeitet und mit 12 darmgesunden Kontrollen verglichen.

Alle Verfahren führen zu einer Erhöhung der mittleren Stuhlfrequenz. Die Entfernung des gesamten Colons (IAP, IRA) führte zu einer doppelt so hohen Stuhlfrequenz (vermehrtes niedrigkonsistentes Stuhlvolumen). Dünndarm- wie Colonreservoire erzielten ein dem gesunden Rektum vergleichbares Reservoirvolumen, unterschieden sich aber deutlich in ihrer Compliance.

Sphinktermanometrisch kam es bei den coloanalen und colopouchanalen Anastomosen zu einer signifikanten Reduktion des Kontraktionsdrucks. Der Ruhedruck ist bei allen Verfahren nicht signifikant erniedrigt.

Summary

Colorectal sphincter-related and continence-preserving resections are followed by changes in anorectal function. We examined 8 patients after coloanal anastomosis (CCA), 8 after colopouchanal anastomosis (CPA), 14 after ileopouchanal anastomosis (IPAA), and 12 after ileorectal anastomosis (IRA) in comparison to a control group of 12 healthy volunteers. The parameters were continence history, anal manometry and reservoir volumetry. All operations led to raised mean stool frequency. Total colectomy (IPAA, IRA) led to a twofold increased stool frequency (due to liquid, high-volume stools). The size of ileal and colonic reservoirs were comparable to a healthy rectum, but there were significant differences in their compliance rates. Squeeze pressures of CPA and CAA were significantly reduced. Rest pressures after all techniques showed no significant changes.

Literatur

1. Herfarth Ch, Stern J (1990) Colitis ulcerosa – Adenomatosis coli. Funktionserhaltende Therapie. Springer, Berlin Heidelberg New York
2. Kelly JH (1970) Brochure on anorectal malformations. Issued at Pediatric Surg. Congress, Melbourne, March 1970
3. Lazorthes F, Fages P, Chiotasso P, Lemozy J, Bloom E (1986) Resection of the rectum with construction of a colonic reservoir and colo-anal anastomosis for carcinoma of the rectum. Br J Surg 73:136–138
4. Luukonen P (1988) Manometric follow-up of anal sphincter function after an ileoanal pouch procedure. Int J Colorect Dis 3:43–46
5. Pappalardo G, Toccaceli S, Dionisio P, Castrini G, Ravo B (1987) Preoperative and postoperative evaluation by manometric study of the anal sphincter after coloanal anastomosis for carcinoma. Dis Colon Rectum 31:119–122

Dr. med. A.J. Kroesen, Chirurgische Universitätsklinik, Im Neuenheimer Feld 110, D-69120 Heidelberg

Calcitonin Gene-Related Peptide (CGRP) und spinale Afferenzen partizipieren am postoperativen Dickdarmileus bei der Ratte

Calcitonin Gene Related Peptide and Spinal Afferents Partly Mediate Postoperative Colonic Ileus in the Rat

H.E. Raybould, K.C.K. Lloyd und T.T. Zittel*

CURE/Bioenteric Center, University of California, Los Angeles, U.S.A.

Einleitung

Wir konnten kürzlich zeigen, daß CGRP und spinale Afferenzen teilweise die postoperative Hemmung der Magenmotilität vermitteln [1]. Die Dauer des postoperativen Ileus wird jedoch überwiegend durch die postoperative Atonie des Dickdarmes bestimmt [2]. Ziel unserer Studie war es, den Einfluß von CGRP und spinalen Afferenzen auf den postoperativen Dickdarmileus zu untersuchen.

Methoden

Bei männlichen Sprague-Dawley Ratten (250–350 g) wurde für 48 h alle 6 h Anzahl und Gewicht der Stuhlpellets gemessen. Zuvor wurden die Tiere wie folgt behandelt: keine Behandlung (Kontrolle, n = 12), KLH MAk ip (unspezifischer monoklonaler Antikörper, 2 mg intraperitoneal, n = 7), CGRP MAk ip (monoklonaler Antikörper gegen CGRP, 2 mg, n = 8), Halothan (15 min, n = 8), abdominalchirurgischer Eingriff in Halothan-Anästhesie (ACE: Unterbauchlaparotomie mit Manipulation des Zökums für 5 min, Gesamtdauer 15 min, n = 9), KLH MAk ip + ACE (n = 7). In einer separaten Versuchsserie wurde 14 Tage vor dem Versuch entweder der Nervus vagus im Halsbereich beidseits oder das Ganglion coeliacum/Ganglion mesentericum superius (GC/GMS) mit Capsaicin, einem Neurotoxin, das zum funktionellen Ausfall afferenter C-Fasern führt, oder Vehikel behandelt. Am Versuchstag wurde für 48 h alle 6 h Anzahl und Gewicht der Stuhlpellets von Tieren ohne ACE oder nach ACE gemessen.

Statistik

Alle Daten sind als Mittelwert ± Standardabweichung des Mittelwertes angegeben, Differenzen zwischen den verschiedenen Gruppen wurden mit ANOVA (Varianzanalyse), gefolgt von Fisher's LSD (least significant difference) Test, analysiert. Eine Wahrscheinlichkeit von $p < 0,05$ wurde als signifikante Differenz gewertet.

---

* Gefördert durch DFG-Stipendium Zi 415/1–1.

Chirurgisches Forum 1994
f. experim. u. klinische Forschung
Trede/Seifert/Hartel (Hrsg.)
©Springer-Verlag Berlin Heidelberg 1994

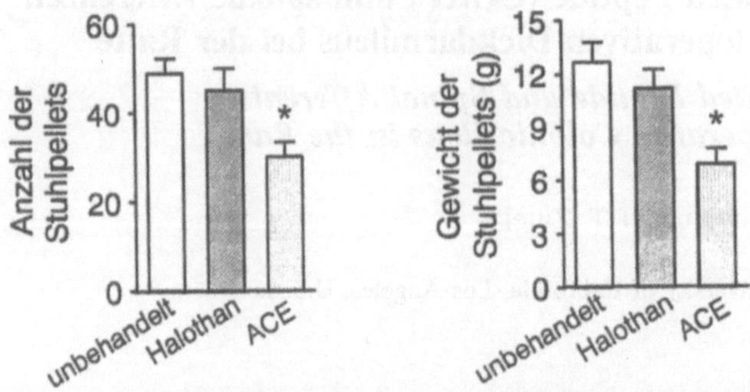

Abb. 1. Der abdominalchirurgische Eingriff (ACE) reduzierte Anzahl und Gewicht der Stuhlpellets über 24 h. * p < 0,05 ACE vs. unbehandelt, ACE vs. Halothan

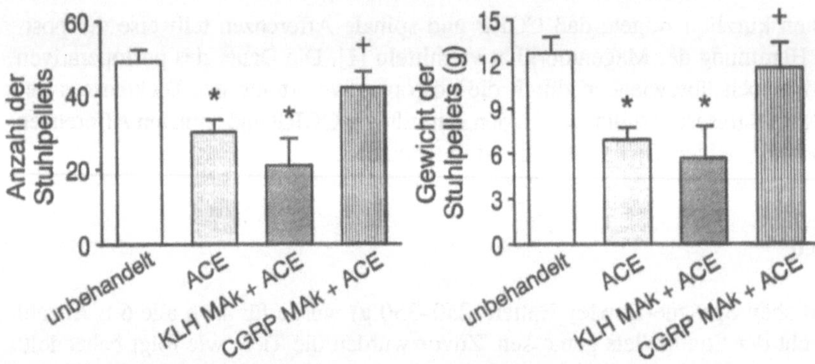

Abb. 2. Vorbehandlung mt CGRP MAk (monoklonalem Antikörper) verhinderte die durch den abdominalchirurgischen Eingriff (ACE) induzierte Reduktion von Anzahl und Gewicht der Stuhlpellets über 24 h. * p < 0,05 ACE vs. unbehandelt, KLH MAk + ACE vs. unbehandelt; + p < 0,05 CGRP MAk + ACE vs. ACE; CGRP MAk + ACE vs. KLH MAk + ACE

Ergebnisse

Der abdominalchirurgische Eingriff (ACE) führte zu einer signifikanten Reduktion der Stuhlpellets in den ersten 24 h postoperativ (s. Abb. 1). Halothan-Anästhesie oder Behandlung mit CGRP MAk blieben ohne Effekt, während Behandlung mit KLH MAk zu einer Zunahme der Stuhlpellets in den ersten 24 h nach Applikation führte (s. Tabelle 1). Behandlung mit CGRP MAk vor ACE verhinderte die durch ACE induzierte Reduktion der Stuhlpellets (s. Abb. 2). Vorbehandlung des Nervus vagus mit Vehikel oder Capsaicin ergab im Vergleich zur unvorbehandelten Kontrollgruppe sowohl vor als auch nach ACE keine Änderung von Anzahl oder Gewicht der Stuhlpellets (s. Tabelle 1). Vorbehandlung des Ganglion coeliacum/Ganglion mesentericum superius mit Vehikel oder Capsaicin führte zu einer signifikanten Reduktion der Stuhlpellets in den ersten 24 h verglichen mit der unbehandelten Kontrollgruppe, während von 24–48 h keine Differenz zur Kontrollgruppe vorlag (s. Tabelle 1). Ohne ACE unterschieden sich Anzahl und Gewicht der Stuhlpellets zwischen Vehikel- und Cap-

Tabelle 1. Anzahl und Gewicht (g) der Stuhlpellets verschieden vorbehandelter Gruppen

Zeitraum (h)	Kontrolle (n = 12)		Halothan (n = 8)		KLH MAk (n = 7)		CGRP MAk (n = 8)	
	Anzahl	Gewicht	Anzahl	Gewicht	Anzahl	Gewicht	Anzahl	Gewicht
0–24	49 ± 3	12,7 ± 1,0	45 ± 5	11,1 ± 1,0	62 ± 5[a]	15,5 ± 0,8[a]	45 ± 4	12,8 ± 1,8
24–48	44 ± 2	11,0 ± 0,9	41,1 ± 1	.9,2 ± 0,5	48 ± 3	11,7 ± 1,7	43 ± 3	12,8 ± 1,7
	Nervus vagus + Capsaicin (n = 5)		Nervus vagus + Vehikel (n = 4)		Ganglion C/MS + Capsaicin (n = 6)		Ganglion C/MS + Vehikel (n = 7)	
	Anzahl	Gewicht	Anzahl	Gewicht	Anzahl	Gewicht	Anzahl	Gewicht
0–24	60 ± 10	14,3 ± 2,2	48 ± 8	11,3 ± 2,0	37 ± 2[a]	7,8 ± 1,2[a]	39 ± 5[a]	7,9 ± 1,0[a]
24–48	50 ± 4	13,3 ± 1,1	50 ± 5	13,5 ± 1,4	43 ± 3	10,5 ± 1,4	46 ± 4	10,6 ± 0,9
	Nervus vagus + Vehikel + ACE (n = 5) (n = 6)		Nervus vagus + Capsaicin + ACE (n = 4) (n = 7)		Ganglion C/MS + Vehikel + ACE (n = 6)		Ganglion C/MS + Capsaicin + ACE (n = 7)	
	Anzahl	Gewicht	Anzahl	Gewicht	Anzahl	Gewicht	Anzahl	Gewicht
0–24	15 ± 2	2,9 ± 0,4	16 ± 3	3,1 ± 0,5	18 ± 5	4,0 ± 1,1	25 ± 2	6,3 ± 1,1[b]
24–48	48 ± 12	9,2 ± 1,6	39 ± 9	8,1 ± 2,2	45 ± 5	9,1 ± 0,9	46 ± 4	11,8 ± 0,8[b]

[a] $p < 0,05$ vs. Kontrolle, [b] $b < 0,05$ vs. Ganglion C/MS + Vehikel + ACE
KLH MAk = unspezifischer monoklonaler Antikörper, CGRP MAk = monoklonaler Antikörper gegen CGRP, Ganglion C/MS = Ganglion coeliacum/Ganglion mesentericum superius, ACE = Abdominalchirurgischer Eingriff

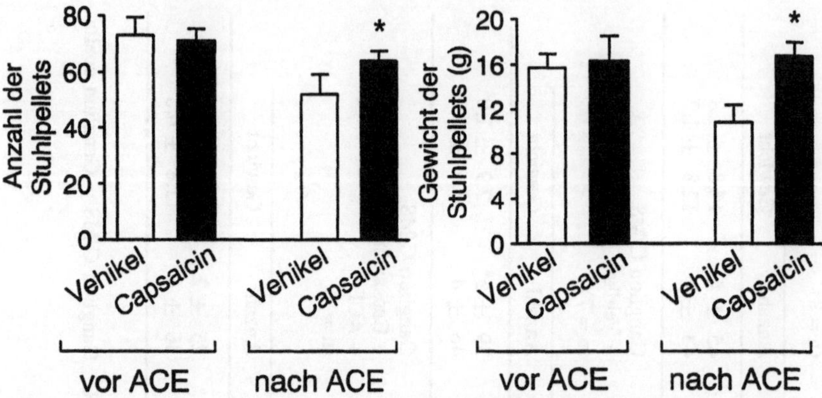

Abb. 3. Capsaicinvorbehandlung des Ganglion coeliacum/Ganglion mesentericum superius führte zu einer Zunahme von Anzahl und Gewicht der Stuhlpellets 6–42 h nach abdominalchirurgischem Eingriff (ACE) verglichen mit Vehikelvorbehandlung. * $p < 0,05$ Capsaicin nach ACE vs. Vehihel nach ACE

saicinvorbehandlung nicht (s. Tabelle 1). Nach ACE führte Capsaicinvorbehandlung zu einer Zunahme von Anzahl und Gewicht der Stuhlpellets (s. Tabelle 1). Der maximale Effekt der Capsaicinvorbehandlung fand sich im Zeitraum von 6–42 h nach ACE (s. Abb. 3).

Diskussion

Der abdominalchirurgische Eingriff führte zu einer Reduktion der Defäkation, was als postoperative Hemmung der Kolonmotalität interpretiert werden kann. Immunoneutralisation von CGRP, welches in intrinsischen Ganglionzellen und viszeralen Afferenzen der Kolonwand enthalten ist [3], sowie Ablation dieser Afferenzen durch Capsaicin reduzierte die postoperative Hemmung der Kolonmotilität. Sowohl CGRP als auch Capsaicin-sensitive Afferenzen vermitteln somit teilweise den postoperativen Dickdarmileus. Dabei könnte CGRP im Bereich der Kolonwand freigesetzt werden und die Kolonmotilität direkt über CGRP-Rezeptoren der glatten Muskulatur des Kolons oder direkt über einen intramuralen Reflex hemmen [4]. Zusätzlich besteht die Möglichkeit, daß CGRP die Kolonmotilität über einen extraspinalen Reflex im Bereich des Ganglion coeliacum/Ganglion mesentericum superius hemmt [5].

Zusammenfassung

Vorbehandlung mit CGRP monoklonalem Antikörper oder die Ablation spinaler Afferenzen reduzierte den postoperativen Dickdarmileus bei der Ratte. Der postoperative Dickdarmileus bei der Ratte wird somit teilweise durch CGRP und spinale Afferenzen vermittelt.

Summary

Pretreatment with CGRP monoclonal antibody or ablation of spinal afferents reduced postoperative colonic ileus in the rat. Our data indicate that CGRP and spinal afferents partly mediate postoperative colonic ileus in the rat.

Literatur

1. Zittel TT, Reddy SN, Plourde V, Raybould HE (im Druck) Role of spinal afferents and CGRP in the postoperative gastric ileus in anesthetized rats. Ann Surg
2. Livingston EH, Passaro EP (1990) Postoperative ileus. Dig Dis Sci 35:121–132
3. Sternini C (1992) Enteric and visceral afferent CGRP neurons. Ann NY Acad Sci 657:170–186
4. Raybould HE (1992) Inhibitory effects of CGRP on gastrointestinal motility. Ann NY Acad Sci 657:248–257
5. Lee Y, Hayashi N, Hillyard C, et al. (1987) CGRP-immunoreactive sensory fibers form synaptic contact with sympathetic neurons in the rat celiac ganglion. Brain Res 407:149–151

Dr. med. H.E. Raybould, Chirurgische Unversitätsklinik,
Abteilung Allgemeinchirurgie, Hoppe-Seyler-Straße 3, D-72076 Tübingen

Computerunterstützte Ultraschall-Gewebetexturanalyse colorectaler Lymphknoten am Resektionspräparat

Computerized B-Scan Texture Analysis of Lymph Nodes of the Colon and Rectum in the Surgical Specimen

F. Glaser[1], R. Blatt[1], Ch. Kuntz[1], I. Zuna[2] und G. van Kaick[2]

[1]Chirurgische Universitätsklinik; [2]Institut für Diagnostik und Pathophysiologie,
Deutsches Krebsforschungszentrum, Heidelberg

Endosonographisch können mit einer Frequenz von 7,0 MHz 2 Haupttypen von Lymphknoten (LK) unterschieden werden:
1. Homogen echo- und kontrastreiche Lymphknoten.
2. Inhomogen echo- und kontrastarme Lymphknoten.
In verschiedenen Studien [1, 3, 4] an isolierten Lymphknoten konnte gezeigt werden, daß diese unterschiedliche Sonomorphologie zur Dignitätsbeurteilung der Lymphknoten herangezogen werden kann.

Ziel der vorliegenden Studie war es zu klären, inwieweit sich die gute computerunterstützte sonographische Diskriminierbarkeit entzündlicher und tumorinfiltrierter Lymphknoten bei isolierten Lymphknoten [3] auf Lymphknoten im Präparatezusammenhang übertragen läßt.

Material und Methoden

Von September 1992 bis Juni 1993 wurden 18 Colon- und 18 Rektumpräparate von 36 Patienten mit bioptisch gesichertem colorektalen Carcinom unmittelbar nach der Resektion im nicht eröffneten Zustand in physiologischer Kochsalzlösung endosonographisch untersucht. Verwendet wurde ein konventionelles Endosonographiegerät der Firma Bruel und Kjaer, ausgestattet mit einem 7,0 MHz Rotationsschallkopf. Die Präparate wurden unter Wasser auf das Rektalrohr mit dem an der Spitze befindlichen Transducer aufgefädelt und durch langsamen Durchzug des Gerätes vollständig nach Lymphknoten im anhängenden Mesenterium abgesucht. Dabei zur Darstellung kommende Lymphknoten konnten mit Hilfe eines Hochgeschwindigkeits-Interfaces (sog. frame grabber, Video-1000/256, Firma Fricke, Berlin) direkt digitalisiert und auf einen PC abgespeichert werden. Das Auflösungsvermögen des Interfaces beträgt 768 × 576 Pixel und 256 Graustufen. Im Anschluß daran wurde der jeweilige Lymphknoten mit einer farbigen Nadel im Gewebezusammenhang unter Ultraschallkontrolle markiert. Nach Abschluß der endosonographischen Untersuchung erfolgte die Lymphknotenentnahme und gesonderte Aufarbeitung im Pathologischen Institut.

In die gespeicherten Lymphknotenbilder wurde eine "Region of interest" maximaler Größe hineingelegt und diese computerassistiert auf insgesamt 18 mathematisch-

Chirurgisches Forum 1994
f. experim. u. klinische Forschung
Trede/Seifert/Hartel (Hrsg.)
©Springer-Verlag Berlin Heidelberg 1994

statistische Parameter hin analysiert, die alle Bezug auf den Grauwert, die Mikro- und Makrostruktur des Lymphknotens nehmen. Abschließend wurden die gefundenen Parameterwerte mit der Histologie der Lymphknoten korreliert.

Ultraschalltexturparameter

Die computerunterstützte Analyse von Ultraschallbildern beruht auf der Auswertung von Texturmerkmalen des Bildes. Die Textur eines Ultraschallbildes kann als eine zweidimensionale Verteilung der Grauwerte mit ihren gegenseitigen Abhängigkeiten definiert werden [2]. Computerunterstützt kann auf Grund der digitalen Bildmatrix die Bildhelligkeit, die Mikro- und Makrostruktur des Bildes quantitativ beschrieben werden.

Ergebnisse

Ausgewertet werden konnten 125 Ultraschallbilder von insgesamt 57 Lymphknoten. Histologisch fanden sich 32 reaktiv vergrößerte, tumorfreie Lymphknoten (62 Bilder), 11 komplett metastatisch befallene Lymphknoten (20 Bilder), 4 partiell metastatische Lymphknoten (8 Bilder) und 10 Lymphknoten, die vollständig nekrotisch waren (35 Bilder).

Mittels stufenweiser Diskriminanzanalyse wurden aus 18 Gewebetexturparametern 3 ermittelt (mittlerer Grauwert, Entropie, Korrelation), die signifikant trennend sind bezüglich der histologischen Gruppen reaktiv entzündlich und metastatisch befallen. Abbildung 1 verdeutlicht dies für den Parameter mittlerer Grauwert.

Die Lymphknoten wurden anschließend an Hand dieser 3 Parameter reklassifiziert; das Ergebnis dieser Reklassifikation ist für die histologischen Gruppen reaktiv entzündlich und metastatisch befallen in Tabelle 1 wiedergegeben. Dies führt zu einer Sensitivität der computerunterstützten Endosonographie für die Erkennung des metastatischen Lymphknotenbefalls von 89%, die Spezifität beträgt 76%, der positive Vorhersagewert 63%, der negative 94%.

Die 3 computerunterstützten endosonographisch falsch negativ beurteilten Bilder entstammten Lymphknoten, die nur partiell tumorinfiltriert waren.

Tabelle 1. Ergebnis der Lymphknotenreklassifikation an Hand von 3 Parametern für die histologischen Gruppen reaktiv und metastatisch (n = 90 Bilder)

Histologie	Computer Tumor	Entzündung	Gesamt
Tumor	25	3	28
Entzündung	15	47	62

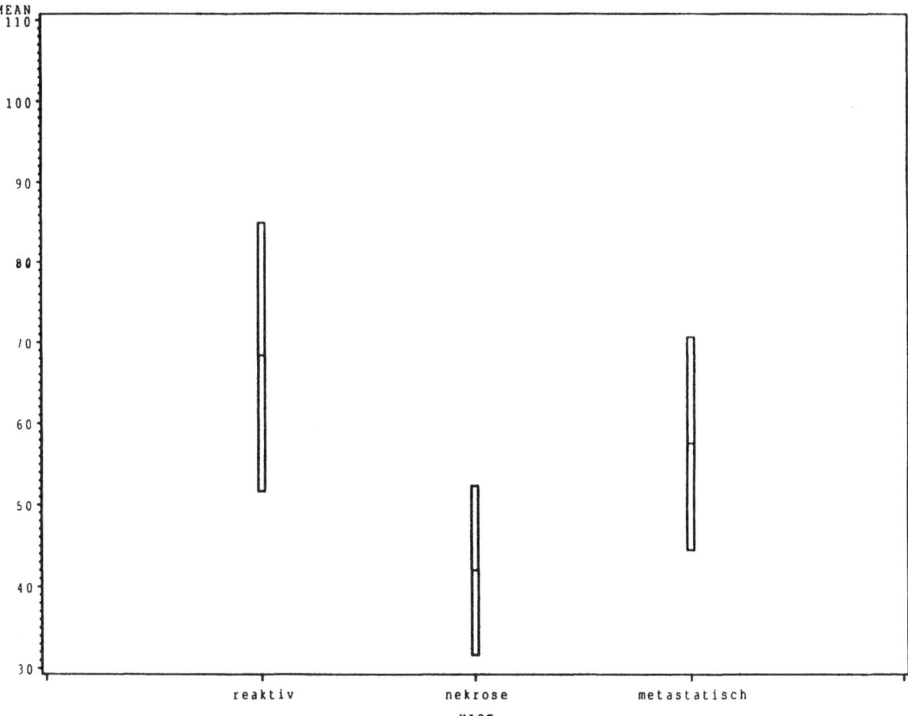

Abb. 1. Mittelwert und Standardabweichung des Parameters mittlerer Grauwert für drei histologische Gruppen. Einheit der Y-Achse: arbitrary units

Diskussion

Die computerunterstützte Ultraschallgewebetexturanalyse an isolierten colorektalen
Lymphknoten [1, 3] hat gezeigt, daß es grundsätzlich möglich ist, sonographisch
zwischen entzündlichen und metastatisch befallenen Lymphknoten zu unterscheiden.
In vivo wird die Diagnostik allerdings durch größere Entfernung und durch dazwi-
schenliegendes Gewebe wie Darmwand, pericolisches Fettgewebe und Mesenterium
erschwert. Obwohl Sensitivität und Spezifität auch in der vorliegenden Studie hoch
sind, so sinkt vor allem die Spezifität von 88% am isolierten Lymphknoten [3] auf 76%
am Lymphknoten im Resektionspräparat. Ursache hierfür ist vermutlich die Tatsache,
daß mit zunehmender Schallabschwächung durch das dazwischenliegende Gewebe
wie Darmwand, pericolisches bzw. perirektales Fettgewebe und Mesenterium auch
das Reflektionsverhalten im Lymphknoten abnimmt.

Die halb bzw. nur zu einem Drittel befallenen Lymphknoten können zu falsch
negativen Ergebnissen führen, da in diesen Fällen die reaktive Komponente überwiegt
bzw. das Auflösungsvermögen des Ultraschalls nicht ausreicht.

190

Fazit

Es konnte gezeigt werden, daß mit konventionellen Endosonographiegeräten pericolische und perirektale Lymphknoten am frischen Resektat computerassistiert mit sehr guter Sensitivität und guter Spezifität in tumorinfiltrierte und reaktiv entzündliche Lymphknoten zu trennen sind. Wichtigste Störgrößen sind nur partiell metastatisch befallene Lymphknoten und größere Entfernung mit den dazwischenliegenden schalldämpfenden Geweben.

Zusammenfassung

36 Colon- und Rektumresektate von Patienten mit Adenocarcinomen wurden direkt nach Entnahme in physiologischer Kochsalzlösung endosonographisch untersucht. An dabei zur Darstellung kommenden Lymphknoten wurde eine computerunterstützte Ultraschallbildanalyse vorgenommen. Die Ultraschall-B-Bilder wurden durch mathematisch-statistische Parameter beschrieben und anschließend mit der Histologie der Lymphknoten korreliert.

Eine stufenweise Diskriminanzanalyse ergab 3 Parameter, die signifikant reaktive und metastatische Lymphknoten trennten. Die Reklassifikation der Lymphknoten mittels dieser 3 Parameter führte zu einer Sensitivität von 89% und einer Spezifität von 76% für die richtige sonographische Erkennung der Lymphknotenhistologie.

Wichtigste Störgrößen waren nur partiell befallene Lymphknoten und größere Entfernung des Lymphknotens von der Schallquelle.

Summary

Thirty-six colorectal surgical specimens were examined by endorectal ultrasound in physiological saline solution directly after resection. A computerized B-scan texture analysis was perfomed on visualized lymph nodes. The B-mode ultrasound images were described using mathematical and statistical parameters and afterwards correlated with the histological findings of the lymph nodes. A stepwise discriminant analysis showed three parameters to be highly significant in the discrimination of inflamed and metastatic lymph nodes. Reclassification of all lymph nodes by these three parameters resulted in a sensitivity of 89% and a specificity of 76% for the detection of metastatic lymph nodes. False-positive and false-negative results came from only partial metastatic lymph nodes and from greater distances between the lymph nodes and the transducer.

Literatur

1. Glaser F, Layer G, Zuna I, Schlag P, Herfarth Ch (1990) Computerunterstützte Ultraschallbildanalyse entzündlicher und tumorinfiltrierter Lymphknoten des Colons. Langenbecks Arch Chir [Suppl] Chir Forum, 247–252
2. Haralick RM (1979) Statistical and structural approached to texture. Proc IEEE 67:786–804

3. Herfarth Ch, Hohenberger P, Glaser F (1992) Reduced surgical radicality by new diagnostic procedures and new technological modalities. In: Fortner JG, Rhoads JE (eds) Accomplishments in Cancer Research 1991 Prize Year General Motors Cancer Research Foundation. Lippincott, Philadelphia, pp 225–238
4. Schwarz HP, Hildebrand U, Klein T, Feifel G, Koch B, Seitz G (1990) Klinische und physikalische Parameter pararektaler Lymphknoten. Langenbecks Arch Chir [Suppl] Chir Forum, 253–258

Dr. med. F. Glaser, Chirurgische Universitätsklinik, Im Neuenheimer Feld 110, D-69120 Heidelberg

Die Anastomosenhöhe hat keinen Einfluß auf die funktionellen Ergebnisse nach tiefer anteriorer Rektumresektion.
Eine prospektive rektummanometrische Studie

The Level of the Anastomosis Does Not Influence Functional Outcome Following Anterior Rectal Resection for Rectal Tumors

E.C. Jehle, T. Hähnel, M. Starlinger und H.D. Becker

Abteilung Allgemeinchirurgie, Chirurgische Universitätskinik, Tübingen

Einleitung

Die anteriore Resektion ist heutzutage das Standard-Operationsverfahren bei Rektumcarcinomen. Während früher dieses Verfahren den Tumoren des oberen und mittleren Rektumdrittels vorbehalten war, sind durch die Fortschritte in der chirurgischen Technik, vor allem der Einführung der Klammernahtgeräte, durch eine genauere Kenntnis der Anatomie des kleinen Beckens und durch mittlerweile sehr exakte Vorstellungen über die nötige onkologische Radikalität, immer tiefere Anastomosen möglich geworden [5]. Die Argumente für ein sphinktererhaltendes Operationsverfahren sind die deutlich bessere postoperative Lebensqualität der Patienten [1] und die im Vergleich zur Rektumexstirpation nicht höheren Raten an lokalen Rezidiven und tumorbedingter Mortalität [2]. Das technisch machbare und onkologische sinnvolle Vorgehen stößt jedoch dann an seine Grenzen, wenn die Funktion des Kontinenzorgans so stark beeinträchtigt wird, daß der Sphinktererhalt keinen Sinn mehr macht. In der Literatur wurde in retrospektiven Studien immer wieder darauf hingewiesen, daß die funktionellen Ergebnisse nach anteriorer Rektumresektion von der Höhe der Anastomose abhängen würden: je tiefer die Anastomose, desto schlechter die funktionellen Ergebnisse [3, 4]. In einer eigenen retrospektiven Studie (nicht publiziert) konnten wir diese Daten nicht bestätigen. Wir untersuchten deshalb prospektiv in dem Krankengut der Chirurgischen Universitätsklinik Tübingen die funktionellen Ergebnisse bei Patienten mit anteriorer Rektumresektion.

Methodik

55 Patienten (21 Frauen, 34 Männer, Durchschnittsalter $62,5 \pm 9,4$ Jahre, 15–88 Jahre) mit histologisch gesichertem Adenocarcinom des Rektums, wurden in die Studie aufgenommen. Ausgeschlossen wurden Patienten mit coloanaler Anastomose und solche, bei denen primär oder sekundär ein protektives Stoma angelegt wurde. Das Tumorstadium war bei 26 Patienten Dukes A, bei 14 Patienten Dukes B, bei 14 Patienten Dukes C und bei einem Patienten Dukes D. Alle Patienten wurden über eine mediane Unter-

Chirurgisches Forum 1994
f. experim. u. klinische Forschung
Trede/Seifert/Hartel (Hrsg.)
©Springer-Verlag Berlin Heidelberg 1994

bauchlaparotomie operiert; bei allen wurde die Anastomosierung mit einem transanal eingeführten Klammernahtgerät (CEEA Premium, 31 mm, Autosuture, Tönisvorst) durchgeführt. Der mittlere Abstand der Anastomose von der Anocutan-Linie betrug $6,9 \pm 3,7$ cm.

Die Patienten wurden sowohl präoperativ (prae-op) als auch 3 Monate nach der Operation (post-op) jeweils mittels einer Rektummanometrie und eines standardisierten Interviews untersucht. Die Rektummanometrie wurde als Perfusions-Manometrie mittels eines 8-Kanal-Katheters mit einem aufblasbaren Ballon an der Spitze (Arndorfer Medical Specialties Inc., Greendale, WI, USA), einer Perfusionspumpe (Arndorfer Medical Specialties Inc., Greendale, WI, USA), Druckwandlern (Statham P23XL, Spectramed Inc., Oxnard, CA, USA) und eines computerisierten Systems (Polygraph, Synectics Medical, Frankfurt) durchgeführt. Dabei wurden folgende Parameter gemessen: maximaler Kneifdruck, Ruhedruck, sensible Schwellenwerte für erste Perzeption, imperativen Stuhldrang und Schmerz bei Ballondistension des Rektums, Länge der analen Hochdruckzone, Compliance der Rektumwand und Auslösbarkeit des rektoanalen Inhibitionsreflexes. Im Interview wurden Fragen zur Kontinenz und zu den Defäkationsgewohnheiten gestellt.

Der Vergleich zwischen prae-op und post-op Werten wurde mittels eines Wilcoxon-Tests durchgeführt. Die manometrischen Ergebnisse sowie die Stuhlfrequenz wurden mit der Anastomosenhöhe mittels einer linearen Regression korreliert. Die zwei Patientenkollektive mit Anastomosenhöhe oberhalb und unterhalb 6 cm wurden bezüglich ihrer Manometriedaten und der Stuhlfrequenz mittels eines Mann-Whitney-U-Tests, bezüglich ihrer klinischen Kontinenzangaben mittels eines χ^2-Tests verglichen.

Ergebnisse

Im Vergleich zu prae-op waren post-op der maximale Kneifdruck ($194 \pm 71,3$ vs $117 \pm 45,7$ mmHg, prae-op vs post-op, $p < 0,001$) und der anale Ruhedruck ($102 \pm 15,3$ vs $75 \pm 11,2$ mmHg, $p < 0,001$) erniedrigt. Der rektoanale Inhibitionsreflex war prae-op bei 40 Patienten (73%), post-op bei keinem der Patienten nachweisbar ($p < 0,001$). Post-op waren bei Ballon-Distension des Rektums die Schwellenwerte für die erste Wahrnehmung ($49 \pm 17,7$ vs $29 \pm 15,7$ ml, prae-op vs post-op, $p < 0,001$) und für imperativen Stuhldrang ($227 \pm 64,7$ vs $143 \pm 52,3$ ml, $p < 0,001$) sowie die Compliance ($6,9 \pm 3,85$ vs $2,9 \pm 0,75$ ml/mmHg, $p < 0,001$) vermindert, nicht jedoch die Schwelle für Schmerz (n.s.). Gegenüber prae-op war die Stuhlfrequenz post-op erhöht ($2,1 \pm 1,4$ vs $3,5 \pm 0,8$ Stühle/die, $p < 0,001$). Die Anzahl der Pat. mit vollständiger Kontinenz für Luft (35 prae-op vs 12 post-op, $p < 0,001$) und flüssigen Stuhl (40 prae-op vs 26 post-op, $p < 0,009$) war post-op vermindert, für festen Stuhl ergab sich kein Unterschied (n.s.). Das Vermögen, die Defäkation zu verzögern, war post-op deutlich eingeschränkt ($p < 0,001$).

Eine Korrelation zwischen Anastomosenhöhe und funktionellen Ergebnissen besteht nicht: Korrelation Kneifdruck-Anastomosenhöhe: $y = 0,011x + 8,13$, $r = 0,16$, n.s.; Korrelation Ruhedruck-Anastomosenhöhe; $y = 0,015x + 5,78$, $r = 0,148$, n.s.; Korrelation Stuhlfrequenz-Anastomosenhöhe: $y = -0,3x + 8,01$, $r = -0,18$, n.s.

Beim Vergleich der Patientenkollektive mit Anastomosenhöhe < 6 cm (n = 27) und ≥ 6 cm (n = 28) fanden sich weder Unterschiede im Kneifdruck ($116 \pm 38,9$ vs $119 \pm 44,5$ mmHg, n.s.) noch im Ruhedruck ($71 \pm 18,4$ vs $79 \pm 14,9$ mmHg, n.s.), noch bei den sensiblen Schwellenwerten. Auch bei den Angaben im Interview (Kontinenz für flüssigen, festen Stuhl und für Luft; Stuhlfrequenz; Verzögerungsvermögen; Stuhl-Diskriminationsvermögen) fanden sich keine Unterschiede zwischen den Gruppen (n.s.).

Zusammenfassung

In einer prospektiven rektummanometrischen Studie bei 55 Patienten mit Rektumcarcinom konnten wir drei Monate nach anteriorer Rektumresektion deutliche Einschränkungen der Stuhlkontinenz nachweisen. Die Verschlechterung der rektummanometrisch gemessenen Werte korrespondiert dabei mit der in einem standardisierten Interview dokumentierten Einschränkung der Kontinenzfunktion. Im Gegensatz zu Literaturangaben besteht jedoch keine Korrelation zwischen der Höhe der Anastomose und den funktionellen Ergebnissen. Die Patientenkollektive mit Anastomose oberhalb 6 cm oder unterhalb 6 cm unterschieden sich in ihren funktionellen Ergebnissen nicht.

Summary

In a prospective study we assessed the anal sphincter functions of 55 patients with rectal carcinoma. The patients were examined preoperatively and 3 months after anterior rectal resection by anorectal manometry and by a standardized interview. Postoperatively there was a major impairment of anal sphincter functions. Manometric results corresponded to the clinical results documented in the questionnaire. In contrast to previous reports, however, there was no correlation between the level of the anastomosis and the functional outcome. The two groups of patients with the level of the anastomosis above or below 6 cm did not differ in their functional outcome.

Literatur

1. Grundmann R, Said S, Krinke S (1989) Lebensqualität nach Rektumresektion und -exstirpation. Dtsch Med Wschr 114:453–457
2. Heald RJ, Ryall RDH (1986) Recurrence and survival after total mesorectal excision for rectal cancer. Lancet i:1479–1482
3. Ho YH, Wong J, Goh HS (1993) Level of anastomosis and anorectal manometry in predicting function following anterior resection for adenocarcinoma. Int J Colorect Dis 8:170–174
4. McDonald PJ, Heald RJ (1983) A survey of postoperative function after rectal anastomosis with circular stapling devices. Br J Surg 70:727–729
5. Vernava AM, Moran M, Rothenberger DA, Wong WD (1992) A prospective evaluation of distal margins in carcinoma of the rectum. Surg Gynecol Obstet 175:333–336

Dr. E. C. Jehle, Chirurgische Universitätsklinik, Hoppe-Seyler-Straße 3, D-72076 Tübingen

Validität der Somatostatin-Rezeptor-Szintigraphie zum Nachweis neuroendokriner gastroenteropankreatischer Tumore

Relevance of Somatostatin Receptor Scintigraphy in Detecting Gastro-enteropancreatic Tumors

G. Berger[1], J. Boese-Landgraf[1], B. Wiedenmann[2], E.O. Riecken[2], U. Fett[3] und R. Häring[1]

[1]Abteilung für Allgemein-, Gefäß- und Thoraxchirurgie, Chirurgische Klinik und Poliklinik; [2]Abteilung für Gastroenterologie, Medizinische Klinik; [3]Klinik für Radiologie und Nuklearmedizin, Klinikum Steglitz der Freien Universität Berlin

Einleitung

Neuroendokrine gastroenteropankreatische (NE-GEP) Tumore exprimieren Somatostatin-Rezeptoren mit hoher Dichte und Affinität [1]. Diese Rezeptoren können in vivo mittels eines Indium-111-markierten Somatostatinanalogons szintigraphisch dargestellt werden [2]. In dieser Untersuchung soll die diagnostische Relevanz der Somatostatin-Rezeptor-Szintigraphie (SRS) gegenüber etablierten bildgebenden Verfahren der Sonographie (US), der Endosonographie (EUS), der Kernspintomographie (NMR) und der Computertomographie (CT) evaluiert werden.

Patienten und Methode

Bei 74 Patienten mit immunhistologischem Nachweis eines NE-GEP-Tumors wurde im Zeitraum von März 1991 bis August 1993 die diagnostische Relevanz der SRS gegenüber etablierter bildgebender Verfahren überprüft.

29 Patienten hatten den Primärtumor im oberen Gastrointestinaltrakt (Magen, Duodenum, Pankreas), 29 Patienten im mittleren GI (Jejunum, Ileum), 5 Patienten im unteren GI (Kolon, Rektum) und 11 Patienten hatten Metastasen bei unbekanntem Primärtumor; davon waren bei 7 Patienten die Metastasen in der Leber lokalisiert. 38 Patienten hatten hormonaktive Tumore. Im oberen Gastrointestinaltrakt hatten 13 von 29 Patienten Tumore mit Gastrin- bzw. Insulin-Produktion. Im mittleren GI hatten 20 von 29 Patienten ein Karzinoidsyndrom, ebenso wie 5 von 11 Patienten mit unbekanntem Primärtumor. Immerhin hatte fast die Hälfte der Patienten hormoninaktive Tumore.

Chirurgisches Forum 1994
f. experim. u. klinische Forschung
Trede/Seifert/Hartel (Hrsg.)
©Springer-Verlag Berlin Heidelberg 1994

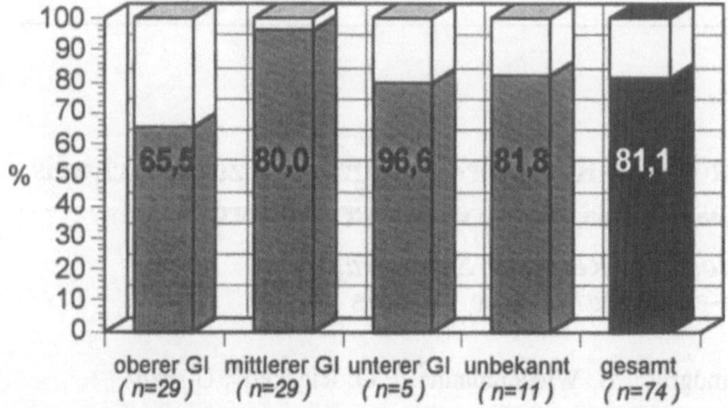

Abb. 1. Die schattierten Balkenteile geben die Sensitivität der Somatostatin-Rezeptor-Szintigraphie in Abhängigkeit von der Lage des Primärtumors wieder

Ergebnisse

Die Sensitivität der SRS in Abhängigkeit von der Lage des Primärtumors ergab für den oberen Gastrointestinaltrakt 65,5%, für den mittleren GI 96,6% und für den unteren GI 80,0%. Bei 88,8% der Patienten mit Metastasen eines neuroendokrinen Tumors bei unbekannter Lokalisation des Primärtumors war die SRS positiv (Abb.1)

Somit konnte insgesamt bei 81% der Patienten mit neuroendokrinen gastroenteropankreatischen Tumoren sowohl der Tumor, als auch dessen Lokalisation mit der Somatostatin-Rezeptor-Szintigraphie nachgewiesen werden.

Bei 17 Patienten mit NE-GEP-Tumoren des oberen Gastrointestinaltraktes konnte ein Vergleich aller bildgebender Verfahren erfolgen. Im direkten Vergleich der Somatostatin-Rezeptor-Szintigraphie mit der Sonographie, der Computertomographie, der Kernspintomographie und dem endoskopischen Ultraschall wies dieser mit 94% die höchste Sensitivität auf (Tabelle 1).

Tabelle 1. Vergleich der verschiedenen bildgebenden Verfahren bei NE-Tumoren des oberen Gastrointestinaltraktes (n = 17)

Sensitivität	SRS	EUS	US	CT	NMR
Duodenum/	2/5	4/5	0/5	0/5	0/5
Magen	40%	80%	0%	0%	0%
Pankreas	7/12	12/12	6/12	7/12	4/12
	58%	100%	50%	58%	33%
Tumor	5/6	6/6	5/6	5/6	4/6
> 2 cm	83%	100%	83%	83%	66%
Tumor	4/11	10/11	1/11	2/11	0/11
< 2 cm	36%	91%	9%	18%	0%
Gesamt	9/17	16/17	6/17	7/17	4/17
	53%	94%	35%	41%	24%

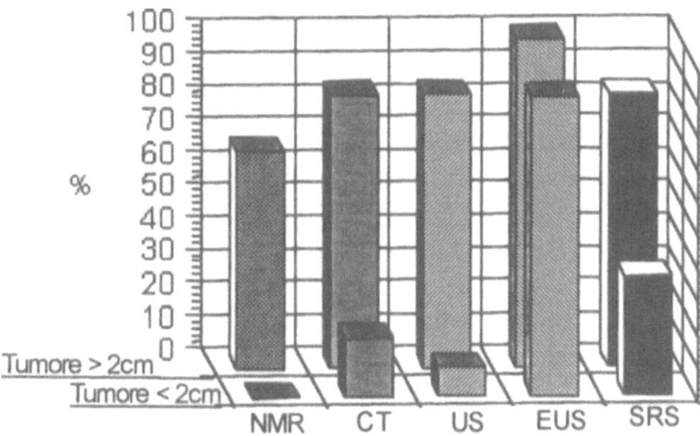

Abb. 2. Die hintere Balkenreihe repräsentiert Tumore > 2 cm, die vordere Tumore < 2 cm: Es wird die Sensitivität der NMR, CT, US und EUS der SRS gegenübergestellt

Insbesondere zum Nachweis von Tumoren unter 2 cm Durchmesser ist die Endosonographie unverzichtbar. Die SRS ist mit 53% Sensitivität besser als US, CT oder NMR, kommt aber an die hohe Nachweisempfindlichkeit der Endosonographie in diesem Bereich nicht heran (Abb.2).

Im mittleren Gastrointestinaltrakt konnten die NE-GEP-Tumore am besten mit der SRS detektiert werden. Bei 28 von 29 Patienten war die SRS positiv (96%). Im Ultraschall konnte der Tumor bei 33% der Patienten gefunden werden, im CT war er bei 33,3% der Patienten nachweisbar. Ein NMR wurde bei dieser Tumorlokalisation nicht durchgeführt.

Bei Tumorlokalisation im Mesenterium und bei paraaortalen Lymphknotenmetastasen zeigte die SRS ebenfalls die höchste Sensitivität: SRS 100%, US 0%, CT 33,3%, NMR 36,5%.

Diskussion

Die klinische Symptomatik und die Hormonanalyse sichern das Vorliegen eines hormonaktiven neuroendokrinen gastroenteropankreatischen Tumors. Die Lokalisationsdiagnostik steht dann im Vordergrund. Da, wie auch in unserem Krankengut, annähernd 50% dieser Tumore hormoninaktiv sind, erlangen sie häufig erst klinische Bedeutung durch verdrängendes Wachstum des Primärtumors oder dessen Metastasen.

Zur Lokalisation des Primärtumors und Nachweis oder Ausschluß von Metastasen stehen dabei die bildgebenden Verfahren, wie Röntgen des Magen-Darm-Traktes, Endoskopie, Sonographie, Endosonographie, Computertomographie, Kernspintomographie und Angiographie im Vordergrund.

Trotz Einsatz dieser diagnostischen Verfahren gelingt es nicht immer, den Primärtumor zu detektieren. Noch größere diagnostische Probleme verursachen Metastasen in Lungen, Herz, Gehirn, Orbita, Mediastinum und Skelett.

Die meisten neuroendokrinen Tumoren des gastroenteropankreatischen Systems besitzen hochaffine Bindungsstellen für Somatostatin und das stabile Somatostatinanalogon Octreotid. Die hohe Affinität zu Somatostatinrezeptoren wird in der Szintigra-

200

phie mit Indium-111-markiertem Somatostatinanalogon genutzt. Hiermit gelingt es, Primärtumor und Metastasen zu markieren.

Im Vergleich der Methoden zeigt sich, daß die SRS im mittleren und unteren Gastrointestinaltrakt den anderen diagnostischen Verfahren überlegen ist. Auch bei Tumorlokalisation im Mesenterium und bei paraaortalen Lymphknotenmetastasen zeigte die SRS die höchste Sensitivität.

Bei 16 Patienten konnten ausschließlich mit der SRS insgesamt 40 Tumormanifestationen diagnostiziert werden. CT, Sonogrophie und NMR waren negativ. Die Befunde konnten bei der Laparotomie bestätigt werden.

Nur im oberen Gastrointestinaltrakt (Magen, Duodenum, Pankreas) ist die Endosonographie der SRS überlegen. Bei Tumoren > 2 cm erreicht die SRS mit 83% fast die Sensititvität der Endosonographie, bei Tumorgröße < 2cm ist die Endosonographie mit 91% gegenüber der SRS mit 36% deutlich sensitiver.

Am häufigsten versagte die SRS bei Insulinomen und hormoninaktiven Tumoren. Dagegen konnten alle Gastrinome mit der SRS nachgewiesen werden.

Zusammenfassung

Die Somatostatin-Rezeptor-Szintigraphie mit Indium-111-markiertem Somatostatinanalogon ist derzeit die empfindlichste Nachweismethode im Staging neuroendokriner gastroenteropankreatischer Tumore. Neben den Primärtumoren können gleichzeitig Metastasen in allen Körperregionen mit diesem bildgebenden Verfahren detektiert werden. Nur die Endosonographie ist der SRS im oberen Gastrointestinaltrakt überlegen. Beim Staging von NE-GEP-Tumoren sollte die SRS früh zum Einsatz kommen.

Summary

Somatostatin receptor scintigraphy with indium-labeled pentetreotide is a useful method for the staging of patients with metastatic neuroendocrine tumors of the gastroenteropancreatic system. In the majority of patients full determination of the metastatic stage can be achieved with this imaging technique simultaneously since it allows visualization of metastases in every region of the body. Only in the detection of foregut carcinoids did the endoscopic ultrasound show the highest sensivity, followed by SRS, CT, MRI, and transabdominal sonography. SRS should be performed early during a staging procedure for tumors of neuroendocrine histology.

Literatur

1. Reubi JC, Maurer R, von Werder K (1987) Somatostatin receptors in human endocrine tumors. Cancer Res 47:551–55

2. Lamberts SWJ, Bakker WH, Reubi JC (1990) Somatostatin-receptor imaging in the localization of endocrine tumors. N Engl J Med 323:1246–1249

Dr. med. G. Berger, Chirurgische Klinik und Poliklinik, Universitätsklinikum Steglitz, FU Berlin, Hindenburgdamm 30, D-12200 Berlin

Pankreasazinuszellveränderungen nach Gastrektomie bei der Ratte: Zentrale Rolle für Cholecystokinin

Pancreatic Acinar Cell Changes After Total Gastrectomy in Rats Are Mediated by Cholecystokinin

T.T. Zittel*, B. v. Elm, R.K. Teichmann und H.D. Becker

Abteilung Allgemeinchirurgie, Chirurgische Universitätsklinik Tübingen

Einleitung

Die Gastrektomie ist mit einer Reihe von Folgen behaftet, die zusammengefaßt als Postgastrektomiesyndrom bezeichnet werden. Eine mögliche Folge ist die Pankreasinsuffizienz, die zur Malabsorption führen kann. Die Ursachen dieser Pankreasinsuffizienz sind unbekannt. Nach Gastrektomie bei der Ratte wurden eine Pankreashypertrophie mit erhöhtem Enzymgehalt des Pankreas und eine Zunahme der postprandialen Cholecystokininausschüttung nachgewiesen [1]. Aufgrund seiner hypertrophen Wirkung auf das Pankreas [2] könnte Cholecystokinin (CCK) die Ursache der festgestellten Pankreasveränderungen sein. Ziel unserer Studie war es, den Einfluß von CCK-Rezeptorantagonisten auf Pankreasveränderungen nach Gastrektomie bei der Ratte zu untersuchen.

Methoden

Männliche Lewis-Ratten (300–350 g) wurden gastrektomiert (Rekonstruktion nach Roux-en-Y) und vom 20.–100. postoperativen Tag während der Fütterungsphase (12 h) zweimal mit CCK-Rezeptorantagonisten (CCK-A Rezeptorantagonist MK 329, CCK-B Rezeptorantagonist L365,260, jeweils 0,01 oder 0,1 mg/kg) oder Vehikel subcutan behandelt. Am 100. postoperativen Tag wurde das Pankreasnaßgewicht (g/100 g Körpergewicht) bestimmt, das Pankreas in Formalin fixiert und die histologischen Schnitte mit Hämatoxylin-Eosin gefärbt. Das histologische Bild wurde über eine Videokamera in ein Bildanalyseprogramm geladen, das Flächenkalkulationen erlaubt [3]. Analysiert wurden Zellfläche, Zellkernfläche und Zymogengranulafläche der Pankreasazinuszellen (Angaben in μm^2), sowie der Quotient aus Zellkern- und Zellfläche und aus Zymogengranula- und Zellfläche. Zusätzlich wurde das Pankreas unoperierter Tiere gleichen Körpergewichtes untersucht.

---

* Gefördert durch DFG-Stipendium Zi 415/1–1.

Chirurgisches Forum 1994
f. experim. u. klinische Forschung
Trede/Seifert/Hartel (Hrsg.)
©Springer-Verlag Berlin Heidelberg 1994

204

Statistik

Alle Daten sind als Mittelwert ± Standardabweichung des Mittelwertes angegeben. Differenzen zwischen den verschiedenen Gruppen wurden mittels ANOVA (Varianzanalyse), gefolgt von Fisher's LSD (least significant difference) Test, analysiert. Eine Wahrscheinlichkeit von $p < 0,05$ wurde als signifikante Differenz bewertet.

Ergebnisse

Gemessene Zellflächen unoperierter Tiere waren identisch mit in der Literatur publizierten Werten [4]. Gastrektomie und Behandlung mit Vehikel führte zu einer Zunahme des Pankreasnaßgewichtes um $47 \pm 6\%$. Bei den Pankreasazinuszellen der gastrektomierten Tiere nahm die Zellfläche um $58 \pm 4\%$, die Zellkernfläche um $65 \pm 4\%$, und die Zymogengranulafläche um $95 \pm 5\%$ zu. Der Quotient aus Zellkern- und Zellfläche blieb nach Gastrektomie konstant, während der Quotient aus Zymogengranula- und Zellfläche um $24 \pm 2\%$ zunahm. Behandlung mit CCK-A Rezeptorantagonisten nach Gastrektomie reduzierte die Zunahme des Pankreasnaßgewichtes um $92 \pm 8\%$, der Zellfläche um $71 \pm 6\%$, der Zellkernfläche um $46 \pm 4\%$, und der Zymogengranulafläche um $55 \pm 7\%$. Behandlung mit CCK-B Rezeptorantagonisten nach Gastrektomie ergab keine signifikanten Veränderungen im Vergleich zur Vehikelbehandlung (s. Tabelle 1 und Abb. 1, 2).

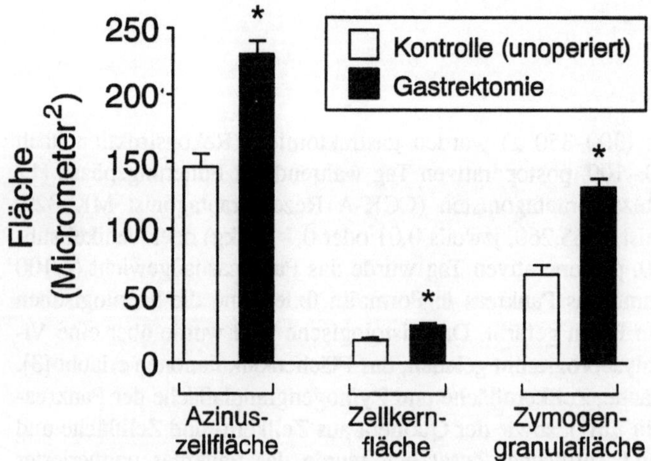

Abb. 1. Pankreasazinuszellveränderungen nach Gastrektomie (100. postoperativer Tag). * $p <$ 0,01 vs Kontrolle

Tabelle 1. Einfluß von CCK-A (MK329) oder CCK-B (L365,260) Rezeptorblockade auf Pankreasveränderungen nach Gastrektomie (TG) bei der Ratte

	Kontrolle (unoperiert)	TG + Vehikel	TG + MK329	TG + MK329	TG + L365,260	TG + L365,260
	(n = 9)	(n = 10)	0,01 mg/kg (n = 4)	0,1 mg/kg (n = 6)	0,01 mg/kg (n = 4)	0,1 mg/kg (n = 6)
PG	1,15 ± 0,1	1,69 ± 0,1[a]	1,45 ± 0,1[a]	1,20 ± 0,1[b]	1,54 ± 0,1[a]	1,55 ± 0,1[a]
ZF	146 ± 9	231 ± 9[a]	321 ± 13[a]	187 ± 11[a,b]	211 ± 13[a]	220 ± 11[a]
NF	17 ± 1	28 ± 1[a]	26 ± 2[a]	23 ± 1[a,b]	26 ± 2[a]	27 ± 1[a]
ZG	67 ± 6	131 ± 6[a]	120 ± 9[a]	96 ± 7[a,b]	112 ± 9[a]	118 ± 7[a]
NF/ZF	0,12 ± 0,004	0,12 ± 0,004	0,12 ± 0,006	0,12 ± 0,005	0,13 ± 0,006	0,13 ± 0,005
ZF/ZF	0,45 ± 0,01	0,56 ± 0,01[a]	0,54 ± 0,02[a]	0,51 ± 0,01[a,b]	0,53 ± 0,02[a]	0,53 ± 0,01[a]

[a] $p < 0,01$ vs Kontrolle; [+] $p < 0,01$ vs TG + Vehikel
PG = Pankreasnaßgewicht (g/100 g Körpergewicht)
ZF = Zellfläche (μm^2)
NF = Zellkernfläche (μm^2)
ZG = Zymogengranulafläche (μm^2)

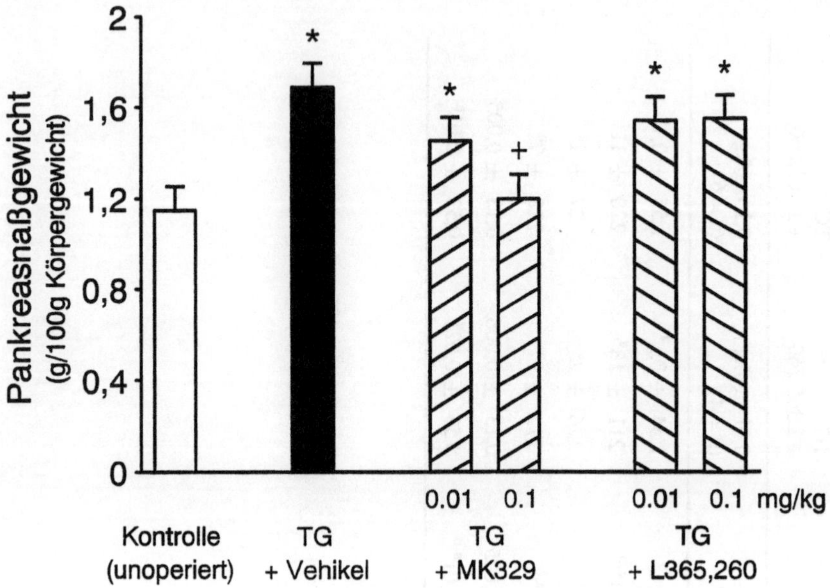

Abb. 2. CCK-A Rezeptorblockade (MK329) verhinderte die Zunahme des Pankreasnaßgewichtes nach Gastrektomie (TG), während CCK-B Rezeptorblockade (L365,260) ohne Einfluß blieb. * $p < 0,01$ vs Kontrolle; + $p < 0,01$ vs TG + Vehikel

Diskussion

Gastrektomie bei der Ratte führte zu einer massiven Hypertrophie des Pankreas, die bereits vier Wochen nach Gastrektomie bei der Ratte beschrieben wurde [5]. Diese Veränderungen. finden sich auch am 100. postoperativen Tag, so daß es zu einer anhaltenden Hypertrophie des Pankreas kommt. Der Organhypertrophie zugrunde liegt eine zelluläre Hypertrophie der Pankreasazinuszellen. Zusätzlich kommt es zu einer absoluten und relativen Zunahme der Zymogengranula in den Pankreasazinuszellen, was auf eine gestörte Stimulation der Pankreassekretion, möglicherweise durch die trunkuläre Vagotomie bedingt [6], oder auf eine Entleerungsstörung der Pankreasazinuszellen hinweist. Die nach Gastrektomie festgestellten Pankreasveränderungen sind zu 46–92% CCK-A Rezeptor-vermittelt. Dies ist in Übereinstimmung mit Arbeiten, die einen membranständigen CCK-A Rezeptor im Pankreas identifiziert haben [7]. Da CCK-A Rezeptorantagonistbehandlung nach Gastrektomie die Pankreasveränderungen jedoch nicht vollständig verhindern konnte, müssen zusätzliche Faktoren wirksam sein.

Zusammenfassung

Gastrektomie bei der Ratte führte zu einer Pankreashypertrophie, der eine Pankreasazinuszellhypertrophie zugrunde lag. Zusätzlich bestand eine absolute und relative Zunahme der Zymogengranula. Die festgestellten Pankreasveränderungen waren zu 46–92% CCK-A Rezeptor-vermittelt, was eine zentrale Rolle für CCK als Ursache der Pankreasveränderungen nach Gastrektomie bei der Ratte belegt. Die vorliegende Untersuchung quantifiziert erstmalig Pankreasveränderungen auf zellulärer Ebene nach Gastrektomie bei der Ratte.

Summary

Total gastrectomy in rats was followed by pancreatic hypertrophy due to pancreatic acinar cell hypertrophy. Zymogen granules of pancreatic acinar cells were increased absolutely and relatively. CCK-A receptor blockade reversed pancreatic hypertrophy and pancreatic acinar cell changes by 46%–92%. This is the first report of quantitative analysis of pancreatic acinar cell changes after total gastrectomy in rats and demonstrates an important role of CCK in mediating these changes.

Literatur

1. Büchler M, Malfertheimer P, Friess H, Nustede R, Feurle GE, Beger HG (1989) Cholecystokinin influences pancreatic trophism following total gastrectomy in rats. Int J Pancreatol 4:261–271
2. Lukaszewski L, Praissman M (1988) Effect of continuous infusions of CCK-8 on food intake and body and pancreatic weights in rats. Am J Physiol 254:R17–R22
3. Casini G, Brecha NC (1992) Postnatal development of tyrosine hydroxylase immunoreactive amacrine cells in the rabbit retina. II. Quantitative analysis. J Comp Neurol 326:302–313
4. Andry CD, Kupchik HZ, Rogers AE (1990) L-azaserine induced preneoplasia in the rat pancreas. A morphometric study of dietary manipulation (lipotrope deficiency) and ultrastructural differentiation. Toxicol Pathol 18:10–17
5. Büchler M, Malfertheimer P, Glasbrenner B, Beger HG (1986) Rat exocrine pancreas following total gastrectomy. Int J Pancreatol 1:389–398
6. Fried GM, Odgen WD, Sakamoto T, Greeley GH, Thompson JC (1985) Experimental evidence for vagally mediated and cholecystokinin-independent enteropancreatic reflex. Ann Surg 202:69–74
7. Duong LT, Hadac EM, Miller LJ, Vlasuk GP (1989) Purification and characterization of the rat pancreatic cholecystokinin receptor. J Biol Chem 264:17990–17996

Danksagung

Wir danken Dr. R.M. Freidinger von Merck, Sharp & Dohme für die Überlassung der CCK-Rezeptorantagonisten.

T.T. Zittel, Abteilung Allgemeinchirurgie, Chirurgische Universitätsklinik, Hoppe-Seyler-Straße 3, D-72076 Tübingen

Erfolgreiche Xenotransplantation von mikroenkapsuliertem Nebenschilddrüsengewebe: Nachweis der Langzeitfunktion ohne Immunsuppression im Tierversuch

Successful Xenotransplantation of Microencapsulated Parathyroid Tissue: Evidence of Long-Term Function Without Immunosuppression in an Animal Experiment

Ch. Hasse[1,*], B. Stinner[1], J. Schrezenmeir[2] und M. Rothmund[1]

[1] Allgemeinchirurgische Universitätsklinik, Philipps-Universität Marburg
[2] Abteilung für Endokrinologie, III. Medizinische Klinik, Gutenberg-Universität Mainz

Einleitung

Ein permanenter Hypoparathyreoidismus liegt vor, wenn die Calciumkonzentration im Serum über einen Zeitraum von 6 Monaten hinaus unter 2,2 mmol/l erniedrigt ist. Häufigste Ursache ist die iatrogene irreversible Schädigung oder Exstirpation der Nebenschilddrüsen im Rahmen von Schilddrüsenoperationen. Die Angaben über die Inzidenz persistierender Hypocalcämie schwanken nach subtotaler Schilddrüsenresektion zwischen 0,2 und 1,9% und reichen nach Thyreoidektomie von 0,4–13,8% [1, 2, 3, 4]. Persistierender Hypoparathyreoidismus führt zunächst zu gesteigerter neuromuskulärer Erregbarkeit, die sich vor allem in Form von rezidivierenden Tetanien, Konvulsionen und Parästhesien äußert. Die organischen Spätfolgen des oft unerkannten Syndroms sind u.a. Kardiomyopathien, trophische Störungen des Ektoderms (Haarausfall, Katarakt, etc.), Skelettdeformitäten und geistige Retardierung infolge Stammhirnverkalkung. Im Gegensatz zu allen anderen endokrinen Unterfunktionsstörungen kann der Hypoparathyreoidismus bisher nicht durch Substitution des fehlenden Hormons behandelt werden. Die gegenwärtige konservative Therapie in Form der Dauermedikation mit Calcium und/oder Vitamin-D-Metaboliten kann die vielfältigen Stoffwechselfunktionen des Parathormons nicht ersetzen. Deshalb gilt der klinische Bedarf nach der Allotransplantation von Parathyreoideae zur Langzeittherapie des permanenten Hypoparathyreoidismus als unbestritten. Nichtdestoweniger bedroht dieser Mangelzustand die Patienten selten vital und rechtfertigt daher keine postoperative systemische Immunsuppression. Eine Alternative ist die Verringerung der Immunogenität des zu transplantierenden Gewebes durch dessen Umhüllung mit einer semipermeablen Membran – die Mikroenkapsulierung. Wir haben diese Methode aus Studien zur Inselzelltransplantation aufgegriffen, modifiziert und versucht, sie für die Transplantation von Nebenschilddrüsengewebe zu nutzen. Nachdem der Nachweis der Funktion mikroenkapsulierter Nebenschilddrüsenpartikel in vitro gelungen war, haben wir die Ergebnisse auf ihre Reproduzierbarkeit in vivo getestet. In der vorlie-

* Mit Unterstützung durch die Stiftung P.E. Kempkes (Ha 22/93).

Chirurgisches Forum 1994
f. experim. u. klinische Forschung
Trede/Seifert/Hartel (Hrsg.)
©Springer-Verlag Berlin Heidelberg 1994

210

genden Studie wurde die Mikroenkapsulierung mit einer vor- und nachgeschalteten Gewebekulturpassage kombiniert und auf die Eigenschaft getestet, bei hoher immunologischer Barriere (Xenotransplantation: Mensch – Ratte) die Langzeitfunktion des Nebenschilddrüsengewebes ohne Immunsuppression aufrecht zu erhalten.

Material und Methoden

40 DA- und 40 LEWIS-Ratten wurden parathyreoidektomiert und alle Explantate einer histologischen Begutachtung zugeführt. Vom Tag der Parathyreoidektomie (PTX) an bis zum Studienende, 34 Wochen danach, haben wir die Serumkonzentrationen von Calcium ($[Ca^{2+}]$ i.S.; o-Kresolphtalein-Komplexon-Methode), (1–34) Ratten-Parathormon ($[PTH_{RA}]$ i.S.; Radioimmunoassay DRP 6118, Fa. DRG-Instruments, Marburg) und intaktem humanem Parathormon ($[PTH_{HU}]$ i.S.; Magic Lite intact PTH, Fa. Ciba Corning, Medfield) durch Blutabnahmen der Empfängertiere wöchentlich kontrolliert. 3 Wochen nach Parathyreoidektomie wurde das kryokonservierte Nebenschilddrüsengewebe von einem Patienten mit sekundärer Hyperplasie aufgetaut und unter dem Mikroskop (WILD M3Z Typ - S mit Mikrometer-Raster-Skalierung; Fa. Heerbrugg) mittels Skalpell in Partikel von 500 μm^3 Größe zerkleinert. Anschließend haben wir die Gewebepartikel über 4 Tage in einem RP-MI-Medium (RPMI 1640) bei 95% Luft, 5% CO_2 und 37°C kultiviert.

Danach wurde die Hälfte der Anzahl aller Partikel, in Abwandlung der Methode von Geisen und Mitarb. [5] mikroenkapsuliert, d.h. mit einer semipermeablen Membran umhüllt. Dazu haben wir die Gewebepartikel in entgastem Barium-Alginat (2% Keltone LV, Lot 77375A; Fa. Kelco Int., London, in 9,9% NaCl w/v) aufgenommen. Unter Verwendung einer Perfusionspumpe (Fa. Braun Melsungen) passierte die Suspension, unter einem Flow von 8 ml/min eine Verkapselungsdüse (Innendurchmesser: 1,2 mm; Durchflußrate: 0,5 ml/min). Die entstandenen Mikrokapseln (Sphären) wurden durch 30 sec Inkubation in einer Barium-Chlorid-Lösung (10 mM $BaCl_2$, 0,9% NaCl) ausgehärtet. Nach mehrfachem Waschen in 0,9%iger Kochsalzlösung haben wir die Sphären einer Gewebekulturpassage von 3 Tagen unterzogen. Die unverkapselten Gewebepartikel verblieben über 7 Tage permanent in Kultur. Der Kulturmedienwechsel erfolgte täglich, alle Maßnahmen unter sterilen Kautelen. 4 Wochen nach Parathyreoidektomie wurden jeweils 10 Sphären/Tier in die Paravertebralmuskulatur von 20 DA- und 20 LEWIS-Ratten und jeweils 10 unverkapselte Nebenschilddrüsen-Gewebepartikel/Tier in je 20 DA- und LEWIS-Ratten xenotransplantiert. Voraussetzung dafür war stets die vollständige Parathyreoidektomie, d.h. die Empfängertiere mußten über einen Zeitraum von 4 Wochen bis zur Xenotransplantation hypocalcämisch sein (Einschlußkriterium) und die Konzentration des Ratten-PTH im Serum ($[PTH_{RA}]$ i.S.) durfte bis dahin nicht wieder über 200 pg/ml angestiegen sein (Ausschlußkriterium). 26 Wochen nach Xenotransplantation wurden die Transplantate mit umgebender Muskulatur (Transplantatlager) exstirpiert und histologisch aufgearbeitet. Über einen Zeitraum von 4 Wochen haben wir danach, als Negativkontrolle, die $[Ca^{2+}]$ i.S., $[PTH_{RA}]$ i.S. und $[PTH_{HU}]$ i.S. weiter kontrolliert. Mit der Exsanguination der Tiere endete, 34 Wochen nach Parathyreoidektomie und 30 Wochen nach Xenotransplantation, die Studie. Die Tierversuche erfolgten nach deren Genehmigung durch das Regierungspräsidium Gießen (MR 9–1/92). Alle Operationen einschließlich der Blutabnahmen aus der Schwanzvene führten wir, den Richtlinien des Hessischen Tierschutzgesetzes entsprechend, in Rompun/Ketanest-Allgemeinanästhesie (i.m. Injektion) durch. Die histologische Begutachtung des exstirpierten Nebenschilddrüsengewebes nach Parathyreoidektomie der Empfängerratten und der entnommenen Transplantatlager erfolgte im Medizinischen Zentrum für Pathologie der Philipps-Universität Marburg anhand von Paraffinschnitten mit Sudan-Färbung vom Kryoblock. Alle Ergebnisse wurden mittels Datenbank, Typ Excel (Version 4.0, Fa. Microsoft) dokumentiert. Die Auswertung führten wir mit dem Statistikprogramm SAS Release 6.03 (SAS Institute, Fa. Cary) durch. Mittels deskriptiver Statistik wurden die Häufigkeitsverteilungen der Parameter $[Ca^{2+}]$ i.S., $[PTH_{RA}]$ i.S. und $[PTH_{HU}]$ i.S. zu den jeweiligen Abnahmezeitpunkten erstellt. Die Testung auf Normalverteilung erfolgte mit dem Chiquadrat-Anpassungstest, die auf Signifikanz mit dem doppelten t-Test.

Ergebnisse

Die Einschlußkriterien der Studie konnten alle 80 Versuchstiere erfüllen. Vor der Parathyreoidektomie (PTX) betrug die $[PTH_{RA}]$ i.S. aller Tiere 400 ± 28 pg/ml, sie waren normocalcämisch ($[Ca^{2+}]$ i.S. $= 2,5 \pm 0,2$ mmol/l) und $[PTH_{HU}]$ i.S. befand sich im nicht meßbar erniedrigten Bereich (Abb. 1 und 2). Nach PTX fiel die $[PTH_{RA}]$ i.S. bei allen Ratten auf durchschnittlich 52 ± 6 pg/ml und die $[Ca^{2+}]$ i.S. auf $1,6 \pm 0,3$ mmol/l ab. Die Konzentrationen aller Parameter blieben danach bis zur Xenotransplantation

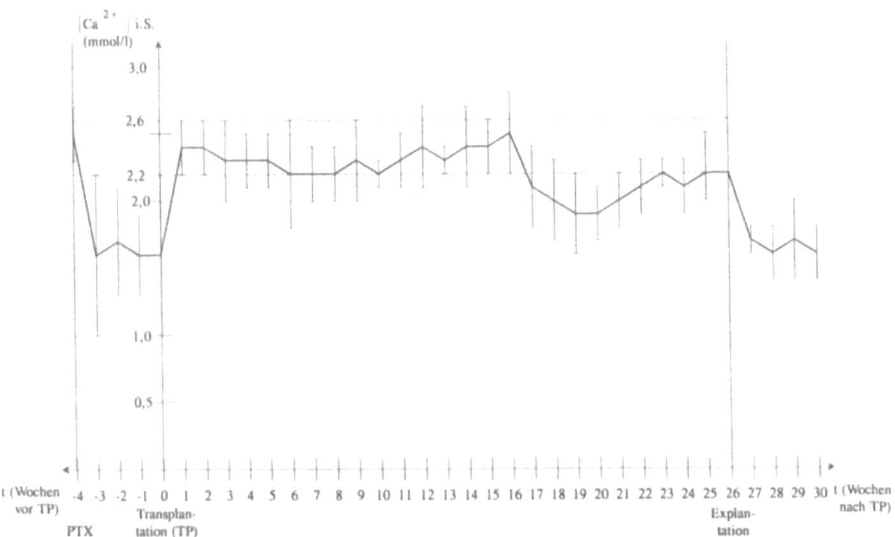

Abb. 1. Mittelwert $\pm$ Standardabweichung der Calciumkonzentrationen im Serum $[Ca^{2+}]$ i.S., von 40 Empfängerratten vor und nach Transplantation (TP) von humanen, kultivierten, mikroenkapsulierten Nebenschilddrüsengewebe-Partikeln in mmol/l

212

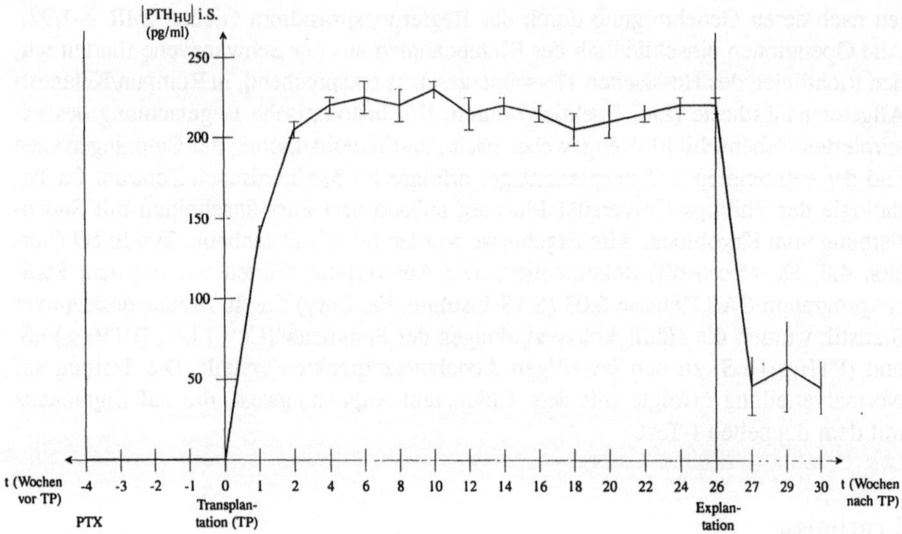

Abb. 2. Mittelwert ± Standardabweichung der Konzentrationen des intakten humanen Parathormons im Serum [PTH$_{HU}$] i.S. von 40 Empfängerratten vor und nach Transplantation (TP) von humanen, kultivierten, mikroenkapsulierten Nebenschilddrüsengewebe-Partikeln in pg/ml

weitgehend unverändert. Die histologischen Gutachten des exstirpierten Gewebes ergaben in allen Fällen komplette, normale Parathyreoideae, zum Teil mit angrenzendem Schilddrüsengewebe entfernt. Eine Woche nach der Xenotransplantation der nativen d.h. nicht mikroenkapsulierten humanen Nebenschilddrüsenpartikel kam es zu einem passageren, signifikanten Anstieg der [PTH$_{HU}$] i.S. auf 350 ± 15 pg/ml und der [Ca^{2+}] i.S. auf $2,4 \pm 0,2$ mmol/l (P $< 0,01$). Schon 4 Wochen später war die [PTH$_{HU}$] i.S. auf 51 ± 17 pg/ml abgefallen. 5 Wochen post transplantationem waren erstmals alle Tiere mit [Ca^{2+}] i.S. $= 1,9 \pm 0,2$ mmol/l im hypocalcämischen Bereich. Diese Meßwerte blieben bis zum Versuchsende weitgehend unverändert. In der Versuchsgruppe mit den Tieren, denen mikroenkapsulierte Nebenschilddrüsen-Partikel transplantiert wurden, war die [PTH$_{HU}$] i.S. eine Woche nach Xenotransplantation ebenfalls signifikant auf durchschnittlich 140 ± 15 pg/ml, [Ca^{2+}] i.S. auf $2,2 \pm 0,2$ mmol/l angestiegen (P $< 0,01$). Im Gegensatz zur Kontrollgruppe stieg die [PTH$_{HU}$] i.S. in dieser Studiengruppe 6 Wochen post transplantationem auf 225 ± 15 pg/ml (Abb. 2) und die [Ca^{2+}] i.S. blieb mit $2,2 \pm 0,2$ mmol/l konstant (Abb. 1). Nach einem nicht signifikanten zwischenzeitlichen Abfall war bis zur Exstirpation der Transplantatlager, 26 Wochen post transplantationem, die [PTH$_{HU}$] i.S. wieder auf 220 ± 15 pg/ml und die [Ca^{2+}] i.S. auf $2,2 \pm 0,2$ mmol/l angestiegen (Abb. 1 und 2). 27 der 40 Tiere der Versuchsgruppe waren bis dahin normocalcämisch. Nach der Exstirpation der Transplantate fiel in der Gruppe mit den Tieren, denen mikroenkapsulierte Nebenschilddrüsen-Partikel transplantiert wurden, sowohl [PTH$_{HU}$] i.S. als auch [Ca^{2+}] i.S. signifikant auf 65 ± 34 pg/ml bzw. $1,7 \pm 0,2$ mmol/l ab (P $< 0,01$; Abb. 1 und 2). Im Gegensatz dazu blieben die Meßwerte von [PTH$_{HU}$] i.S. und [Ca^{2+}] i.S. in der Gruppe der Tiere mit nativen Transplantaten unverändert. Die Unterschiede der

Mittelwerte der Parameter [PTH$_{HU}$] i.S. und [Ca^{2+}] i.S. waren 4 Wochen nach Transplantation bis zur Explantation der Transplantate zwischen den beiden Versuchsgruppen (Transplantation mit und ohne Mikroenkapsulierung) signifikant (P < 0,01). Die histologischen Untersuchungen der 26 Wochen nach Xenotransplantation exstirpierten Transplantatlager ergaben übereinstimmend bei den funktionell erfolgreichen Transplantaten intaktes Drüsengewebe, ansonsten fibrosierte Drüsenreste. Der Chiquadrat-Anpassungstest hatte ergeben, daß es sich bei den Meßwerten aller Parameter zu jedem Abnahmezeitpunkt um normal verteilte Grundgesamtheiten handelt. Deshalb wurden alle Ergebnisse als arithmetische Mittelwerte ± Standardabweichung angegeben.

Zusammenfassung

In einem kontrollierten Tierversuch mit einer Testgruppe (n = 40 Ratten) und einer Kontrollgruppe (n = 40 Ratten) wurde der Einfluß der Mikroenkapsulierung auf xenotransplantiertes Nebenschilddrüsengewebe (kryokonserviert, human) zuvor parathyreoidektomierter Ratten untersucht. Als Parameter für die Vollständigkeit der Parathyreoidektomie und die Transplantatfunktion wurden die Konzentrationen von Ratten-Parathormon, Calcium und intaktem humanen Parathormon im Serum der Empfängertiere sowie das Ausmaß der Gewebsintegrität in der Histologie herangezogen.

Hierdurch konnte nachgewiesen werden, daß ein Langzeitüberleben (26 Wochen) xenotransplantierten Nebenschilddrüsengewebes mit intakter Funktion nach Gewebekulturpassage und Mikroenkapsulierung ohne postoperative Immunsuppression möglich ist. Damit eröffnet sich eine kausale Behandlungsalternative des persistierenden Hypoparathyreoidismus.

Summary

The effect of microencapsulation on survival of parathyroid xenotransplants (human → rat) was examined in a controlled rat experimental model. Two groups of 40 rats each, all of which underwent total parathyroidectomy prior to the experiment, received either native or encapsulated (alginate capsules) human parathyroid tissue transplanted into a skeletal muscle. By following the levels of serum calcium (effect), intact human PTH (incretion by transplant), and rat PTH (control of complete removal of the native tissue), it was demonstrated that encapsulation of parathyroid tissue prevented transplant rejection but did not affect endocrine function over the entire study period (26 weeks). This is the first study to show that both survival and endocrine function of allo-xenotransplanted parathyroid tissue can be achieved by microencapsulation and does not require posttransplantation immunosuppression. Allo-xenotransplantation of microencapsulated parathyroid tissue may be a serious treatment alternative for patients suffering from persistent hypoparathyroidism.

214

Literatur

1. Demeester-Mirkine N, Hooghe L, Van Geertruyden J, De Maertelaer J (1992) Hypocalcemia after thyroidectomy. Arch Surg 127:854–858
2. Frick Th, Largiader F (1991) Perioperative Komplikationen von Schilddrüseneingriffen. Langenbecks Arch Chir 376:291–294
3. Vara-Thorbeck R, Tovar JL, Guerero JA, Ruiz M, Salvi M, Morales OL, Vara-Thorbeck C (1989) Die Komplikationen bei blander Strumaoperation: Retrospektive Studie anhand von 2035 eigenen Fällen. Zentralbl Chir 114:571–576
4. Falk SA, Birken EA, Baran DT (1988) Temporary postthyroidectomy hypocalcemia. Arch Otolaryngol Head Neck Surg 114:168–174
5. Geisen K, Deutschländer H, Grobach Sm Klenke C, Zimmermann U (1990) Function of barium alginat-microencapsulated, xenogenic islets in different diabetic mouse models. In: Shafrir (Hrsg) Lessons from animal diabetes III. Smith-Gordon, New York, p 142

Dr. Ch. Hasse, Allgemeinchirurgische Universitätsklinik, Philipps-Universität Marburg, Baldingerstraße, D-35043 Marburg/Lahn

Kontrolle von Invasion und Wachstum beim follikulären Schilddrüsencarcinom durch EGF und TGF beta1 in vitro: Verminderte Regulierbarkeit durch Wachstumsfaktoren korreliert mit metastatischem Phänotypus

Regulation of Growth and Invasion of Follicular Thyroid Cancer by EGF and TGF beta-1 In Vitro: Reduced Responsiveness to Growth Factors Is Correlated with the Metastatic Phenotype

T. Hoelting[1], Q.-Y. Duh[2], O.H. Clark[2] und Ch. Herfarth[1]

Chirurgische Universitätskliniken [1]Heidelberg und [2]San Francisco, USA

Einleitung

Verlauf und Prognose maligner Erkrankungen werden wesentlich von Tumorinvasion und -metastasierung bestimmt. Spezifische Wachstumsfaktoren, die die Homöostase von Proliferation und Differenzierung normaler Zellen regulieren, haben auch in der Entwicklung und Progression von Carcinomen eine entscheidende Bedeutung. Der Verlust normaler Kontrollmechanismen ist ein wichtiges Charakteristikum von Tumorzellen. So postuliert die Theorie der autokrinen Wachstumspotenz eine weitgehend autonome, von externen Einflüssen unabhängige Proliferationsfähigkeit maligner Zellen durch die Autostimulation selbst produzierter Wachstumsfaktoren [1]. Eine ungehemmte Proliferation kann zudem durch eine Resistenz gegen Wachstumsinhibitoren wie Transforming growth factor beta entstehen. So wird vermutet, daß die Resistenz gegen Wachstumsfaktoren unabdingbar für die Entwicklung von Metastasen sei [2]. Ziel dieser Studie war zu untersuchen, ob die Fähigkeit follikulärer Schilddrüsencarcinomzellen zur Metastasierung aus einer alterierten Sensitivität für Epidermal growth factor (EGF) und Transforming growth factor beta 1 (TGF beta1) resultiert.

Methodik

Das Tumormodell umfaßt 3 follikuläre Schilddrüsencarcinom(FTC)-Zellinien von einem Patienten (FTC133: Primärtumor; FTC236: Lymphknotenmetastase; FTC238: Lungenmetastase; freundlicherweise zur Verfügung gestellt von P. Goretzki, Chir. Univ.-Klinik Düsseldorf [3]). Die Zellen wurden in serumfreiem Medium (H5) kultiviert. Nach dreitägiger Serumkarenz wurden jeweils 10.000 Tumorzellen (Triplikate) in 100 μl des H5-Mediums ausgesät. Nach 24 h folgte die Inkubation mit EGF oder TGF beta1 (0,1, 1, 10, 100 und 1000 ng/ml). Das Medium wurde alle 2 Tage erneuert. Das Zellwachstum wurde in Langzeitversuchen über 10 Tage mit den Meßpunkten

Chirurgisches Forum 1994
f. experim. u. klinische Forschung
Trede/Seifert/Hartel (Hrsg.)
©Springer-Verlag Berlin Heidelberg 1994

0, 1, 3, 5, 7 und 10 Tage analysiert. Zellwachstum und -invasion wurden durch ein MTT-Assay bestimmt. Die Invasion wurde definiert als die Fähigkeit der Tumorzellen, Polycarbonat-Membranen mit 8 μm großen Poren, die mit rekonstituierter Basalmembran beschichtet waren, in 72 h zu durchdringen. Die Präparation bestand aus Matrigel und serumfreiem Medium in einem Verhältnis von 1:10. Der standardisierte Proteinanteil betrug jeweils 300 μg/ml.

Ergebnisse

A. Effekte von EGF und TGF beta1 auf das Wachstum

Die Zellen des follikulären Primärtumors FTC133 wuchsen im serumfreien H5-Medium am schnellsten. Die durchschnittliche Verdopplungszeit betrug 27 h. Auch FTC236 (34 h) und FTC238 (31 h) verdoppelten ihre Zellpopulationen rasch. EGF stimulierte das Wachstum aller follikulären Schilddrüsencarcinom-Zellinien. Von den getesteten Konzentrationen hatte EGF bei 10 ng/ml den größten Effekt. Eine Erhöhung der Dosis führte zu keiner weiteren Stimulation. Das Wachstum von FTC133 wurde durch EGF um maximal 64% gegenüber der Kontrolle (H5-Medium) stimuliert ($p < 0,001$). EGF steigerte auch das Wachstum von FTC236 und FTC238. Allerdings war der Effekt auf die metastatischen Subclone signifikant kleiner als beim Primärtumor (FTC236: 26%; FTC238: 24%) ($p < 0,001$). TGF beta1 hemmte das Wachstum aller FTC. Erneut war der Effekt bei einer Konzentration von 10 ng/ml am ausgeprägtesten. Das Wachstum von FTC133 wurde um 31% gegenüber dem basalen Wachstum in H5-Medium gehemmt ($p < 0,005$). Wiederum waren beide FTC-Metastasen weniger sensitiv. So wurde das Wachstum von FTC236 um 15% und von FTC238 um 17% gegenüber den Kontrollgruppen gehemmt ($p < 0,008$).

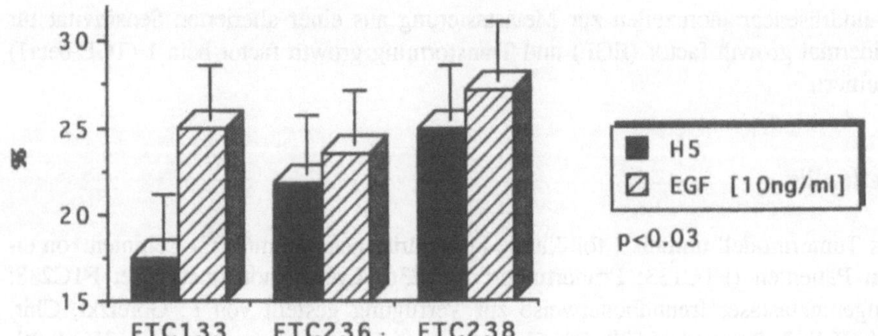

Abb. 1. EGF stimuliert die Invasion aller FTC. (*OD* = optische Dichte). Die Resultate sind als Prozent unstimulierter Zellen ausgedrückt, die in H5 in 72 h durch die Matrigel beschichtete Membran in die untere Kammer invadieren

B. Effekte von EGF und TGF beta1 auf die Invasion

Die basale unstimulierte Invasion der cervikalen Lymphknotenmetastase FTC236 war um 25% und die der Lungenmetastase um 42% gegenüber FTC133 gesteigert (Abb. 1). EGF (10 ng/ml) stimulierte auch die Invasivität aller FTC. So war die Invasion von FTC133 nach 8 h um 35% und nach 72 h um 42% erhöht, während die Stimulation bei FTC236 (8% nach 72 h) und FTC238 (9%) erneut deutlich geringer ausfiel (p0,03) (Abb. 1). TGF beta1 (10 ng/ml) reduzierte auch die Invasivität aller FTC Zellinien signifikant. Gegenüber den Kontrollen war die Hemmung der Invasion bei beiden follikulären Metastasen (FTC236: 18%; FTC238: 16%) nach 72 h erneut deutlich geringer als bei FTC133 (32%; $p < 0,01$).

Diskussion

Die Prognose der Mehrzahl von Patienten mit differenzierten Schilddrüsencarcinomen ist günstig. Primäre Todesursache ist eine disseminierte Metastasierung. Die Metastasierung erfordert eine mehrstufige Kaskade aus unlimitierter Proliferation, Invasion der Tumorzellen in die lymphatischen oder venösen Gefäße, distaler Adhäsion und schließlich Bildung von Metastasen in distaler Lokalisation [4]. Wachstumsfaktoren und ihre Rezeptoren spielen hierbei eine wichtige Rolle. Zahlreiche Studien haben ein gestörtes Gleichgewicht der regulativen Mechanismen der Tumorzellen aufgezeigt [1, 2]. Gut differenzierte Schilddrüsencarcinome bewahren funktionelle Eigenschaften nomaler Follikelzellen. Sie synthetisieren Thyreoglobulin und werden durch Thyreotropin stimuliert. Je undifferenzierter und fortgeschrittener das Schilddrüsenmalignom ist, um so weniger greifen physiologische Regulationsmechanismen [5]. In dieser Studie haben wir die Effekte eines potenten stimulierenden (EGF) und inhibierenden Faktors (TGF beta1) auf Wachstum und Invasion von 3 FTC-Zellinien untersucht. Die Etablierung dieser Linien gleichen genetischen Ursprungs ermöglicht, die Effekte verschiedener Wachstumsfaktoren auf Primärtumor und 2 metachrome Metastasen eines "high-risk"-follikulären Schilddrüsencarcinoms zu untersuchen. Unsere Untersuchungen ergaben folgende Befunde: (1) EFG stimulierte Wachstum und Invasion aller FTC. (2) TGF beta1 hemmte Wachstum und Invasion aller FTC. (3) Alle FTC hatten eine bemerkenswerte Autonomie gegenüber Wachstumsfaktoren. So waren die Verdopplungszeiten in Medien mit oder ohne Substitution von fetalem Kalbsserum ohne signifikanten Unterschied (Daten nicht gezeigt). (4) Beide metastatischen FTC-Zellinien wiesen ein größeres basales Invasionspotential auf als der Primärtumor. (5) Die FTC-Metastasen hatten generell eine verminderte Sensitivität gegenüber den getesteten Wachstumsfaktoren. Duh et al. [5] konnten zeigen, daß Membranpräparationen benigner und maligner Neoplasien der Schilddrüse mehr EGF als normales Schilddrüsengewebe binden. Für die progressive Entdifferenzierung von Tumorzellen wird eine reduzierte Sensitivität gegenüber TGF beta1 postuliert [2]. Unsere Ergebnisse demonstrieren die Bedeutung von EGF (Stimulation) und TGF beta1 (Inhibition) für die Kontrolle von Wachstum und Invasion follikulärer Schilddrüsencarcinom-Zellen *in vitro*. Der Verlust der Regulierbarkeit durch Wachstumsfaktoren kann ein wichtiger Schritt in der Entwicklung von Tumorzellen mit invasiver und metastatischer Potenz sein.

Zusammenfassung

Wachstumsfaktoren und ihre Rezeptoren sind bedeutend für die Genese und Progression von Malignomen. Wir haben die Effekte von Epidermal growth factor (EGF) und Transforming growth factor beta 1 (TGF beta1) auf Invasion und Wachstum bei 3 follikulären Schilddrüsencarcinom (FTC)-Zellinien in serumfreiem Medium (H5) analysiert (FTC133: Primärtumor; FTC236: Lymphknoten- und FTC238: Lungenmetastase). Wachstum und Invasion wurden durch MTT-Assays bestimmt. EGF (10 ng/ml) stimulierte das Wachstum aller FTC, doch war der Effekt auf die Metastasen deutlich geringer (FTC236: 26%; FTC238: 24% versus FTC133: 64%; p < 0,001). TGF beta1 (10 ng/ml) hemmte das Wachstum aller FTC. Erneut war das Ansprechen der Metastasen geringer (FTC236: 15%; FTC238: 17% versus FTC133: 31%; p < 0,005). Die basale Invasion (Fähigkeit der Zellen, Matrigel-beschichtete Membranen mit 8 μm Poren in H5 in 72 h zu durchdringen), war bei FTC238 am höchsten (24,9% versus FTC236: 21,8%; FTC133: 17,5%). EGF steigerte und TGF beta1 hemmte die Invasion der FTC. Erneut wiesen die Metastasen die geringere Sensitivität auf. Diese Resultate zeigen die Bedeutung von EGF (Stimulation) und TGF beta1 (Inhibition) für Wachstum und Invasion follikulärer Schilddrüsencarcinomzellen *in vitro*. Die verminderte Regulierbarkeit durch Wachstumsfaktoren ist ein wichtiger Schritt in der Tumorprogression.

Summary

Growth factors and their receptors are important for tumorigenesis and tumor progression. We investigated the effects of epidermal growth factor (EGF) and transforming growth factor beta-1 (TGF beta-1) on growth and invasion of three follicular thyroid cancer (FTC) cell lines, one from the thyroid tumor (FTC133) and two from metastases (lymph node, FTC236; lung, FTC238). Growth and invasion (penetration through an 8 μm pore membrane, covered by Matrigel) were measured using the MTT method. EFG (10 ng/ml) stimulated growth of all FTC, but the parental cell line FTC133 was considerably more responsive than the metastatic clones (FTC133, 64%; FTC236, 26%; FTC238, 24%; $p < 0.001$). Growth of FTC133 was more inhibited by TGF beta-1 (10 ng/ml) than the metastases (FTC133, 31%; FTC236, 15%; FTC238, 17%; $p < 0.005$). Basal invasion was greatest in the lung metastasis FTC238 (24.9% versus FTC236, 21.8%; FTC133, 17.5%). Invasion of all FTC was significantly stimulated by EGF and inhibited by TGF beta-1. Again, FTC133 was more responsive to growth factor effects than either metastasis. These results suggest that EGF (stimulation) and TGF beta-1 (inhibition) are important for control of growth and invasion of follicular thyroid cancer. Metastatic FTCs may have developed by escaping from the normal control of growth factors.

Literatur

1. Sporn MB, Torado GJ (1980) Autocrine growth factors and cancer. N Engl J Med 308:878–880
2. Kerbel RS (1992) Expression of multi-cytokine resistence and multi-growth factor independence in advanced stage metastatic cancer. Am J Pathol 141:519–524
3. Goretzki PE, Frilling A, Simon D, Rastegar M, Ohmann C (1989) Growth regulation of human thyrocytes by thyrotropin, cyclic adenosin monophosphate, epidermal growth factor and insulin-like growth factor. In: Goretzki PE, Roeher HD eds) Growth regulation of thyroid gland and thyroid tumors. Karger, Basel, 18:56–80
4. Kohn EC, Liotta LA (1993) Invasion and metastasis: New approach to an old problem. Oncology 7:47–62
5. Duh QY, Gum ET, Gerend PL, Raper SE, Clark OH (1985) Epidermal growth factor receptors in normal and neoplastic thyroid tissue. Surgery 98:1000–1007

Dr. Th. Hoelting, Chirurgische Universitätsklinik, Im Neuenheimer Feld 110, D-69120 Heidelberg

Verbesserte Prognosestellung bei der Peritonitis durch einen Score für multiples Organversagen

Improved Prognosis in Peritonitis by a Multiple Organ Failure Score

A. Wolmershäuser[1], C. Ohmann[2], H.Wacha[3], R. Dittmer[2], H.-D. Röher[1]
und die Arbeitsgemeinschaft Peritonitis der Surgical Infection Society

[1]Klinik für Allgemein- und Unfallchirurgie; [2]Funktionsbereich Theoretische Chirurgie,
 Heinrich-Heine-Universität Düsseldorf
[3]Chirurgische Klinik, Hospital zum Heiligen Geist, Frankfurt

Einleitung

Für die Prognosestellung bei der Peritonitis werden verschiedene Scores empfohlen, so z.B. der Mannheimer Peritonitis-Index (MPI, [1]). Neuere Untersuchungen haben ergeben, daß die Leistungsfähigkeit dieser Scores eingeschränkt ist. Zuverlässige Vorhersagen sind nicht möglich [2]. Wir haben daher eine prospektive Studie durchgeführt, bei der wir untersucht haben, ob durch Einbeziehung eines Scores für multiples Organversagen·die Prognosestellung bei der Peritonitis verbessert werden kann.

Patienten und Methodik

Die Untersuchung wurde als prospektive multizentrische Beobachtungsstudie an 18 Kliniken durchgeführt (Studiendauer: 15.10.1992–15.10.1993). Bei präoperativem Verdacht einer Peritonitis wurde in einem Meldebogen die Anamnese und der klinische Befund erfaßt. Bei intraoperativer Bestätigung der Peritonitis wurde dieser Bogen um den intraoperativen Befund ergänzt und unmittelbar an das zentrale Studiensekretariat anonymisiert gesandt. Der Verlauf wurde mit Hilfe eines Verlaufsbogens täglich dokumentiert. Dabei wurden nach standardisierten Kriterien Organfunktion, Reintervention, intraabdominelle Komplikationen, bakterielle Komplikationen, physiologische Daten und Überleben erfaßt. Darüber hinaus wurde täglich das multiple Organversagen mit Hilfe des Goris-Scores ermittelt [3]. Dieser Score definiert kein Organversagen (0 Punkte), mäßiges Organversagen (1 Punkt) und schweres Organversagen (2 Punkte) separat für die Organe Lunge, Herz, Leber, Niere, Blut, ZNS und GI-Trakt. Der Gesamtscore entsteht durch Summenbildung. Die Anwendung des Scores erfordert keine zusätzlichen Untersuchungen.

Chirurgisches Forum 1994
f. experim. u. klinische Forschung
Trede/Seifert/Hartel (Hrsg.)
©Springer-Verlag Berlin Heidelberg 1994

Ergebnisse

Von den 18 teilnehmenden Kliniken wurden 345 Patienten in die Studie eingebracht und vollständig dokumentiert. Die Gesamtmortalität betrug 18%. Häufigste Peritonitisursache war die Organperforation bei 75% der Patienten (n = 258). 222 Peritonitiden (64%) waren diffus. Intraabdominelle Komplikationen traten bei 66 Patienten (19%) und bakterielle Komplikationen bei 120 Patienten (35%) auf. Die Verteilung der Einzelkomplikationen ist Tabelle 1 zu entnehmen.

Tabelle 1. Vorhersagewert des Goris-Scores am ersten postoperativen Tag für Komplikationen im weiteren Verlauf

| | | Goris-Score am ersten postoperativen Tag | | | |
		< 2		≥ 2	
Patienten	N	215		130	
Intraabdominelle Komplikationen	N (%)	26	(12)	40	(31)
– Nahtinsuffizienz		8	(4)	12	(9)
– Abszeß		11	(5)	16	(12)
– Platzbauch		6	(3)	7	(5)
– Fistel		5	(2)	9	(7)
– Blutung		2	(1)	7	(5)
– andere		7	(3)	9	(7)
Bakterielle Komplikation	N (%)	42	(20)	78	(60)
– Wundinfektion		24	(11)	26	(20)
– Sepsis		10	(5)	43	(33)
– Pneumonie		14	(7)	42	(32)
– Weichteilinfekt		5	(2)	9	(7)
– andere		1	(0)	4	(3)
Ungeplante Relaparotomie	N (%)	19	(9)	24	(18)

Der MPI korrelierte erwartungsgemäß mit der Mortalität. Entsprechend der Punktzahl wurde ein Anstieg der Mortalität von 5% (MPI < 15) bis auf 25% (MPI ≥ 35) beobachtet (Tabelle 2). Als wesentlich besseres Prognoseinstrument erwies sich der Goris-Score am ersten postoperativen Tag. Von den Patienten mit einem Goris-Score von 0 Punkten verstarben 4%, von den Patienten mit einem Goris-Score von 6 und mehr Punkten 56% im weiteren Verlauf (s. Tabelle 3). Durch Kombination des MPI mit dem Goris-Score konnte die Prognosestellung weiter verbessert werden. So z.B. gelang die Identifikation einer Untergruppe mit 3% Mortalität (MPI < 20 und Goris-Score < 2, n = 77).

Tabelle 2. Mannheimer Peritonitis Index (MPI) und Mortalität

MPI	Patienten	Tod	
	N	N	(%)
< 15	40	2	(5)
15–19	61	6	(10)
20–24	75	12	(16)
25–29	93	21	(23)
30–34	52	10	(19)
$\geq$ 35	24	6	(25)
Summe	345	57	(17)

Tabelle 3. Goris-Score und Mortalität

Goris-Score am ersten post-operativen Tag	Patienten	Tod	
	N	N	(%)
0	174	7	(4)
1	41	8	(20)
2–3	59	12	(20)
4–5	37	11	(30)
$\geq$ 6	34	19	(56)
Summe	345	57	(17)

Für die Vorhersage von Komplikationen im weiteren Verlauf erwies sich der MPI als wenig geeignet. Von den Patienten mit einem MPI $\geq$ 20 (n = 244) entwickelten 21% eine intraabdominelle Komplikation, wohingegen von den Patienten mit einem MPI < 20 (n = 101) 15% eine intraabdominelle Komplikation entwickelten. Ein ähnliches Ergebnis ergab sich bei den bakteriellen Komplikationen. Hier entwickelten 39% der Patienten mit einem MPI $\geq$ 20 eine bakterielle Komplikation, hingegen nur 26% der Patienten mit einem MPI < 20. Wesentlich größere Unterschiede ergaben sich bei der Verwendung des Goris-Scores am ersten postoperativen Tag. Von den Patienten mit einem Goris-Score $\geq$ 2 (n = 130) entwickelten 31% eine intraabdominelle Komplikation, dahingegen von den Patienten mit einem Goris-Score < 2 (n = 215) nur 12%. Noch größer war der Unterschied bei den bakteriellen Komplikationen. Hier zeigten von den Patienten mit einem Goris-Score $\geq$ 2 60% eine bakterielle Komplikation, von den Patienten mit einem Goris-Score < 2 dagegen nur 20%. Das Risiko für eine ungeplante Relaparotomie war bei einem Goris-Score $\geq$ 2 doppelt so groß wie bei einem Goris-Score < 2 (18% versus 9%).

Diskussion

Für die Erfassung des Schweregrades einer Peritonitis werden verschiedene Scores eingesetzt. Hierzu gehören spezielle Scores für die Peritonitis, wie z.B. der Mannheimer Peritonitis-Index oder der Peritonitis-Index Altona, aber auch Scores, die allgemein für Intensivstationen empfohlen werden, wie z.B. der APACHE II-Score. Die Risikogruppen werden dabei über Intervalle von Scorewerten definiert, so z.B. MPI < 20, 20–29, > 30. Vergleichende Studien zum Mannheimer Peritonitis-Index sind widersprüchlich, in einer Studie war der MPI dem APACHE II überlegen [4], in einer anderen Studie war der APACHE II-Score deutlich leistungsfähiger als der Mannheimer Peritonitis-Index und der Peritonitis-Index Altona II [2]. Für die Vorhersage von Komplikationen ist der Mannheimer Peritonitis-Index nur bedingt geeignet. Nicht immer korrelieren die vorhergesagten Sterberaten mit den tatsächlich beobachteten Sterberaten [5]. Auch in unserer Untersuchung erwies sich der Mannheimer Peritonitis-Index nur als eingeschränkt hilfreich bei der Vorhersage intraabdomineller oder bakterieller Komplikationen und von Überleben. Wesentlich bessere Ergebnisse bei der Vorhersage wurden dagegen mit dem Goris-Score am ersten postoperativen Tag erzielt. Dieser Score kann ohne größeren klinischen Aufwand in der klinischen Routine bestimmt werden. In unserer Untersuchung konnte eine Untergruppe mit einem hohen Risiko für eine Komplikation durch den Goris-Score am ersten postoperativen Tag definiert werden. Nahezu 1/3 der Patienten mit einem Goris-Score $\geq$ 2 am ersten postoperativen Tag entwickelte intraabdominelle Komplikationen und nahezu 2/3 bakterielle Komplikationen. Über eine Einbeziehung des Goris-Scores in therapeutische Konzepte (z.B. Indikation zur Relaparotomie) sollte nachgedacht werden.

Zusammenfassung

An 18 Kliniken wurde eine prospektive multizentrische Beobachtungsstudie bei Peritonitispatienten durchgeführt. Bei 345 Patienten wurden Anamnese, klinischer Befund, intraoperativer Befund und der Verlauf anhand standardisierter Kriterien und mit Hilfe von EDV-gerechten Fragebögen dokumentiert. Gegenstand der Untersuchung war die Prognosestellung mit Hilfe des Mannheimer Peritonitis-Index und des Goris-Scores für multiples Organversagen. Der Goris-Score am ersten postoperativen Tag zeigte sich als wesentlich besseres Prognoseinstrument als der Mannheimer Peritonitis-Index. Mit Hilfe des Goris-Scores ließen sich Risikogruppen definieren, bei denen eine ansteigende Mortalität von 4% bis 56% beobachtet wurde. Von den Patienten mit einem Goris-Score $\geq$ 2 am ersten postoperativen Tag entwickelten 31% eine intraabdominelle Komplikation und 60% eine bakterielle Komplikation im Verlauf. Über eine Einbeziehung des Goris-Scores in therapeutische Konzepte sollte nachgedacht werden.

Summary

A prospective multicenter observational study was performed at 18 surgical clinics investigating patients with peritonitis. In 345 patients history, clinical examination, intraoperative findings, and the outcome of disease was documented using standardized criteria and forms suited for computer use. The aim of the investigation was to investigate the predictive ability of the Mannheimer Peritonitis Index and the Goris score for multiple organ failure. Performance of the Goris score measured on the first postoperative day was considerably better than that of the Mannheimer Peritonitis Index. With the Goris score risk groups could be defined with increasing mortality from 4% (Goris score 0) to 56% (Goris score $\geq$ 6). Among patients with Goris score of 2 or higher on the first postoperative day 31% developed an intra-abdominal complication and 60% a bacterial complication during hospital stay. It should be discussed whether the Goris score can be incorporated into treatment policies.

Literatur

1. Linder MM, Wacha H, Feldmann U, Wesch G (1987) Der Mannheimer Peritonitis-Index. Ein Instrument zur intraoperativen Prognose der Peritonitis. Chirurg 58:84–92
2. Ohmann C, Wittmann DH, Wacha H and the Peritonitis Study Group (1993) Prospective evaluation of prognostic scoring systems in peritonitis. Eur J Surg 159:267–274
3. Goris RJA, te Boekhorst TPA, Nuytinck KS, Gimbrère JSF (1985) Multiple-organ failure. Generalized autodestructive imflammation? Arch Surg 120:1109–1115
4. Rogy M, Függer R, Schemper M, Koss G, Schulz F (1990) Unterschiedliche Aussagekraft von zwei verschiedenen Prognose-Scores bei Patienten mit Peritonitis. Mannheimer Peritonitis-Index versus APACHE-II Score. Chirurg 61:297
5. Ohmann C, Groß-Weege W (1993) Scoring-Systeme auf der chirurgischen Intensivstation II. Chirurg 64:21–27

A. Wolmershäuser, Klinik für Allgemein- und Unfallchirurgie,
Heinrich-Heine-Universität, Moorenstraße 5, D-40225 Düsseldorf

G-CSF bei postoperativer Peritonitis:
Ein neues Prophylaxekonzept zur Senkung der Mortalität
G-CSF in Postoperative Peritonitis:
A New Concept of Prophylaxis to Reduce Mortality

K.-P. Reimund[1], F. Weitzel[2], W. Lorenz[2], C. Schneider[2], I. Celik[2] und M. Rothmund[1]

[1]Klinik für Allgemeinchirurgie; [2]Institut für Theoretische Chirurgie, Zentrum für Operative Medizin I, Philipps-Universität Marburg

Einleitung

Die postoperative Peritonitis und Sepsis ist trotz Antibiotikaprophylaxe und -Therapie sowie intensivmedizinischer Maßnahmen eine der häufigsten Komplikationen nach abdominal-chirurgischen Eingriffen. Die Mortalitätsrate beträgt nach wie vor bis zu 50% [1]. Eine Verbesserung der bisher üblichen Prophylaxe-Konzepte ist gerade deshalb erforderlich, weil außer der bakteriellen Komponente der Sepsis die hyperinflammatorischen Reaktionen, die durch verschiedene Zytokine und *Colonie-Stimulierende-Faktoren* (CSF) bedingt sind, eine entscheidende Rolle bei der Entstehung dieses Krankheitsbildes darstellen. G-CSF (*Granulozyten-Colonie-Stimulierender-Faktor*) ist ein Faktor aus dem "Zytokin-Netzwerk", der die Freisetzung von TNFα (*Tumor-Nekrose-Faktor*), einem der kausalen Mediatoren in der Sepsis, verhindert. Dieser konnte in verschiedenen Sepsis-Modellen zum Schutz der Tiere eingesetzt werden [2].

In einem neuen Tiermodell sollte durch dosis- und zeitabhängigen Einsatz eines Antibiotikums, immunsuppressiv wirkender Anästhesie, Inokulation einer Stuhlsuspension nach Laparotomie und postoperativer Analgesie eine klinikrelevante Situation, vergleichbar der postoperativen Peritonitis, geschaffen werden, um hier den prophylaktischen Einsatz von G-CSF zu untersuchen.

Material und Methoden

Tiere: Alle Ratten (männliche Wistar-Ratten, ca. 200 g) wurden von Charles River Wiga GmbH (Sulzfeld, BRD) bezogen und unter Standardbedingungen gehalten. Sie erhielten Wasser und Futter (Altromin 1313) ad libitum. Nach viertägiger Eingrwöhnungsphase sowie 12 h Nüchternheit (Wasser ad libitum) wurde der Versuch begonnen.

Aufarbeitung der Stuhlsuspension: Die Stuhlproben verschiedener gesunder Spender wurden unter anaeroben Bedingungen aufgearbeitet. Gleiche Volumina von Stuhl und reduzierter Thioglycolatboullion (10% Bariumsulfat (wt/v)) wurden homogen ge-

Chirurgisches Forum 1994
f. experim. u. klinische Forschung
Trede/Seifert/Hartel (Hrsg.)
©Springer-Verlag Berlin Heidelberg 1994

mischt. Diese Lösung wurde filtriert, aliquotiert und bei −80°C bis zur weiteren Verwendung gelagert. Somit konnte sichergestellt werden, daß alle Tiere die gleiche Stuhlsuspesion erhielten. Um mögliche Resistenzen gegen das eingesetzte Antibiotikum festzustellen, wurde das Keimspektrum der Stuhlsuspension sowie ein Antibiogramm erstellt.

Reagenzien: rhu-G-CSF (AMGEN Inc.), Augmentan (SmithKline Beecham), Tramal (Grünenthal), Fentanyl-Janssen und Dehydrobenzperidol (Janssen), sämtliche Kulturmedien (Biochrom) und Feinchemikalien (Sigma).

Versuchsablauf am einzelnen Tier

Im Hauptversuch wurden drei Gruppen gebildet (Beobachtungszeitraum 120 h, Gruppengröße n = 10).

1. *Schädigungs-Kontrollgruppe*: Inokulation der Stuhlsuspension (1,5 mg/kg) ohne Antibiotikum oder G-CSF.
2. *Antibiotikum-Gruppe*: Inokulation von Stuhlsuspension sowie Applikation des Antibiotikums (Amoxicillin/Clavulansäure 200 mg bzw. 20 mg/kg Körpergewicht).
3. *G-CSF-Gruppe*: Zusätzlich zur Stuhlinokulation und Antibiotikagabe, Applikation von 50 µg/kg Körpergewicht G-CSF.

Diese Bedingungen wurden in Vorversuchen durch entsprechende Dosis-Wirkungskurven für die Stuhlsuspension (0,5–3,0 ml der 20%igen Suspension/kg Körpergewicht), die Antibiotikagabe (Amoxicillin/Clavulansäure in den Konzentrationen 25/2,5; 50/5; 100/10; 200/20; 2000/20 mg/kg Körpergewicht) und die G-CSF-Applikation (10; 25; 50; 100 und 200 µk/kg Körpergewicht) an insgesamt 295 Tieren ermittelt.

Nach Einteilung der Gruppen 12 h vor Versuchsbeginn, Markierung der Tiere und Feststellen der Körpergewichte, wurde ihnen das Futter entzogen und entweder G-CSF oder Placebo (Ringer) *s.c.* appliziert. Die Narkose erfolgte 1 h vor Laparotomie durch Fentanyl-Janssen/Dehydrobenzperidol (0,2 und 10 mg/kg Körpergewicht, *i.p.*). Zum gleichen Zeitpunkt wurde Amoxicillin/Clavulansäure (100 mg/10 mg/kg Körpergewicht) *i.v.* verabreicht. Zum Zeitpunkt 0 wurde nach Laparotomie ein definiertes Volumen der ausgetauten Stuhlsuspension (1,5 ml/kg) intraperitoneal in den unteren Bauchraum verabreicht. Die Gewinnung von Serum zur TNDα-Bestimmung erfolgte unmittelbar vor und 1 h nach Laparotomie durch Blutentnahme aus dem retroorbitalen Venenplexus. 1 h nach Laparotomie erfolgte die zweite Antibiotikagabe. Vor der systemischen Antibiotikagabe wurde 1 ml Ringer-Lösung *i.v.* injiziert, um eine durch Antibiotikum-induzierte Kollaps-Reaktion zu vermeiden. Zum gleichen Zeitpunkt erfolgte die Analgesierung durch Tramal (20 mg/kg Körpergewicht *s.c.*). Diese wurde im 12 h-Rhythmus über den gesamten Beobachtungszeitraum von 120 h fortgesetzt, um anhand des Verhaltens der Tiere geprüfte Schmerzfreiheit zu gewährleisten.

Messungen: Als Endpunkt wurde die 120 h-Mortalität gemessen. Überlebende Tiere wurden nach Abschluß der Beobachtungsdauer getötet und wie die anderen, die während des Beobachtungszeitraumes starben, obduziert. So konnte makroskopisch die Peritonitis beurteilt und die Anzahl sowie Verteilung der Abszesse in Abhängigkeit von den verabreichten Substanzen festgestellt werden.

Die TNF-Serumspiegel wurden in einem Bioassay, modifiziert nach Espevik [3], mit der Maus-Fibrosarkoma-Zellinie WEHI 164 Clone 13 bestimmt. Murines rekombinantes TNF diente als Standard.

Ergebnisse

Die Mortalitätsrate von 60% unter Antibiotika-Prophylaxe konnte durch zusätzliche Gabe von G-CFS auf 20% gesenkt werden. In der Schädigungskontrollgruppe starben alle Tiere innerhalb des Beobachtungszeitraumes. Diese Tiere zeigten erwartungsgemäß die höchsten TNF-Serumspiegel, die überraschenderweise in Gegenwart des Antibiotikums um 50% reduziert waren. Bei den G.CSF behandelten Tieren war kein TNF nachweisbar (Tabelle 1).

Tabelle 1. Mortalität und TNF-Spiegel in den verschiedenen Gruppen des Hauptversuches

Gruppen n = 10	Mortalität (%)	TNF (pg/ml) (x ± SEM)
Stuhl + Placebo + Placebo	100	36,3 ± 7,4
Stuhl + Antibiotikum + Placebo	60	17,1 ± 6,2
Stuhl + Antibiotikum + G-CSF	20	0 ± 0

Antibiotikum	=	Amoxicillin/Clavulansäure, 100/10 mg/kg Körpergewicht
G-CSF	=	Granulozyten Colonie-Stimulierender Faktor
TNF	=	Tumornekrosefaktor
SEM	=	Standard error of mean

Die im Hauptversuch eingesetzten Konzentrationen an Antibiotikum und G-CSF sowie das Volumen der Stuhlsuspension ergaben sich aus den Dosis-Wirkungsbeziehungen der Vorversuche. Dabei war 1,5 mg/kg das Volumen der Stuhlsuspension, mit dem gerade eine 100%-Mortalität in der Kontrollgruppe erreicht wurde. Mit der klinikrelevanten Dosierung des Antibiotikums (Amoxicillin/Clavulansäure 100 mg bzw. 10 mg/kg Körpergewicht) ergab sich eine Mortalitätsrate, die der klinischen Situation entsprach. Durch sehr viel höhere Dosierung (Faktor 20) konnte die Mortalität weiter gesenkt werden, durch niedrigere Dosierung (Faktor 0,25) wurden Mortalitätsraten analog zur Kontrollgruppe erreicht. Der Dosisbereich von 25–50 μg G-CSF/kg Körpergewicht erwies sich in den Vorversuchen bei einmaliger Applikation als optimal wirksam.

Diskussion

Durch den Einsatz einer Stuhlsuspension konnte in diesem Tiermodell eine klinikrelevante Situation einer postoperativen Peritonitis erzeugt werden, die sowohl die bakterielle Komponente berücksichtigt, als auch die Aktivierung des Zytokinnetzwerkes beinhaltet. Dies wird dadurch deutlich, daß durch die Kombination des Antibiotikums mit einem Zytokin, welches modulierend in das Zytokinnetzwerk eingreift, die Mortalitätsrate deutlich gesenkt und somit die bestehende Prophylaxe verbessert wurde. In diesem Punkt unterscheidet sich das hier vorgestellte Modell von bisherigen Sepsismodellen, die lediglich isoliert einzelne Komponenten des multifaktoriellen Geschehens bei Peritonitis betrachten. Die Ergebnisse zeigen einen kausalen Zusammenhang zwischen TNF-Freisetzung und Verlauf der Peritonitis. Weitere Untersuchungen sind notwendig, um die genauen Wirkmechanismen von G-CSF in diesem Modell und die Wechselwirkungen mit dem eingesetzten Antibiotikum zu klären.

Zusammenfassung

In einem klinikrelevanten Tiermodell einer postoperativen Peritonitis konnte das bisherige Antibiotika-Prophylaxekonzept durch zusätzlichen prophylaktischen Einsatz von G-CSF (Granulozyten-Colonie-Stimulierender-Faktor) deutlich verbessert werden. Dies kam in einer Senkung der Mortalitätsrate von 60% auf 20% zum Ausdruck. Die Ergebnisse der hier vorliegenden tierexperimentellen Untersuchungen sind vielversprechend im Hinblick auf künftige klinische Studien.

Summary

In a clinically relevant model of postoperative peritonitis, granulocyte colony stimulating factor in combination with an antibiotic reduced the mortality rate from 60% to 20% in contrast to antibiotic prophylaxis alone. These date are promising for clinical trials.

Danksagung

Wir danken Herrn Prof. Dr. W. Mannheim (Inst. für Med. Mikrobiologie) und Herrn Priv.-Doz. Dr. K. Neumann (Med. Zentrum für Pathologie der Philipps-Universität) für die mikrobiologischen und pathologischen Untersuchungen.

Literatur

1. Wenzel RP (1992) Anti-endotoxin monoclonal antibodies – a second look. N Engl J Med 326:1151–1153
2. Görgen I, Hartung T, Leist M, Niehörster M, Tiegs G, Uhlig S, Weitzel F, Wendel A (1992) Granulocyte colony-stimulating factor treatment protects rodents against

lipopolysaccharide-induced toxicity via suppression of systemic tumor necrosis factor-α. J Immunol 149:918–924
3. Espevik T, Nissen-Meyer J (1986) A highly sensitive cell line, WEHI 164 clone 13, for measuring cytotoxic factor/tumor necrosis factor from human monocytes. J Immunol Methods 95:99–105

Dr. K.-P. Reimund, Klinik für Allgemeinchirurgie, Zentrum für Operative Medizin I, Philipps-Universität Marburg, Baldingerstraße, D-35043 Marburg

Therapeutischer Effekt von G-CSF im experimentellen
Pseudomonas aeruginosa-Schockmodell der Scid-Maus

Therapeutic Effect of G-CSF in an Experimental
Pseudomonas aeruginosa Shock Model of the Scid Mouse

R. Früh[1], B. Blum[2], H. Domedey[2] und B.-U. v. Specht[1]

[1]Chirurgische Forschung, Chirurgische Universitätsklinik Freiburg
[2]Genzentrum der LMU München, Martinsried

Einleitung

Der septische Schock stellt eine schwer zu beeinflussende Komplikation der bakteriellen Infektionen unter intensivmedizinischen Bedingungen dar. Ursächlich für die klinischen Symptome ist die durch bakterielle Produkte ausgelöste Freisetzung verschiedener Mediatoren, darunter der pathophysiologisch bedeutende Tumor Necrosis Factor alpha (TNFα) [1]. Nach neueren Erkenntnissen soll die Ausschüttung des TNFα durch eine der massiven Infektion vorausgehende Sensibilisierung gegen bakterielle Bestandteile und der damit verbundenen Ausschüttung von IFN-γ stark gesteigert werden [2]. Als Quelle des IFN-γ kommen neben den Natural Killer-Zellen die T-Helfer 1-Zellen (T$_H$1) in Frage.

Die Maus besitzt eine hohe Resistenz gegenüber der Infektion mit *P. aeruginosa*. Zur Induktion sepsisähnliches Zustände ist entweder die Verabreichung hoher Keimdosen oder aber eine der Infektion vorangehende Immunsuppression erforderlich. Im hier gezeigtem Modell sollte durch den In-vivo-Transfer von In-vitro kultivierten, *P. aeruginosa*-spezifischen, IFN-γ produzierenden T$_H$1-Zellen die Ausschüttung des TNFα und damit die Empfindlichkeit der Versuchstiere nach Infektion mit *P. aeruginosa* erhöht werden. Als geeignetes Antigen zur Etablierung *P. aeruginosa*-spezifischer T$_H$1-Zellen wurde ein rekombinantes, hochgereinigtes *P. aeruginosa* Outer-Membrane-Protein-I (rek.OprI) eingesetzt. Um die Beteiligung anderer antigenspezifischer Lymphozyten bzw. Antikörper in vivo auszuschließen, wurde die Scid-Maus ausgewählt, die zwar eine intakte granulozytäre Abwehr besitzt, jedoch keine funktionellen T- und B-Zellen aufweist [3]. Im hier vorgestellten Schockmodell der Maus sollte schließlich gezeigt werden, ob die durch Beteiligung der spezifischen T$_H$1-Zellen erhöhten TNFα Spiegel mit einer damit verbundenen erhöhten Letalität durch Vorbehandlung der Tiere mit G-CSF vermindert werden können, zumal dies in früheren Untersuchungen an mit LPS-belasteten Mäusen [4] gezeigt werden konnte.

Chirurgisches Forum 1994
f. experim. u. klinische Forschung
Trede/Seifert/Hartel (Hrsg.)
©Springer-Verlag Berlin Heidelberg 1994

Material und Methoden

Lymphozyten, isoliert aus den steril entnommenen Lymphknoten *P. aeruginosa* immunisierter Balb/c-Mäuse, wurden in Zellkulturmedium (RPMI 1640 mit 10% FKS) resuspendiert und mehrmalig in 10-tägigen Intervallen mit 50 μg/ml rekombinantem, *P. aeruginosa*-Membranprotein I (OprI) in Anwesenheit von bestrahlten, syngenen antigenpräsentierenden Zellen und 20 U/ml rekombinantem Interleukin 2 (IL-2) restimuliert. Die Spezifität der erhaltenen Lymphozyten für das rek. OprI wurde im Verlauf der Kultivierung durch Einbau von ^{3}H-Thymidin im Lymphozytenproliferationsassay nachgewiesen. Der Nachweis des von den T-Zellen 24 h nach antigener Stimulation in den Kulturüberstand sezernierten IL-2 erfolgte mit dem CTLL-2-Bioassay, der Nachweis des sezernierten IFN-γ mittels ELISA. Die T-Zelloberflächenmarker CD4 und CD8 wurden mittels Durchflußzytometer (FACScan) nach Anfärbung der Zellen mit PE-konjugierten, Anti-Maus-CD4- bzw. FITC-konjugierten, Anti-Maus-CD8 Antikörpern nachgewiesen.

Gruppen von jeweils 10 weiblichen, 8 Wochen alten CB.17 scid Mäusen wurden mit einer Dosis von 3×10^6 CFU *P. aeruginosa* Serotyp 1, suspendiert in 100 μl NaCl, intraperitoneal belastet (0 h). Zunächst wurden naive Mäuse nach 2-maliger i.p. Applikation von 250 mg/kg rekombinantem humanen G-CSF (Neupogen) 1 h vor und 5 h nach Keimapplikation belastet (n.rekonst.+G-CSF). Die Kontrolle erhielt anstelle des G-CSF NaCl-Lösung (n.rekonst.). Zwei weitere Gruppen wurden 4 h vor Belastung mit 10^6 T-Zellen, suspendiert in 100 μl NaCl, rekonstituiert und ebenfalls 2-malig mit G-CSF (rekonst.+G-CSF) bzw. NaCl-Lösung zur Kontrolle (rekonst.) behandelt. Die Anzahl der überlebenden Tiere wurde für den Zeitraum von 72 h bestimmt. Zur Bestimmung des nach Belastung im Serum nachweisbaren TNFα wurden 2, 4 und 6 h nach bakterieller Belastung Blutproben aus den lateralen Schwanzvenen entnommen und gepoolt. Eine vor Belastung entnommene Serumprobe diente als 0-Wert.

Die Bestimmung des Serum-TNFα erfolgte im L929-Bioassay. 5×10^4 TNF-sensitive L929-Zellen wurden hierzu mit 100 μl des absteigend im Medium (RPMI-1640 mit 10% FKS und 4 μg/ml Actinomycin D) verdünnten Serum om 96-well Mikrotiterplatten inkubiert. Gleichzeitig wurden Verdünnungen eines rekombinanten murinen TNFα-Standards angelegt. Nach 18 h Inkubation und 2-maligem Waschen der Zellen in PBS erfolgte die Anfärbung der Zellen mit 50 μl/well 0,05% Kristallviolettlösung, gefolgt von weiterer 10 min Inkubation. Nach erneutem Waschen wurden die angefärbten Zellen mit 100 μl 100% Methanol lysiert. Die Messung der optischen Dichte erfolgte mit einem SLT-ELISA-Reader bei einer Wellenlänge von 595 nm. Die im Serum enthaltene Menge an TNFα wurde bezogen auf den rekombinanten Standard, errechnet und in pg/ml angegeben.

Ergebnisse

Die in vitro expandierten T-Zellen zeigten neben der Spezifität für das *P. aeruginosa* OprI eine Expression des T-Helferzellmarkers CD4 (98%). Zusammen mit dem Nachweis der Sekretion von IL-2 und IFN-γ konnten sie damit als T$_H$1-Zellen identifiziert werden.

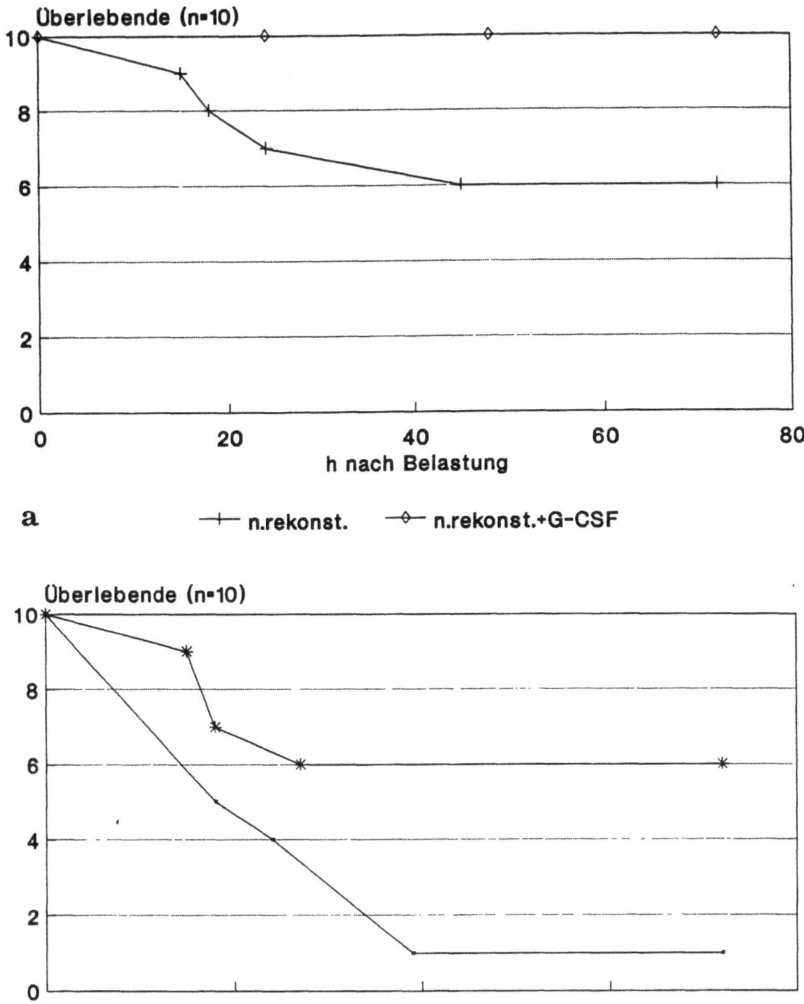

Abb. 1. Überlebende, nicht rekonstituierte (**a**) bzw. mit 10^6 OprI-spezifischen T-Zellen rekonstituierte (**b**) Scid Mäuse nach Belastung mit 3×10^6 CFU *P. aeruginosa* St.1 und 2-maliger Applikation von G-CSF bzw. NaCl

Nach Belastung naiver, nicht rekonstituierter Scid-Mäuse mit 3×10^6 CFU *P. aeruginosa* St.1 verstarben nach 46 h 4 von 10 Tieren, in der mit G-CSF therapierten Gruppe überlebten jedoch sämtliche Tiere. Nach Belastung der mit dem *P. aeruginosa*-spezifischen T-Zellen rekonstituierten Tiere ergab sich hingegen ein dramatischerer Verlauf, wobei 9 von 10 Mäusen nach 38 h verstarben. Wiederum überlebten jedoch 6 von 10 der mit G-CSF behandelten Tiere den Beobachtungszeitraum (Abb. 1).

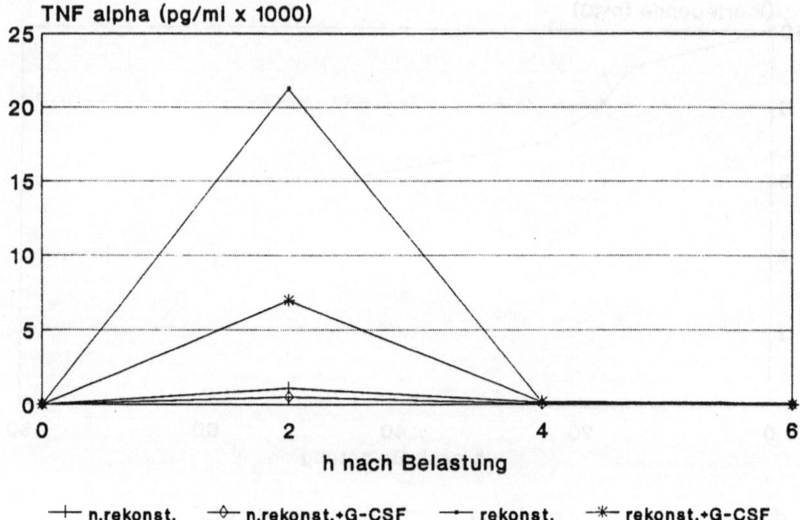

Abb. 2. TNFα im Serum von nicht rekonstituierten bzw. mit 10^6 OprI-spezifischen T-Zellen rekonstituierten Scid Mäusen nach Belastung mit 3×10^6 CFU *P. aeruginosa* St.1 und 2-maliger Applikation von G-CSF bzw. NaCl

Bei der Bestimmung des TNFα konnte 2 h nach Keimbelastung ein maximales Ansteigen der TNFα-Serumwerte beobachtet werden. Bei den nicht rekonstituierten Tieren zeigte sich eine deutliche Reduktion des TNFα in der mit G-CSF behandelten Gruppe (525 pg/ml) im Vergleich zur Kontrollgruppe (1125 pg/ml) (Abb. 2).

Die Bestimmung des TNFα im Serum der mit T-Zellen rekonstituierten Mäuse ergab eine massive Zunahme des TNFα um den Faktor 18,8 (21250 pg/ml). Auch hier zeigte sich wiederum eine Reduktion des TNFα nach Behandlung mit G-CSF um den Faktor 3 (7000 pg/m).

Diskussion

Entwicklung und Verlauf des septischen Schocks sind wesentlich von der Höhe der ausgeschütteten TNFα-Spiegel abhängig. Der eventuellen Sensibilisierung der Patienten gegen bakterielle Bestandteile, gefolgt von der Entstehung erregerspezifischer T_H1-Zellen, könnte hierbei eine wichtige Rolle zukommen, da das von ihnen gebildete IFN-γ indirekt über eine Aktivierung der Makrophagen zu einer Erhöhung der TNFα-Spiegel und damit zu einer drastischen Verstärkung des Schockgeschehens führt. Der Nachweis solcher T_H1-Zellen könnte nicht nur zur Auffindung besonderer Risikopatienten führen, sondern würde zugleich neue Ansatzmöglichkeiten der Prophylaxe des septischen Schockes, beispielsweise durch Immunmodulation mittels Cytokinen, eröffnen. Der Einsatz von G-CSF erwies sich in dem gezeigten Schockmodell nicht nur als geeignet zur Verminderung des während der Infektion ausgeschütteten TNFα, sondern bewirkte zugleich eine deutliche Erhöhung der Überlebensrate.

Zusammenfassung

Durch adoptiven Transfer von *P. aeruginosa*-Membranprotein-I-spezifischen T-Helfer 1-Zellen in mit *P. aeruginosa* belastete Scid Mäuse sollte ein murines Schockmodell etabliert werden, in dem der therapeutische Einsatz von G-CSF getestet werden sollte. Das von den aktivierten T-Helfer 1-Zellen in vivo sezernierte IL-2 und IFNγ bewirkte nicht nur einen drastischen Anstieg des im Serum nachweisbaren TNFα, sondern führte gleichzeitig zu einer verringerten Überlebensrate der mit T-Zellen rekonstituierten Tiere. Die Behandlung der Tiere mit G-CSF bewirkte hingegen neben der Reduktion des TNFα eine deutlich erhöhte Überlebensrate.

Summary

To evaluate the therapeutic benefits of G-CSF in septic shock, a murine shock model was established by adoptive transfer of syngeneic, *P. aeruginosa* outer membrane protein I specific T-helper 1 cells into *P. aeruginosa* challenged scid mice. The presence of IFNγ and IL-2 producing T cells not only increased the serum levels of TNF-α, but also caused a significantly higher susceptibility of the animals after challenge with *P. aeruginosa* whereas treatment of the challenged mice with G-CSF induced decreased levels of TNF-α in serum followed by an increased survival rate of the animals.

Literatur

1. Beutler B, Milsark I, Cerami A (1985) Passive immunization against cachectin/tumor necrosis factor protects mice from lethal effect of endotoxin. Science 229:869–871
2. Katschinski T, Galanos C, Coumbos A, Freudenberg M (1992) Gamma interferon mediates propionibacterium acnes-induced hypersensitivity to lipopolysaccharide in mice. Infect Immunol 60:1994–2001
3. Bosma G, Custer R, Bosma N (1983) A severe combined immunodeficiency in the mouse. Nature 301:527–530
4. Görgen I, Hartung T, Leist M, Niehörster M, Tiegs G, Uhlig S, Weitzel F, Wendel A (1992) Granulocyte-colony stimulating factor treatment protects rodents against lipopolysaccharide-induced toxicity via suppression of systemic tumor necrosis factor. J. Immun 149:918–924

Dr. R. Früh, Chirurgische Forschung, Chirurgische Universitätsklinik Freiburg, Hugstetterstraße 55, D-79106 Freiburg i.Brsg.

Transforming Growth Factor $\beta 1$ (TGF-$\beta 1$) – Ein neues anti-inflammatorisches Protein, das die Endotoxin-induzierte Synthese und Freisetzung von proinflammatorischen Zytokinen hemmt

Transforming Growth Factor $\beta 1$: An Anti-inflammatory Mediator that Inhibits the Endotoxin-Induced Synthesis and Secretion of Proinflammatory Cytokines

W. Ertel[1,*], I. Karres[1], J.-P. Kremer[2], J. Kenney[3] und F.-W. Schildberg

[1]Chirurgische Klinik und Poliklinik, Klinikum Großhadern, München
[2]Institut für Experimentelle Hämatologie, GSF, München
[3]Institute for Biological Research, Syntex, Palo Alto, USA

Einleitung

Die proinflammatorischen Zytokine Tumornekrosefaktor-α (TNF-α), Interleukin-1β (IL-1β), Interleukin-6 (IL-6) und Interleukin-8 (IL-8) spielen bei Patienten mit schweren Infektionen für die Entstehung des Multiorgan-Dysfunktionssyndroms (MODS) und der damit verbundenen hohen Letalität dieser Patienten eine zentrale Rolle. Studien [1] zeigten, daß es antagonistisch wirksame anti-inflammatorische Mediatoren gibt, die die Synthese und/oder Sekretion von proinflammatorischen Zytokinen hemmen. Zu diesen Mediatoren werden Interleukin-4 (IL-4), Interleukin-10 (IL-10), Interleukin-13 (IL-13) und Transforming growth factor-$\beta 1$ (TGF-$\beta 1$) gezählt. Unter Verwendung von hochgereinigten Makrophagenkulturen konnte in *in vitro* Untersuchungen gezeigt werden, daß diese anti-inflammatorischen Mediatoren die Endotoxin induzierte Synthese und Freisetzung von TNF-α, IL-1β und IL-6 hemmen. In der folgenden Studie wurde der dosisabhängige Effekt von TGF-$\beta 1$ auf die Synthese und Sekretion von TNF-α, IL-1β und IL-6 in einem Vollblutansatz untersucht. Dieser Vollblutansatz repräsentiert ein semi-*in vivo*-Modell, in dem die Interaktionen der einzelnen Zelltypen, der Einfluß von Wachstumsfaktoren und die Wechselwirkungen der Mediatoren untereinander erhalten bleiben [2].

Methoden

Heparinisiertes Blut wurde von 10 gesunden Probanden nach deren Zustimmung gewonnen und mit oder ohne Endotoxin (LPS; 1 μg/ml) in Anwesenheit von verschiedenen TGF-$\beta 1$ Konzentrationen (1, 10, 50, 100, 1000 pg/ml) über 4 bzw. 8 h inkubiert. Am Ende der Inkubationszeit wurden die mononukleären Zellen (PBMC) vom Plasma

---

* Gefördert durch das Gerhard-Hess-Programm ER 165/1–1.

Chirurgisches Forum 1994
f. experim. u. klinische Forschung
Trede/Seifert/Hartel (Hrsg.)
©Springer-Verlag Berlin Heidelberg 1994

mit Hilfe eines Ficoll-Dichtegradienten getrennt. Das Plasma wurde filtriert, aliquotiert und bis zur Messung der Zytokinspiegel bei −70°C eingefroren. Die mononukleären Zellen wurden mit einem Puffer nach Laemmli lysiert und bis zur Durchführung der Northern Blot Analysen bei −20°C eingefroren.

Die Messung von TNF-α im Plasma erfolgte mit dem WEHI 164 subclone 13 Zyto-toxizitätsassay, während für die Bestimmung von IL-1β und IL-6 spezifische ELISA verwendet wurden [3]. Die Sensitivität der beiden ELISA lag bei 15 pg/ml (IL-1β) bzw. 55 pg/ml (IL-6) [3]. Die mRNA wurde mit Hilfe der Phenol-Chloroform Extrak-tion gewonnen und die Northern Blot Analysen unter Verwendung der spezifischen cDNA durchgeführt [4].

Ergebnisse

TGF-β1-Konzentrationen > 100 pg/ml führten zu einer signifikanten Hemmung der LPS-induzierten Sekretion von TNF-α, IL-1β und IL-6 nach 4 und 8 h Inkubations-zeit (Tabelle 1). Niedrige Konzentrationen von TGF-β1 (< 10 pg/ml) zeigten keinen hemmenden Einfluß auf die Freisetzung der proinflammatorischen Zytokine TNF-α, IL-1β und IL-6 (Tabelle 1). Weiterhin wurden Northern Blot Analysen durchgeführt, um den Einfluß von TGF-β1 auf die Expression der TNF-α, IL-1β und IL-6-mRNA zu untersuchen. TGF-β1 führte zu einer dosisabhängigen Hemmung der TNF-α und IL-6 mRNA Expression, während die IL-1β mRNA Expression durch keine der TGF-β-Konzentrationen zwischen 1 und 1000 pg/ml beeinflußt wurde.

Diskussion

Die Ergebnisse dieser Studie zeigen, daß TGF-β1 in Konzentrationen, wie sie bei der tierexperimentellen Sepsis im Plasma gemessen wurden [5], die Synthese der proinflammatorischen Zytokine TNF-α, IL-1β und IL-6 auf unterschiedlichen Ebe-nen in einer dosisabhängigen Weise hemmt. Während TGF-β1 die mRNA Expression von TNF-α und IL-6 vermindert, bleibt die IL-1β mRNA-Expression unbeeinflußt. TGF-β1 hemmt hingegen die Freisetzung von IL-1β. Diese Ergebnisse machen deut-lich, daß TGF-β1 in klinisch relevanten Konzentrationen einen wirkungsvollen anti-inflammatorischen Mediator darstellt. TGF-β1 könnte somit für die Kontrolle der überschießenden Synthese und Sekretion proinflammatorischer Mediatoren während des septischen Schocks eine wichtige Rolle spielen.

Zusammenfassung

Transforming growth factor-β1 hemmt dosisabhängig die Synthese von TNF-α und IL-6 auf der Transkriptionsebene, während die Sekretion von IL-1β auf einer Post-transkriptionsebene inhibiert wird. Somit stellt TGF-β1 einen wirkungsvollen anti-inflammatorischen Mediator dar, der in klinisch relevanten Konzentrationen signifikant die Synthese und/oder Freisetzung von proinflammatorischen Zytokinen vermindert.

Tabelle 1. Dosisabhängiger Effekt von TGF-β1 (1, 10, 50, 100, 1000 pg/ml) auf die Freisetzung der proinflammatorischen Zytokine TNF-α, IL-1β und IL-6 in LPS (1 μg/ml) stimuliertem humanem Vollblut nach 4 und 8 h Inkubationszeit

Inkubationszeit	4 h			8 h		
TGF-β1 [pg/ml]	TNF [U/ml]	IL-1β [ng/ml]	IL-6 [ng/ml]	TNF [U/ml]	IL-1β [ng/ml]	IL-6 [ng/ml]
0	107 ± 11	9,2 ± 0,6	27,2 ± 3,6	160 ± 18	12,1 ± 0,7	43,0 ± 5,2
1000	22 ± 6[a]	4,8 ± 0,6[a]	9,5 ± 3,3[a]	36 ± 9[a]	6,0 ± 0,6[a]	11,2 ± 3,2[a]
100	34 ± 6[a]	5,0 ± 0,6[a]	8,4 ± 2,2[a]	79 ± 14[a]	6,8 ± 0,8[a]	11,7 ± 3,7[a]
50	76 ± 15	7,5 ± 0,8	20,9 ± 2,7	184 ± 48	8,8 ± 0,9	28,8 ± 5,4
10	100 ± 18	9,0 ± 0,8	23,0 ± 3,3	226 ± 72	11,6 ± 0,8	38,7 ± 6,1
1	129 ± 19	8,8 ± 0,7	27,4 ± 4,1	243 ± 35	12,5 ± 0,8	40,6 ± 4,7

Die Ergebnisse sind als Mittelwert ± SEM dargestellt; Wilcoxon-Test mit Bonferroni Korrektur; [a] $p < 0,01$ + TGF-β1 versus − TGF-β1

Summary

Transforming growth factor-β1 inhibits TNF-α and IL-6 synthesis on a transcriptional level while it reduces IL-1β secretion on a posttranscriptional level. Thus, TGF-β1 represents a potent anti-inflammatory mediator which inhibits the synthesis and secretion of proinflammatory cytokines in biologically relevant concentrations.

Literatur

1. Ertel W, Trentz O (im Druck) Polytrauma und Multiorgan-Dysfunktionssyndrom (MODS). Definition – Pathophysiologie – Therapie. Zentralbl Chir
2. DeForge LE, Kenney JS, Jones ML, Warren JS, Remick DG (1992) Biphasic production of IL-8 in lipopolysaccharide (LPS)-stimulated human whole blood. J Immunol 148:2133–2141
3. Kenney JS, Masada MP, Eugui EM, Delustro BM, Mulkins MA, Allison AC (1987) Monoclonal antibodies to human recombinant interleukin 1 (IL-1)β: Quantitation of IL-1β and inhibition of biological activity. J Immunol 138:4236–4242
4. Ertel W, Krombach F, Kremer JP, Jarrar V, Eymann J, Münzing S, Faist E, Messmer K, Schildberg FW (1993) Mechanisms of cytokine cascade activation in patients with sepsis: Normal cytokine transcription despite reduced CD14 receptor expression. Surgery 114:243–251
5. Ayala A, Knotts JB, Ertel W, Perrin MM, Morrison MH, Chaudry IH (1993) Role of interleukin 6 and transforming growth factor-β in the induction of depressed splenocyte responses following sepsis. Arch Surg 128:89–95

Dr. W. Ertel, ·Klinik für Unfallchirurgie, Departement Chirurgie, Universitätsspital Zürich, Rämistraße 100, CH-8091 Zürich

Die Endotoxin-induzierte Synthese und Sekretion von Interleukin-1β und Interleukin-6 in humanem Vollblut erfolgt unabhängig von Tumor-Nekrosefaktor-α[*]

Endotoxin Induces the Synthesis and Release of Interleukin-1β and Interleukin-6 Independently From Tumor Necrosis Factor-α in Human Whole Blood

I. Karres[1], W. Ertel[1], J.-P. Kremer[2], J. Kenney[3] und F.-W. Schildberg[1]

[1]Chirurgische Klinik und Poliklinik, Klinikum Großhadern, München
[2]Institut für Experimentelle Hämatologie, GSF, München
[3]Institute for Biological Research, Syntex, Palo Alto, USA

Einleitung

Die proinflammatorischen Zytokine Tumornekrosefaktor-α (TNF-α), Interleukin-1β (IL-1β) und Interleukin-6 (IL-6) spielen für die Entstehung des Multiorgan-Dysfunktionssyndroms (MODS) während des septischen Schocks eine wichtige Rolle. *In vitro* und *in vivo* Untersuchungen ergaben, daß Monozyten und Makrophagen nach Kontakt mit Endotoxin primär TNF-α freisetzen, das die Synthese und Sekretion von sekundären proinflammatorischen Zytokinen wie IL-1β und IL-6 induziert [1]. Weiterhin zeigten tierexperimentelle Modelle, daß die selektive Neutralisation von TNF-α mit spezifischen Antikörpern die Plasmaspiegel von IL-1β und IL-6 nach Infusion von *E. coli* signifikant senkte [2]. In dieser Studie wurde unter Verwendung eines Vollblutassays untersucht, ob die Produktion von TNF-α für die Synthese und Freisetzung von IL-1β und IL-6 nach Stimulation mit Endotoxin notwendig ist. Weiterhin wurde die Fragestellung untersucht, ob TNF-α/Anti-TNF-α-Antikörperkomplexe in der Lage sind, die Synthese und Sekretion von IL-1β und IL-6 auch in Abwesenheit von Endotoxin zu induzieren. Der in dieser Studie verwendete Vollblutansatz repräsentiert ein semi-*in vivo* Modell, in dem die Interaktionen der einzelnen Zelltypen, der Einfluß von Wachstumsfaktoren und die Wechselwirkungen der Mediatoren untereinander erhalten bleiben [3].

Methoden

Heparinisiertes Blut wurde von 9 gesunden Probanden nach deren Zustimmung gewonnen, mit Endotoxin (LPS: 1 μg/ml) stimuliert und mit oder ohne einen neutralisierenden chimerischen monoklonalen Antikörper gegen humanes TNF-α (Centocor, Malvern, USA) über 0, 1, 2, 4, 8 und 24 h inkubiert. Am Ende der jeweiligen Inku-

* Gefördert durch das Gerhard-Hess-Programm ER 165/1–1.

Chirurgisches Forum 1994
f. experim. u. klinische Forschung
Trede/Seifert/Hartel (Hrsg.)
©Springer-Verlag Berlin Heidelberg 1994

bationszeiten wurden die mononukleären Zellen (PBMC) vom Plasma mit Hilfe eines Ficoll-Dichtegradienten (d = 1,077) getrennt. Das Plasma wurde filtriert, aliquottiert und bis zur Messung der Zytokinspiegel bei −70°C eingefroren. Die mononukleären Zellen wurden mit einem Puffer nach Laemmli lysiert und bis zur Durchführung der Northern Blot Analysen bei −20°C eingefroren.

Um einen direkten stimulierenden Effekt der TNF-α/Anti-TNF-α-Antikörperkomplexe auf die Synthese und Sekretion von IL-1β und IL-6 zu untersuchen, wurden TNF-α/Anti-TNF-α-Antikörperkomplexe durch Inkubation von 2000 U/ml rekombinantem TNF-α (Genzyme, Boston, USA) mit einem spezifischen monoklonalen Anti-TNF-Antikörper (Centocor, Malvern, USA; 0,1 mg/ml) bei 37°C über 60 min hergestellt. Die Bildung der TNF-α/Anti-TNF-α-Antikörperkomplexe wurde mit Hilfe des WEHI-164 Bioassays überprüft. Es wurde keine biologische Aktivität von rekombinantem TNF nach Inkubation mit dem Anti-TNF-Antikörper nachgewiesen. Heparinisiertes Vollblut von 5 gesunden Probanden wurde mit TNF-α/Anti-TNF-α-Antikörperkomplexen über 0, 1, 2, 4, 8 und 24 h inkubiert und mit der LPS (1 μg/ml) induzierten Freisetzung von IL-1β und IL-6 verglichen.

Die Messung von TNF-α im Plasma erfolgte mit dem WEHI 164 subclone 13 Zytotoxizitätsassay, während IL-6 mit dem 7TD1-Proliferationsassay gemessen wurde. IL-1β im Plasma wurde mit einem spezifischen ELISA bestimmt [4]. Die Sensitivität des IL-1β ELISA lag bei 15 pg/ml. Die mRNA wurde mit Hilfe der Phenol-Chloroform-Extraktion gewonnen und die Northern Blot Analysen unter Verwendung der spezifischen cDNA durchgeführt [5].

Ergebnisse

Die Stimulation von Vollblut mit LPS führte nach 4 h Inkubation zu maximalen TNF-α Plasmaspiegeln (209 ± 21 U/ml), während die höchsten Plasmaspiegel von IL-1β (15792 ± 1324 pg/ml) und von IL-6 (11779 ± 2516 U/ml) nach 24 h Inkubation gemessen wurden (Tabelle 1). Die komplette Neutralisation von TNF-α mit dem monoklonalen Anti-TNF-α Antikörper beeinflußte weder die IL-1β und die IL-6 mRNA Expression, noch die Sekretion von IL-1β (15538 ± 1418 pg/ml nach 24 h Inkubationszeit) und von IL-6 (8891 ± 2350 U/ml nach 24 h Inkubationszeit) (Tabelle 1). Die Stimulation von Vollblut mit TNF-α/Anti-TNF-α-Antikörperkomplexen konnte im Gegensatz zu LPS nur eine minimale Sekretion von IL-1β (178 ± 123 pg/ml) und keine IL-6-Freisetzung induzieren (Tabelle 2).

Diskussion

Die Ergebnisse dieser Studie zeigen, daß die komplette Neutralisation der Bioaktivität von TNF-α die Synthese und Sekretion der proinflammatorischen Zytokine IL-1β und IL-6 nicht beeinflußt. Da die TNF-α/Anti-TNF-α-Antikörperkomplexe keine Synthese von IL-1β und IL-6 induzieren, lassen diese Daten die Schlußfolgerung zu, daß Monozyten im Vollblut auch ohne Beteiligung von TNF-α durch Endotoxin stimuliert werden, IL-1β und IL-6 zu synthetisieren und freizusetzen. Somit kann die selek-

Tabelle 1. Endotoxin-induzierte Freisetzung der proinflammatorischen Zytokine TNF-α, IL-1β und IL-6 in LPS (1 μg/ml) stimuliertem humanen Vollblut (n = 9) mit und ohne Anti-TNF-Antikörper nach 0, 1, 2, 4, 8 und 24 h Inkubationszeit

Inkubationszeit	TNF (U/ml) − Anti-TNF	TNF (U/ml) + Anti-TNF	IL-1β (ng/ml) − Anti-TNF	IL-1β (ng/ml) + Anti-TNF	IL-6 ($\times 10^3$ U/ml) − Anti-TNF	IL-6 ($\times 10^3$ U/ml) + Anti-TNF
0 h	0 ± 0	0 ± 0	0,1 ± 0,1	0,1 ± 0,1	0,0 ± 0,0	0,0 ± 0,0
1 h	35 ± 12	0 ± 0	0,1 ± 0,1	0,1 ± 0,1	0,0 ± 0,0	0,0 ± 0,0
2 h	58 ± 18	0 ± 0	0,6 ± 0,1	1,2 ± 0,2	0,5 ± 0,1	0,6 ± 0,1
4 h	209 ± 21	0 ± 0	11,8 ± 0,8	11,9 ± 1,1	6,1 ± 1,5	6,5 ± 1,4
8 h	193 ± 29	0 ± 0	14,9 ± 1,2	14,7 ± 1,0	11,7 ± 1,7	10,0 ± 2,4
24 h	78 ± 12	0 ± 0	15,8 ± 1,3	15,5 ± 1,4	11,8 ± 2,5	8,9 ± 2,4

Die Ergebnisse sind als Mittelwert ± SEM dargestellt

Tabelle 2. Sekretion von TNF-α, IL-1β und IL-6 in humanem Vollblut (n = 5) nach Stimulation mit LPS (1 μg/ml) oder mit TNF-α/Anti-TNF-α-Antikörperkomplexen nach 0, 1, 2, 4, 8 und 24 h Inkubationszeit

Inkubationszeit	TNF (U/ml) + LPS	TNF (U/ml) + TNF/Anti-TNF-Komplexe	IL-1β (ng/ml) + LPS	IL-1β (ng/ml) + TNF/Anti-TNF-Komplexe	IL-6 ($\times 10^3$ U/ml) + LPS	IL-6 ($\times 10^3$ U/ml) + TNF/Anti-TNF-Komplexe
0 h	0 ± 0	0 ± 0	0,1 ± 0,1	0,1 ± 0,1	0,0 ± 0,0	0,0 ± 0,0
1 h	21 ± 11	0 ± 0[a]	0,1 ± 0,1	0,1 ± 0,1	0,0 ± 0,0	0,0 ± 0,0
2 h	63 ± 18	0 ± 0[a]	0,5 ± 0,2	0,1 ± 0,1[a]	0,8 ± 0,1	0,0 ± 0,0[a]
4 h	189 ± 34	0 ± 0	10,3 ± 1,1	0,29 ± 0,2[a]	6,4 ± 0,7	0,0 ± 0,0[a]
8 h	193 ± 46	0 ± 0	13,8 ± 0,1	0,2 ± 0,1[a]	20,0 ± 4,0	0,0 ± 0,0[a]
24 h	78 ± 14	0 ± 0[a]	13,1 ± 1,3	0,2 ± 0,1[a]	21,0 ± 2,6	0,0 ± 0,0[a]

Die Ergebnisse sind als Mittelwert ± SEM dargestellt; Wilcoxon-Test mit Bonferroni-Korrektur; [a] p < 0,05 LPS versus TNF/Anti-TNF-Komplexe

246

tive Neutralisation von zirkulierendem TNF-α mit Hilfe spezifischer monoklonaler Antikörper die Zytokinkaskade bei Patienten mit schwerer Sepsis nur unvollständig unterbrechen und die schädlichen Effekte von hohen IL-1β und IL-6 Plasmaspiegeln nicht vermindern.

Zusammenfassung

Die Endotoxin-induzierte Synthese und Sekretion von IL-1β und IL-6 wird weder durch die selektive Neutralisation von TNF-α mit spezifischen Antikörpern noch durch TNF-α/Anti-TNF-α-Antikörperkomplexe beeinflußt. Somit kann die selektive Neutralisation von zirkulierendem TNF-α mit Hilfe monoklonaler Antikörper bei Patienten mit schwerer Sepsis die Zytokinkaskase nur unvollständig unterbrechen.

Summary

The endotoxin-induced synthesis and secretion of IL-1β and IL-6 into human whole blood occurs independently from TNF-α or TNF-α/anti-TNF-α antibody complexes. Thus, the neutralization of circulating TNF-α through monoclonal antibodies against TNF-α in patients with severe sepsis does not affect the cascade of detrimental pro-inflammatory cytokines.

Literatur

1. Lowry SF (1993) Cytokine mediators of immunity and inflammation. Arch Surg 128:1235–1241
2. Fong Y, Tracey KJ, Moldawer LL, Hesse DG, Manogue KB, Kenney JS, Lee A, Kuo GC, Allison AC, Lowry SF, Cerami A (1988) Antibodies to cachectin/tumor necrosis factor reduce interleukin 1β and interleukin 6 appearance during lethal bacteremia. J Exp Med 170:1627–1633
3. DeForge LE, Kenney JS, Jones ML, Warren JS, Remick GD (1992) Biphasic production of IL-8 in lipopolysaccharide (LPS)-stimulated human whole blood. J Immunol 148:2133–2141
4. Kenney JS, Masada MP, Eugui EM, Delustro BM, Mulkins MA, Allison AC (1987) Monoclonal antibodies to human recombinant interleukin 1 (IL-1)β: quantitation of IL-1β and inhibition of biological activity. J Immunol 138:4236–4242
5. Ertel W, Krombach F, Kremer JP, Jarrar D, Thiele V, Eymann J, Münzing S, Faist E, Messmer K, Schildberg FW (1993) Mechanisms of cytokine cascade activation in patients with sepsis: Normal cytokine transcription despite reduced CD14 receptor expression. Surgery 114:243–251

Dr. W. Ertel, Klinik für Unfallchirurgie, Departement Chirurgie, Universitätsspital Zürich, Rämistraße 100, CH-8091 Zürich

Muster der Zytokinfreisetzung während der Sepsis und der postoperativen Akut-Phase-Reaktion

Pattern of Cytokine Release in Sepsis and Postoperative Acute Phase Reaction

C. Vasilescu*, D. Berger, K. Buttenschön und H.G. Beger

Chirurgische Klinik I, Universität Ulm

Einleitung

Obwohl Mikroorganismen und ihre Toxine eine Sepsis verursachen können, wurde erkannt, daß die Entzündungsantwort des Wirtsorganismus das Ausmaß des Sepsissyndroms bestimmt. Die Wirtsreaktion kann von Entzündungsmediatoren vermittelt werden. Im Moment konzentriert sich die Aufmerksamkeit der Forschung auf die zentrale Rolle der Makrophagen und die von ihnen nach Stimulation mit Lipopolysaccharid (LPS) freigesetzten Zytokine [3].

Tumor-Nekrose-Faktor α (TNFα), Interleukin 1-β (IL-1β) und Interleukin 6 (IL-6) scheinen sowohl bei der Sepsis als auch in der Akut-Phase-Reaktion (APR) eine wichtige Rolle zu spielen. Endotoxine sind seit langem als starke Zytokininduktoren bekannt, und es gibt Untersuchungen, die eine Endotoxinämie nach elektiven abdominellen Eingriffen nachwiesen [1]. Dennoch wurden nur selten erhöhte Zytokinplasmaspiegel gemessen und wenn, dann lagen ungewöhnliche klinische oder experimentelle Umstände vor. Ein Zytokinanstieg nach elektiven Operationen und in der Sepsis wurde nur für IL-6 festgestellt [4].

Diese Arbeit beschreibt die Muster der Zytokinfreisetzungskapazität des Vollblutes unter LPS-Stimulation (Bestimmungsmethode der Monozytenstimulierbarkeit) bei normalen Probanden, während der postoperativen APR und während der Sepsis.

Methodik

Postoperative Patienten

Zwanzig Patienten (8 w., 12 m.) mit elektiven abdominellen Eingriffen wurden in die Studie aufgenommen. Die Blutentnahmen erfolgten nach vorheriger Aufklärung und schriftlicher Einverständniserklärung der Patienten aus peripheren Venen. Es wurden jeweils 15 ml Vollblut abgenommen. Die erste Blutabnahme erfolgte einen Tag vor der Operation. Am Operationstag wurde 2 h nach Beendigung des Eingriffes Blut abgenommen. Vom ersten bis zum siebten postoperativen Tag erfolgten die Blutentnahmen

* Das Projekt wurde unterstützt durch die Alexander von Humboldt Stiftung.

Chirurgisches Forum 1994
f. experim. u. klinische Forschung
Trede/Seifert/Hartel (Hrsg.)
© Springer-Verlag Berlin Heidelberg 1994

jeweils morgens um 7 Uhr. Das Blut wurde mit sterilen Einmalspritzen entnommen und in pyrogenfreie PP-Röhrchen (Firma Greiner & Co., Nürtingen) überführt. Heparin diente zur Antikoagulation (15 IE/ml Blut). Die 15 ml Blut wurden in drei Portionen geteilt zu je 5 ml. Das erste Röhrchen wurde 10 min bei 2000 g zentrifugiert, das überstehende, plättchenarme Plasma wurde abpipettiert und bei $-20°C$ für die Endotoxinbestimmung eingefroren. Das Röhrchen Nr. 2 wurde mit LPS (E. coli 055:B5, Bio Merieux) stimuliert (Konzentration 0,1 ng LPS je ml Blut), während das Röhrchen Nr. 3 als unstimulierte Kontrolle diente. Die Röhrchen Nr. 2 und Nr. 3 wurden im Schüttelwasserbad bei 37°C inkubiert und danach zentrifugiert. Das Plasma wurde ebenfalls abpipettiert und für die spätere TNFα-, IL-1β- und IL-6-Bestimmung mit ELISA-Kits eingefroren. Neben dem Endotoxingehalt wurden die basalen und die nach LPS-Stimulation erzielten Konzentrationen von TNFα, IL-1β und IL-6 bestimmt. Für jeden Patient wurde ein Blutbild erstellt. Die Differenz zwischen basaler und stimulierter Zytokinkonzentration wurde als "Delta-Wert" definiert.

Septische Patienten und freiwillige Probanden

Bei acht Sepsispatienten und acht gesunden freiwilligen Probanden wurden die basalen und die stimulierten TNFα-, IL-1β- und IL-6-Plasmakonzentrationen bestimmt sowie jeweils ein Blutbild erstellt. Die Vollblutstimulation wurde, wie oben beschrieben, durchgeführt. Alle acht Patienten erfüllten die Sepsiskriterien von Bone et al. [2].

Ergebnisse

Postoperative Patienten

Die Endotoxinplasmaspiegel waren am Operationstag ($0,098 \pm 0,026$ EU/ml) und am ersten Tag nach der Operation ($0,085 \pm 0,025$ EU/ml) signifikant höher im Vergleich zu den präoperativen Bestimmungen ($0,023 \pm 0,008$ EU/ml). Nach dem ersten postoperativen Tag fielen die Endotoxinwerte fortlaufend ab.

Die spontanen (basalen) TNFα-Konzentrationen im Plasma waren mit Werten zwischen 0 und 10 pg/ml wie erwartet sehr niedrig, sowohl vor der Operation als auch postoperativ.

Die Kapazität des Vollblutes, unter LPS-Stimulation TNFα freizusetzen, war am Operationstag (142 pg/ml), im Vergleich zu der präoperativen Situation (512 pg/ml, $p < 0,05$), erniedrigt (Abb. 1). Um eine mögliche Verdünnungswirkung, zum Beispiel durch intraoperative Infusionen, auszuschließen, wurden zur Korrektur die Delta-TNFα Werte zusätzlich auf 1000 Monozyten/μl bezogen. Der Abfall der Delta-TNFα-Werte wurde auch von den korrigierten Ergebnissen bestätigt.

Die basalen, die stimulierten und die Delta-IL-1β-Werte änderten sich postoperativ nicht signifikant. Auch bei Berechnung der IL-1β-Konzentrationen je 1000 Monozyten/μl ergibt sich der gleiche zeitliche Verlauf.

Die IL-6-Plasmakonzentrationen (basale Werte) waren am Operationstag mit 188 ± 57 pg/ml höher als präoperativ ($8 \pm 3,7$ pg/ml) ($p < 0,01$). Postoperativ erreichten die

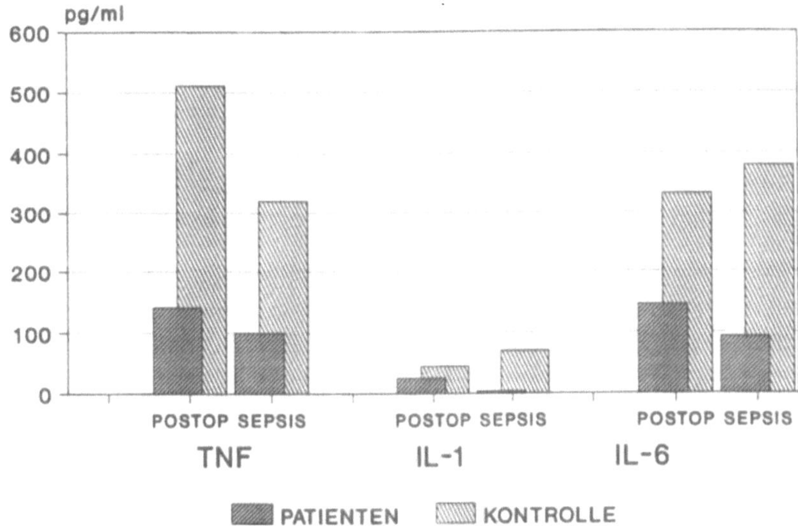

Abb. 1. Vergleich der Delta-Werte (Ausdruck der Stimulierbarkeit des Vollblutes) bei septischen und postoperativen Patienten. Als Kontrolle für die Konzentrationen der postoperativen Patienten dienten die präoperativen Bestimmungen und für die Werte der Sepsispatienten die Werte der freiwilligen Probanden

Werte wieder das präoperative Niveau. Die LPS-stimulierte IL-6-Freisetzung war vor der Operation (304 ± 35 pg/ml) und unmittelbar danach (335 ± 54 pg/ml) unverändert. Sie stieg aber ab dem ersten postoperativen Tag fortlaufend an ($p < 0,01$ ab dem zweiten Tag) und erreichte am siebten postoperativen Tag einen Gipfel (842 ± 220 pg/ml) ($p < 0,05$). Die auf 1000 Monozyten bezogenen Werte waren ebenfalls an den Tagen zwei, drei und sechs erhöht, verglichen mit dem Operationstag ($p < 0,05$). Sowohl die absoluten Werte (von 332 ± 52 pg/ml auf 146 ± 30 pg/ml) als auch die auf die Monozytenkonzentration bezogenen Werte der Delta IL-6-Konzentrationen zeigten einen Abfall am Operationstag im Vergleich zu den präoperativen Bestimmungen. Delta-IL-6 stieg vom ersten postoperativen Tag bis zum vierten postoperativen Tag an ($p < 0,05$) und fiel danach wieder ab.

Septische Patienten und gesunde Probanden

Der Mittelwert der basalen TNFα-Plasmaspiegel betrug $3,84 \pm 2,4$ pg/ml und der Mittelwert der TNFα-Freisetzung im Vollblut nach LPS-Stimulation $112,30 \pm 36$ pg/ml. Delta-TNFα bei Sepsispatienten war $100,46 \pm 35,07$ pg/ml. Der basale IL-1β-Plasmaspiegel der Sepsispatienten lag bei $0,53 \pm 0,40$ pg/ml und der stimulierte Wert war $2,76 \pm 0,99$ pg/ml. Delta-IL-1β war also $2,2 \pm 0,67$ pg/ml. Die Sepsispatienten hatten einen IL-6-Plasmaspiegel von $645,5 \pm 100,3$ pg/ml (basale Werte) und $738,7 \pm 84,3$ pg/ml (stimulierte Werte). Delta-IL-6 war demnach $93,2 \pm 25,7$ pg/ml. Bei gesunden freiwilligen Probanden war der Delta-TNFα-Wert 320 ± 45 pg/ml, der Delta-IL-1β-Wert 71 ± 14 pg/ml und der Delta-IL-6-Wert 380 ± 39 pg/ml. Die Delta-Werte sind in Abb. 1 zusammengefaßt.

Diskussion

Die vorliegende Studie zählt zu den Untersuchungen, die versuchen, sowohl die Sepsis als auch die APR durch die Zytokinfreisetzungsmuster zu beschreiben, die während der Vollblutstimulation entstanden. Die Delta-TNFα Werte sind sowohl postoperativ als auch bei septischen Patienten niedriger als in der Kontrollgruppe. Die gleiche Tendenz zeigte auch Delta-IL-6. Die Delta-IL-1β-Werte waren bei septischen Patienten gleich null.

Interessanterweise sind die TNFα- und IL-6-Freisetzungsmuster während der APR und der Sepsis ähnlich. Bei der Sepsis ist die Einschränkung der Freisetzungskapazität aber ausgeprägter. Diese Veränderungen spiegeln wahrscheinlich die Wirkung einer vorausgehenden Endotoxin-Welle wider, die für uns nur teilweise nachzuweisen war. Die Vollblutstimulation hat den Vorzug, daß sie nicht nur den gegenwärtigen Zustand des Zytokinbildes untersucht (die Versuche, die klinische Relevanz der TNFα- und IL-1β-Spiegel festzustellen, haben versagt), sondern auch die Wirkungen eines vorausgegangenen Endotoxinstimulus, der stark genug war, die Zytokinfreisetzungskapazität der Monozyten zu beeinflussen. Die erniedrigte Zytokinfreisetzungsfähigkeit ist sowohl bei Sepsis-Patienten als auch nach abdominellen Eingriffen zu beobachten. Es ist aber ziemlich schwer, die biologische Erklärung für diese Tatsache zu finden. Wahrscheinlich sind die CD14-Rezeptoren der Monozyten (welche die Wirkung des LPS-LBP-Komplexes vermitteln) [5], als Folge einer früheren Endotoxin-Stimulation noch teilweise blockiert.

Zusammenfassung

Die Zytokinfreisetzungsfähigkeit des Vollblutes unter LPS-Stimulation ist sowohl bei septischen Patienten als auch nach abdominellen Eingriffen erniedrigt. Bei der Sepsis ist dies aber deutlicher. Diese Veränderungen spiegeln eine vorausgegangene Endotoxintranslokation wider, denn die Endotoxine verändern die CD14-Monozyten (welche die Wirkung der Endotoxine vermitteln) im Sinne einer "Blockade". Die Zytokinfreisetzungsfähigkeit auf eine erneute Stimulation mit Endotoxin, wie in dieser Studie in vitro durchgeführt, ist dadurch reduziert.

Summary

The cytokine-releasing capacity of whole blood decreases under endotoxin stimulation both after surgery and in sepsis. In sepsis patients this reduction is more important. These alterations are probably the result of a transient endotoxin translocation from the gut with blockade of the CD-14 receptors of the monocytes. Consequently the capacity of monocytes to release cytokines after another endotoxin stimulation (as in in vitro whole blood stimulation) is diminished.

Literatur

1. Berger D, Beger HG (1991) Neue Aspekte zur Pathogenese und Behandlung der Sepsis und des septischen Schocks. Chirurg 62:783–788
2. Bone RC, Fisher CJ, Clemmer TP, Slotman GJ, Balk RA, The methylprednisolone severe Sepsis study group (1989) Sepsis syndrome: a valid clinical entity. Crit Care Med 17:389–393
3. Deitch EA (1992) Multiple organ failure: pathophysiology and potential future therapy. Ann Surg 216:117–134
4. Dofferhoff ASM, Bom JJV, DeVries-Hospers HG, Van Ingen, Meer J, Hazenberg BPC, Mulder POM, Weits J (1992) Patterns of cytokines, plasma endotoxin, plasminogen activator inhibitor and acute-phase proteins during the treatment of severe sepsis in humans. Crit Care Med 20:185–192
5. Wright SD, Ramos RA, Tobias PS, Ulevitch RJ, Mathison JC (1990) CD-14, a receptor for complexes of lipopolysaccharide (LPS) and LPS binding protein. Science 249:1431–1433

Dr. med. C. Vasilescu, Abteilung für Allgemeinchirurgie, Universität Ulm, Steinhövelstraße 9, D-89070 Ulm

Interleukin-1-Rezeptorantagonist reduziert Leukozyten-Endothel-Interaktionen nach hämorrhagischem Schock

Interleukin-1 Receptor Antagonist Attenuates Leukocyte-Endothelial Interactions Following Hemorrhagic Shock

C. Bauer[2], M. Bauer[2], H. Fellger[1], S. Rose[1] und I. Marzi[1]

[1]Abteilung Unfallchirurgie, Chirurgische Universitätsklinik; [2]Klinik für Anästhesiologie und Intensivmedizin, Universitätskliniken des Saarlandes, Homburg

Zur Entwicklung eines Multiorganversagens (MOV) bei Intensivpatienten nach Trauma, Schock und Sepsis tragen der Ischämie/Reperfusionsschaden und eine gesteigerte Cytokinproduktion bei. Eine Cytokin-induzierte Adhärenz von Leukozyten am Gefäßendothel wird als eine pathologische Reaktion in der Entstehung des "Systemic Inflammatory Response Syndrome" (SIRS) angesehen. An Endothelzellkulturen konnte gezeigt werden, daß bei Stimulation mit Interleukin-1 Endothelzellen an ihrer Zelloberfläche Adhärenzmoleküle, z.B. E-Selectin (ELAM-1), exprimieren [1]. Die Interaktion solcher Adhärenzmoleküle mit den korrespondierenden Rezeptoren auf der Zellmembran aktivierter Leukozyten (z.B. L-Selectin) bewirkt unterschiedlich feste Bindungen von Leukozyten am Endothel, bis hin zur nachfolgenden Transmigration. Die Hemmung der IL-1-Wirkung durch den spezifischen IL-1 Rezeptorantagonisten, einem Protein, das kompetitiv den Rezeptor ohne intrinsische Aktivität besetzt, hat in tierexperimentellen Studien im septischen Schock bereits positive Effekte gezeigt [2]. Ziel der vorliegenden Studie war es, am hämorrhagischen Schockmodell der Ratte durch Hemmung der rezeptorvermittelten Interleukin-1-Aktivität die Auswirkungen von IL-1 auf pathologische Leukozyten-Endothelzell-Interaktionen und die Mikrozirkulation der Leber in der frühen Reperfusionsphase zu untersuchen.

Material und Methodik

Weibliche SPRD-Ratten (200–230 g KG) wurden mit 50 mg/kg Pentobarbital i.p. narkotisiert. Die Präparation umfaßte das Anlegen einer Tracheostomie, Kanülierung einer A. carotis mit einer Thermistorsonde zur Herzzeitvolumenbestimmung, Kanülierung einer V. jugularis interna als zentralvenösem Zugang, Kanülierung einer A. femoralis zur arteriellen Blutdruckmessung und einer V. femoralis zur kontinuierlichen Applikation des IL-1 Rezeptorantagonisten (IL-1ra). Nach einer 10minütigen Erholungsphase wurde der Schock durch fraktionierte Blutentnahme eingeleitet, wobei der mittlere arterielle Blutdruck (MABD) innerhalb von 5 min auf 40 mmHg gesenkt und über 1 h gehalten wurde. Die Reperfusionsphase wurde durch Retransfusion von 60% des entnommenen Blutes eingeleitet. Zusätzlich erhielten die Tiere in der ersten Stunde das doppelte Volumen an Ringerlösung, in der zweiten und

Chirurgisches Forum 1994
f. experim. u. klinische Forschung
Trede/Seifert/Hartel (Hrsg.)
©Springer-Verlag Berlin Heidelberg 1994

dritten Stunde das einfache Volumen und nachfolgend 10 ml/k/h. Während der gesamten Versuchsdauer wurden die hämodynamischen Parameter kontinuierlich aufgezeichnet und zusätzlich intermittierend Blutgasanalysen und Blutbilder entnommen. Nach 5 h Reperfusion wurde die Mikrozirkulation in der Leber intravitalmikroskopisch, wie bereits beschrieben [3], untersucht, Die Zuteilung der Tiere zu einer der drei untersuchten Schockgruppen erfolgte randomisiert und verblindet. Eine vorbehandelte Gruppe (n = 6) erhielt den IL-1ra (5 mg/kg/h) kontinuierlich ab 5 min vor Schockinduktion, einer therapierten Gruppe (n = 6) wurde mit Volumenersatz ein Bolus von 5 mg/kg und anschließend kontinuierlich 5 mg/kg/h gegeben. Zur Kontrolle erhielt eine Placebo-Gruppe (n = 4) das gleiche Volumen als 0,9% NaCl. Die Auswertung der Leukozyten-Endothelzell-Interaktionen und der mikrozirkulatorischen Parameter Sinusoiddurchmesser und sinusoidaler Blutfluß wurde computerunterstützt mittels Morphometrie-Software (Medvis, Saarlouis) durchgeführt. Zur Beurteilung der Leukozytenadhärenz wurden die Adhäsionsraten (Anzahl haftende Leukozyten × 100/Gesamtanzahl im untersuchten Feld) für jedes der drei sublobularen Felder getrennt ausgewertet, wobei zwei zu beobachtende Haftmuster differenziert werden konnten: zum einen die dauerhafte Adhärenz mit Adhäsionszeiten über 20 sec und zum anderen die temporäre Adhärenz mit Adhäsionszeiten zwischen 0,2 und 20 sec. Die Ergebnisse werden als Mittelwert ± SEM angegeben. Die statistische Analyse wurde mittels ANOVA und post-hoc t-Test durchgeführt.

Ergebnisse

MABD, Herzfrequenz, HZV sowie Säure-Basen-Haushalt, Blutgase und Blutbild zeigten in allen Gruppen einen vergleichbaren Schockverlauf. Nach hämorrhagischem Schock und 5 h Reperfusion war die Adhärenz von Leukozyten gegenüber nicht-Schocktieren (S) stark erhöht (Abb. 1), wobei in allen Gruppen ein Gradient vom periportalen Feld (PP) zum perizentralen Feld (PZ) zu beobachten ist. Die Adhäsionsraten der dauerhaft am Sinusoidendothel haftenden Leukozyten war in der mit IL-1ra *vor*behandelten Gruppe gegenüber der Placebo-Gruppe signifikant geringer (Abb. 1). Auch die als Therapie durchgeführte Applikation des IL-1ra verringerte signifikant das Ausmaß der dauerhaften Adhärenz, wen auch in geringerem Umfang (Abb. 1). Im Gegensatz dazu wurde die temporäre Adhärenz von Leukozyten durch IL-1ra nicht beeinflußt, ebenso war kein Effekt auf die Sinusoiddurchmesser und den sinusoidalen Blutfluß festzustellen (Tabelle 1).

Diskussion

Die deutliche Abnahme der permanenten Leukozytenadhärenz in Lebersinusoiden durch Behandlung mit IL-1ra 5 h nach therapiertem hämorrhagischem Schock legt nahe, daß Interleukin-1 über eine rezeptorspezifische Aktion an der Regulierung der Adhärenzmechanismen beteiligt ist. Eine feste Bindung zwischen Leukozyt und Endothel kann durch Interaktion der Adhäsionsrezeptoren ICAM-1 und ICAM-2 auf der

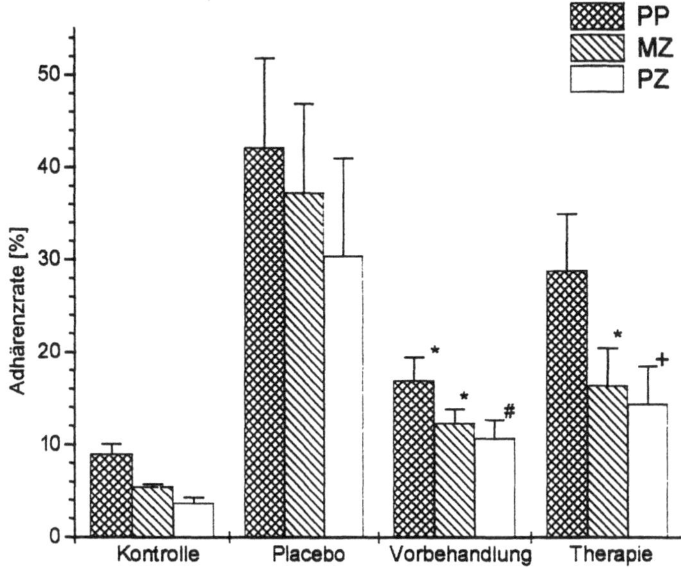

Abb. 1. Dauerhaft adhärente Leukozyten in der Leber nach hämorrhagischem Schock und 5 h Reperfusion, dargestellt als Adhäsionen/100 Leukozyten (*PP* – periportal, *MZ* – midzonal, *PZ* – perizentral). Durch Gabe von IL-1ra vor Schockinduktion sind die Adhärenzraten in allen sublobularen Feldern gegenüber der Placebo-Gruppe signifikant verringert (* PP und MZ: $p < 0,001$, # PZ: $p < 0,01$; Mittelwert $\pm$ SEM). IL-1ra Applikation zusammen mit Volumengabe verringert ebenfalls die dauerhafte Adhärenz (* MZ: $p < 0,001$ und + PZ: $p < 0,05$)

Tabelle 1. Durchmesser und Blutfluß in Lebersinusoiden nach hämorrhagischem Schock und 5 h Reperfusion. Eine Beeinflussung durch IL-1ra läßt sich nicht nachweisen (Mittelwerte $\pm$ SEM)

Gruppe	Sinusoiddurchmesser (μm)	Sinusoidaler Blutfluß (μm^3/s)
Kontrolle	12,2 $\pm$ 0,3	39020 $\pm$ 3904
Placebo	10,1 $\pm$ 0,5[a]	31993 $\pm$ 4097
Vorbehandlung	9,6 $\pm$ 0,4[a]	32768 $\pm$ 4445
Therapie	9,8 $\pm$ 0,6[a]	32621 $\pm$ 2998

[a] $p < 0,05$ vs. Kontrolle

endothelialen Seite und MAC-1 und LFA-1 auf dem Leukozyt bewirkt werden [4], wobei dies für die Leber noch nicht direkt gezeigt werden konnte. Die Expression dieser Adhärenzmoleküle läßt sich *in vitro* durch eine Vielzahl inflammatorischer Mediatoren, maßgeblich auch durch IL-1, stimulieren. Eine Hemmung der Bindung von IL-1 an den Rezeptor durch den Rezeptorantagonisten könnte folglich die Synthese der für die Adhärenz verantwortlichen Zelloberflächenmoleküle verhindern. Tatsächlich wurde für den in dieser Studie verwendeten IL-1ra *in vitro* eine Hemmung der Expression von ICAM-1 auf Endothelzellkulturen nachgewiesen [5]. Der Unterschied in den Adhärenzraten zwischen der vobehandelten und der therapierten Gruppe legt die Vermutung nahe, daß schon während der Schockphase IL-1 produziert wird und bereits zu diesem Zeitpunkt die proadhäsive Reaktionskaskade gestartet wird. Interleukin-1 wird in der Leber neben anderen Mediatoren vorwiegend von ortsständigen Makrophagen, den von Kupfferschen Sternzellen, produziert. Da Kupfferzellen hauptsächlich im periportalen Feld (Zone I des Leberazinus) angesiedelt sind, ist folglich die Konzentration an IL-1 und anderen ebenfalls proadhäsiv wirkenden Mediatoren (TNF, IL-6) in diesem Feld am höchsten. Eine parakrine Reaktion dieser Makrophagenmediatoren könnte die vom periportalen zum perizentralen Feld hin abnehmenden Adhäsionsraten somit erklären.

Zusammenfassung

In der vorliegenden Studie wurde der Einfluß der rezeptorspezifischen IL-1-Wirkungen auf die Leukozyten-Endothelzell-Interaktionen in der Leber nach hämorrhagischem Schock intavitalmikroskopisch untersucht. Zur Hemmung der IL-1-Effekte wurde der IL-1-Rezeptorantagonist entweder vor Schockinduktion (5 mg/kg/h) oder als Therapie mit Volumenersatz (5 mg Bolus, danach 5 mg/kg/h i.v.) gegeben. Die dauerhafte Leukozytenadhärenz (t > 20 sec) nach 5 h Reperfusion wurde durch Vorbehandlung deutlich und durch Therapie in geringerem Ausmaß signifikant gesenkt (Vorbehandlung: 16,9% ± 1,9%, Therapie: 28,8% ± 3,6%, Placebo: 42,1% ± 5,4%). Auf die temporäre Adhärenz von Leukozyten sowie auf mikrozirkulatorische Parameter wie Sinusoidweiten und sinusoidaler Blutfluß hatte IL-1ra hingegen keinen Einfluß. Die Ergebnisse legen nahe, daß Interleukin-1 über einen rezeptorspezifischen Effekt an der Regulierung der dauerhaften Leukozytenadhärenz in der frühen Reperfusionsphase nach hämorrhagischem Schock, z.B. durch Induktion der Expression von Adhärenzmolekülen, maßgeblich beteiligt ist.

Summary

In the present study the effects of IL-1 on leukocyte-endothelial interaction in the liver following hemorrhagic shock were examined by means of intravital microscopy. For inhibition of IL-1 effects the IL-1 receptor antagonist was administered either prior to shock induction (5 mg kg^{-1} h^{-1}) or as therapy at the time of resuscitation (5 mg/kg bolus injection, thereafter 5 mg kg^{-1} h^{-1}). Pretreatment with IL-1ra significantly reduced permanent adhesion of leukocytes (t > 20 s) following 5 h of reperfusion. In contrast, therapy with IL-1ra was not as effective as pretreatment but also significantly attenuated leukocyte adhesion (pretreatment, 16.9% ± 1.9%; therapy, 28.8% ± 3.6%; placebo, 42.1% ± 5,4%). IL-1ra revealed no effects on temporary adhesion of leukocytes or microcirculatory parameters such as diameters of sinusoids or blood flow. The results reveal that IL-1 plays an important role in the receptor-mediated regulatory mechanisms of leukocyte adhesion during the early reperfusion following hemorrhagic shock, for example, by induction of the expression of adhesion molecules.

Literatur

1. Bevilacqua MP, Pober JS, Wheeler ME, Mendrick D, Cotran RS, Gimbrone MA (1985) Interleukin-1 acts on cultured human vascular endothelial cells to increase the adhesion of polymorphonuclear leukocytes, monocytes and related leukocyte cell lines. J Clin Invest 76:2003–2012
2. Ohlsson K, Björk P, Bergenfeldt M, Hagemann R, Thompson RC (1990) Interleukin-1 receptor antagonist reduces mortality from endotoxin shock. Nature 348:550–552
3. Marzi I, Bauer C, Hower R, Bühren V (1993) Leukocyte-endothelial cell interactions in the liver after hemorrhagic shock in the rat. Circ Shock 40:105–114
4. Jutila MA (1992) Leukocyte traffic to sites of inflammation. APMIS 100:191–201
5. Eisenberg SP, Thompson RC, Cox GN (1989) An interleukin-1 inhibitor (IL-1i) blocks IL-1 induced adhesion of neutrophils to endothelial cells. Cytokine 1:90

Priv. Doz. Dr. I. Marzi, Abteilung Unfallchirurgie, Chirurgische Universitätsklinik, Universitätskliniken des Saarlandes, D-66421 Homburg

Prolongierte Aktivierung der Protoonkogene c-jun und c-fos nach Photodynamischer Therapie – aber keine Induktion der AP-1 DNA Bindung

Prolonged Activation of c-jun and c-fos Proto-Oncogenes by Photodynamic Therapy – But No Induced AP-1 DNA Binding

G. Kick[1], G. Messer[1], A. Leunig[3], G. Plewig[1] und A. Goetz[2]

[1]Dermatologische Klinik und Poliklinik; [2]Institut für Anästhesiologie; [3]Institut für Chirurgische Forschung, Klinikum Großhadern, Ludwig-Maximilians-Universität, München

Einleitung

Die Photodynamische Therapie (PDT) wird derzeit in kontrollierten klinischen Studien in der Behandlung oberflächlich lokalisiert oder endoskopisch erreichbarer Tumoren erprobt. Zunächst wird dabei eine photosensibilisierende Substanz, die sich unter anderem im Tumorgewebe anreichert, lokal oder systemisch appliziert. Mit Licht aus dem sichtbaren Wellenlängenbereich (600–800 nm), das eine gute Penetration in das Gewebe gewährleistet, wird der Sensibilisator energetisch angeregt. In photochemischen Reaktionen entsteht vor allem Singulettsauerstoff, der durch Proteolyse, DNA-Fragmentation und Lipidperoxidation direkt toxisch auf betroffene Zellen wirken kann. Eine Beteiligung von immunologischen Mechanismen an der PDT-induzierten Zytotoxizität wurde bislang kaum untersucht. Sublethal geschädigte Zellen zeigen nach PDT eine vermehrte Expression von zellulären Genen mit der Synthese von Streßproteinen (heat shock proteins, glucose related proteins, heme oxygenase).

In dieser Studie untersuchen wir die Regulation von weiteren Genen, die in der humanen Immunantwort relevant und möglicherweise auch an der tumortoxischen und immunmodulierenden Wirkung der PDT beteiligt sind. Um die ersten Schritte der Genregulation zu erfassen, versuchen wir die funktionelle Bindung von Transkriptionsfaktoren an spezifische Doppelstrang (ds) DNA Sequenzen nachzuweisen. Dabei ist der Nuklearfaktor AP-1, der sich als Dimer aus den Protoonkoproteinen c-Jun und c-Fos zusammensetzt, von besonderem, Interesse. Hinsichtlich diesen Faktors liegen bereits vergleichbare Studien zu anderen Therapieformen wie UV-Licht und ionisierender Strahlung vor. Weiterhin ist die Frage nach dem Zusammenhang von Transaktivierung durch Onkogene und Transformation für eine Tumortherapie von Bedeutung.

Chirurgisches Forum 1994
f. experim. u. klinische Forschung
Trede/Seifert/Hartel (Hrsg.)
©Springer-Verlag Berlin Heidelberg 1994

Material und Methoden

Lebergewebe stammte von Leberresektionen, bei denen sich die Operationsindikation und das Resektionsausmaß ausschließlich nach klinischen Gegebenheiten richteten. Ein tumorfreier Anteil von etwa 5–50 Gramm wurde abgetrennt, ein geeignetes Gefäß kanüliert und das Lebergewebe mit Hanks und EGTA bei 37°C perfundiert. In einem zweiten Schritt wurde mit Collagenase perfundiert. Sofort danach wurde das Gewebe vorsichtig mit einem Skalpell abgeschabt. Die erhaltene Zellsuspension wurde gefiltert und zentrifugiert. Die Zellansammlung wurde in Medium resuspendiert, über einem Percoll-Gradienten, der auf eine Dichte von 1,065 g/ml eingestelt wurde, geschichtet und erneut zentrifugiert. Die nach mehrmaligem Waschen jetzt gewonnene Zellansammlung wurde in komplettes Kulturmedium gegeben [5] (Abb. 1).

Die Reinheit der Hepatozyten-Kulturen wurde, wie zuvor beschrieben [5], mittels Anfärbungen für Vimentin, Faktor VIII von Willebrandt, Zytokeratin 18 und 19, Makrophagen-Antigen und HEA 125 nachgewiesen und überprüft.

Hochreine Hepatozytenkulturen wurden mit 500 U/ml humanem, rekombinantem gamma Interferon (IFg), alpha Interferon (IFa) oder 10 U/ml humanem rekombinantem Interleukin 1 (IL-1) stimuliert. Die Stimulation wurde 72 h vor der Fixation für die Messung von HLA-Antigenen und 24 h vor Fixation für die Messung von ICAM-1 begonnen.

Die Fixation erfolgte mit eiskaltem Methanol/Aceton. Daran schloß sich die Inkubation mit einem Maus anti-humanem monoklonalen Antikörper (mAk) HLA-ABC W6/32, mAk HLA-DR L234 und mAk ICAM-1 BBIG-1 für 1 h bei 4°C

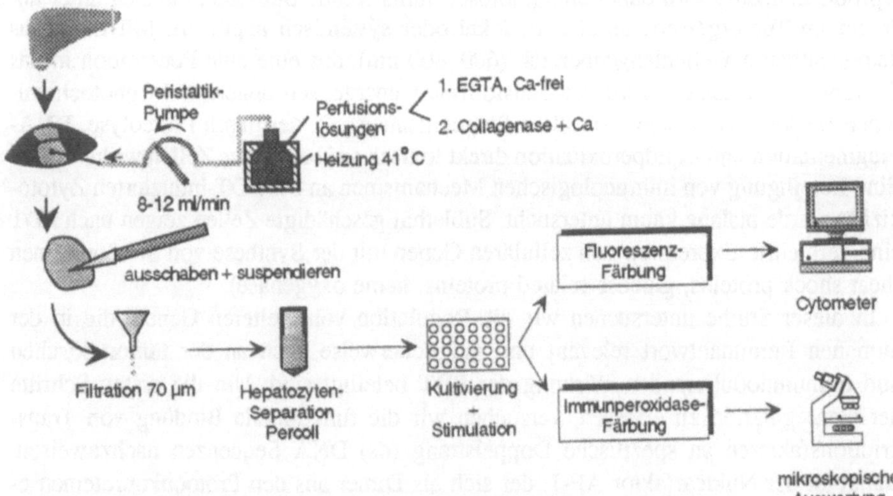

Abb. 1. Versuchsdurchführung: 5–50 Gramm schwere Anteile von Leberresektaten werden mit einer EGTA und Collagenase-haltigen Lösung perfundiert, um die Zellverbände auszulockern. Für die optimale Wirkung der Collagenase ist die Erwärmung wichtig. Die aufgefangenen und abgeschabten Zellen werden gefiltert, über einen Percoll-Gradienten zentrifugiert und mehrmals gewaschen. Nach Primärkultur erfolgt die Stimulation mit Zytokinen mit nachfolgender mikroskopischer Kontrolle und Fluoreszenz-Scanner Auswertung der Kulturplatten

an. Nach Waschschritten wurde FITC markierter Ziege anti Maus mAk zugegeben. Nach erneutem Waschen wurde die Fluoreszenz-Aktivität bei 480/530 nm (Extinktion/Emission) in jedem einzelnen Kulturplattenröhrchen mittels einem Computergestützten Fluoreszenz-Scanner (Cytoflour 2300, Millipore, Eschborn) gemessen.

11 verschiedene Hepatozytenkulturen wurden untersucht. Alle Versuche wurden in Vierfachansätzen durchgeführt und der Medianwert der Fluoreszenzaktivität hiervon verglichen. Die Antigenexpression auf der Zelloberfläche von stimulierten Hepatozyten wurde verglichen mit der von unstimulierten Hepatozyten. Zusätzlich wurde die Fluoreszenzaktivität von nur FITC markierten Zellen ermittelt, um die unspezifische Bindung zu ermitteln. Die statistische Signifikanz wurde mittels des nonparametrischen Wilcoxon Tests untersucht.

Resultate

Reinheit der Zellkulturen: Die Kulturen beinhalteten mehr als 99% Hepatozyten mit nur sehr wenigen nicht-parenchymalen Zellen. Keine Kupfferzellen, Endothelzellen oder Gallengangszellen konnten nachgewiesen werden.

Expression von HLA-Klasse I Antigenen: HLA Klasse I Antigene wurden schon von nicht stimulierten Hepatozyten mäßig stark exprimiert. Nach Zugabe von IFg und IFa erfolgte eine deutliche Verstärkung der Antigenexprimierung, nicht jedoch auf Zugabe von IL-1 (Abb. 2).

Expression von HLA-Klasse II Antigenen: Nicht stimulierte Zellen wiesen keine HLA-DR Exprimierung auf der Zelloberfläche auf. Auf Zugabe von IFg, nicht jedoch auf IFa oder IL-1, erfolgte eine Induktion von HLA-DR Exprimierung (Abb. 2).

Expression von ICAM-1: Obwohl ICAM-1 schon von unstimulierten Hepatozyten mäßig stark exprimiert wurde, konnte eine weitere Aufregulierung der Expression stärker durch IFg und schwächer durch IL-1, nicht jedoch durch IFa erzielt werden (Abb. 2).

Diskussion

Die Frage der HLA Expression von Hepatozyten wird immer wieder diskutiert. Während bei Gefäßendothelzellen und Gallenwegsepithelzellen der Leber die HLA Expression und Aufregulierung genauer untersucht und besser bekannt ist, finden sich in der Literatur teils gegensätzliche Arbeiten zu diesem Thema bei Hepatozyten. An hochgereinigten Hepatozytenkulturen konnten wir daher die HLA Antigenexprimierung untersuchen und auf Zugabe bestimmter Zytokine eine Aufregulierung feststellen. Hepatozyten weisen demnach ein bedeutendes Immunogenitätspotential auf, welches auch für den Einsatz von Hepatozyten im Rahmen der reinen Zelltransplantation wichtig ist. Weitere Untersuchungen müssen jetzt das Maß der Antigenexprimierung auf Hepatozyten mit dem auf Endothelzellen und Gallenwegsepithelzellen vergleichen,

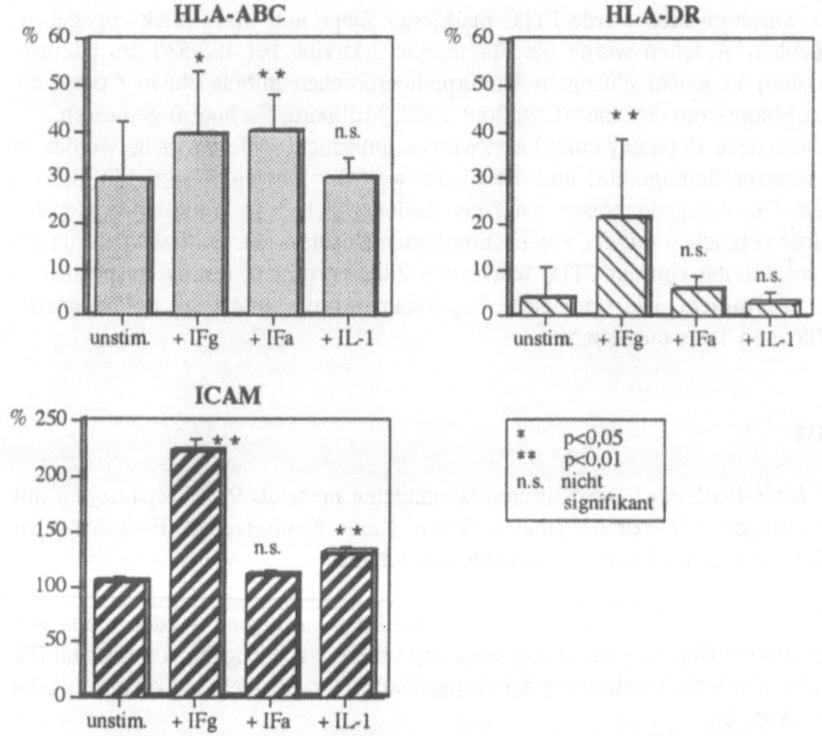

Abb. 2. Auswertung der HLA und ICAM-1 Exprimierung: In ruhendem Zustand werden HLA Klasse I und ICAM-1, aber keine Klasse II Antigene exprimiert. HLA Klasse I wurde durch IFg und IFa, HLA Klasse II nur durch IFg und ICAM-1 durch IFg und IL-1 signifikant verstärkt

um mehr Einblick in die verschiedenen Formen der Organabstoßung zu erhalten und um zu klären, warum Hepatozyten erst bei fortgeschrittenen Abstoßungskrisen angegriffen werden.

Zusammenfassung

Hochreine, humane Hepatozytenkulturen wurden geschaffen, um die Expression von HLA Antigenen und ICAM-1 zu analysieren. Hierbei zeigte sich, daß diese Zellen in ruhendem Zustand in vitro HLA Klasse I und ICAM-1, aber keine Klasse II Antigene exprimieren. Nach Zugabe von Zytokinen zum Kulturmedium wurden HLA Klasse I durch IFg und IFa, HLA Klasse II nur durch IFg und ICAM-1 durch IFg und IL-1 signifikant verstärkt. Dieser Befund legt nahe, daß Hepatozyten immunologisch kompetente Zellen sind.

Summary

Highly purified human hepatocyte cultures were established to examine the expression of HLA antigens and ICAM-1. It was shown that unstimulated cells express HLA class I and ICAM-1, but no class II antigens. After adding cytokines to these cell cultures HLA class I was significantly increased by IFg and Ifa, HLA class II only by IFg, and ICAM-1 by IFg and IL-1. These findings suggest that hepatocytes are immunologically competent cells.

Literatur

1. Burke EC, Martinez OM, Freise CE, McVicar J, Roberts JP, Ascher NL (1991) MHC expression on human hepatocytes before and after isolation. Transplant Proc 23:1428–1429
2. Steinhoff G (1990) Major histocompatibility complex antigens in human liver transplants. J Hepatol 11:9–15
3. Franco A, Barnaba V, Natali P, Balsano C, Musca A, Balsano F (1988) Expression of class I and class II major histocompatibility complex antigens on human hepatocytes. Hepatology 8:449–454
4. Bumgardner GL, Cahill DR, Chen S, Bach FH, Ascher NL (1989) L3T4+,LyT2− and LyT2+,L3T4− T cells participate in the generation of allospecific cytotoxicity in response to MHC class I+ hepatocytes. Transplant Proc 21:421–422
5. Schröder A, Blaheta RA, Scholz M, Encke A, Markus BH (1994) Isolation und Separation humaner, adulter Hepatozyten aus Leberresektaten: Zellausbeute und Reinheit bei Anwendung verschiedener Methoden. Zentralbl Chir, im Druck

Dr. B.H. Markus, Klinik für Allgemeinchirurgie, Johann Wolfgang Goethe-Universität, Theodor-Stern-Kai 7, D-60590 Frankfurt am Main

Prognostische Aussagekraft der Monozyten HLA-DR Antigen Expression bei abdominalchirurgischen Patienten

Prognostic Value of Monocyte HLA-DR Antigen Expression in Patients After Abdominal Surgery

W. Barthlen[1], T. Miethke[2], H. Bartels[1], J. Stadler[1], H. Wagner[2] und J.R. Siewert[1]

[1]Chirurgische Klinik; [2]Institut für Medizinische Mikrobiologie und Hygiene, Technische Universität München

Einleitung

Monozyten sind an vielen Funktionsabläufen der unspezifischen und der spezifischen zellvermittelten und humoralen Immunantwort maßgeblich beteiligt [1–5]. Fremdantigene werden nach Kontakt mit Monozyten von diesen phagozytiert und in zellulären Lysosomen zu Polypeptiden aus je ca. 15 Aminosäuren gespalten. Restringiert durch das Major Histocompatibility class II (MHC II)-Antigen auf der Monozytenoberfläche werden sie dann den T-Helfer-Lymphozyten präsentiert [1]. Der Komplex von MHC II plus Peptid wird von den T-Helferzellen erkannt und führt nach Stimulation mit Interleukin-1 zur Aktivierung dieser immunkompetenten Zellen. Beim Menschen besteht der MHC II Komplex aus den Molekülen Humanes Leukozyten Antigen (HLA) -DR, -DP und -DQ. Eine Verringerung der HLA-DR Expressionsdichte auf der Monozytenoberfläche führt demnach zu einer Funktionseinbuße des spezifischen Immunsystems. Dies wurde für Patienten mit Schock und Verbrennungen [2], Trauma [3] und mit postoperativen septischen Komplikationen [4] beschrieben. Bereits der einmaligen frühen Bestimmung der HLA-DR Expressionsdichte auf Monozyten wurde eine signifikante prognostische Relevanz mit prädiktivem Wert für septische Komplikationen und letalen Ausgang bei chirurgischen Patienten zugesprochen [5].

Ziel der Studie war es, diese Aussagen bei abdominalchirurgischen Patienten zu überprüfen.

Methodik

21 Patienten mit diffuser postoperativer Peritonitis bildeten die Sepsisgruppe, und 28 konsekutive Patienten mit unkompliziertem Verlauf nach großen abdominalchirurgischen Eingriffen dienten als Kontrollen. Die Art der Operationen ist in Tabelle 1 aufgelistet. Kein Patient stand unter medikamentöser Immunsuppression. 5 ml heparinisiertes Vollblut wurde bei den Kontrollpatienten präoperativ und in beiden Gruppen am 1., 7. und 14. Tag nach OP bzw. Beginn der Peritonitis abgenommen. Monoklonale Antikörper gegen CD14 (LPS-Rezeptor) sowie gegen HLA-DR wurden zum Vollblut dazugegeben, und nach kurzer Inkubationszeit (20 min) wurden die Zellsus-

Chirurgisches Forum 1994
f. experim. u. klinische Forschung
Trede/Seifert/Hartel (Hrsg.)
©Springer-Verlag Berlin Heidelberg 1994

pensionen gewaschen. Nach Trennung von den Erythrozyten wurden die Leukozyten mittels eines "Fluorescence activated cell sorter" (FACS) analysiert. Die Werte werden als mittlere HLA-DR Expressionsdichjte auf der Monozytenoberfläche ± SEM angegeben. Statistische Auswertung erfolgte mit dem Mann-Whitney-Wilcoxon Test und Pearson's Korrelationskoeffizient (SPSS Software).

Tabelle 1. Operative Verfahren bei 28 Kontrollpatienten und 21 Patienten mit postoperativer abdominaler Sepsis

	Kontrolle n =	Sepsis n =
Ösophagusresektion	2	1
Gastrektomie	8	2
Duodenalulcusübernähung	3	1
Dünndarmresektion		1
Hemicolektomie/Sigmaresektion	6	4
Abdominoperineale Rektumamputation	3	2
Whipple'sche OP	2	3
Nekrotisierende Pankreatitis		6
Biliodig. Anastomose/Cholezystektomie	2	
Resektion abdominales Sarkom	1	1
Warren-Shunt	1	

Ergebnisse

Bei den Kontrollpatienten sank die präoperative HLA-DR Expressionsdichte von $16,8 \pm 1,7$ auf $5,3 \pm 0,8$ am 1. postoperativen Tag und stieg gegen Ende der 1. Woche auf $7,3 \pm 0,6$ und dann am 14. postoperativen Tag wieder auf $12,5 \pm 2,3$ an (Abb. 1a). Bei den septischen Patienten hingegen fiel die HLA-DR Expressionsdichte von $7,3 \pm 2,8$ am 1. Tag nach Diagnosestellung einer Peritonitis auf $2,7 \pm 0,3$ am 7. Tag und blieb mit $2,6 \pm 0,3$ am 14. Tag ständig niederreguliert (Abb. 1b). Es fand sich keine Korrelation der HLA-DR Expressionsdichte mit dem Patientenalter und der Dignität der Grundkrankheit, jedoch ein signifikanter Zusammenhang mit der Anzahl der verabreichten Erythrozytenkonzentrate ($r = -0,4$; $p < 0,05$), dem Auftreten eines septischen Schocks und der Letalität: überlebende Patienten (n = 40) zeigten, ob septisch oder nicht, gegen Ende der 1. Woche einen Anstieg der HLA-DR Expressionsdichte auf $5,7 \pm 0,5$ und am 14. Tag auf $8,4 \pm 1,6$ (Abb. 2a). Demgegenüber blieben Patienten mit letalem Ausgang (n = 9) mit $2,7 \pm 0,3$ und $2,3 \pm 0,5$ unverändert (Abb. 2b).

Diskussion

Allein durch die abdominalchirurgische OP kam es bei den Kontrollpatienten zu einem deutlichen Abfall der Monozyten HLA-DR Antigen Expression am ersten postoperativen Tag, der nicht durch einen relativen Anstieg von unreifen Zell-Vorstufen

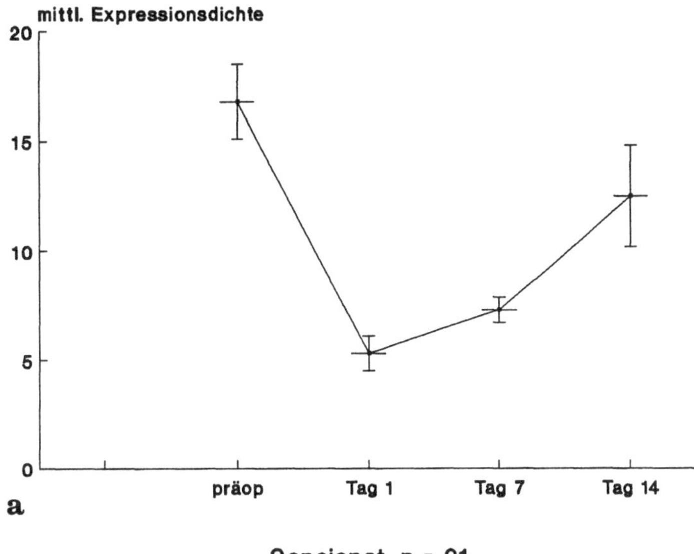

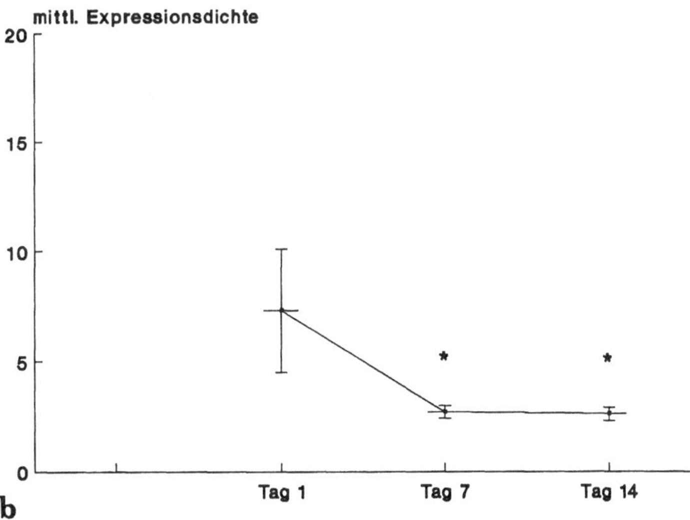

Abb. 1 a,b. Mittlere Expressionsdichte der Monozyten HLA-DR Antigen Expression bei 28 Kontrollpat. (a) und 21 Sepsispat. (b). * $p < 0,001$ für Sepsis gegen Kontrolle

erklärt werden kann [2]. Die immunsuppressive Wirkung chirurgischer Eingriffe ist schon länger bekannt [2, 5]. Unklar ist aber nach wie vor der zugrundeliegende Pathomechanismus [1, 4]. Im Tierexperiment führte ein kurzfristiger Blutdruckabfall zu einer ausgeprägten und andauernden Suppression der Immunantwort [1, 2]. Daher könnte eine kontrollierte Hypotension im Rahmen der Anästhesie oder transiente hypovolämische Phasen intraoperativ für die Immunsuppression verantwortlich sein.

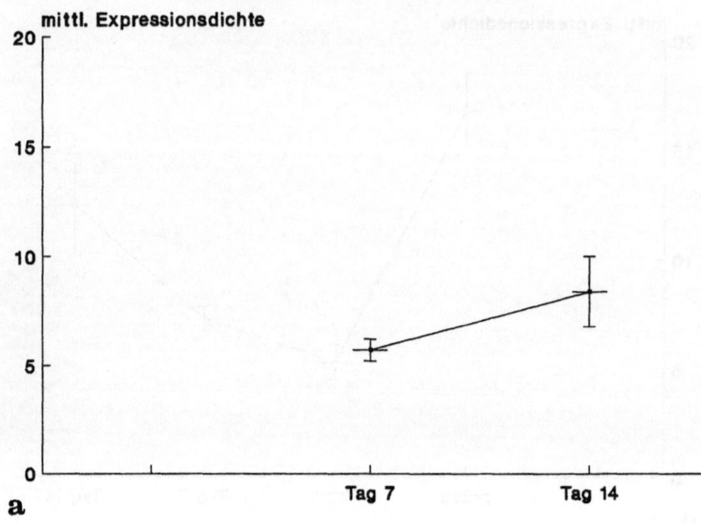

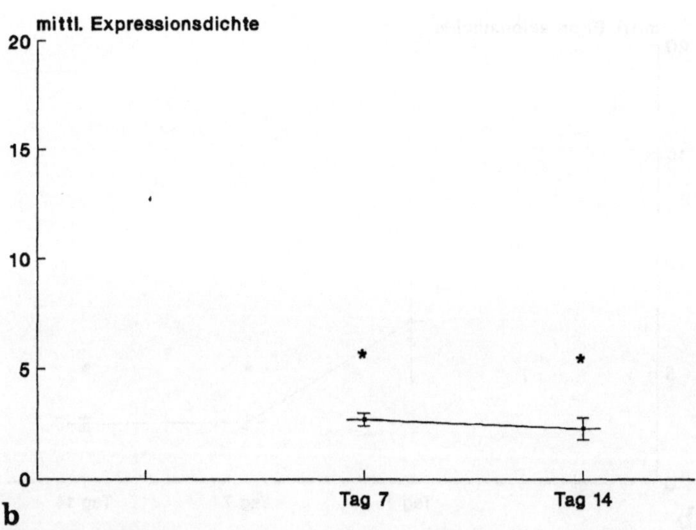

Abb. 2 a,b. Mittlere Expressionsdichte der Monozyten HLA-DR Antigen Expression bei 40 überlebenden Pat. (a) und 9 verstorbenen Pat. (b). * $p < 0,05$ für Verstorbene gegen Überlebende

Während jedoch bei unkompliziertem Verlauf die HLA-DR Expression am Ende der 2. Woche den präoperativen Wert fast wieder erreicht hatte, blieb sie bei septischen Patienten niederreguliert und stieg bei den verstorbenen Patienten bis zum Tod nicht wieder an. Alter und Dignität der Grunderkrankung spielten für das Ausmaß der HLA-DR Expressionsdichte keine Rolle. Auch die signifikante negative Korrelation der HLA-DR Expression mit der Anzahl der Blutkonzentrate ist wahrscheinlich durch den gegenüber Kontrollen höheren Transfusionsbedarf langliegender septischer Patienten erklärbar und nicht mit der immunsuppressiven Wirkung der Blutkonserven per se: Hershman [3] fand bei zwei Gruppen von traumatisierten Patienten mit einer Transfusionsmenge größer oder kleiner als 10 Einheiten keinen Unterschied in der HLA-DR Expressionsdichte.

Die Ursache für den fehlenden Anstieg der Monozyten HLA-DR Expression bei postoperativen septischen Komplikationen ist daher wahrscheinlich in der immunsuppressiven Wirkung der Sepsis selbst begründet im Sinne eines positiven Feed-back. Der genaue Pathomechanismus jedoch ist hier wie bei dem frühen, operationsbedingten Abfall der HLA-DR Expression, noch unbekannt [1–5]. Eine mögliche Erklärung ist die verminderte Produktion von Immunstimulantien wie Interferon-γ (IFN-γ) in der Sepsis [1, 2, 5]. Erste klinische Erfahrungen mit der prophylaktischen Gabe von IFN-γ bei traumatisierten Patienten weisen darauf hin, daß dadurch die posttraumatische Niederregulierung der HLA-DR Expression weitgehend verhindert werden kann [5]. Ob dies jedoch auch zu einer Verminderung der Sepsisinzidenz und der Letalität führt, und ob dies auch für abdominalchirurgische Patienten mit postoperativen septischen Komplikationen gilt, muß in weiteren klinischen Studien noch untersucht werden.

Zusammenfassung

Die Expression des Humanen Leukozyten Antigens (HLA)-DR auf der Oberfläche von Monozyten ist zur Präsentation von Fremdantigenen für T-Helfer-Lymphozyten und damit zur Aktivierung der spezifischen Immunantwort unbedingt erforderlich. Es wurde berichtet, daß die Monozyten HLA-DR Expresssion bei Patienten mit Schock, Trauma und Sepsis deutlich vermindert ist. Dieser Niederregulierung wurde eine signifikante prognostische Relevanz für septischen Verlauf und Tod zugesprochen. Um diese Aussagen zu überprüfen, wurde bei 21 Patienten mit diffuser postoperativer Peritonitis und bei 28 Kontrollpatienten mit unkompliziertem Verlauf nach großer Abdominalchirurgie die Monozyten HLA-DR Expression am 1., 7. und 14. Tag nach OP bzw. Beginn der Peritonitis bestimmt.

Allein durch die abdominalchirurgische OP kam es bei den Kontrollpatienten zu einem deutlichen Abfall der HLA-DR Expression am 1. postop. Tag im Sinne einer Immunsuppression. Während jedoch bei unkompliziertem Verlauf die HLA-DR Expression am Ende der 2. Woche den Ausgangswert fast wieder erreicht hatte, blieb sie bei den septischen Patienten niederreguliert und stieg bei den verstorbenen 9 Patienten bis zum Tod nicht wieder an. Die Expression des Monozyten HLA-DR Antigens ist bei abdominalchirurgischen Patienten ein sensibler prognostischer Marker für septischen Verlauf und Tod und könnte ein Ziel therapeutischer Intervention mit z.B. Interferon-γ sein.

Summary

Monocyte HLA-DR expression is mandatory for antigen presentation to T-helper cells and for the activation of the specific immune response. In patients with shock, trauma, and sepsis the monocyte HLA-DR expression was found to be markedly diminished. This decrease was significantly related to ongoing infection and lethality. To investigate these results, the HLA-DR expression was determined in 21 patients with diffuse postoperative peritonitis and in 28 control patients with an uneventful course after major abdomninal surgery. Blood was taken on days 1, 7, and 14 after the operation or onset of peritonitis. A distinct fall in monocyte HLA-DR expression was observed on the 1st postoperative day. However, whereas in the control patients HLA-DR expression had returned to almost normal values on the 14th postoperative day, the HLA-DR decrease continued in the septic group throughout the observation period. In the nine patients with lethal outcome it did not rise again. Therefore, expression of monocyte HLA-DR antigen is a sensitive marker for the prognosis of infection and death in patients after abdominal surgery. Whether patients with low HLA-DR expression benefit from therapeutic intervention with immunostimulatory agents, such as interferon-γ, remains to be determined.

Literatur

1. Chaudry IH, Ayala A, Ertel W, Stephan RN (1990) Hemorrhage and resuscitation: immunological aspects. Am J Physiol 259:663–678
2. Ertel W, Faist E (1993) Immunologisches Monitoring nach schwerem Trauma. Unfallchirurg 96:200–212
3. Hershman MK, Cheadle WG, Wellhausen SR, Davidson PF, Polk HC (1990) Monocyte HLA-DR antigen expression characterizes clinical outcome in the trauma patient. Br J Surg 77:204–207
4. Wakefield CH, Carey PD, Foulds S, Monson JRT, Guillou PJ (1993) Changes in major histocompatibility complex class II expression in monocytes and T cells of patients developing infection after surgery. Br J Surg 80:205–209
5. Polk HC (1993) Monocyte expression of class II antigens. Br J Surg 80:138–140

Dr. W. Barthlen, Chirurgische Klinik, Klinikum rechts der Isar, TU München, Ismaningerstraße 22, D-81675 München

Intestinaler "low flow state" unter Monitoring von Mukosa- und Serosa-Kalium-Aktivität, Elektromyographie und Schockmediatorprofilen

Serosa and Mucosa Potassium, Electromyography, and Mediator Profiles in Intestinal Low Flow State

Ch. Töns[1], M. Polivoda[2], M. Anurov[2], Ch. Klein[3], A. Öttinger[2] und V. Schumpelick[1]

[1]Chirurgische Klinik, RTWH Aachen
[2]I. Medical Institute, Dept. Physiology of Digestion, Moskau
[3]Institut für Pathologie, Universitätsklinik Mainz

Einleitung

Intestinale Mikrozirkulationsstörungen stellen in der Sepsis ein zentrales Diskussionskorrelat dar. Ungeklärt bleiben bislang die pathophysiologischen Wechselwirkungen zwischen Gastrointestinaltrakt, Sepsis und Übergang in ein Multiorganversagen. Ein qualitatives Monitoring des Intestinaltraktes ist bedingt mit der Elektromyographie und hinsichtlich der zellulären Integrität mit dem nichtinvasiven Monitoring der Kalium-Aktivität [1, 2, 3, 4] möglich. In einem standardisierten Modell sollte eine intestinale "low flow state"-Situation differenziert untersucht werden, um weiterreichende Erkenntnisse über die Bedeutung des Darmes in der Sepsis zu erhalten.

Methodik

Nach Erteilung der Tierversuchsgenehmigung durch den hiesigen Regierungspräsidenten und das Ministerium für "public health" in Rußland wurde die experimentelle Untersuchung an 8 Bastardhunden in Intubationsnarkose mit Thiopental und Fentanyl-Analgesie durchgeführt. Nach Laparotomie, Splenektomie und Katheterplazierung (V. femoralis, V. porta, A. femoralis) erfolgte die Präparation der Mesenterialwurzel und anschließende Isolierung je eines 150 cm langen Dünndarmsegmentes mit Skelettierung des Mesos sowie Querdurchtrennung des Darmes zur Vermeidung einer Kollateralperfusion. In der Mitte des ausgeschalteten Segmentes wurde eine 5 cm lange antimesenteriale Enterotomie für vergleichende Mukosamessungen durchgeführt. Die EMG-Bipolarelektrode wurde 10 cm oral der Enterotomiestelle mit 2 Serosanähten fixiert. Zur Flowmessung wurde ein elektromagnetischer Manschettenflow-Sensor an der V. porta sowie an der zugehörigen mesenterialen Arterie des isolierten Segmentes plaziert. Nach Klarspülung des ausgeschalteten Segmentes mit NaCl-Lösung wurde zur Normalisierung der traumatisch erhöhten Mediatoren eine manipulationsfreie 2-stündige steady state Phase eingehalten.

Chirurgisches Forum 1994
f. experim. u. klinische Forschung
Trede/Seifert/Hartel (Hrsg.)
©Springer-Verlag Berlin Heidelberg 1994

Die 8 Versuchstiere waren in 2 Gruppen eingeteilt: In der Gruppe D erfolgte die Auslösung einer non-okklusiven arteriellen Minderperfusion. Über eine stufenlos regulierbare Drosselklemme wurde der Flow der zugehörigen mesenterialen Arterie des isolierten Segmentes auf 10% des Ausgangswertes für 6 h reduziert. Nach 6 h wurde die Drosselung aufgehoben und weitere 60 min des Monitoring fortgesetzt (Abb. 1). In der Gruppe T als Kontrolle wurde nach identischer Vorbehandlung keine Flowreduktion durchgeführt.

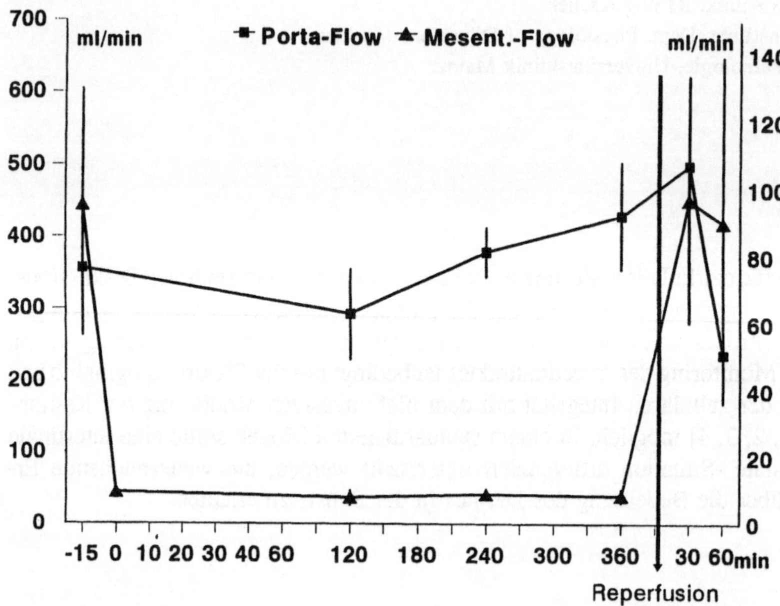

Abb. 1. Flowdaten der V. porta und der versorgenden Mesenterialarterie des isolierten Dünndarmsegmentes in ml/min

Die EMG-Ableitung erfolgte mit einem Mingograf-Gerät (Fa. Siemens) mit einer Eingangsempfindlichkeit < 1 mV. Die ionenselektive Messung der Kalium-Aktivität (a K^+) erfolgte mit dem OMS-Gerät der Fa. Medimon durch Aufsetzen des Sensors vergleichend auf die Serosa 5 cm aboral der EMG-Elektrode und auf die Mukosa im Bereich der Enterotomiestelle. Der Anpreßdruck des Sensors war durch sein Eigengewicht standardisiert.

Nach definiertem engmaschigen Profil erfolgten EMG und a K^+_{s+m}-Messungen. Zum Beginn sowie nach 2, 4 und 6 h der Ischämiedauer sowie nach 30 und 60 min nach Reperfusion wurde ein Laborstatus (u.a. Mediatoren TxB_2 und PGF_{1A} – in der Verarbeitungs- und Bestimmungstechnik wie in [3] dargestellt) durchgeführt. Zu den gleichen Zeitpunkten erfolgten Gewebsprobenentnahmen für die elektronenmikroskopische und histologische Aufarbeitung. Zur statistischen Analyse wurde der T-Test eingesetzt.

Ergebnisse

Das Versuchskonzept konnte bei 7 der 8 Hunde eingehalten werden, lediglich ein Tier
der Gruppe D verstarb während der Versuchsdauer nach 240 min Ischämiedauer unter
den klinischen und morphologischen Zeichen des mesenterialvenösen Akutthrombose.
Zu diesem Zeitpunkt betrug bei diesem Hund das TxB_2 (porta) 5408 pg/ml.

EMG Amplitude und Frequenz wie auch die a K^+ auf Serosa und Mukosa zeigten
bei 10%igem "low flow state" signifikante Befundänderungen ($p < 0,001$) gegenüber
der Kontrollgruppe ohne Ischämie.

Bei der a K^+ zeigte sich unmittelbar nach Flußreduktion ein heftiger Anstieg auf
der Mukosa bei relativ langsam steigenden Serosa-a K^+-Werten, die unter dem a K^+-
Profil einer vollständigen arteriellen Ischämie bleiben [2, 4]. Nach 240 min kommt
es zum Ausgleich des physiologischen Mukosa/Serosa-Gradienten, der als Translokationszeitpunkt interpretierbar scheint (Abb. 2). Nach Reperfusion normalisieren sich
die Werte bereits nach 30 min auf ein Niveau unter der kritischen Viabilitätsgrenze
[1]. Die Mittelwerte der Kontrollgruppe betrugen auf der Serosa a K^+ 3,7 mmol/l
(range 2,1/6,2), auf der Mukosa a K^+ 9,1 mmol/l (range 7,3/13,5).

Im EMG waren nach 80 min Frequenz und Amplitude nicht mehr nachweisbar.
Erneute EMG-Aktivität war zwischen 180 und 240 min zu verzeichnen wie auch als
Viabilitätsnachweis nach Reperfusion (Abb. 3). Die Mittelwerte der Kontrollgruppe
betrugen: Frequenz 12,2 l/min (range 9/14), Amplitude 0,96 mV (range 0,73/1,31).

Bei der Analyse der humoralen Parameter zeigten PGI_2 und Thromboxan, anders
als bei vollständiger Ischämie [4], keinen initalen Peak, sondern kontinuierlich ansteigende Werte. Bei allen Analysen zu den verschiedenen Abnahmezeitpunkten fanden

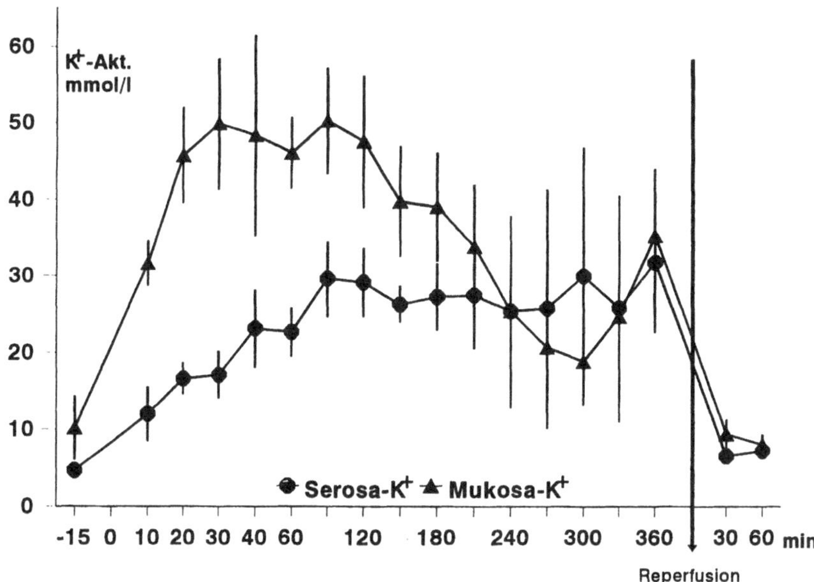

Abb. 2. Oberflächen a K^+-Werte (mmol/l) für Serosa und Mukosa bei der Reduktion des mesenterialen Blutflusses auf 10% und anschließender Reperfusion. Mittelwerte der Kontrollgruppe
Serosa a K^+ 3,7 mmol/l (range 2,1/6,2); Mukosa a K^+ 9,1 mmol/l (range 7,3/13,5)

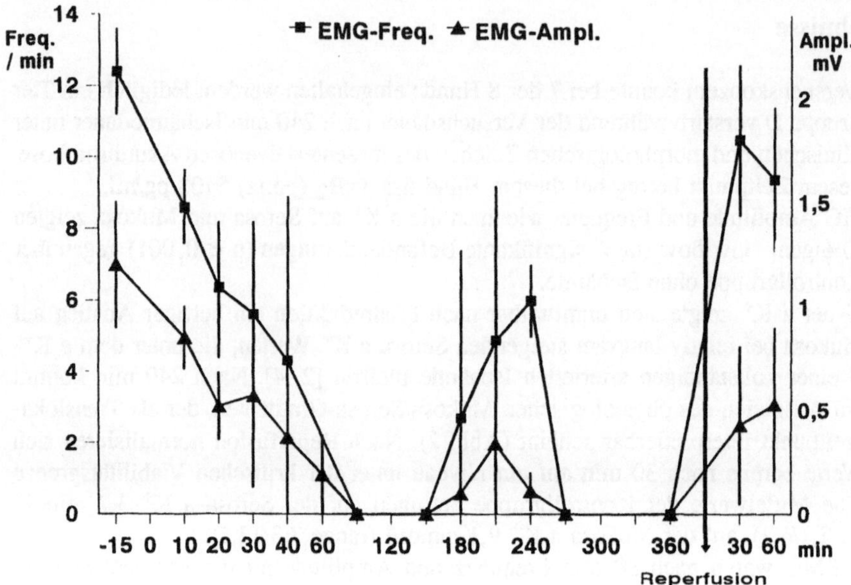

Abb. 3. Amplitude (mV) und Frequenz (pro min) im EMG bei Reduktion des mesenterialen Blutflusses auf 10% und anschließender Reperfusion. Mittelwerte der Kontrollgruppe: Frequenz 12,1 l/min (range 9/14), Amplitude 0,96 mV (range 0,73/1,31)

sich stets signifikant höhere Plasmawerte im Pfortaderblut gegenüber dem Cavablut. Thromboxan A_2 (gemessen der stabile Metabolit B_2) zeigt im Vergleich zu dem moderat ansteigenden PGI$_2$ bereits bei den ersten Abnahmen deutlich heftigere Reaktionen. Das Verhältnis PGI$_2$ zu TxB$_2$ ist zugunsten des Thromboxans verschoben, das sich am ehesten durch eine massive Thrombozytenaktivierung aufgrund der funktionellen Stenose sowie progrediente Mikrothrombenbildung erklärt.

Insbesondere die analogen Intestinalmonitoring-Befunde bei rezidivierender Endotoxinämie [3] belegen im Vergleich mit den Daten der experimentellen non-okklusiven Ischämie die Bedeutung intestinaler Minderperfusionszustände. Fehlverteilung des Herzminutenvolumens bei septischen Patienten führen vermutlich über solche "low flow states" des Intestinaltraktes zu einer Kaskadenaktivierung, dessen dramatisches Schlußbild das Multiorganversagen ist.

Zusammenfassung

In einem standardisierten Hundemodell wurde eine non-okklusive Ischämie an einem isolierten Dünndarmsegment mit einem Restflow von 10% über 6 h und anschließender Reperfusion durchgeführt. Elektromyographie, Serosa- und Mukosa-Kalium-Oberflächenaktivität und Mediatorprofile dienten neben Flowmessungen der V. porta und der Mesenterialarterie als Beurteilungskriterien. EMG-Amplitude und Frequenz zeigten signifikante flowabhängige Änderungen gegenüber der Kontrollgruppe sowie eine erneut nachweisbare Aktivität nach Reperfusion. Bei der K$^+$-

Aktivitätsmessung ergaben sich hochsignifikante Befundänderungen, wobei ein Ausgleich des initialen Mukosa/Serosa-Gradienten als vermuteter Translokationszeitpunkt nach 240 min erfolgte. Die nach Reperfusion erhaltene zelluläre Integrität dokumentiert sich neben den morphologischen Befunden mit auf das Ausgangsniveau wieder normalisierten K^+-Oberflächenwerten. Die dramatische Endothelaktivierung zeigt sich in einem kontinuierlichen Prostazyklin-Anstieg. Die Thromboxanreaktion erfolgt intensiver, so daß das Verhältnis von PGI_2 zu TxB_2 stark zugunsten des Thromboxanes verschoben ist.

Summary

In a standardized dog model, a small-bowel segment was isolated and nonocclusive ischemia with a rest flow of 10% was maintained over the experimental duration of 6 h. At the end of the experiment a reperfusion period was observed for 60 min. Electromyography and serosal and mucosal potassium surface activity as well as mediator profiles were correlated with flow determinations of the portal vein and mesenteric artery. The electromyogram amplitude and frequence showed significant and flow-dependent alterations compared to the control group as well as newly detectable activity after reperfusion. The data of K^+ activity revealed highly significant changes, whereas the initial mucosal/serosal K^+ gradient (the observed time point of translocation) normalized after 240 min. After reperfusion the cellular integrity was intact as documented by morphological results and decreasing K^+ surface activities on baseline values. The vigorous activation of the intestinal endothelial cell layer was documented by linearly increasing prostacyclin plasma concentrations. Overall, the liberation of TxB_2 is more shown markedly by the ratio of PGI_2/TxB_2.

Literatur

1. Büsser Th, Töns Ch, Winkeltau G, Schumpelick V (1993) Intraoperative Qualitätssicherung nach gefäßchirurgischer Intervention an den Mesenterialgefäßen durch Serosa-Monitoring der Kalium-Aktivität. Langenbecks Arch Chir [Suppl Chir Forum], S 461–465
2. Töns Ch, Fenzlein G, Winkeltau G, Büsser Th, Schumpelick V (1991) Ionenselektives on-line Monitoring der Kalium-Aktivität als Parameter für die Dünndarmischämie. Langenbecks Arch Chir [Suppl Chir Forum], S 271–275
3. Töns Ch, Klosterhalfen B, Klinge U, Kirkpatrick CJ, Mittermayer C, Schumpelick V (1993) Septischer Schock und multiples Organversagen in der chirurgischen Intensivmedizin. Ein tierexperimentelles Modell zur Analyse pulmonaler und intestinaler Dysfunktion. Langenbecks Arch 378:212–232
4. Töns Ch, Klosterhalfen B, Anurov M, Titkova BS, Öttinger A, Schumpelick V (1993) Serosa-Kalium-Aktivität, Elektromyographie und Schockmediator-Profile bei der experimentellen und kombiniert arterio-venösen Dünndarmischämie. Langenbecks Arch Chir [Suppl Chir Forum], S 423–428

Dr. med. H.W.Ch. Töns, Chirurgische Klinik, RWTH Aachen, Pauwelsstraße 30, D-52057 Aachen

Laser-induzierte Thermotherapie (LITT) zur Behandlung maligner Lebertumoren – Ex-vivo Studie zur Applikatorerprobung

Laser-Induced Thermotherapy for the Treatment of Liver Tumors: Ex Vivo Study of a New Applicator Probe

D. Albrecht[1], C.T. Germer[1], H.D. Foss[2], A. Roggan[3] und R. Häring[1]

[1]Chirurgische Klinik; [2]Institut für Pathologie, UVK Steglitz, Freie Universität Berlin
[3]Laser-Medizin-Zentrum GmbH, Berlin

Einleitung

Die Methode der Laser-induzierten Thermotherapie (LITT) stellt ein Verfahren dar, mit dessen Hilfe es möglich ist, maligne Tumore der Leber zu zerstören [1, 4]. Der bisherige klinische Einsatz der LITT ist u.a. limitiert durch die lokale Ausdehnung der induzierbaren hyperthermischen Läsionen [2]. Die interstitielle Applikation von gebündeltem Laserlicht führt an der distalen Faserendfläche zu sehr hohen Leistungs-dichten mit der Folge von Carbonisation des Gewebes, die zu einer Begrenzung des Wirkvolumens führt. Durch die Verwendung spezieller Applikatoren am distalen Ende des Lichtleiters können die physikalischen Eigenschaften des emittierten Laserlichtes dergestalt verändert werden, daß eine homogene räumliche Abstrahlung der Photonen im Erfolgsorgan erfolgt und somit eine Carbonisation verhindert wird. Die vorlie-gende Studie wurde mit dem Ziel durchgeführt, ein neu entwickeltes Diffusor-Tip-Applikatorsystem zur LITT in einem ex-vivo Modell zu erproben.

Material und Methoden

Versuchsmedium

Die Laserapplikation erfolgte in frisch explantierten Schweinelebern. Der Transport der Lebern von Entnahmeort erfolgte in auf 6°C gekühlter isotoner Elektrolytlösung. Vor Versuchsbeginn erfolgte die Erwärmung auf 20°C.

Chirurgisches Forum 1994
f. experim. u. klinische Forschung
Trede/Seifert/Hartel (Hrsg.)
©Springer-Verlag Berlin Heidelberg 1994

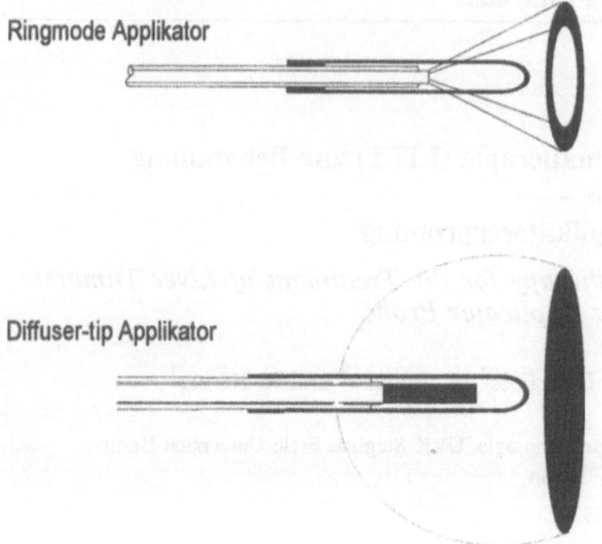

Abb. 1. Photonenabstrahlungscharakteristika der Applikatorsysteme (Erläuterung siehe Text)

Versuchsaufbau

Als Laser fand ein Continuous Wave Neodymium-Yttrium-Aluminum-Garnet (Nd YAG) Laser mit einer Wellenlänge im nahen Infrarotbereich von 1064 nm Verwendung (MBB-Medizintechnik, München). Der von uns zur LITT entwickelte Diffuser-Tip-Applikator besteht aus einer Quarzfaser, bei der mittels eines Spezialverfahrens eine Aufrauhung (Frostung) des distalen Faserendes vorgenommen wird und die zusätzlich mit einem Glasdom versehen ist. Dieser Streukörper führt zu einer isotopen Photonenverteilung im Gewebe, welche minimale Leistungsdichten gewährleistet. Die Erfassung der Temperatur im Gewebe erfolgte mit Metallmeßsonden und einem Temperaturmeßgerät (Fa. Okinawa), das eine kontinuierliche Messung während der Applikation ermöglichte. Der exakte Abstand der Temperatursonden, 5 und 10 mm parallel zum Applikatorsystem, wurde durch das Einbringen der Sonden in einer speziellen Halterung gewährleistet. Zur Quantifizierung der faserbedingten Energieverluste wurden vor und nach jeder Applikation die distalen Applikatorleistungen mittels eines speziell entwickelten Dosimeters erfaßt.

Versuchsdurchführung

Der Diffuser-Tip-Applikator wurde im Vergleich mit dem kommerziell erhältlichen Ringmode Applikator (MBB-Medizintechnik, München) getestet. Die Abb. 1 zeigt die aus dem unterschiedlichen technischen Aufbau der beiden Applikatoren resultierenden differenten Photonenabstrahlungscharakteristika. Der Ringmode-Applikator zeigt aufgrund einer nicht axialen Einkopplung der Faser in den Laser eine sphärische Abstrahlung.

Maximale Applikatorbelastbarkeit

Zur Erfassung der maximalen Applikatorbelastbarkeit wurden die unterschiedlichen Applikatorsysteme mit 3, 4, 5 und 6 Watt bis zu einer maximalen Applikationsdauer von 1200 s für jede Leistungsstufe getestet. Als maximale Applikatortoleranz (MAT) wurde die Carbonisation des Gewebes und das Einschmelzen des Streukörpers gewertet.

Dosis-Wirkbeziehung

Zur Erfassung der Dosis-Wirkbeziehung wurden 3, 4, 5 und 6 Watt mit Applikationszeiten von 600 s bis 1200 s appliziert. Es erfolgten für jede einzelne Laser-Leistung und Applikationszeit jeweils 5 Messungen, aus deren Ergebnis das statistische Mittel errechnet wurde. Insgesamt wurden 300 Applikationen durchgeführt. Am Ende jeder Applikation wurde die Leber entlang dem Stichkanal der Laserfaser aufgeschnitten und die entstandene Läsion makroskopisch vermessen. Das Volumen der hyperthermisch erzeugten Läsionen wurde mit Hilfe der Formel für die Berechnung des Volumens für Rotationsellipsoide errechnet. Anschließend wurde ein Teil der relevanten Schnitte in 10% Formalin fixiert, der andere Teil in flüssigem Stickstoff tiefgefroren. Die formalinfixierten Schnitte wurden nach Einbettung in Paraffin mit Hämatoxylin und Eosin gefärbt. Aus den tiefgefrorenen Proben erfolgte die Herstellung cryostatischer Schnitte und Anfertigung enzymhistochemischer Präparate zum Nachweis von Nikotinamid-Adenin-Dinukleotid-Diaphorase (NADH-Diaphorase) [4].

Ergebnisse

Maximale Applikatorbelastbarkeit

Die Beziehung zwischen der abgegebenen Laserenergie und dem zeitlichen Verlauf bis zur thermischen Überlastung der verwendeten Applikatorsysteme ist in Abb. 2 dargestellt. Bei dem Ringmode Applikator führte eine Laserleistung von 4 Watt und eine Applikationszeit von 1200 s sowie 5 Watt bei 840 s zur Carbonisation des Gewebes und zum Einschmelzen des Streukörpers. Der Diffuser-Tip-Applikator zeigte eine maximale Applikator-Toleranz (MAT) von 6 Watt bei einer Applikationszeit von 720 s. Die gemessenen Temperaturmaxima betrugen 92°C ($\pm$2) im Abstand von 5 mm vom Applikator und 73°C ($\pm$2) im Abstand von 10 mm. Bei Applikator-Dysfunktion zeigte die Temperaturkurve den sofortigen Zusammenbruch der Hyperthermie-Entwicklung an.

Dosis-Wirkbeziehung

Die aus den einzelnen Vermessungen der thermischen Läsionen im statistischen Mittel resultierenden Dosis-Wirk-Beziehungen zwischen applizierter Laserenergie und Dimension des thermischen Effekts im Gewebe bei Verwendung der unterschiedlichen

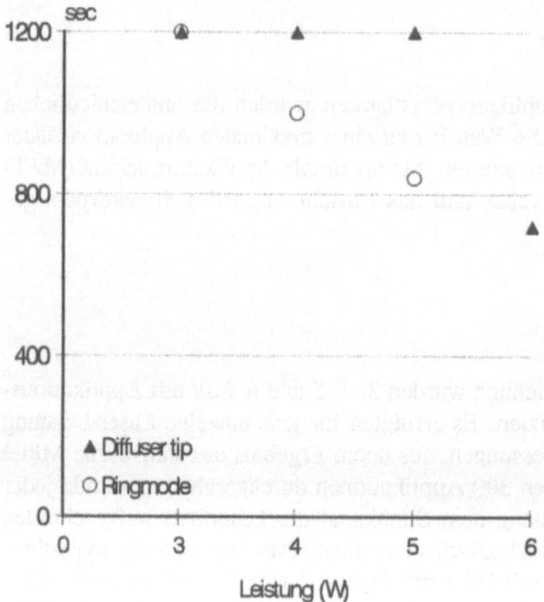

Abb. 2. Maximale Applikatortoleranz (MAT). Dargestellt ist der Zeitpunkt der Applikatorüberlastung für jede einzelne Leistungsstufe

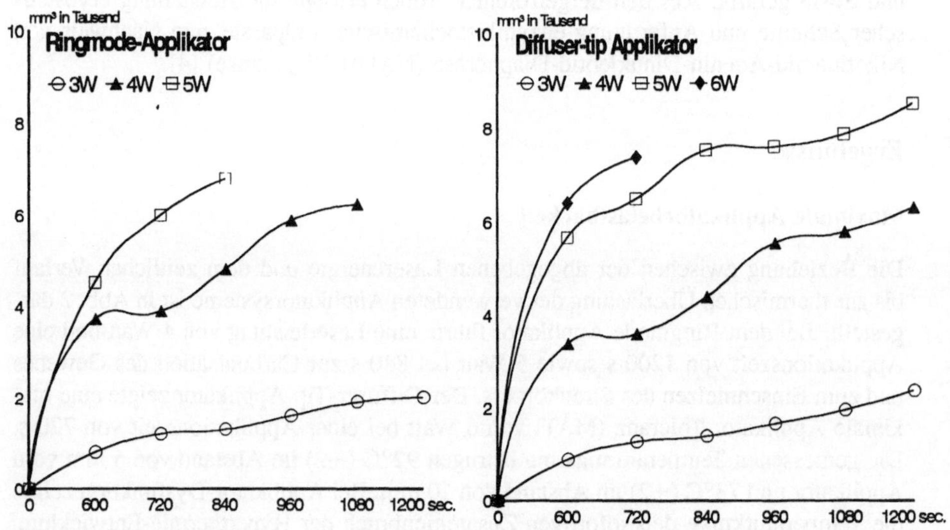

Abb. 3. Dosis-Wirkbeziehung. Aufgetragen ist das erzielte Wirkvolumen für jede Leistungsstufe und Applikationszeit

Applikatorsysteme sind in Abb. 3 dargestellt. Dabei zeigt sich für den Diffuser-Tip-Applikator ein maximales Volumen der induzierten Läsion von 7540 mm³ ohne Carbonisation des Gewebes bei einer Leistung von 5 Watt und 840 s (= 4351 J), die 80% der MAT entspricht. Mit dem Ringmode-Applikator werden bei einer MAT von 80%

(4 W/960 s = 3936 J) Läsionsvolumen von 5800 mm^3 erreicht. Für beide Applikatoren gilt, daß mit steigender Laserenergie auch die Größe der erzeugten hyperthermischen Läsion zunimmt. Für jede Leistungsstufe ist ein Plateaueffekt nachzuweisen, nach dessen Erreichen die Verlängerung der Applikationszeit nicht zu einer Zunahme der Läsionsgröße führt. Der Diffuser-Tip Applikator zeigte bei 4 W und 960 s (= 3878 J) ein Stagnieren der Läsionsgröße; bei einer Leistung von 5 W wurde das Plateau bereits bei 840 s (= 4351 J) und größerem Läsionsvolumen (7540 mm^3) erreicht. Für den Ringmode Applikator konnte der Plateaueffekt bei einer Laserleistung von 4 W/1080 s (= 4536 J) beobachtet werden; für die Leistungsstufe 5 W kam es zur Überlastung des Applikatorsystems vor Erreichen des Plateaus. Die Auswertung der HE Schnittpräparate zeigte die in den hyperthermischen Gewebsläsionen typischen 3 morphologisch unterschiedlich veränderten Zonen [2, 5]. Der Übergang zum nicht geschädigten Lebergewebe ist im HE-Präparat fließend und nicht deutlich demarkiert. Die enzymhistochemische Methode des indirekten NADH-Nachweises zeigte eine irreversible Schädigung der Zellen im hyperthermierten Areal mit exakter Abgrenzung zum unbehandelten Gewebe. Dabei deckte sich die Grenze im histologischen Schnittpräparat exakt mit der makroskopisch erkennbaren.

Zusammenfassung

In einer ex-vivo Versuchsreihe wurden hypertherme Läsionen in Schweinelebern unter Benutzung eines neu entwickelten Applikatorsystems zur Evaluierung von Dosis-Wirk-Beziehungen durch LITT erzeugt. Die hier vorgestellten Ergebnisse zeigen, daß mit dem Diffuser-Tip-Applikator hyperthermische Gewebsläsionen in einer Größe von 7540 mm^3 bei einer applizierten Energie von 4350 J ohne Carbonisation im ex-vivo Modell erzeugt werden können. Diese Läsionen können in einem für den Applikator sicheren Arbeitsbereich (MAT 80%) ohne Gefahr der Applikatorzerstörung induziert werden.

Summary

We performed a series of ex vivo experiments to evaluate the dose-response relationship of laser-induced thermotherapy using a newly developed applicator system to produce hyperthermic lesions in pig livers. The results presented here indicate that, in the ex-vivo model, the diffuser-tip applicator can generate hyperthermic tissue lesions with a size of 7540 mm^3 at an applied energy of 4350 J without carbonization. These lesions can be induced in a safe working range of the applicator (MAT 80%) without the risk of destruction of the applicator.

Literatur

1. Masters A, Steger AC, Less WR, Walmsley KM, Brown SG (1992) Interstitial laser hyperthermia: a new approach for treating liver metastases. Br J Cancer 66:518

2. Matthewson K, Coleridge-Smith P, O'Sullivan JP, Northfield TC, Brown SG (1987) Biological effects of intrahepatic neodymium: yttrium-aluminum-Garnet laser photocoagulation in rats. Gastroenterol 93:550
3. Neumann RA, Knobler RM, Pieczkowski F, Gebhart W (1991) Enzyme histochemical analysis of cell viability after argon laser-induced coagulation necrosis of the skin. J Am Acad Dermatol 25:991
4. Nolsoe CP, Torp-Pedersen S, Brucharth F et al. (1993) Interstitial hyperthermia of colorectal liver metastases with a US-guided Nd-YAG laser with a diffuser tip: A pilot clinical study. Radiology 187-333
5. Steger AC, Lees WR, Shorvon P, Walmsley KM, Brown SG (1992) Multiple-fibre low-power interstitial laser hyperthermia: studies in the normal liver. Br J Surg 79:139

D. Albrecht, Universitätsklinikum Steglitz, Chirurgische Klinik und Poliklinik, Hindenburgdamm 30, D-12200 Berlin

Der Effekt von CCK auf die exokrine Pankreassekretion beim Menschen ist abhängig von einer intakten extrinsischen Innervation

The Effect of CCK on the Pancreatic Exocrine Function is Dependent on Intact Extrinsic Innervation

F. Pfeffer[1], M. Nauck[2], F. Makowiec[1], M. Büsing[1], F. Gendo[1] und U.T. Hopt[1]

[1]Abteilung für Allgemeinchirurgie, Chirurgische Universitätsklinik,Tübingen
[2]Medizinische Klinik der Ruhr-Universität, Knappschaftskrankenhaus, Bochum

Einleitung

Die exokrine Pankreassekretion beim Menschen wird überwiegend durch gastrointestinale Hormone gesteuert. Hierbei sind insbesondere Sekretin und Cholezystokinin (CCK) von Bedeutung. Es ist jedoch unklar, inwieweit das extrinsische Nervensystem eine Rolle in diesen Regelmechanismen spielt. Zudem bestehen hinsichtlich der Bedeutung der Innervation und der Interaktion von humoralen und nervalen Stimuli große Unterschiede zwischen verschiedenen Spezies [1]. Die perkutane Ableitung des Pankreassekretes im Rahmen einer Pankreastransplantation über einen Pankreasgangkatheter ermöglicht Messungen der exokrinen Pankreasfunktion beim denervierten Pankreas, das solchen Untersuchungen bislang nicht zugänglich war. Vorläufige Untersuchungen an unserem Patientengut hatten ein deutlich reduziertes Ansprechen auf CCK bei erhaltener Sekretinantwort gezeigt. Hierzu wurden pharmakologische Dosierungen eingesetzt.

In der vorliegenden Studie wurde deshalb, in Erweiterung der genannten vorläufigen Studie, am denervierten menschlichen Pankreas die exokrine Sekretion nach Verabreichung verschiedener physiologischer und pharmakologischer Stimulantien bestimmt.

Patienten und Methodik

Die Messungen wurden an zwei Gruppen diabetischer Patienten 7 ± 3 Wochen nach kombinierter Pankreas-Nieren-Transplantation durchgeführt. Die Ableitung des Pankreassekretes erfolgt mittels Blasendrainagetechnik über eine Anastomose zwischen Spenderduodenum und Empfängerharnblase. Während der ersten 6 Wochen nach Transplantation wurde das Pankreassekret über einen intraoperativ eingelegten Pankreasgangkatheter perkutan drainiert. Die immunsuppressive Therapie bestand in Prednisolon 18 ± 4 mg/d, Ciclosporin 343 ± 116 mg/d (Plasmaspiegel 158 ± 45 ng/ml) und Azathioprin 130 ± 27 mg/d.

Gruppe I: Bei 5 Patienten (Alter 35 ± 5 Jahre; Body-Mass-Index $22,3 \pm 1,9$ kg/m^2; Diabetesdauer: 7–34 Jahre vor Transplantation) wurden Sekretin-Pankreozymin-Tests

Chirurgisches Forum 1994
f. experim. u. klinische Forschung
Trede/Seifert/Hartel (Hrsg.)
©Springer-Verlag Berlin Heidelberg 1994

durchgeführt. Hierzu wurde der Pankreassaft bei 9 Versuchen während der Basalphase und nach Stimulation gesammelt. Nach 30 min wurde Sekretin 1 U/kg Körpergewicht und nach 60 min CCK 1 U/kg Körpergewicht i.v. appliziert.

Gruppe II: Bei 6 Patienten wurde eine Stimulation der Pankreassekretion mit (1) einer Standardmahlzeit (Testfrühstück 550 kCal) und (2) einer HCl-Stimulation oral (300 ml 0,05 M HCl) durchgeführt (Alter: 36 ± 6 Jahre; Body-Mass-Index: $20, 4 \pm 4, 5$ kg/m^2; Kreatinin: $1, 5 \pm 0, 3$ mg/dl; HbA1c: $5, 3 \pm 0, 6\%$, Normalwert: 4,2–6,1%).

Messungen im Pankreassekret: Das Pankreassekret wurde in 15-min Portionen über 3 h aus dem Pankreasgangkatheter aufgefangen und während der Abnahmeperiode auf Eis gekühlt. Unmittelbar nach Testende wurden die Proben tiefgefroren. Aus dem Pankreassaft wurde das Volumen, Bikarbonat (titrimetrische Methode) sowie Trypsin(ogen) mittels eines enzymatischen Testkits (Böhringer Mannheim) bestimmt.

Statistische Auswertung: Die Ergebnisse sind jeweils als Mittelwert $\pm$ SEM der sechs Testpersonen angegeben. Zur Signifikanzprüfung wurde eine nicht-parametrische Varianzanalyse (Friedman-Test) durchgeführt. Bei einem p-Wert $< 0, 05$ wurde ein Vergleich der Werte nach Stimulation mit den Mittelwerten aller basaler Messungen mittels Wilcoxon-Test durchgeführt.

Ergebnisse

Sekretin/CCK: Nach Sekretinstimulation zeigt sich ein signifikanter und langanhaltender Anstieg der Volumensekretion über 105 min bis auf das 6,6-fache der Basalsekretion (p = 0, 0077). Die Bikarbonatsekretion zeigte ebenfalls eine Zunahme um das 12,8-fache der Basalsekretion (p = 0, 0077). Demgegenüber war die Enzymsekretion lediglich während der ersten 15 min nach Sekretingabe mit einem Anstieg um das 3,2-fache signifikant stimulierbar (Abb. 1). Dies ist am ehesten als "wash-out" Effekt zu interpretieren.

Die nachfolgende Stimulation mit CCK führte nur zu einer kurzdauernden signifikanten Erhöhung des Trypsinogen-"outputs" auf das 1,8-fache des Ausgangswertes. Dieser Effekt war aber im Vergleich zu der vom genuinen Pankreas her bekannten Enzymantwort nur schwach ausgeprägt und bereits 15 min später nicht mehr nachweisbar.

Orale Salzsäure: Stimulation mittels 0,05 M oraler Salzsäure führte ebenfalls zu einer signifikanten und langdauernden Erhöhung des Volumenflusses (2,7-fach) bzw. der Bikarbonatsekretion (3,0-fach) im Vergleich zur Basalsekretion (p $<$ 0,0001). Die Trypsinogensekretion zeigte nur einen schwachen, nicht signifikanten Anstieg um das 2,1-fache zum Basalwert (p = 0, 15, ohne Abbildung).

Mahlzeitstimulation: Die Mahlzeitstimulation, die die endogene CCK-Sekretion physiologisch fördert, hatte keinen signifikanten Einfluß auf Volumen- und Bikarbonatsekretion (p = 0, 30 bzw. p = 0, 17). Die Enzymsekretion (Trypsinogen) zeigte ebenfalls keinen signifikanten Anstieg auf Mahlzeitstimulation (p = 0, 29, ohne Abbildung).

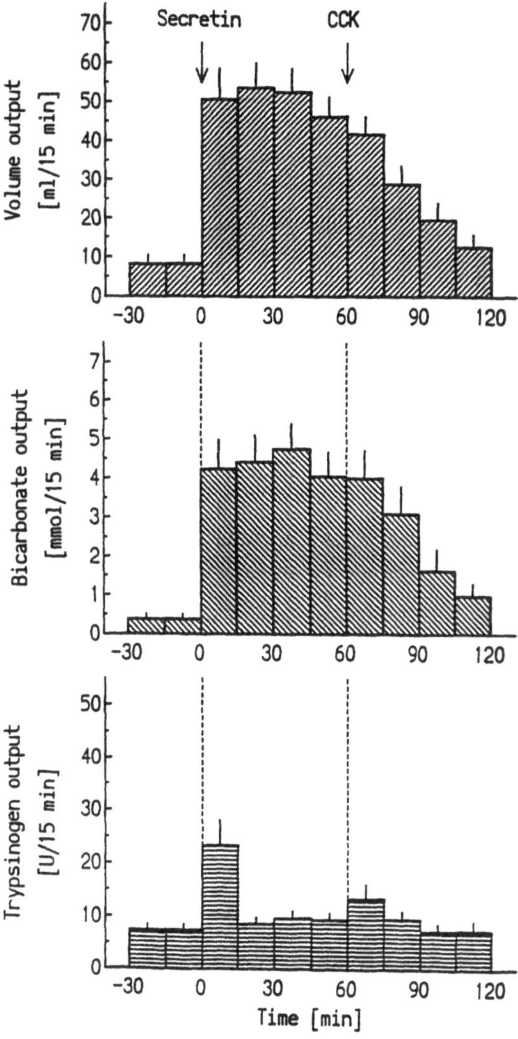

Abb. 1. Pankreassekretion nach Sekretin- und CCK-Stimulation. Volumenfluß, Bikarbonatsekretion und Trypsin(ogen)-output nach i.v. Sekretinstimulation (1 U/kg KG) und CCK-Stimulation (1 U/kg KG). Mittelwert ± SEM, n = 6

Diskussion

Die Pankreastransplantation zur Behandlung des Typ I-Diabetes mit Blasendrainagetechnik und passagerer Ableitung des Pankreassekretes über einen perkutanen Pankreasgangkatheter stellt ein ideales Modell zur Untersuchung des Einflusses des extrinsischen Nervensystems auf die Regulation der Pankreassekretion beim Menschen dar. Rein morphologisch zeigen sich bei den untersuchten Patienten licht- und elektronenmikroskopisch keine Auffälligkeiten des Azinuszellsystems. Ziel unserer Untersuchungen war es, sowohl die Wirkung von exogenen, teils unphysiologischen

Stimuli, als auch von endogenen Reizen am denervierten menschlichen Pankreas zu untersuchen.

Orale Salzsäure stimuliert über eine physiologische Sekretinfreisetzung dosisabhängig die Zunahme der Flußrate und den Bikarbonat-output des Pankreassekretes. Im Tierversuch konnte diese Bikarbonatantwort auf niedrige intraduodenale Salzsäurestimulation durch eine komplette extrinsische Denervation partiell blockiert werden [2]. Bei hochdosierter HCl-Gabe blieb die extrinsische Denervation jedoch ohne Effekt. Gleichzeitig ließ sich die erhöhte Bikarbonatsekretion nach schwacher HCl-Stimulation sowohl beim intakten als auch beim denervierten Pankreas durch Atropin signifikant abschwächen. Aufgrund dieser Ergebnisse läßt sich folgern, daß die pankreatische Bikarbonatsekretion nach niedrig dosierter duodenaler HCl-Stimulation sowohl über extrinsische, als auch über cholinerge, intrapankreatische Reflexe gesteuert wird, die sich durch Atropin blockieren lassen. Demgegenüber scheinen bei starker duodenaler HCl-Stimulation vor allem Hormone, insbesonders Sekretin, für die Regulation verantwortlich zu sein [2]. Unsere Ergebnisse zeigen beim menschlichen, extrinsisch denervierten Pankreas eine signifikant erhöhte Volumenantwort und Bikarbonatsekretion auf orale HCl-Stimulation. Da in unserem Modell die zugeführte Salzsäure keinerlei Kontakt mit dem denervierten Transplantat hat, ist der Effekt am ehesten über gastrointestinale Hormone ausgelöst worden. Ob dabei zusätzlich cholinerge, intrinsische Reflexbögen verantwortlich sind, muß noch weiter geklärt werden.

Nahrungsmittel stellen die wichtigsten physiologischen Stimuli der Enzymsekretion des Pankreas dar. Wie hierbei nervale und humorale Mechanismen zusammenspielen ist jedoch unklar [1]. Entscheidend ist auf der einen Seite die cholinerge Innervation und auf der anderen Seite die Freisetzung intestinaler Hormone, insbesondere von Cholezystokinin (CCK). Eine physiologische postprandiale CCK-Ausschüttung führt sowohl beim Menschen als auch im Tierexperiment zu einer signifikanten Erhöhung der Pankreassekretion. Nach Ausschaltung der extrinsischen Innervation ist beim Hund die Sekretionsantwort des Pankreas nach Nahrungsstimulation signifikant erniedrigt und beträgt lediglich noch etwa 50% der des intakten Organs [3]. Beim Menschen konnte eine nahezu vollständige Reduktion der Enzymantwort auf Mahlzeitstimulation sowohl durch cholinerge Blockade mit Atropin, als auch mit CCK-Rezeptorantagonisten (Loxiglumid) gezeigt werden [1]. Beim transplantierten menschlichen Pankreas zeigte die orale Mahlzeitstimulation keinen signifikanten Einfluß auf die Volumen- und Bikarbonatsekretion oder auf die Protein-(Enzym-)Sekretion. Verantwortlich dafür ist wohl in erster Linie die extrinsische Denervation. Die bedingt vermutlich eine verminderte Ansprechbarkeit des transplantierten Pankreas auf CCK. Auch diese Befunde sprechen für eine enge Interaktion von CCK und dem cholinergen Nervensystem [1].

Bei der exogenen Hormongabe zeigte sich, daß das denervierte menschliche Pankreas auf Sekretin mit erhöhtem Volumenfluß und gesteigertem Bikarbonatoutput reagiert. Diese Ergebnisse bestätigen tierexperimentelle Daten, die eine ähnliche Sekretionsantwort auf Sekretin beim denervierten, wie beim intakten Pankreas zeigen [3]. Im Gegensatz hierzu steht der CCK-Effekt: Während im Tierversuch beim Hund kein Einfluß der Denervation auf die Enzymantwort beobachtet wurde [3, 4], war die Enzymsekretion auf CCK-Stimulation bei der Ratte nach bilateraler trunkulärer Vagotomie, beziehungsweise nach perivagaler Vorbehandlung mit dem Neurotoxin

Capsaicin, vollständig aufgehoben [5]. Auch bei unseren Patienten zeigte sich eine deutliche Reduktion der Protein-(Enzym-)Sekretion auf exogenes CCK.

Diese Ergebnise stehen im Einklang mit kürzlich publizierten Befunden, die einen starken Einfluß der cholinergen Innervation auf den Anstieg der exokrinen Sekretion nach alleiniger exogener CCK-Stimulation beim Menschen beschrieben. Diese Interaktion ist bei fehlender extrinsischer Innervation des Pankreas offensichtlich nicht mehr möglich [1].

Zusammenfassung

Die Pankreassekretion wird sowohl durch gastrointestinale Hormone als auch durch das autonome Nervensystem stimuliert. Von Seiten der hormonellen Regulation spielen Sekretin und CCK eine wichtige Rolle. Die nervale Regulation wird über extrinsische und intrinsische cholinerge Nervenbahnen vermittelt. Hinsichtlich der Bedeutung der Innervation und der Interaktion von humoralen und nervalen Stimuli bestehen große Unterschiede zwischen den verschiedenen Spezies. Pankreastransplantierte Patienten mit Pankreasgangdrainage bieten die Möglichkeit, die Regulation des denervierten menschlichen Pankreas zu untersuchen. Erste Ergebnisse haben ein reduziertes Ansprechen auf exogenes CCK und eine erhaltene Wirksamkeit von Sekretin in pharmakologischen Dosierungen gezeigt. In der vorliegenden Studie wurde am denervierten menschlichen Pankreas die exokrine Sekretion nach physiologischer und pharmakologischer Stimulation untersucht.

Hierbei zeigte sich eine erhaltene Sekretionsantwort des denervierten Pankreas auf exogenes Sekretin und auf HCl-Stimulation, welche die endogene Sekretin-Freisetzung physiologisch fördert. Nach oraler Mahlzeitstimulation konnte kein signifikanter Einfluß auf die Volumen- und Bikarbinatsekretion oder auf die Protein-(Enzym-)Sekretion festgestellt werden. Auch die Protein- und Enzymsekretion nach CCK-Stimulation ist drastisch reduziert. Diese Ergebnisse stehen im Einklang mit kürzlich beschriebenen Befunden, die einen deutlichen Einfluß der cholinergen Innervation auf den Anstieg der exokrinen Sekretion nach alleiniger exogener CCK-Stimulation beim Menschen beschrieben. Diese Interaktion zwischen cholinergem Nervensystem und hormoneller Regulation ist bei fehlender extrinsischer Innervation des Pankreas offensichtich nicht mehr möglich.

Summary

Exocrine pancreatic secretion is regulated by gastrointestinal hormones and the autonomic nervous system. Hormonal regulation is mediated predominantly by secretin and CCK. Nerval regulation is dependent on intrinsic and extrinsic cholinergic nerves. Further results point to a significant species difference in the interaction of the cholinergic and hormonal system. Pancreas transplantation with percutaneous drainage of the pancreatic juice offers the opportunity to investigate the regulation of the denervated human pancreas. Previous results indicated a reduced response to CCK stimulation, whereas the denervated pancreas remained responsive to secretin in pharmacological doses. The present study was designed to measure the exocrine response to physiological and pharmacological stimulation. The denervated human pancreas remained responsive to exogenous secretin and HCl stimulation, which causes a physiological secretin release. Oral-meal stimulation showed no significant influence on volume or bicarbonate output or on protein or enzyme secretion. Protein and enzyme secretion after CCK stimulation was also drastically reduced. These results are in line with previously described results indicating a strong dependence of CCK reactions on cholinergic innervation of the human pancreas. Extrinsic denervation of the pancreas is followed by a loss of relevant interaction between the cholinergic nervous system and hormonal regulation.

Literatur

1. Adler G, Beglingr C, Braun U, Reinshagen M, Koop I, Schafmayer A, Rovati L, Arnold R (1991) Interaction of the cholinergic system and cholecystokinin in the regulation of endogenous stimulation of pancreatic secretion in humans. Gastroenterol 100:537–543
2. Niebel W, Beglinger C, Singer MV (1988) Pancreatic bicarbonate response to HCl before and after cutting the extrinsic nerves of the pancreas in dogs. Am J Physiol 254:G436–443
3. Köhler H, Nustede R, Barthel A, Schafmayer A, Peiper H-J (1992) Einfluß der Pankreasinnervation auf die exokrine Sekretionsleistung der Bauchspeicheldrüse. Langenbecks Arch Chir 377:133–140
4. Singer MV (1992) Kontrolle der exokrinen Pankreassekretion – welche Mediatoren sind bedeutender: die Nerven oder die Hormone? Langenbecks Arch Chir 377:131–132
5. Li Y, May D, Owyang C (1992) Endogenous cholecystokinin at physiological levels stimulates pancreatic enzyme secretion via an afferent vagal pathway. Int J Pancreatol 12:74

Dr. F. Pfeffer, Abteilung für Allgemeinchirurgie, Chirurgische Universitätsklinik, Hoppe-Seyler-Straße 3, D-72076 Tübingen

Einfluß von isovolämischer Hämodilution auf die Dynamik der kapillären Perfusion bei experimenteller Pankreatitis

Effect of Isovolemic Hemodilution on Capillary Perfusion Pattern in Experimental Pancreatitis

T. Kerner[1], B. Vollmar[2], M.D. Menger[2], H. Waldner[1] und K. Meßmer[2]

[1]Chirurgische Klinik, Klinikum Innenstadt; [2]Institut für Chirurgische Forschung, Klinikum Großhadern, Ludwig-Maximilians-Universität, München

Einleitung

Störungen der mikrovaskulären Perfusion des Pankreas stellen bei akuter, hämorrhagisch nekrotisierender Pankreatitis einen wichtigen pathogenetischen Faktor für die Ausbildung und Ausbreitung von Gewebenekrosen dar. Durch eine Verminderung der funktionellen Kapillardichte wird die nutritive Perfusion des Organs eingeschränkt. Dabei kommt es zu Veränderungen des kapillaren Perfusionsmusters mit Verlängerung kapillarer Stasezeiten in makroskopisch unveränderten Gewebearealen [1]. Durch isovolämische Hämodilution kann der kapillare Perfusionsausfall effektiv verringert werden [2], jedoch ist bisher nicht bekannt, inwieweit isovolämische Hämodilution auch die Dynamik der Perfusion und damit die Ausbreitung von Ischämie/Nekrosegrenzen zu beeinflussen vermag. Ziel der Studie war es, den Einfluß einer limitierten isovolämischen Hämodilution unter Verwendung von Hydroxyläthylstärke (HÄS) auf die Parameter funktionelle Kapillardichte und das kapillare Perfusionsmuster des Pankreas bei akuter experimenteller Pankreatitis quantitativ zu analysieren.

Methodik

Die Untersuchungen wurden an 16 männlichen Sprague-Dawley Ratten (200–300 g) unter Anästhesie mit α-Chloralose (20 mg/kg/h i.v.) durchgeführt. Nach Tracheotomie wurden die Tiere mit einem Luft-Sauerstoffgemisch (F_iO_2) kontrolliert beatmet. Nach medianer Laparotomie erfolgte die Kanülierung des Ductus biliopancreaticus distal mit einem Polyethylenkatheter. Nach Dissektion des Omentum majus von der großen Kurvatur des Magens konnten Corpus und Cauda pancreatica zusammen mit der Milz nach ventral auf einen Halter ausgelagert werden. Die Induktion der akuten Pankreatitis erfolgte bei temporärem Verschluß des Ductus choledochus durch Injektion einer 5%igen Natrium-Taurocholatlösung (1,0 ml/kg; Druck < 35 mmHg). Bei 9 Tieren (Gruppe AP) erfolgte mit Beginn der Pankreatitis eine Volumensubstitution mit Ringer's Laktat (9 ml/kg/h), wodurch der mittlere arterielle Druck während des Beobachtungszeitraums bei etwa 100 mmHg (min 92 – max 118 mmHg) gehalten wurde. Bei 7 Tieren (Gruppe IHD) wurde 30 min nach Induktion der Pankreatitis der

Chirurgisches Forum 1994
f. experim. u. klinische Forschung
Trede/Seifert/Hartel (Hrsg.)
© Springer-Verlag Berlin Heidelberg 1994

Hämatokrit durch isovolämische Hämodilution mit HÄS (Haemofusin 10%, 200/0,5, Pfrimmer, Erlangen) von $43\pm1\%$ auf $30\pm0\%$ gesenkt (Austauschvolumen $9,4\pm0,5$ ml/kg). Mittels intravitaler Fluoreszenzmikroskopie wurden nach Kontrastverstärkung mit FITC-HÄS (50 μg/kg i.v.) und unter Verwendung von autologen FITC-markierten Erythrozyten (0,5 ml, Hämatokrit 50%, i.v.) die funktionelle Kapillardichte (FKD) und das kapillare Perfusionsmuster zu den Zeitpunkten 1 h und 2 h nach Induktion der Pankreatitis im Randbereich hämorrhagischer Nekrosen (nekrose-nah) und in entfernten, makroskopisch unveränderten Gewebearealen (nekrose-fern) in jeweils 10 unterschiedlichen Gesichtsfeldern ($400 \times 300\mu$m) bestimmt.

Alle Daten sind als Mittelwerte $\pm$ SEM angegeben. Verbundene Stichproben wurden mit dem Wilcoxon-Test, unverbundene mit dem Mann-Whitney U-Test auf Signifikanz geprüft ($p < 0,05$).

Ergebnisse

Die funktionelle Kapillardichte sank in Gruppe AP 1 h und 2 h nach Induktion der Pankreatitis sowohl nekrose-nah (basal: 363 ± 9 cm^{-1}, 1 h: 176 ± 18 cm^{-1}, 2 h: 136 ± 12 cm^{-1}, MW $\pm$ SEM, $p < 0,05$ vs basal) als auch nekrose-fern (1 h: 258 ± 12 cm^{-1}, 2 h: 208 ± 9 cm^{-1}, $p < 0,05$ vs basal) signifikant ab. Demgegenüber lag die FKD in Gruppe IHD nekrose-nah (basal: 379 ± 6 cm^{-1}, 1 h: 295 ± 12 cm^{-1}, 2 h: 285 ± 15 cm^{-1}) und nekrose-fern (1 h: 303 ± 10 cm^{-1}, 2 h: 294 ± 8 cm^{-1}) signifikant höher als in Gruppe AP ($p < 0,05$). Unter Kontrollbedingungen war die Dynamik der kapillaren Perfusion in beiden Gruppen durch einen rhythmischen Wechsel von Perfusion ($7,7\pm0,6$ sec) und Stase ($1,9\pm0,4$ sec) gekennzeichnet. Nach Induktion der Pankreatitis dominierte in Gruppe AP nekrose-nah eine kontinuierliche Perfusion, während nekrose-fern bei unveränderter Perfusionsdauer (1 h: $7,6 \pm 0,7$ sec, 2 h: $8,7 \pm 0,8$ sec) eine Verlängerung der Stasedauer um das Vierfache (1 h: $7,9 \pm 0,5$ sec, 2 h: $7,1\pm0,6$ sec, $p < 0,05$ vs basal) zu beobachten war. Auch unter isovolämischer Hämodilution (Gruppe IHD) war die Stasedauer nekrose-fern um das Vierfache (basal: $1,6 \pm 0,3$ sec, 1 h: $6,6 \pm 1,0$ sec, 2 h: $6,8\pm0,7$ sec, $p < 0,05$ vs basal) verlängert.

Diskussion

Zahlreiche klinische und experimentelle Untersuchungen belegen, daß ein ischämischer Insult in der Frühphase der akuten Pankreatitis ein wichtiger pathogenetischer Faktor für die Ausbildung und Ausbreitung von Nekrosen im Pankreas ist. Die Beobachtung, daß die nutritive Perfusion, insbesondere in der Umgebung bereits bestehender Nekrosen, um mehr als die Hälfte reduziert ist, unterstützt diese Hypothese. Als Ursache wird eine Permeabilitätserhöhung kapillarer Gefäßwände mit nachfolgender Extravasation von Flüssigkeit und konsekutiver Ödembildung angesehen [3]. Frühere Untersuchungen belegen, daß durch isovolämische Hämodilution mit Dextran unterschiedlichen Molekulargewichtes die Verminderung der kapillaren Perfusion bei akuter Pankreatitis deutlich reduziert werden kann [2]. In der vorliegenden

Studie konnten wir zeigen, daß auch durch isovolämische Hämodilution mit Hydroxyäthylstärke (200/0,5) eine signifikante Verbesserung der kapillaren Perfusion zu erreichen ist. Die dilutionsbedingte Senkung des Hämatokrit führt durch Verminderung der Scherkräfte korpuskulärer Elemente des Blutes mit dem Gefäßendothel zu einer überproportionalen Verringerung der Blutviskosität. Hierdurch wird insbesondere in Bereichen mit erhöhter Wandpermeabilität und intravasaler Hämokonzentration eine Verbesserung der mikrovaskulären Perfusion erreicht.

Die für Kontrollbedingungen charakteristische intermittierende Perfusion der Kapillaren des exokrinen Pankreas ist als Folge der spontanen rhythmischen Durchmesseränderung zuführender Arteriolen (Vasomotion) anzusehen, wie sie aus anderen Geweben bekannt ist [4]. Während Pankreatitis verlängert sich, unabhängig von einer dilutionsbedingten Senkung des Hämatokrit, in nekrose-fernen Gewebearealen die Dauer der Stase um das Vierfache. Das bedeutet, daß die effektive Perfusion in diesen Gebieten eingeschränkt ist. Bei gleichzeitiger Verringerung der funktionellen Kapillardichte könnte dadurch eine ischämisch/hypoxische Schädigung der Azinuszellen auftreten. Mit Hilfe mathematischer Modelle konnten Papenfuss und Gross [5] zeigen, daß es während rhythmischer Durchmesseränderung präkapillarer Arteriolen nur in der Phase der Konstriktion zur Reabsorption von interstitieller Flüssigkeit in postkapillare Venolen kommt. Eine verlängerte kapillare Stasedauer als Folge der Konstriktion präkapillarer Arteriolen könnte daher der Ödembildung entgegenwirken bzw. die Resorption eines interstitiellen Ödems fördern.

Zusammenfassung

Bei akuter hämorrhagischer Pankreatitis sind die funktionelle Kapillardichte und damit die nutritive Perfusion, insbesondere in der Umgebung hämorrhagischer Nekrosen, aber auch in makroskopisch unverändertem Gewebe, reduziert. Die Dynamik der kapillaren Perfusion ist unter Ausgangsbedingungen durch einen rhythmischen Wechsel von Perfusion und Stase im zeitlichen Verhältnis von 4:1 gekennzeichnet. Bei akuter Pankreatitis verlängert sich nekrose-fern die Stasedauer um das Vierfache, während nekrose-nah kontinuierliche Perfusion dominiert. Durch isovolämische Hämodilution mit Hydroxyäthylstärke (200/0,5) läßt sich die Reduktion der funktionellen Kapillardichte effektiv vermindern, die durch die Pankreatitis veränderte Dynamik der kapillaren Perfusion wird nicht beeinflußt.

Summary

In acute hemorrhagic pancreatitis functional capillary density is reduced, predominantly in areas adjacent to hemorrhagic necrosis but also in macroscopically nonaffected tissue. During baseline conditions, the capillary perfusion pattern is characterized by a rhythmic change of perfusion and stasis in a ratio of 4:1. In acute pancreatitis, duration of stasis increases by four times in nonaffected tissue, while in perinecrotic areas continuous perfusion dominates. Isovolemic hemodilution with hydroxyethyl starch (200/0.5) effectively prevents reduction in functional capillary density but has no effect on pancreatitis-induced alteration of capillary perfusion pattern.

Literatur

1. Kerner R, Vollmar B, Waldner H, Menger M, Messmer K (1993) Microcirculatory changes in acute experimental pancreatitis in rats. Gastroenterology 104 [Suppl]:A311
2. Klar E, Messmer K, Warshaw AL, Herfarth C (1990) Pancreatic ischaemia in experimental acute pancreatitis: mechanism, significance and therapy. Br J Surg 77:1205–1210
3. Kusterer K, Enghofer M, Zendler S, Blöchle C, Usadel KH (1991) Microcirculatory changes in sodium taurocholate-induced pancreatitis. Am J Physiol 260:G346–G351
4. Intaglietta M (1991) Arteriolar vasomotion: Implications for tissue ischemia. Blood Vessels 28 [Suppl]:1–7
5. Pepenfuss HD, Gross JF (1985) Vasomotion and transvascular exchange of fluid and plasma proteins. Microcirc Endothelium Lymphatics 2:577–596

Dr. med. T. Kerner, Chirurgische Klinik und Poliklinik, Ludwig-Maximilians-Universität München, Nußbaumstraße 20, D-80336 München

Intravenöse Kontrastmittel verstärken die Mikrozirkulationsstörung des Pankreas bei experimenteller nekrotisierender Pankreatitis

Intravenous Contrast Medium Aggravates the Impairment of Pancreatic Microcirculation in Experimental Necrotizing Pancreatitis

H.G. Hotz[1], J. Schmidt[1], T. Foitzik[1], E. Ryschich[2], H.J. Buhr[1] und E. Klar[1]

[1]Chirurgische Universitätsklinik, Heidelberg
[2]Medizinische Universität Rußlands, Moskau

Einleitung

Die kontrastverstärkte Computertomographie hat sich als Goldstandard in der bildgebenden Diagnostik der akuten Pankreatitis etabliert. Die Unterscheidung zwischen der ödematösen und der nekrotisierenden Verlaufsform sichert die Diagnose und läßt Rückschlüsse auf den weiteren Fortgang des Krankheitsgeschehens zu. Die Rolle des Röntgenkontrastmittels als möglicher iatrogener Schädigungsfaktor für das entzündete Pankreas wurde bislang klinisch außer acht gelassen. Tierexperimentelle Daten weisen auf eine erhöhte azinäre Nekroserate und Mortalität bei der nekrotisierenden Pankreatitis der Ratte nach Kontrastmittelgabe hin [1], ohne daß der Mechanismus geklärt wurde. Die akute nekrotisierende Pankreatitis ist durch eine Mikrozirkulationsstörung des Pankreas charakterisiert [2]; Ziel der vorliegenden Studie war es, durch Intravitalmikroskopie des Rattenpankreas zu analysieren, ob die intravenöse Applikation von Kontrastmittel bei akuter nekrotisierender Pankreatitis eine zusätzliche Verminderung der Kapillarperfusion induziert.

Material und Methodik

Bei 90 Wistar-Ratten erfolgte die Induktion einer nekrotisierenden Pankreatitis durch eine Zeit-, Druck- und Volumen-kontrollierte transpapilläre Infusion von verdünnter (10 mmol/l) Glycodeoxycholsäure sowie durch eine intravenöse, supramaximale Stimulation mit Caerulein (5 μg/kg/h) für 6 h. Außerdem erhielten die Tiere in diesem Zeitraum eine Basishydrierung mit 8 ml/kg/h Ringerlösung. Nach 5 h wurde die Duodenalschlinge mit dem Pankreaskopf in ein 37°C warmes Immersionsbad ausgelagert. Da bei allen Tieren während der Induktionsphase ein Hämatokritanstieg aufgetreten war, erfolgte eine einstündige Rehydrierung mit 16 ml/kg Ringerlösung. Hierdurch wurde der Hämatokrit vor Beginn der intravitalmikroskopischen Untersuchung in den basalen Bereich zurückgeführt. Nur kardiorespiratorisch stabile Tiere (MAP > 80 mmHg, pO_2 > 90 mmHg, pH $7,4 \pm 0,1$) wurden in die Studie aufgenommen. Die

Chirurgisches Forum 1994
f. experim. u. klinische Forschung
Trede/Seifert/Hartel (Hrsg.)
©Springer-Verlag Berlin Heidelberg 1994

Beurteilung der Pankreas-Mikrozirkulation erfolgte intravitalmikroskopisch mit Hilfe von FITC-markierten Erythrozyten. Die beobachteten Areale wurden aufgrund der Basalmessungen der Kapillarperfusion bei einem Grenzwert von 1,2 nl/Kapillare/min in "High-" und "Low-flow" Gebiete eingeteilt. Danach erfolgte die Injektion von nicht-ionischem Kontrastmittel (Solutrast, Byk Gulden, Konstant; 2 ml/kg) oder von NaCl (2 ml/kg) über eine Minute. 30 bzw. 60 min nach Kontrastmittelgabe wurde der kapilläre Blutfluß erneut bestimmt.

Ergebnisse

Bezüglich des mittleren arteriellen Blutdrucks, des Hämatokrit und der arteriellen Blutgase vor und nach Infusion der Testlösungen, zeigte sich kein Unterschied zwischen Kontrolltieren und Tieren, die Kontrastmittel erhalten hatten. Während der Beobachtungszeit war die Perfusion in den High-flow Kapillaren vergleichbar konstant (60 min nach Kontrastmittelgabe: $1,30 \pm 0,05$ nl/min, n = 210; nach NaCl-Gabe $1,43 \pm 0,04$ nl/min, n = 269). Der Blutfluß blieb ebenfalls in Low-flow Kapillaren nach NaCl-Injektion konstant ($1,01 \pm 0,02$ nl/min, n = 270).

Im Gegensatz hierzu verminderte sich der Blutfluß nach Injektion von Kontrastmittel signifikant in Low-flow Kapillaren ($0,49 \pm 0,02$ nl/min, n = 288; $p < 0,001$) und war, verglichen mit den Low-flow Kapillaren nach Gabe von NaCl signifikant ($p < 0,001$) reduziert. Von den Low-flow Kapillaren entwickelten nach Kontrastmittelinjektion während der Beobachtungszeit $15,9 \pm 3,4\%$ eine komplette Stase, verglichen mit $3,2 \pm 1,2\%$ statischen Low-flow Kapillaren nach NaCl-Applikation ($p < 0,006$).

Diskussion

Die Mikrozirkulationsstörung des Pankreas spielt eine Schlüsselrolle in der Pathogenese der akuten nekrotisierenden Pankreatitis [2]. Wie in früheren Untersuchungen gezeigt wurde, verstärkt in der Frühphase einer akuten nekrotisierenden Pankreatitis intravenös verabreichtes Kontrastmittel das Ausmaß der azinären Nekrosen und erhöht die Mortalität der Erkrankung [1]. Die vorliegende Studie zeigt, daß die intravenöse Applikation von Kontrastmittel die im Rahmen der Pankreatitis reduzierte Mikroperfusion des Pankreas additiv vermindert. Neben einer weiteren Herabsetzung des Blutflusses in den durchströmten Kapillaren kommt es zu einer signifikanten Zunahme der Anzahl von Kapillaren mit Stase. Diese Negativwirkung des Kontrastmittels auf die Pankreasmikrozirkulation ist kein generalisiertes Phänomen und nur in Gebieten nachweisbar, in denen die Kapillarperfusion aufgrund der Pankreatitis bereits reduziert ist. Es handelt sich hierbei um perinekrotische Zonen schwerer, aber potentiell reversibler, Gewebsschädigung [3]. Gebiete mit gesteigertem kapillärem Blutfluß im Sinne rein ödematöser Veränderungen werden durch die Kontrastmittelgabe nicht alteriert. Der Mechanismus der Kontrastmittelwirkung auf die Mikrozirkulationsstörung ist ungeklärt; als wahrscheinlich kann u.a. eine Verstärkung der Leukozyten-Endothel-Interaktion angesehen werden. Die klinische Bedeutung unserer tierexperimentellen

Befunde ist nicht bewiesen. Erfahrene Zentren tendieren unabhängig hiervon dazu, ein CT nur bei fehlender Stabilisierung des Patienten, frühestens 72 h nach Klinikaufnahme, durchzuführen. In der großen Mehrzahl jedoch wird das CT in der Frühphase der akuten Pankreatitis zur Diagnostik eingesetzt. Die Erarbeitung eines Therapieregimes zur Stabilisierung der Pankreasmikrozirkulation vor Kontrastmittelgabe ist deshalb aufgrund der vorliegenden Daten erforderlich.

Zusammenfassung

Intravenös verabreichtes Röntgenkontrastmittel führt bei nekrotisierender Pankreatitis der Ratte zu einer zusätzlichen Verschlechterung der Pankreasmikrozirkulation in Gebieten mit bereits reduziertem Blutfluß. Dieser Pathomechanismus erklärt die Verstärkung einer akuten Pankreatitis im Experiment und könnte auch klinisch bedeutsam sein.

Summary

A bolus of intravenous contrast medium, given after induction of acute necrotizing pancreatitis in rats, aggravated the impairment of pancreatic microcirculation in areas with already decreased capillary blood flow. This contrast medium-induced reduction in pancreatic microcirculation may be responsible for the increase in acinar necrosis and mortality as previously reported. In the light of these findings, the use of contrast-enhanced computed tomography in the early phase of acute pancreatitis should be reconsidered.

Literatur

1. Foitzik T, Bassi DG, Lewandrowski K, Schmidt J, Fernandez del Castillo C, Ratner DW, Warshaw AL (1992) Intravenous contrast medium increases trypsinogen activation, cell necrosis and mortality in severe pancreatitis in the rat. Pancreas 7:737 (Abstract)
2. Klar E, Endrich B, Messmer K (1990) Microcirculation of the pancreas. A quantitative study of physiology and changes in pancreatitis. Int J Microcirc Clin Exp 9:85–101
3. Klar E, Mall G, Messmer K, Herfarth Ch, Rattner DW, Warshaw AL (1993) Improvement of impaired pancreatic microcirculation by isovolemic hemodilution protects pancreatic morphology in acute biliary pancreatitis. Surg Gyn Obstet 176:145–150

H.G. Hotz, Chirurgische Universitätsklinik, Im Neuenheimer Feld 110, D-69120 Heidelberg

Imipenem vermindert die bakterielle Infektion des Pankreas im Tiermodell der akut nekrotisierenden Pankreatitis

Imipenem Reduces Pancreatic Infection in Experimental Acute Necrotizing Pancreatitis

Th. Foitzik[1], C. Fernandez-del Castillo[2], D.W. Rattner[2], M.J. Ferraro[3], A.L. Warshaw[2] und Ch. Herfarth[1]

[1]Chirurgische Universitätsklinik Heidelberg
[2]Department of Surgery; [3]Department of Microbiology, Massachusetts General Hospital/ Harvard Medical School, Boston/USA

Einleitung

Sekundäre Infektionen des Pankreas und septische Komplikationen sind heute die häufigste Todesursache der akuten Pankreatitis (AP). Besonders gefährdet sind Patienten mit ausgedehnten Pankreasnekrosen. Diese werden in der Mehrzahl der Fälle schon in der Frühphase der AP durch Bakterien aus dem Intestinaltrakt infiziert [1]. Die zur Verhinderung sekundärer Infektionen bei AP bisher eingesetzten Antibiotika blieben ohne nachweisbaren Effekt. Dies ist nach neueren pharmakokinetischen und mikrobiologischen Untersuchungen darauf zurückzuführen, daß die verwendeten Substanzen im Pankreas keine ausreichenden Gewebespiegel erreichten [2, 3]. Erste klinische Untersuchungen weisen jetzt darauf hin, daß Imipenem die Inzidenz septischer Komplikationen bei Patienten mit AP senkt [4]. Nicht klar ist, ob dieser Effekt auf einer Reduktion der Infektionen des Pankreas beruht. Ziel der vorliegenden Studie war es, die Inzidenz bakterieller Infektion des Pankreas mit und ohne Therapie mit Imipenem an einem Tiermodell der akut nekrotisierenden Pankreatitis zu überprüfen.

Patienten und Methodik

Experiment 1: Infektionen des Pankreas im Tiermodell der akut nekrotisierenden Pankreatitis (ANP): Induktion der ANP unter sterilen Kautelen durch eine standardisierte intraduktale Infusion von 10 mM Glykodeoxycholsäure (0,5 ml in 10 min) und anschließende exokrine Hyperstimulation des Pankreas mit 0,5 μg/kg/h Caerulein i.v. über 6 h (n = 56). Nach 12, 24, 48, 72, 96 und 144 h Einschläfern von je 6–8 Versuchstieren zur bakteriologischen Untersuchung des Pankreas. Der Nachweis von $\geq 10^3$ Keimformationen (colony forming units) pro Gramm Gewebe (CFU/g) wurde als Infektion gewertet. Schein-operierte Tiere (intraduktale u. intravenöse Infusion von NaCl 0,9%) dienten als Kontrolle (n = 8).

Chirurgisches Forum 1994
f. experim. u. klinische Forschung
Trede/Seifert/Hartel (Hrsg.)
©Springer-Verlag Berlin Heidelberg 1994

Experiment 2: Effekt von Imipenem auf die bakterielle Infektion des Pankreas: Randomisation von 55 Versuchstieren mit ANP (Pankreatitis-Induktion wie in Experiment 1) in 2 Versuchsgruppen. *Gruppe A*: 40 mg/kg/die Imipenem (Zienam, MSD) i.v. in 3 Tagesdosen für 96 h (n = 21). *Gruppe B*: 40 mg/kg/die NaCl 0,9% (n = 24). Nach 96 h Einschläfern der überlebenden Versuchstiere und Aufbereitung des Pankreas zur bakteriologischen Untersuchung (Pankreaskopf) und histologisch-morphometrischen Bestimmung der Pankreasnekrosen (Pankreasschwanz). Bei 9 Tieren pro Gruppe wurden außerdem die linke Niere sowie der Stuhl bakteriologisch untersucht.

Ergebnisse

Experiment 1: Während bei keinem der Kontrolltiere eine signifikante Keimbesiedlung des Pankreas nachzuweisen war, fanden sich bei 50% der Tiere mit ANP bereits nach 24 h infizierte Pankreasnekrosen. Am höchsten war die Infektionsrate wie auch Keimzahl 3–4 Tage nach Pankreatitis-Induktion (Tabelle 1). Bei den im Pankreas isolierten Mikroorganismen handelte es sich um ein breites Spektrum gram-positiver und gram-negativer Bakterien (Tabelle 2). Am häufigsten und in größter Zahl ($> 10^{11}$) vorhanden ware E. coli und Enterokokken.

Tabelle 1. Prävalenz bakterieller Infektionen des Pankreas zu verschiedenen Zeitpunkten nach Pankreatitis-Induktion

Zeit nach Induktion	Pankreas-Infektionen	max. Keimzahl (CFU/g)
12 h	17%	10^4
24 h	50%	10^7
48 h	83%	10^9
72 h	67%	10^{10}
96 h	83%	$> 10^{11}$
144 h	50%	10^5

CFU/g: Keimformationen (colony forming units) pro Gramm Pankreasgewebe

Experiment 2 (Tabelle 3): Die Mortalität betrug 33% in der Therapiegruppe (Imipenem) und 42% in der Kontrollgruppe (NaCl 0,9%). Während 10 der 14 überlebenden Kontrolltiere infizierte Pankreasnekrosen aufwiesen, fand sich bei nur 2 der 14 mit Imipenem behandelten Tiere eine signifikante Keimbesiedlung des Pankreas ($p < 0,05$). Das Ausmaß der Pankreaszellnekrosen in der Kontroll- und Therapiegruppe unterschied sich nicht. Alle im Pankreas isolierten Keime ließen sich auch im Stuhl der Versuchstiere nachweisen. Zahl und Spektrum der Keime im Stuhl der Kontroll- und Therapiegruppe unterschieden sich nicht signifikant. Infektionen der Nieren waren bei 6 der 9 untersuchten Kontrolltiere und nur einem der mit Imipenem behandelten Tiere zu verzeichnen.

Tabelle 2. Keimspektrum des infizierten Pankreasgewebes im Tiermodell der akut nekrotisierenden Pankreatitis (ANP)

		n	%	Klin. Daten[a]
Gram-negative Keime	E. coli	10	22,2%	25,9%
	Proteus spp.	7	15,6%	10,1%
	M. morgani	2	4,4%	
	Klebsiella spp.	2	4,4%	10,1%
	Pseudomonas spp.	1	2,2%	15,9%
gram-positive Keime	Enterococcus spp.	9	20,0%	4,4%
	Streptokokken, nicht enterische	4	4,4%	
	Staph. aureus	3	6,6%	15,3%
	Koagulase-neg. Staph.	2	4,4%	
anaerobe Keime	Bacteroides spp.	1		
	Clostridium spp.	2	11,1%	15,6%
	andere	2		

n = Anzahl der Tiere, bei denen der jeweilige Keim im Pankreas isoliert wurde
[a] Beger et al. (1986) Gastroenterology 91:433

Tabelle 3. Effekt von Imipenem auf die Häufigkeit von Infektionen des Pankreas und der Niere, das Ausmaß der Pankreasnekrosen und die Mortalität (96 h nach Pankreatitis-Induktion)

	Infektionen		Nekrosen	Mortalität
	Pankreas	Niere	(0–4 Pkte)	
Kontrolle	10/14	6/9	$1,7 \pm 0,2$	7/21
Imipenem	2/14[a]	1/9[a]	$1,4 \pm 0,2$	10/24

[a] $p < 0,05$ verglichen mit der Kontrollgruppe

Zusammenfassung

Neuere Untersuchungen weisen darauf hin, daß die Inzidenz septischer Komplikationen bei akuter Pankreatitis durch die frühzeitige Gabe von Imipenem gesenkt werden kann. Ziel der vorliegenden Studie war es, den Effekt von Imipenem auf die bakterielle Besiedlung des Pankreas bei akuter Pankreatitis unter kontrollierten Bedingungen zu überprüfen. Vergleichbar der akut nekrotisierenden Pankreatitis (ANP) beim Menschen zeichnet sich das verwendete Modell der ANP der Ratte durch eine hohe Prävalenz früher Infektionen des Pankreas mit intestinalen Keimen aus. Es ist somit geeignet, Fragen zur Effizienz antimikrobieller Strategien wie auch zum Pathomechanismus der bakteriellen Infektionen bei der akuten Pankreatitis zu untersuchen. Die 6 h nach Pankreatitis-Induktion begonnene und über 96 h fortgesetzte Therapie mit Imipenem reduzierte die Infektionen des Pankreas signifikant (14% vs 71% in der Kontrollgruppe ohne Antibiotikatherapie; $p < 0,05$). Die Stuhlflora blieb unverändert. Diese Ergebnisse weisen darauf hin, daß der in der Klinik beobachtete günstige Effekt von

Imipenem auf den Verlauf der akuten Pankreatitis auf einer Inhibition der bakteriellen Infektion des Pankreas beruht. Dies steht im Einklang mit neueren pharmakokinetischen und mikrobiologischen Daten, nach denen Imipenem im Pankreas hohe Gewebespiegel erreicht und gegenüber den typischerweise in den infizierten Pankreasnekrosen nachzuweisenden Keimen bakterizid ist. Die Frühmortalität wurde durch die Antibiotikagabe in diesem Experiment nicht beeinflußt. Weitere Untersuchungen müssen klären, ob die unter Imipenem beobachtete Reduktion der Pankreasinfektionen auch zu einer Verminderung septischer Spätkomplikationen (z.B. Abszesse) und einer Senkung der Mortalität im Langzeitverlauf führt.

Summary

Sepsis has emerged as the major determinant of outcome in acute pancreatitis. Prophylactic treatment with imipenem has recently been reported to reduce septic complications in patients with acute necrotizing pancreatitis (ANP). The present study was designed to ascertain the effect of imipenem on bacterial infection of pancreatic necrosis in a rodent model of ANP. In this model, as in human ANP, early infections of pancreatic necrosis with intestinal micro-organisms is common. The model provides an optimal opportunity to study new antimicrobial strategies as well as the pathomechanism of bacterial infection in acute pancreatitis. Antibiotic treatment with imipenem started 6 h after onset of ANP and continued for 96 h significantly reduced early infection of pancreatic necrosis (14% vs 71% in animals without antibiotic therapy; $p < 0.05$). Stool flora was not affected, suggesting that imipenem inhibits bacterial growth in the pancreas itself. This is in accordance with recent pharmacokinetic and microbiological data demonstrating high pancreatic tissue concentrations of imipenem together with a high bactericidity against those micro-organisms usually found in pancreatic necrosis. Early mortality was not affected by antibiotic coverage. Further studies are needed to investigate the effect of imipenem on late sequela (e.g. abscesses) and long-term survival in ANP.

Literatur

1. Beger HG, Bittner R, Block S, Büchler M (1986) Bacterial contamination of pancreatic necrosis. Gastroenterology 91:433–438
2. Büchler M, Malfertheiner P, Frieß H, Isenmann R, Vanek E, Grimm H, Schlegel P, Friess T, Beger HG (1992) Human pancreatic tissue concentration of bactericidal antibiotics. Gastroenterology 103:1902–1908
3. Bradley EL III (1989) Antibiotics in acute pancreatits. Am J Surg 158:472–477
4. Bassi C, Vesentini S, Abbas H, Bonora A, Frulloni L, Di Francesco V, Girelli R, Falconi M, Campedelli A, Pederzoli P (1992) Result of the Italian multicenter trial with Imipenem in necrotizing pancreatitis. Pancreas 7:A732

Dr. Th. Foitzik, Chirurgische Universitätsklinik Heidelberg,
Im Neuenheimer Feld 110, D-69120 Heidelberg

Überexpression von acidic und basic fibroblast growth factors bei chronischer Pankreatitis – ein neues pathophysiologisches Konzept?

Overexpression of Acidic and Basic Fibroblast Growth Factors in Chronic Pancreatitis: A New Pathophysiological Concept?

H. Friess[1], K. Hammer[3], M. Müller[1], M. Korc[2], M.W. Büchler[1] und H.G. Beger[3]

[1]Klinik für Viszerale und Transplantationschirurgie, Inselspital, Universität Bern, Schweiz
[2]Department of Medicine and Biological Chemistry, University of California, Irvine, USA
[3]Chirurgische Klinik I, Universität Ulm

Einleitung

Die Pathophysiologie der chronischen Pankreatitis (CP) wird immer noch kontrovers diskutiert und die momentanen pathophysiologischen Konzepte können dieses Erkrankungsbild nicht hinreichend erklären. Transgene Mäuse, die den Wachstumsfaktor Transforming Growth Factor alpha (TGF-α) überexprimieren, bilden eine starke Pankreasfibrose und Redifferenzierung von Azinuszellen in tubuläre Komplexe aus [1]. Des weiteren konnte gezeigt werden, daß der Epidermale Growth Factor (EGF) Rezeptor und sein ihn aktivierender Ligand TGF-alpha im Pankreas von Patienten mit CP überexprimiert sind·[2]. Diese Beobachtungen deuten darauf hin, daß Veränderungen in der Expression von Wachstumsfaktoren bei CP eine pathogenetische Rolle spielen könnten. Im Rahmen dieser Studie wurde daher die Expression und Lokalisation von aFGF und bFGF im Pankreas von CP Patienten untersucht. aFGF und bFGF sind nahe verwandte Polypeptide der Fibroblast Growth Factor Gene Familie, wirken chemotaktisch auf Fibroblasten, fördern die Angiogenese und spielen eine Rolle bei der Geweberegeneration [3]. Kürzlich publizierte Untersuchungen deuten darauf hin, daß die exzessive Produktion von bFGF zur Fibroblastenproliferation und zur Fibrosierung bei einer Reihe von benignen Erkrankungen, wie beispielsweise der Dupuytren'schen Kontraktur, der benignen Prostatahyperplasie und der Endometriose beitragen können.

Patienten und Methoden

In unsere Untersuchungen wurden 4 Frauen und 17 Männer mit einem medianen Alter von 41 Jahren (Range 30–56 Jahre), bei denen aufgrund einer CP eine duodenumerhaltende Pankreaskopfresektion vorgenommen wurde, einbezogen. Gesundes Kontrollpankreas stammte von 15 Organspendern (3 Frauen, 12 Männer, medianes Alter 38,5 Jahre, Range 18–54 Jahre). Das Gewebe wurde sofort nach Entnahme in Bouin'scher Lösung für die histologischen Analysen fixiert [4]. Für die Extrak-

Chirurgisches Forum 1994
f. experim. u. klinische Forschung
Trede/Seifert/Hartel (Hrsg.)
©Springer-Verlag Berlin Heidelberg 1994

tion von RNA wurde das Pankreasgewebe in flüssigem Stickstoff schockgefroren und bis zur weiteren Aufarbeitung bei $-80°C$ gelagert [4]. Die Studien wurden von den Ethik-Kommissionen der Universität Ulm und der University of California, Irvine, genehmigt.

Immunhistochemie

Für die Immunhistochemie standen zwei hochspezifische monoklonale Antikörper (Upstate Biotechnology Inc., Lake Placid, USA) gegen aFGF und bFGF zur Verfügung. Serienschnitte wurden mit den beiden primären Antikörpern (Verdünnung jeweils 1:100) bei 4°C für 18 h inkubiert und die Immunreaktion nach mehrmaligem Waschen in 0,01 M Natriumphosphat-Puffer (pH 7,4) mit einem Streptavidinperoxidase-Komplex und DAB (Diaminobenzidin Tetrahydrochlorid) visualisiert [4].

Immunoblotting

Nach Auftrennen von Pankreashomogenaten (3 Organspender, 3 Patienten mit CP) in Heparinsepharose-Chromatographiesäulen und Eluation mit einer 1 M (aFGF) bzw. 2 M (bFGF) NaCl-Lösung wurden die Chromatographieprodukte in einem 12,5% Natriumdodecylsulfat(SDS)-Polyacrylamid-Gel elektrophoretisch aufgetrennt und auf Nitrocellulosemembranen transferiert. Nach Inkubation mit den beiden primären Antikörpern und mit dem sekundären Anti-Maus IgG Antikörper wurde das Signal mit einem ^{125}I-Protein A Komplex autoradiographisch dargestellt.

In situ Hybridisierung

Paraffinserienschnitte wurden vorhybridisiert und nachfolgend mit den ^{35}S-markierten spezifischen Antisense-cRNA Sonden für aFGF und bFGF hybridisiert. Nach mehrmaligem Waschen und Verdauung der Schnitte mit RNAse A erfolgte die Beschichtung mit NTB2 Filmemulsion und die Exposition im Dunkeln für 8 Tage [4]. Die Spezifität des *in situ* Hybridisierungssignals konnte durch die Vorbehandlung der Schnitte mit RNAse A oder durch Inkubation mit den korrespondierenden Sense-cRNA Sonden gesichert werden.

Northern blot Analyse

Nach Extraktion von totaler RNA mit der Guanidinium-Thiocyanat Methode wurden 20 μg totale RNA elektrophoretisch aufgetrennt und auf Nylonmembranen transferiert [4]. Poly (A$^+$) RNA wurde mit der Oligo(dT) Säulenchromatographietechnik gewonnen [4]. Nach der Prähybridisierung (65°C, 12 h) erfolgte die Hybridisierung mit den spezifischen ^{32}P-markierten Antisense-cRNA Sonden [4] für aFGF und bFGF und nachfolgend mit einer 7S cDNA Sonde, um quantitative Auftragungsunterschiede in der Gelelektrophorese auszuschließen [4]. Die Intensität der erzielten Autoradiographiebanden wurde mittels Laser-Densitometrie quantifiziert [4], und das Verhältnis zwischen aFGF und 7S bzw. bFGF und 7S für jeden Patienten errechnet.

cRNA und cDNA Sonden Synthese

Ein aus 417 Basenpaaren bestehendes BamHI-EcoRI Fragment von humaner aFGF cDNA und ein aus 219 Basenpaaren bestehendes BamHI-EcoRI Fragment von humaner bFGF cDNA wurden in einen pGEM3Zf Vektor subkloniert. Die Sondensynthese erfolgte entweder mit $[\alpha\text{-}^{32}P]CTP$ für die Northern Blot Analyse oder mit $[\alpha\text{-}^{35}S]UTP$ für die *in situ* Hybridisierung [4]. Die 7S cDNA, ein aus 190 Basenpaaren bestehendes BamHI Fragment, wurde mit $[\alpha\text{-}^{32}P]dCTP$ markiert [4].

Ergebnisse

Immunhistochemie und Immunoblotting

Im gesunden Pankreas konnte wenig aFGF und bFGF Immunoreaktivität nachgewiesen werden. Das Signal war überwiegend im Zytoplasma von Azinus- und Gangzellen zu finden, wobei aFGF häufiger in Gangzellen und bFGF häufiger in Azinuszellen anzutreffen waren. Im Gewebe von CP-Patienten fand sich eine starke Intensivierung der aFGF und bFGF Immunoreaktivität. Areale mit noch intakter Parenchymstruktur zeigten lediglich eine leichte Zunahme der Immunoreaktivität von beiden Faktoren. Dahingegen waren aFGF und bFGF in degenerierten Azinus- und Gangzellen sowie in Regionen mit pseudoductulärer Metaplasie stark intensiviert. In der Analyse von Serienschnitten zeigte sich, daß aFGF und bFGF häufig co-lokalisiert waren.

Mittels Immunoblotting konnte bestätigt werden, daß das verstärkte immunhistochemische Signal bei CP auf erhöhte Spiegel von aFGF und bFGF zurückzuführen war. aFGF zeigte eine 16,5 kDa Bande und bFGF eine 18 kDa und 24 kDa Bande im normalen Pankreas. Bei Patienten mit CP waren für bFGF eine zusätzliche 29 kDa, 15 kDa und 16 kDa Bande nachweisbar. Die densitometrische Analyse erbrachte einen 13- und 28-fachen Anstieg von aFGF ($p < 0,001$) und bFGF ($p < 0,001$) bei CP im Vergleich zu den gesunden Kontrollen.

RNA-Analyse

Die Northern Blot Analyse von Poly (A^+)RNA, welche aus dem normalen Pankreas isoliert wurde, zeigte ein 4,8 kb aFGF Transkript und vier bFGF Transkripte (7,0, 3,7, 2,2 und 1,2 kb) (Abb. 1). Nach Auftrennen von 20 μg totaler RNA fanden sich im normalen Pankreas und in den CP Pankreata das 4,8 kb aFGF Transkript, wobei die Spiegel bei 16 von 21 CP Patienten stark erhöht waren (Abb. 1). Beim Auftrennen von 20 μg totaler RNA konnte im normalen Pankreas nur das 7,0 kb bFGF Transkript nachgewiesen werden (Abb. 1). Dagegen waren in den meisten CP Pankreata alle vier bFGF Transkripte auf den Originalautoradiographien sichtbar, wenn 20 μg totale RNA aufgetrennt wurden. Nur in zwei CP Geweben waren die Spiegel für aFGF und bFGF mRNA nicht erhöht. Die densitometrische Analyse der Northern Blots ergab, daß bei CP die aFGF mRNA 14-fach ($p < 0,001$) und die bFGF mRNA 15-fach ($p < 0,001$) gegenüber den gesunden Kontrollen überexprimiert waren. In der

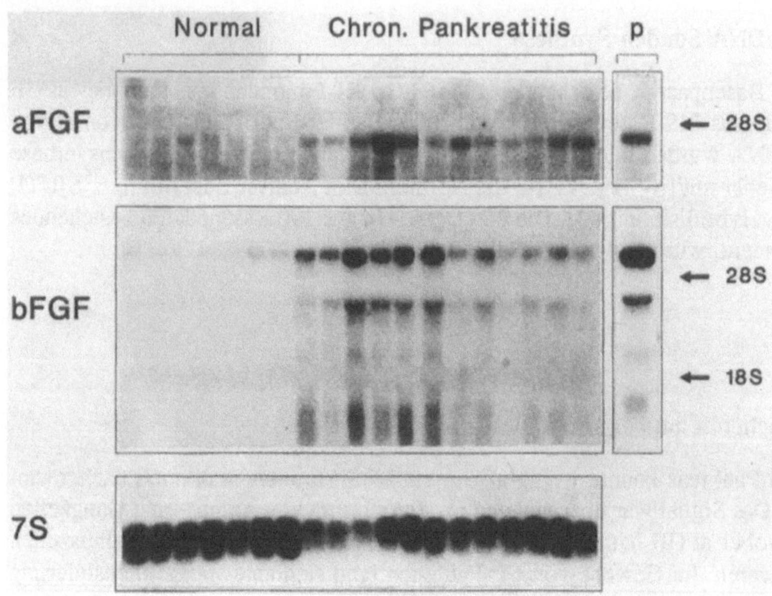

Abb. 1. Northern Blot Analyse. Starke Überexpression des 4,8 kb aFGF mRNA Transkripts bei chronischer Pankreatitis. Wird Poly(A$^+$)mRNA (rechts mit **p** gekennzeichnete Spalte) aufgetrennt, lassen sich im gesunden Pankreas vier bFGF mRNA Transkripte nachweisen. Werden 20 μg totale RNA aufgetrennt, läßt sich im gesunden Pankreas (mit **Normal** gekennzeichnete Spalte) nur das 7,0 kb bFGF mRNA Transkript visualisieren,. Die bFGF mRNA Spiegel waren bei chronischer Pankreatitis stark erhöht und nach Auftrennen von 20 μg totaler RNA konnten auf den Originalautoradiographien meistens alle vier bFGF mRNA Transkripte nachgewiesen werden

linearen Regressionsanalyse fand sich eine signifikant positive Korrelation zwischen der Erhöhung der aFGF und bFGF mRNA Spiegel.

Die *in situ* Hybridisierung demonstrierte, daß diese Überexpression von beiden mRNAs vor allem in Azinus- und Gangzellen mit atrophischen Veränderungen lokalisiert war.

Diskussion

aFGF und bFGF gehören zu einer Familie von Wachstumsfaktoren, die eine hohe Affinität für Heparin zeigen [3]. Beide Faktoren sind mitogene Polypeptide, die eine Vielzahl von biologischen Funktionen, wie Zelldifferenzierung, Zellmigration und Angiogenese steuern [3]. bFGF ist zusätzlich ein Regulator der Collagen- und Plasminogenaktivatorproduktion, welche bei der Geweberegeneration eine wichtige Rolle spielen [3]. aFGF und bFGF binden an spezifische Zellrezeptoren, die sich aus einer extrazellulären Immunglobulin-ähnlichen Matrix und einer intrazellulären Tyrosinkinase zusammensetzen [3]. Die Bindung von beiden Faktoren an ihre Rezeptoren erfordert die Gegenwart von Heparinsulfatproteoglycanen, welche an der Zelloberfläche und in der extrazellulären Matrix vorhanden sind [3].

Unsere Studienergebnisse zeigen, daß aFGF und bFGF im Pankreas von Patienten mit CP vermehrt exprimiert und synthetisiert werden. Es deutet sich daher an, daß beide Faktoren in der Pathobiologie der CP beteiligt sein können. Diese Hypothese wird unterstützt durch *in vivo* Untersuchungen, bei denen bFGF überproduzierende AR4-2J Rattenazinuszellen, nach subkutaner Transplantation in Mäuse, eine vermehrte fibroblastische Reaktion auslösten [5]. Darüber hinaus sind andere mit einer Fibroblastenproliferation einhergehende Erkrankungen, wie die Dupuytren'sche Kontraktur, die benigne Prostatahyperplasie, die rheumatoide Arthritis, die Leberzirrhose und die Endometriose mit erhöhten bFGF-Spiegeln vergesellschaftet, was die Bedeutung von FGFs bei diesen Erkrankungen unterstreicht.

Zusammenfassend kann gesagt werden, daß aFGF und bFGF im Pankreas von CP Patienten überexprimiert sind. Unsere Studie beschreibt dabei erstmals die gleichzeitige Überexpression von beiden Faktoren bei einer benignen proliferativen Erkrankung. Die Überexpression von bFGF bei einer Reihe von mit einer Fibroblastenproliferation einhergehenden Erkrankungen stützt dabei die Hypothese, daß aFGF und bFGF wichtige pathobiologische Faktoren in der Genese der CP darstellen könnten.

Zusammenfassung

Acidic Fibroblast Growth Factor (aFGF) und basic Fibroblast Growth Factor (bFGF) gehören zu einer Familie von mitogenen Polypeptiden, welche bei der Zellproliferation und Differenzierung eine Rolle spielen. Im Rahmen unserer Untersuchung wurde die Bedeutung von beiden Faktoren bei der chronischen Pankreatitis (CP) analysiert. Die Northern Blot Analyse zeigte, daß im Vergleich zu den gesunden Kontrollen 16 von 21 CP-Gewebe (76%) einen 14-fachen Anstieg der aFGF mRNA-Spiegel und 19 von 21 CP-Gewebe (90%) einen 15-fachen Anstieg von bFGF mRNA zeigten. Bei der *in situ* Hybridisierung fand sich diese mRNA Überexpression in Gang- und Azinuszellen, und beide mRNAs waren co-lokalisiert. Immunhistochemisch war aFGF und bFGF in Gang- und Azinuszellen von CP-Pankreata intensiviert nachweisbar. Dieser Anstieg konnte durch Immunoblotting mit den selben Antikörpern bestätigt werden.

Unsere Ergebnisse weisen darauf hin, daß aFGF und bFGF wichtige pathophysiologische Faktoren in der Genese der CP sein könnten.

Summary

Acidic fibroblast growth factor (aFGF) und basic fibroblast growth factor (bFGF) belong to a family of mitogenic polypeptides involved in cellular proliferation and differentiation. In this study we investigated the potential role of both factors in chronic pancreatitis (CP) using molecular biology and histological techniques. Northern blot analysis indicated that by comparison with normal controls, 16 of 21 CP tissues (76%) exhibited a 14-fold increase in aFGF mRNA levels and 19 of 21 CP tissues (90%) exhibited a 15-fold increase in bFGF mRNA levels. In situ hybridization confirmed that this overexpression occurred in ductal and acinar cells and indicated that both mRNA moieties co-localized with their respective proteins. By immunohistochemistry aFGF and bFGF were abundant in ductal and acinar cells in pancreatic tissues from CP patients. Immunoblotting demonstrated a marked increase in aFGF and bFGF in the pancreas of CP patients. Our findings suggest that aFGF and bFGF may be involved in the pathobiological mechanisms that occur in CP.

Literatur

1. Bockman DE, Merlino G (1992) Cytological changes in the pancreas of transgenic mice overexpressing transforming growth factor α. Gastroenterology 103:1883–1892
2. Friess H, Yamanaka Y, Büchler M, Kobrin MS, Beger HG, Korc M (1993) Morphological and molecular evidence for an epidermal growth factor receptor autocrine loop in chronic pancreatitis. Gut 43:19
3. Klagsbrun M (1989) The fibroblast growth factor family: structural and biological properties. Progr Growth Factor Res 1:207–235
4. Friess H, Yamanaka Y, Büchler M, Beger HG, Kobrin MS, Baldwin RL, Korc M (1993) Enhanced expression of the type II transforming growth factor-beta receptor in human pancreatic cancer cells without alteration of type III receptor expression. Cancer Res 53:2704–2707
5. Estival A, Louvel D, Couderc B, Prats H, Hollande E, Vaysse N, Clemente F (1993) Morphological and biological modifications included in a rat pancreatic acinar cancer cell line (AR4-2J) by unscheduled expression of basic fibroblast growth factors. Cancer Res 53:1182–1187

Dr. med. H. Friess, Klinik für Viszerale und Transplantationschirurgie, Inselspital, Universität Bern, CH-3010 Bern

Dosimetrische Voraussetzungen für interstitielle photodynamische Therapie zur Behandlung des Pankreaskarzinoms

Dosimetry for Interstitial Photodyamic Therapy of Pancreatic Carcinoma

K.T. Moesta[1], W.R. Potter[2], T.S. Mang[2] und P.M. Schlag[1]

[1]Robert-Rössle-Klinik am Max-Delbrück-Centrum, Universitäts-Klinikum Rudolph Virchow, Berlin
[2]Roswell Park Cancer Institute, Buffalo, NY, U.S.A.

Einleitung

Das Pankreaskarzinom hat insgesamt eine sehr schlechte Prognose, selbst nach potentiell kurativer Resektion werden nur in Ausnahmefällen 5-Jahres-Überlebensraten von über 10% erzielt. Aus dieser Situation heraus ist die Überprüfung therapeutischer Alternativen angebracht. Photodynamische Therapie scheint gerade für das Pankreas ein erhebliches Potential für eine selektive Tumordestruktion zu besitzen [1, 2]. Aufgrund der geringen Eindringtiefe des Lichts muß die Lichtapplikation aber über interstitiell eingebrachte Glasfaser-Zylinderdiffusoren erfolgen. Mit dieser Methode gibt es allerdings wenig klinische Erfahrung.

Um festzustellen, ob im Pankreastumorgewebe ein hinreichend homogenes Lichtfeld für eine selektive PDT mit vertretbaren Faserabständen und Lichtdosen erzeugt werden kann, haben wir daher die gewebespezifischen Parameter an einem humanen Pankreaskarzinommodell auf der Nacktmaus gemessen und mit diesen Parametern ein Computermodell für die klinische Behandlungssituation erstellt.

Material und Methodik

Die Tumorlinie MIA PaCa-2 (ATCC CRL 1420) wurde durch subkutane Serientransplantation auf CD-1 nu/nu Mäusen etabliert. Die gewebeoptischen Eigenschaften des Tumors wurden durch indirekte Absorptionsphotometrie [3] in vivo bestimmt (n = 12). Die Photodestruktionskinetik des verwendeten Photosensibilisators Na-Polyporphymer (Photofrin) wurde durch Hintergrund-subtrahierende In-Vivo-Fluoreszenzphotometrie [4] unter Oberflächentherapie mit 100 mW/cm^2 bei 630 nm beschrieben. Unter Verwendung von MathCad 4.0 auf PC wurden sowohl Lichtflux (Ψ) wie photodynamische Dosisverteilung (D) für sieben hexagonal positionierte Glasfaser-Zylinderdiffusoren durch iterative, zweidimensionale Integration modelliert.

Chirurgisches Forum 1994
f. experim. u. klinische Forschung
Trede/Seifert/Hartel (Hrsg.)
©Springer-Verlag Berlin Heidelberg 1994

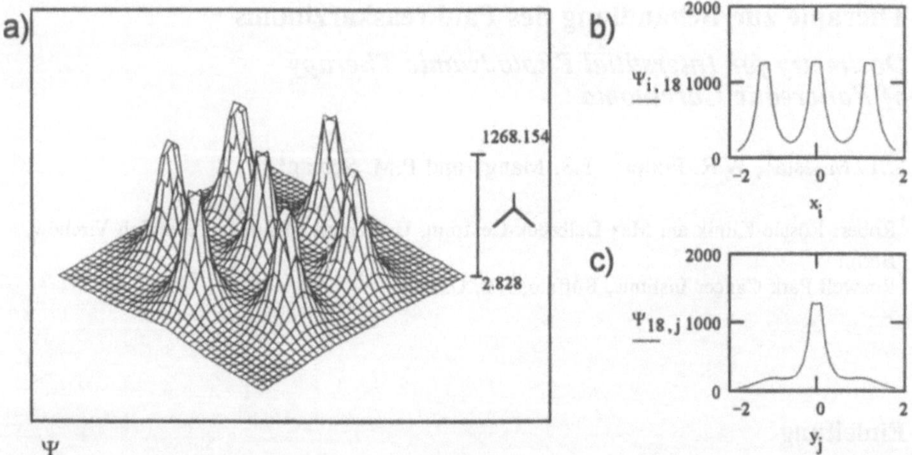

Abb. 1 a–c. Lichtfluxverteilung (Ψ) im Gewebe um 7 hexagonal positionierte Zylinderdiffusoren bei einem Faserabstand von 12 mm. **a** 3-D-Darstellung, **b** und **c** Schnitte durch die Funktion in Ebene der Faserachsen mittig (**b**) und durch die Funktionsminima (**c**)

Ergebnisse

Die transkutan durchgeführten Lichtattenuationsmessungen in vivo ergaben für größere Abstände zwischen Emissions- und Aufnahmefaser gut reproduzierbare Werte, so daß der globale Absorptionskoeffizient α für Licht bei 632,8 nm hinreichend sicher geschätzt werden kann. Alpha beträgt im Mittel 0,383 (Median: 0,363, SSTD: 0,081). Die Photodestruktionskinetik von Photofrin *in vivo* ließ sich am besten durch ein zweifach exponentielles Modell beschreiben, wobei zunächst der größere Anteil der Substanz einem relativ raschen Destruktionsprozess (Photodestruktionskonstante $k = 0,066$) unterliegt, während ein verbleibender Anteil von 34,5% wesentlich stabiler ($c = 0,0064$) ist. Bei Anpassung eines einfach exponentiellen Modells ergab sich eine durchaus typische Photodestruktionskonstante β von 0,0126.

Die Lichtverteilung in der Computersimulation eines großen Pankreastumors zeigt bei einem Faserabstand von 12 mm eine erhebliche Inhomogenität (Abb. 1). Der Lichtflux variiert zwischen Faseroberfläche (Maximum) und innerem Kurvenflächenminimum um einen Faktor 6,6. Bei einem Faserabstand von 16 mm beträgt dieser Faktor bereits 20,9. Die photodynamische Dosisverteilung unterscheidet sich bei Verwendung einer niedrigen Lichtdosis nur unwesentlich von der Lichtverteilung, das Dosisfeld ist ebenfalls sehr inhomogen (Inhomogenitätsfaktor 4,1). Bei Verwendung hoher Lichtdosen ändert sich die photodynamische Dosisverteilung aber durch die Photodestruktionseigenschaften der Substanz ganz erheblich. Im direkten Umfeld der Zylinder wird der gesamte Photosensibilisator ausgebleicht, die photodynamische Dosiskurve wird in diesem Bereich nahezu eben. Für 400 J/cm und einen Faserabstand von 12 mm resultiert ein Inhomogenitätsfaktor von 1,2 (Abb. 2). Unter diesen Bedingungen würde bei einem Faserabstand von 16 mm ein Inhomogenitätsfaktor von 2,1 resultieren.

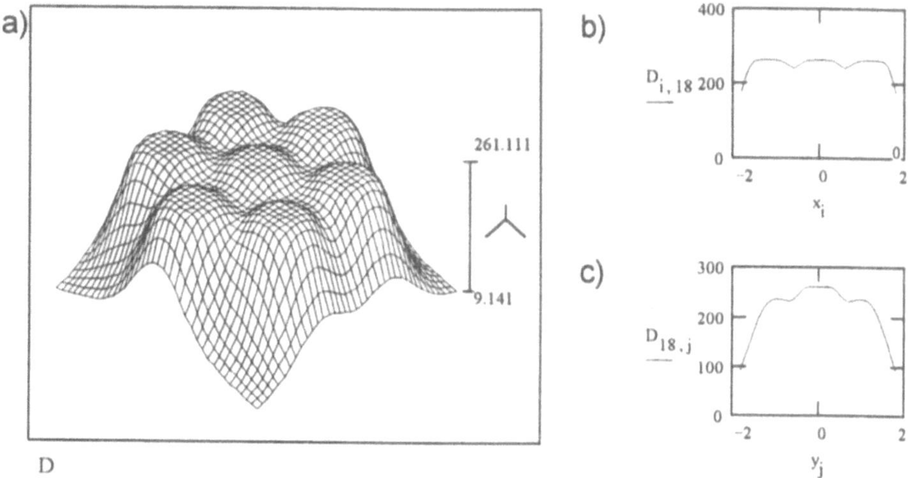

Abb. 2 a–c. Verteilung der photodynamischen Dosis (*D*) im Gewebe um 7 hexagonal positionierte Zylinderdiffusoren bei einem Faserabstand von 12 mm und einer Gesamt-Lichtdosis von 400 J/cm. **a** 3-D-Darstellung, **b** und **c** Schnitte durch die Funktion in Ebene der Faserachsen mittig (**b**) und durch die Funktionsminima (**c**)

Diskussion

Die vorliegenden Ergebnisse demonstrieren wirkungsvoll die Bedeutung der Photodestruktion des Photosensibilisators für eine effektive photodynamische Therapie [5]. In einem Lichtdosisbereich, in dem der größte Teil des Photofrins bereits ausgebleicht ist, führt eine weitere Erhöhung der Lichtdosis eben nicht mehr zu einem Anstieg der photodynamischen Dosis, die Dosisfunktion wird in diesem Bereich eben. Der therapeutische Effekt ist nur noch von der Gewebekonzentration des Photosensibilisators abhängig. Liegen, wie zu erwarten, Konzentrationsunterschiede zwischen Tumor- und Normalgewebe vor, so können diese durch exakte Dosierung des Photosensibilisators, und nicht der Lichtdosis, für eine selektive Therapie genutzt werden. Ist das Verhältnis zwischen Photosensibilisatorkonzentration im Tumor gegenüber dem Normalgewebe bekannt, kann hieraus auf den notwendigen Faserabstand geschlossen werden. Zum Beispiel ist ein Faserabstand von 16 mm nur dann vertretbar, wenn die Selektivität der Photosensibilisatoraufnahme deutlich höher ist als ein Faktor 2,1. Außerdem weisen diese Untersuchungen den Weg für eine effektive Studienplanung für interstitielle PDT. Aus der Vielzahl der prinzipiell variablen Parameter ist eine Konstellation der Lichtapplikation zu wählen, die ein weitgehend homogenes Dosisfeld gewährleistet, in unsrem Beispiel etwa ein Faserabstand von 12 mm und eine Lichtdosis von 400 J/cm. Die Dosis-Eskalation kann dann allein über eine Eskalation der injizierten Photosensibilisatordosis erfolgen.

Zusammenfassung

Photodynamische Therapie (PDT) ist durch interstitielle Lichtapplikation zur Behandlung solider Tumoren geeignet. Für eine selektive Wirkung auf den Tumor ist dabei eine weitgehend homogene Dosisverteilung erforderlich. An einem Nacktmausmodell des humanen, duktalen Pankreaskarzinoms (Tumorlinie MIA PaCa-2) wurden die gewebeoptischen Basisdaten sowie die gewebsspezifische Photodestruktionskinetik des Photosensibilisators Photofrin ermittelt. Durch rechnergestützte Integration der Dosisverteilung in einem hexagonalen Fasergitter konnte gezeigt werden, daß unter Ausnutzung der Photodestruktionseigenschaften des Photosensibilisators ein nahezu homogenes Dosisfeld erzeugt werden kann. Hierfür muß eine hohe Lichtdosis bei vergleichsweise niedriger Photosensibilisatordosis angewandt werden. Bei 400 J/cm schwankt die photodynamische Dosis zwischen Minima und Maxima der Gewebeverteilung bei einem Faserabstand von 12 mm um den Faktor 1,2, bei einem Faserabstand von 16 mm um den Faktor 2,1. Somit ist prinzipiell eine selektive PDT durch interstitielle Lichtapplikation möglich. Hierfür sollten hohe Lichtdosen mit vergleichsweise niedrigen Photosensibilisatordosen kombiniert werden. Der erforderliche Abstand zwischen den Lichtdiffusoren kann von gemessenen Konzentrationsunterschieden zwischen Tumor und Normalgewebe abhängig gemacht werden.

Summary

Photodynamic therapy can be used to treat bulky tumors by interstitial light application. However, a rather homogenous distribution of the photodynamic dose (D) is necessary to achieve a selective tumor destruction while sparing normal tissue. To establish a computer-based dosimetry model we measured tissue-optical properties and Photofrin-photobleaching kinetics in a subcutaneously growing human pancreatic tumor line (MIA PaCa-2) in nude mice. By a computer-based iterative integration of D in a hexagonal array of interstitial light diffusor cylinders it was shown that a homogeneous photodynamic dose field can be produced using the photobleaching properties of the photosensitizer. With 400 J/cm light input from each cylinder, and at 12-mm fiber spacing, D varied by a factor of only 1.2 within the field while a fiber spacing of 16 mm led to a variation by a factor of 2.1. Thus, selective interstitial PDT is theoretically feasible for bulky tumors. Dosimetry should be oriented towards the use of high light doses. The definite fiber spacing for a clinical study may depend upon measured differences in drug uptake or tissue sensitivity in the patient.

Literatur

1. Mang TS, Wieman TJ (1987) Photodynamic therapy in the treatment of pancreatic carcinoma: dihematoporphyrin ether uptake and photobleaching kinetics. Photochem Photobiol 46:853–858
2. Schroder T, Chen IW, Sperling M, Bell R, Brackett K, Joffe SN (1988) Hematoporphyrin derivative uptake and photodynamic therapy in pancreatic carcinoma. J Surg Oncol 38:4–9

3. Patterson MS, Wilson BC, Wyman DR (1991) The propagation of optical radiation in tissue. I. Models of radiation transport and their application. Lasers Med Sci 6:155–168
4. Mang TS, McGinnis C, Crean DH, Khan S, Liebow C (1992) Fluorescence detection of tumors: studies on the early diagnosis of microscopic lesions in preclinical and clinical studies. J Cell Pharmacol 3:132–140
5. Mang TS, Dougherty TJ, Potter WR, Boyle DG, Somer S, Moan J (1987) Photobleaching of porphyrins used in photodynamic therapy and implications for therapy. Photochem Photobiol 45:501–506

Dr. Th. Moesta, Robert-Rössle-Klinik, Robert-Rössle-Straße 10, D-13122 Berlin

Zytokinfreisetzung und Expression von Adhäsionsmolekülen bei experimenteller xenogener ex-vivo Nierenperfusion

Cytokine Release and Circulating Adhesion Molecules During Ex Vivo Xenogeneic Kidney Perfusion

M. Storck[1], R. Prestel[2], K. Burkhardt[3], M. Schilling[1], C. Hammer[2] und D. Abendroth[1]

[1]Abteilung Thorax- und Gefäßchirurgie, Universität Ulm
[2]Institut für Chirurgische Forschung; [3]Abteilung Nephrologie, Innere Medizin I, Klinikum Großhadern, LM Universität, München

Einleitung

Zunehmende Organknappheit bei teilweise rückläufiger Spenderbereitschaft haben seit Jahren zu einem verstärkten Interesse an der Transplantation xenogener Organe geführt. Die kausalen Zusammenhänge der akzelerierten und hyperakuten Abstoßung sind nicht restlos geklärt; neben der Existenz von sog. präformierten Antikörpern sowie der zentralen Rolle des Complementsystems ist die Relevanz vcon Zytokinen, löslichen und exprimierten Adhäsionsmolekülen während hyperakuter Abstoßungsvorgänge nicht untersucht worden [1]. Die Interaktion löslicher Mediatoren der Leukozyten- und Endothelaktivierung kann nur in konkordanten Spezies untersucht werden, da ansonsten keine antigenetische Kreuzreaktivität besteht. Es ist deshalb möglich, mit monoklonalen anti-humanen Antikörpern die Mediatorkinetik in perfundierten Nieren von Rhesus-Affen zu verfolgen. Die ex-vivo Hämoperfusion ist ein etabliertes Modell der Xenotransplantation unter Standard-Laborbedingungen [2].

Hohe Zytokinspiegel können zur Induktion von Adhäsionsmolekülen führen; die nachgewiesene ICAM-1 Expression während einer akuten Abstoßung ist möglicherweise auch auf die erhöhte systemische Zirkulation proinflammatorischer Zytokine (in erster Linie IL-1, IL-6, TNF-a) zurückzuführen. Gleichzeitig scheinen Zytokine pathogenetisch an der endothelvermittelten mikrovaskulären Thrombose ("okklusive Endotheliolitis") nach Xenotransplantation teilzuhaben. Es war das Ziel der vorliegenden Untersuchung, in einem konkordanten Xenotransplantationsmodell mittels ex-vivo Hämoperfusion die Produktion proinflammatorischer Zytokine sowie ihre Interaktion mit Adhäsionsmolekülen zu analysieren.

Chirurgisches Forum 1994
f. experim. u. klinische Forschung
Trede/Seifert/Hartel (Hrsg.)
©Springer-Verlag Berlin Heidelberg 1994

Methodik

Für die Experimente standen acht Nieren von acht Rhesus-Affen (Gewicht: $10,3\pm0,3$ kg) zur Verfügung, die innerhalb einer Multi-Organ-Entnahme-Operation (anzeigepflichtiger Versuch; Genehmigung durch das zuständige Regierungspräsidium) nach intraaortaler Perfusion mit UW-Belzer Lösung ohne Warmischämie zügig entnommen und nach einer Kaltischämiezeit von 2 h mit frisch entnommenem, heparinisierten humanen Blut der Blutgruppe 0 oder B in einer geschlossenen Kammer mit Rollerpumpe, Oxygenator und Wärmeregulation reperfundiert wurden. Der Hämatokrit wurde auf 30% eingestellt und konstant gehalten, indem die produzierte Urinmenge als Elektrolytlösung substituiert wurde. Außerdem wurden kontinuierliche Messungen des Perfusionsdruckes, des Flows sowie regelmäßige Kontrollen der Blutgase und des pH durchgeführt. Die Dauer der Experimente betrug mindestens 60 min. Die entnommenen Blutproben wurden sofort zentrifugiert und bei $-70°C$ eingefroren. Am Ende der Perfusionsphase wurden die Nieren schockgefroren und zweizeitig für immunhistologische Versuche aufgearbeitet.

Aus den entnommenen Blutproben wurden neben Natrium, Kalium, Kreatinin, Osmolalität des Serums folgende Parameter in ELISA-Technik bestimmt: IL-1, IL-6, TNF-a, IL-2R, sICAM-1, S-e-Selektin (ELAM).

Ergebnisse

Die glomeruläre Funktion der xenogenen perfundierten Nieren war über 60 min gut aufrechtzuerhalten. Die Werte für Resistance, Urinflow und Serum/Urin-Osmolalitätsquotient sind in Tabelle 1 wiedergegeben. Trotz ansteigender Urinproduktion kam es bei 30 min zu einem Anstieg der Resistance. Die Ergebnisse für die Zytokine und zirkulierenden Adhäsionsmoleküle sind in Tabele 2 dargestellt. Nach 30 min zeigte sich ein signifikanter Anstieg von IL-1, IL-6 und TNF gleichermaßen, während der zirkulierende IL-2 Rezeptor keine Veränderungen aufwies. Zirkulierendes ICAM-1 und ELAM zeigten bereits in der initialen Phase der Reperfusion pathologische Werte, die im weiteren Verlauf weiter anstiegen. Histologisch wurden die Nieren auf intakte Gefäß- und Tubulusstrukturen durchgemustert.

Tabelle 1. Physiologische Parameter während ex-vivo xenogener Nierenperfusion

t min	Resistance mmHg×min/ml	Urinflow ml/min	Plasma/Urin Osmolalitäts-ratio
1	$2,30 \pm 0,4$	–	–
5	$2,77 \pm 0,2$	$0,4 \pm 0,2$	0,854
15	$3,06 \pm 0,6$	$1,24 \pm 0,7$	0,868
30	$3,44 \pm 0,2^a$	$1,78 \pm 0,7^a$	0,953
60	$3,64 \pm 0,7^a$	$2,02 \pm 0,5^a$	0,933

Werte als x $\pm$ S.E.M.; [a] $p < 0,05$ vs. 1 min

Tabelle 2. Mediatorkinetik während ex-vivo xenogener Nierenperfusion

t	IL-1b	IL-6	TNF-a	ICAM-1	s-E-Selektin
1	6,1 ± 2,6	30,2 ± 7,7	544,2 ± 363,6	746,8 ± 106,6	6,4 ± 1,1
30	52,7 ± 38,7[a]	48,0 ± 9,2[a]	805,0 ± 460,2	838,5 ± 129,2	6,2 ± 1,1
60	161,1 ± 98,5[a]	274,2 ± 75,8[a]	1651,0 ± 25,7[a]	1062,5 ± 204,9[a]	9,5 ± 1,2[a]

Werte als x ± S.E.M. (Units/ml). [a] $p < 0,05$ vs. 1 min

In den immunhistologischen Spezialfärbungen konnte nachgewiesen werden, daß die ICAM-Freisetzung nicht auf einer de-novo-Synthese der perfundierten Nieren beruhte, demgegenüber war eine ELAM-Expression entlang des Endothels in drei Fällen deutlich nachweisbar. Das Vorhandensein eines intakten Gefäßendothels wurde durch positive PECAM-Anfärbung bestätigt. In allen Präparaten war eine deutliche Makrophagenaktivierung sichtbar, was durch spezifische Anfärbungen mittels der monoklonalen Antikörper 27E10 und 25F9 nachgewiesen werden konnte.

Diskussion

Wie in den vorliegenden Experimenten gezeigt werden konnte, kommt es während der xenogenen ex-vivo Hämoperfusion zur heftigen Aktivierung von Leukozyten, Makrophagen sowie von Endothelzellen. In unserem Transplantationsmodell wurden die mediator-vermittelten Abstoßungsmechanismen ohne gleichzeitige Gabe einer immunsuppressiven Therapie analysiert; auch auf anderweitige Vorbehandlung des Hämoperfusates, beispielsweise durch Hitze-Inaktivierung von Complement im Serum oder Gabe von Cobra-Venom-Faktor wurde verzichtet.

Die aufgetretene Interaktion löslicher Mediatoren repräsentiert lediglich ein kleines diagnostisches Fenster im komplizierten Zusammenspiel der komplexen Immunantwort auf xenogene Antigenexposition. Es ist bekannt, daß hohe TNF-Spiegel die Expression von Adhäsionsmolekülen auf Endothelzellen hochregulieren können und eine vorbestehende Leukozyten-Endothel-Interaktion bei Reperfusion nach Kaltischämie noch weiter verstärken. Die gleichzeitige Gabe von anti-TNF Antikörpern in Verbindung mit TGF-β (einem stark immunsuppressiv wirkenden Zytokin) konnte die xenogene Inselzelltransplantation in Mäusen verhindern [3]. Ob dies auch bei soliden Organen wirksam ist, ist nicht bekannt.

Unklar ist die Herkunft des zirkulierenden ICAM-1, da auf den Endothelzellen und Tubulusepithelzellen der Rhesus-Nieren kein ICAM-1 exprimiert war und eine de-novo Synthese innerhalb einer Stunde nicht möglich erscheint. Monoklonale Antikörper gegen ICAM-1 konnten bereits in einer Pilotstudie erfolgreich am Menschen nach allogener Nierentransplantation eingesetzt werden [4], was für die Theorie spricht, daß Adhäsionsmoleküle außer im Rahmen des Reperfusionsschadens auch bei Abstoßungsvorgängen eine wichtige Rolle spielen. Das Zusammenspiel von ICAM-1 und dem entsprechenden Liganden LFA-1 ist für eine effektive Antigenpräsentation und effektive zellvermittelte Zytotoxizität von Bedeutung. Weitere Untersuchungen, welche eine Complement-Elimination mit Vorbehandlung mit Antikörpern gegen Zytokine, ICAM-1 oder LFA-1 kombinieren [5], sind erforderlich, bevor weitere Versuche zur Xenotransplantation am Menschen überhaupt in Aussicht genommen werden können.

Zusammenfassung

In einem konkordanten Xenotransplantationsmodell wurden 8 Nieren von Rhesus-Affen mit humanem Blut ex-vivo perfundiert und die Kinetik der proinflammatorischen Zytokine sowie der löslichen Adhäsionsmoleküle ICAM-1 und ELAM analysiert. Bereits zu Beginn der Reperfusion fanden sich hohe Spiegel löslicher Adhäsionsmoleküle, welche im weiteren Verlauf signifikant anstiegen. Nach 30 min trat parallel dazu ein signifikanter Anstieg von IL-1, IL-6 und TNF-a im Serum auf. Immunhistologisch fand sich keine de-novo Synthese von ICAM innerhalb des 60-minütigen Versuchs; durch Anfärbung von Makrophagen-spezifischer Epitope ließ sich eine bisher nicht bekannte Aktivierung des Monozyten-Makrophagen-Systems nachweisen. Weitere Experimente müssen klären, ob die dadurch entstehende Hochregulierung weiterer Adhäsionsmoleküle sich möglicherweise durch Gabe monoklonaler Antikörper gegen ICAM-1 oder LFA-1 blockieren läßt.

Summary

The role of cytokines, adhesion molecules, and selectins in xenogeneic transplantation is unknown. Due to species specificity, the interaction of these mechanisms can be observed in closely related systems only when antigeneic cross-reactivity between the molecules exists. Thus, rhesus monkey mediators can be studied by the use of monoclonal anti-human antibodies. The aim of the study was to further characterize the release of cytokines from isolated rhesus kidneys perfused ex vivo with human blood for 1 h. There was a significant rise in all measured cytokines after 30 min which was paralleled by high levels of soluble adhesion molecules. Immunohistology revealed that there was no de novo synthesis of ICAM-1 on kidney endothelium within 60 min but staining was always positive for 27E10, a macrophage activation marker. The results suggest that both the perfused blood and the endothelium of the perfused kidneys becomes activated; future experiments with anti-ICAM-1 or anti-LFA mAbs should further clarify the role of leukocyte-endothelium

Literatur

1. Bach FH, Platt JL (1992) Xenotransplantation – a view of issues. Trans Proc 24:49–52
2. Saumweber DM, Bergmann R, Hammer C, Gokel M, Land W (1992) Studies comparing xenogeneic rejection mechanisms of pig, baboon, and human kidneys. Trans Proc 24:576–577

3. Carel JC, Sheehan KC, Schreiber RD, Lacy PE (1992) Prevention of rejection transforming growth factor β treated rat-to-mouse islet xenografts by monoclonal antibody to tumor necrosis factor. Transplantation 55:456–458
4. Haug CE, Colvin RB, Delmonico FL, Auchincloss H, Tolkoff-Rubin N, Preffer FI, Rothlein R, Norris S, Scharschmidt L, Cosimi AB (1993) A phase I trial of immunosuppression with anti-ICAM(CD54)mAB in renal allograft recipients. Transplantation 55:766–773
5. Talento A, Ngyen M, Blake T, Sirotina KA, Fioravanti C, Burkholder D, Gibson R, Sigal NH, Springer MS, Koo GC (1993) A single administration of LFA-1 antibody confers prolonged allograft survival. Transplantation 55:418–422

Dr. M. Storck, Abteilung Thorax- und Gefäßchirurgie, Klinikum der Universität, Steinhövelstraße 9, D-89075 Ulm

Bedeutung der Hochregulation von Integrinrezeptoren und der Zunahme extrazellulärer Matrix bei chronischer Abstoßung in Lebertransplantaten

Relevance of the Upregulation of Integrin Receptors and Increase in Extracellular Matrix in Chronically Rejected Liver Transplants

B. Nashan[1], K. Hoshino[2], B. Ringe[1], K. Wonigeit[1] und R. Pichlmayr[1]

[1]Klinik für Abdominal- und Transplantationschirurgie, Medizinische Hochschule Hannover
[2]Department of Surgery, Keio University, Tokio, Japan

Einleitung

Die entzündliche Antwort auf pathologische Reize wird durch eine komplexe Interaktion von Cytokinen und direkte Zell-Zell Interaktionen reguliert. Auf einen entsprechenden Reiz hin kommt es zum Rollin, Migration und Infiltration von mononukleären Zellen zum Ort des Gewebeschadens. Bisherige Untersuchungen zeigten, daß diese Prozesse durch die Anwesenheit von Adhäsionsmolekülen, die auf entsprechende Cytokinreize exprimiert werden, gesteuert werden [1–3]. Von besonderem Interesse sind Adhäsionsmoleküle der Familie der Integrinrezeptoren, die eine sehr starke Adhäsion vermitteln. Dabei binden sie nicht nur an VCAM-1, welches vom Endothel nach Cytokinstimulation exprimiert wird, sondern auch an extrazelluläre Matrix Proteine, die das bindegewebige Gerüst von Gefäßen und Organen darstellen.

Untersuchungen an Lebergewebe mit chronischen Entzündungen zeigten eine vermehrte Expression von Adhäsionsmolekülen [4] sowie eine Zunahme der Offensichtlich reflektieren diese Befunde den Ablauf eines chronisch entzündlichen Pathomechanismus in nicht transplantierten Lebern. Zum gegenwärtigen Zeitpunkt ist wenig über die Expression von Integrinrezeptoren und die Präsenz extrazellulärer Matrix in Lebertransplantaten bekannt, die einer chronischen Abstoßung unterliegen. Es war daher von Interesse, dies näher zu untersuchen.

Material und Methoden

Gewebeproben: Für die Untersuchungen wurden Biopsien bzw. Leberexplantate im Rahmen von Transplantationen/Retransplantationen von 11 Patienten untersucht. Als Kontrollen dienten normales Lebergewebe (n = 5), welches bei Leberresektionen gewonnen wurde, und Gewebe von chronisch entzündeten Lebern (n = 5; 2 primär biliäre Zirrhosen, 1 sekundär biliäre Zirrhose, 1 Hepatitis B, 1 Hepatitis NANB).

Chirurgisches Forum 1994
f. experim. u. klinische Forschung
Trede/Seifert/Hartel (Hrsg.)
©Springer-Verlag Berlin Heidelberg 1994

Immunhistologie: Die in dieser Studie benutzten Primärantikörper waren monoklonale Antikörper gegen VLA (Very Late Antigen)-α1 (TS2/7, T-cell Science, Cambridge MA, USA), VLA-α2 (Gi9), VLA-α3 (P1B5), VLA-α4 (HP2/1), VLA-α5 (SAM-1), VLA-α6 (GoH3) und CD51 (AMF/7). Alle Antikörper von VLA-α2 bis CD51 waren von Dianova, Hamburg. Zur Färbung extrazellulärer Matrix Proteine wurden monoklonale Antikörper gegen Fibronectin (Clone II) und Thrombospondin (Clone I, A4.1) von Gibco BRL, Berlin, erworben. Murine monoklonale Antikörper gegen Tenascin (TN2), Kollagen VI (F33), Undulin (15III) und Laminin-A Kette (19.24) sowie polyklonale Antikörper gegen Kollagen IV 7-S Domäne (Z30/4) wurden freundlicherweise von PD Dr. Dr. D. Schuppan, Klinikum Steglitz, Freie Universität Berlin, zur Verfügung gestellt.

Die Expression der Integrin Rezeptoren und der extrazellulären Matrix Moleküle wurde mit Hilfe der Immunperoxidase Technik auf Kryostat Schnitten dargestellt. Kryostat Schnitte wurden in Azeton bei Raumtemperatur für 10 min fixiert. Nach Lufttrocknung wurden die Schnitte für 10 min mit normalem humanen AB-Serum beschichtet. Nach Abtupfen überschüssigen Serums wurden die Schnitte mit dem Primärantikörper für 1 h beschichtet. Nach zweimal je fünfminütigen Waschens in Phosphat gepufferter Lösung (PBS) bei einem pH von 7,5 erfolgte die Zugabe des Sekundärantikörpers, Peroxidase konjugierter Ziege anti Maus IgG Antikörper (Affinitäts-gereinigt) (Dianova, Hamburg) (für VLA-α6 anti Ratten IgG) in einer Verdünnung von 1:20 für 1 h. Nach erneutem zweimaligen Waschen mit PBS wurde für die Farbreaktion eine Mischung von 5 ml Tris/HCl (pH 7,6), 2,5 mg DAB-3,3'diaminobenzidin (Sigma Chemical Co.) und 0,2 ml 1:100 verdünntes 35% H_2O_2 für 15 min hinzugegeben. Als Negativkontrollen dienten Schnitte ohne Verwendung des Primärantikörpers.

Semiquantitative Auswertung: Die Expression der extrazellulären Matrix und der Integrinrezeptoren erfolgte mit Hilfe einer semiquantitativen Auswertung unter Benutzung einer Skala von minus ($-$) bis 3 plus ($+++$) entsprechend der Färbeintensität im Vergleich zur Negativkontrolle.

Resultate

1. Expression der Integrinrezeptoren

Normales Lebergewebe: Eine mäßige Expression der Integrinrezeptoren mit Ausnahme von VLA2 und 4 wurde auf dem Endothel von Portalgefäßen gefunden. Zentralvene und Sinusendothel exprimierten VLA1, 5 und CD51. VLA2, 3, 6 und CD51 waren positiv auf Gallengängen und FLA1, 5 und CD51 wurden auf Hepatozyten gefunden. Das Interstitium des Portalfeldes sowie Kupffer Zellen exprimierten VLA1, 4 und CD51.

Chronische Entzündung: Generell konnte eine Zunahme der Expression beobachtet werden. Auf dem Endothel der Gefäße des Portalfeldes wurde eine Zunahme der Expression von VLA2 gesehen. Während die Zentralvene lediglich eine deutliche

Zunahme von VLA1 und CD51 zeigte, kam es zu einer starken Intensitätszunahme von allen Integrinrezeptoren auf dem Sinusendothel. Die Gallengänge zeigten keine Veränderungen und auf den Hepatozyten war eine leichte Zunahme von VLA1, 5, 6 und CD51 zu beobachten. Das Interstitium der Portalfelder zeigte eine vermehrte Expression von VLA4 und CD51 und auf Kupffer Zellen waren besonders VLA4, aber auch 5, 6 und CD51 hochreguliert. Das gleiche Expressionsmuster hatten mononukleäre Infiltratzellen.

Chronische Abstoßung: Das Expressionsmuster von Integrinrezeptoren in den Biopsien und Explantaten von chronischen Abstoßungen nach Lebertransplantation entsprach sowohl im Muster wie auch in der Intensität dem von chronisch entzündetem Lebergewebe. Lediglich das Interstitium der Portalfelder zeigte eine zusätzliche Hochregulation der Expression von VLA6 und Kupffer Zellen die von VLA1 und VLA3. Transplantatinfiltrierende mononukleäre Zellen zeichneten sich durch eine starke VLA4, 5 und CD51 Expression aus, die auch auf den intravaskulären Leukozyten gefunden wurde.

Expression von extrazellulärer Matrix

Normales Lebergewebe: In den Gefäßen der Portalfelder fanden sich alle extrazellulären Matrixproteine bis auf Thrombospondin. Tenascin war an der Basalmembran von Arterien negativ. Das Interstitium selbst zeigte eine starke Expression von Fibronectin und Undulin, jedoch nur wenige Anteile von Tenascin. Thrombospondin und Kollagen IV färbten nur schwach und homogen. Entlang der Sinusoide fand sich eine deutliche Expression aller extrazellulären Matrixmoleküle bis auf eine lediglich schwache Färbung von Kollagen IV und Thrombospondin. Im Bereich der Zentralvene konnten alle Moleküle nachgewiesen werden.

Chronische Entzündung: Eine deutliche Zunahme der Färbeintensität von Tenascin konnte an den Gefäßen beobachtet werden. Zusätzlich wurde auch Thrombospondin in 4 Fällen gefunden. An den Gallengängen zeigte sich darüberhinaus eine Zunahme der Laminin Dichte. Generell wurde eine Zunahme der Färbeintensität aller extrazellulären Matrix Proteine im Interstitium der Portalfelder gesehen. Die stärkste Zunahme besonders von Fibronectin, Tenascin und Undulin wurde in den Sinusoiden und an der Zentralvene beobachtet.

Chronische Abstoßung: Neben einer deutlichen Zunahme der extrazellulären Matrix mit einem gleichen Verteilungsmuster wie bei chronischen Entzündungen fand sich zusätzlich auf den Hepatozyten eine schwache Anfärbung für Fibronectin. Transplantatinfiltrierende mononukleäre Zellen wurden in großer Zahl im Bereich von Ansammlungen extrazellulärer Matrix gesehen.

Diskussion

Im Rahmen von Entzündungs-, Abräum- und Reparaturprozessen spielen Rezeptor-Ligand Interaktionen (Zell-Zell und/oder Zell/Matrix) eine bedeutende Rolle für die Infiltration von Zellen [1–3]. Die Induktionsphase geht von einer schrittweisen Bindung mononukleärer Zellen an das Gefäßendothel aus; hierauf kommt es zur Migration und Infiltration in das Parenchym. Vor allem die subendotheliale extrazelluläre Matrix dient der Bindung von Integrinrezeptoren infiltrierender Zellen und fördert somit deren weitere Infiltration. Besonders starke Adhäsionskomplexe bilden dabei Bindungen zwischen VLA4 und VCAM-1 (Endothel) bzw. Fibronectin, wobei unterschiedliche Bindungsregionen auf VLA4 eine wesentliche Rolle spielen.

In der vorliegenden Studie sollte die Expression von Integrinrezeptoren und extrazellulärer Matrix bei chronischen Abstoßungen nach Lebertransplantation im Vergleich zu chronisch entzündeten Lebern analysiert werden. Im Vordergrund der Ergebnisse stand eine starke Hochregulation der Integrinrezeptoren VLA4, 5 und CD51 transplantatinfiltrierender mononukleärer Zellen in Verbingung mit einer starken Zunahme der extrazellulären Matrix, die sich besonders im Bereich der Sinusoide und Zentralvenen abspielte. Berücksichtigt man dieses Verteilungsmuster, so scheinen sich wesentliche inflammatorische Prozesse in den Rappaport Zonen 1–3 sowie im Bereich der Zentralvene abzuspielen. Die Fähigkeit der Leukozyten zur Gewebsinvasion wird hier neben einer Verminderung der Fließgeschwindigkeit besonders durch die Anwesenheit von extrazellulärer Matrix unterstützt und erleichtert.

Die Induktion chronischer Abstoßungsvorgänge ist noch unklar und scheint offensichtlich durch Faktoren wie akute Abstoßungen, Ischämieschaden, Virus- und bakterielle Infektionen begünstigt zu werden i.S. der Auslösung eines entzündlichen Prozesses. Während einerseits die Hochregulation der Adhäsionsmoleküle die Folge komplexer Cytokininteraktionen ist, so scheint die vermehrte Produktion extrazellulärer Matrix die Antwort von Lipozyten auf einen noch unbekannten Reiz zu sein [5]. Hierbei ist sowohl eine direkte Interaktion durch die das Transplantat infiltrierenden Zellen als auch eine indirekte Aktivierung durch Makrophagen (Kupffer Zellen) möglich. Im Umkehrschluß ermöglicht die extrazelluläre Matrix jedoch eine starke und feste Adhäsionsstruktur für die infiltrierenden Leukozyten.

Die vorliegende immunhistologische Analyse kann nur einen Ausschnitt aus dem Bild chronischer Entzündungen im Lebertransplantat vermitteln, legt allerdings den Schluß nahe, daß chronisch entzündliche Mechanismen in nicht transplantierten [4] und transplantierten Lebern nicht unähnlich ablaufen im Hinblick auf die Regulation von Integrinrezeptoren und extrazellulärer Matrix. Dies würde auf eine gemeinsame pathogenetische Endstrecke hinweisen bei unterschiedlichen auslösenden pathologischen Mechanismen. Weitere Untersuchungen sollen hier ein besseres Verständnis ermöglichen.

Zusammenfassung

In der vorliegenden Studie wurde mit Hilfe immunhistologischer Techniken die Expression von Integrinrezeptoren und extrazellulären Matrixproteinen in Lebertransplantaten, die einer chronischen Abstoßung unterliegen, untersucht. Die Ergebnisse zeigen keinen Unterschied zu chronisch entzündlichen Vorgängen in nicht transplantierten Lebern und legen damit den Schluß nahe, daß es sich hierbei um eine pathogenetisch gleiche Endstrecke handelt. Bei der Zunahme der extrazellulären Matrix handelt es sich um eine Reaktion auf einen entzündlichen Reiz, der im Gegenschluß den transplantatinfiltrierenden Leukozyten eine starke Adhäsionsmöglichkeit vermittelt.

Summary

The expression of integrin receptors and extracellular matrix molecules in liver transplants suffering from chronic rejection were investigated by means of immunohistology. The results showed no differences compared to material from livers with chronic inflammatory diseases. This suggests a common pathogenetic pathway of the pathological stimuli. The increase in extracellular matrix may reflect the answer to an inflammatory process. On the other hand, it provides strong adhesion to graft-infiltrating cells.

Literatur

1. Hynes RO (1992) Integrins: versatility, modulation and signaling in cell adhesion. Cell 69:11–25
2. Butcher EC (1991) Leukocyte-endothelial cell recognition: three (or more) steps of specificity and diversity. Cell 67:1033–1036
3. Steinhoff G, Behrend M, Schrader B, Pichlmayr R (1993) Intercellular immune adhesion molecules in human liver transplants: Overview on expression patterns of leukocyte receptor and ligand molecules. Hepatology 18:440–453
4. Volpes R, van den Oord H, Desmet VJ (1991) Distribution of the VLA family of integrins in normal and pathological human liver tissue. Gastroenterology 101:200–206
5. Clement B, Grimaud J-A, Champion J-P, Deugnier Y, Guillouzo A (1986) Cell types involved in collagen and fibronectin production in normal and fibrotic human liver. Hepatology 6:225–234

Dr. B. Nashan, Klinik für Abdominal- und Transplantationschirurgie, Medizinische Hochschule Hannover, Konstanty-Gutschow-Straße 8, D-30625 Hannover

Thymus-Injektion von Donormilzzellen verhindert die akzelerierte Transplantatabstoßung in sensibilisierten Ratten

Intrathymic Pretreatment with Donor Splenocytes Abrogates Accelerated Allograft Rejection in Sensitized Rats

J. Binder[1,3], G. Schmidbauer[1,3], W.W. Hancock[4], S.G. Tullius[1,5], M.H. Sayegh[2] und J.W. Kupiec-Weglinski[1]

[1] Surgical Research Laboratory, Dept. of Surgery; [2] Dept. of Medicine, Harvard Medical School, Brigham and Woman's Hospital, Boston, USA
[3] Klinik für Allgemein- und Throaxchirurgie, Justus-Liebig-Universität Gießen
[4] Dept. of Pathology and Immunology, Monash Medical School, Prahran, Australia
[5] Abteilung für Allgemeinchirurgie, Freie Universität Berlin

Einleitung

Eine Thymus-Injektion von Donoralloantigen unter kurzzeitiger Immunsuppression führt in verschiedenen MHC-inkompatiblen Transplantationsmodellen zur spezifischen Immuntoleranz [1, 2]. Der Einfluß einer Alloantigeninjektion auf die Transplantatabstoßung in sensibilisierten Empfängern ist jedoch bisher unbekannt. Diese Untersuchung analysiert die Wirkung der Alloantigengabe in den Thymus in einem wohldefinierten Modell der akzelerierten Herztransplantatabstoßung in sensibilisierten Ratten [3].

Material und Methoden

Versuchstiere und Operationstechnik: Es wurden männliche Inzuchtratten (200–250 g; HSD, Indianapolis, USA) verwendet. Lewis-Ratten (LEW, RT1^l) dienten als Empfänger der Herzen von (LEW × BN)F$_1$ (LBNF$_1$)-Hybriden. Brown-Norway-Ratten (BN; RT1^n) wurden als Spender von Vollhaut zur in-vivo-Sensibilisierung benutzt. LEW-, LNBF$_1$- und WF-Ratten dienten als Donor von Milzzellen. Orthotope Hautlappen (3 × 3 cm) wurden über der lateralen Thoraxwand des Empfängers eingenäht. Die Herzen wurden mikrochirurgisch heterotop an die großen Bauchgefäße anastomosiert. Die Funktion des Herztransplantats wurde täglich mehrmals durch Palpation überprüft und Abstoßung als nicht mehr tastbare Myokardkontraktion definiert.

Transplantationsmodell: LEW-Ratten erhielten zur Sensibilisierung einen BN-Hautlappen und 7 Tage später ein LBNF$_1$-Herztransplantat. Diese Herzen werden innerhalb von 36 h abgestoßen (akute Abstoßung in nicht sensibilisierten Empfängern = 7–8 Tage) [3]. Die Abfolge der Immunereignisse in diesem Modell ist in Verbindung mit der hyperaktiven Abstoßung, die bei MHC-Antigen-sensibilisierten Patienten be-

Chirurgisches Forum 1994
f. experim. u. klinische Forschung
Trede/Seifert/Hartel (Hrsg.)
©Springer-Verlag Berlin Heidelberg 1994

obachtet wird, von klinischer Relevanz. Im Rattenmodell kommt es zur deutlichen Immunaktivierung mit Ausbildung zytotoxischer T-Zellen in vitro sowie einer Transplantatinfiltration mit IL-2, IFN-γ-, TNF-α- und IL-2R-positiven Zellen. Die Präsenz zirkulierender lymphozytotoxischer und Antidonor-Antikörper deutet wie die Ablagerung von IgM, IgG und Komplementfaktor C3 im Transplantat auf eine starke humorale Beteiligung.

Immunmanipulation des Empfängers: Unter Ätheranästhesie wurde der Thymus des Empfängertiers über eine partielle obere Sternotomie dargestellt. 2×10^7 Donormilzzellen wurden in beide Thymuslappen injiziert. Die Zellviabilität wurde vorher durch Trypanblauexklusion bestimmt und betrug konstant $> 95\%$. Weitere Empfängertiere erhielten Donormilzzellen, die vorher γ-bestrahlt wurden (30 Gy).

Immunhistologische Analyse: Seriengefrierschnitte entnommener Herztransplantate wurden mittels Immunperoxidase-Färbung ausgewertet und nach Zelloberflächenantigenen, Zytokinen und verschiedenen Zellaktivitätsmarkern beurteilt. Die markierten Zellen wurden $\geq$ 20 repräsentativen Feldern/Präparat unter 400-facher Vergrößerung mit Hilfe eines okularen Rastermikrometers ausgezählt [4].

Ergebnisse

Herztransplantatüberlebenszeit: LBNF$_1$-Herztransplantate werden innerhalb von 36 h von LEW-Ratten abgestoßen, wenn diese 7 Tage vorher mit BN-Haut sensibilisiert worden sind. Thymus-Injektion von LBNF$_1$-Donormilzzellen zur Zeit des Hauttransplantats (Tag -7) verhinderte die akzelerierte Abstoßung und verlängerte die Transplantatüberlebenszeit auf $10,8 \pm 2,5$ Tage (p $< 0,001$, n = 10). Dieser Effekt erforderte keine zusätzliche Immunsuppression und war donorspezifisch, da die Gabe von syngenen (LEW) oder "third-party" (WF) Milzzellen unwirksam blieb ($0,4 \pm 0,5$ Tage, n = 10 bzw. $0,8 \pm 1,1$ Tage, n = 5). Die Gabe von Donorzellen in sensibilisierten Ratten am Tag -3 oder 0 war ebenso wirkungslos (Transplantatüberlebenszeit 1–2 Tage). Eine wiederholte Injektion von Milzzellen am Tag 0 führte nicht zu einer weiteren Verlängerung der Transplantatüberlebenszeit ($10,0 \pm 2,4$ Tage, n = 4). Die γ-Bestrahlung der Milzzellen vor Injektion stellte jedoch die akzelerierte Abstoßung wieder her ($0,7 \pm 0,5$ Tage, n = 6).

Immunhistologische Analyse: Die Herztransplantate wurden 24 h nach Transplantation aus den sensibilisierten Empfängern entnommen, welche am Tag -7 eine Thymus-Injektion von donorspezifischen LBNF$_1$ oder syngenen (LEW) Milzzellen erhalten hatten, und mittels Immunperoxidase-Färbung auf die Expression von Zelloberflächenantigenen, Zytokinen und Zellaktivitätsmarkern untersucht (Tabelle 1).

Diskussion

Diese Untersuchung zeigt erstmalig, daß die Injektion von donorspezifischem Alloantigen in den Thymus die akzelerierte Abstoßung verhindert und die Transplan-

Tabelle 1. Immunhistologische Analyse der Herztransplantate von LEW-Ratten, die mit einer Thymus-Injektion von Milzzellen vorbehandelt wurden[a]

Morphologie	Allogene (LBNF$_1$) Milzzellen geringe Abstoßungsreaktion	syngene (LEW) Milzzellen starke Abstoßungsreaktion
Zellen[b]	nur MNC	50% MNC, 50% PMN
T-Zellen	20%	10%
Makrophagen	>75%	ca. 50%
IL-2R	<5%	10–20%
IL-1β	–	3+ MNC, Endothel
IL-2, IL-4, IL-7	–	ca. 10% MNC
TNFα	<5% MNC	>50% MNC, Endothel
IFNγ	<5% MNC	20–50% MNC, Endothel
IgM	3+ gesamtes Endothel	3+ gesamtes Endothel
IgG	1–2+ gesamtes Endothel	1–2+ gesamtes Endothel
Fibrin	1–2+ Endothel, fokal	3+ gesamtes Endothel
C3	2+ meist Endothel	3+ gesamtes Endothel

[a] Resultate 24 h nach Herztransplantation, ausgedrückt als % der gesamten Leukozyten (n = 2 Ratten/Gruppe). [b] MNC: Mononukleäre Zellen; PMN: Neutrophile Zellen

tatüberlebenszeit in sensibilisierten Ratten verlängert. Dieser Effekt wurde alleine durch die Exposition des Thymus des Empfängers mit Donorantigen vermittelt, erforderte keine Immunsuppression und war γ-Strahlen-sensibel. Im Transplantat fand sich eine selektiv abgeschwächte zelluläre Immunantwort, während die humorale Reaktion fast unbeeinträchtigt war.

Seit kurzem besteht verstärktes Interesse an der Rolle des Thymus in der Toleranzinduktion in einer Reihe von Allotransplantationsmodellen bei unmodifizierten Nagetierstämmen [1, 2]. In der Mehrzahl der bisher publizierten Untersuchungen bedarf es zusätzlich einer kurzzeitigen Immunsuppression mit Anti-Lymphozyten-Serum, um eine Verlängerung der Transplantatüberlebenszeit oder gar eine Toleranz zu erzielen. Im Gegensatz dazu zeigt unsere Studie, daß die fulminante und irreversible Abstoßung in sensibilisierten Empfängern alleine durch eine einmalige Thymus-Injektion von donorspezifischen Milzzellen zum Zeitpunkt der primären Antigenexposition am Tag −7 (Tag des Hauttransplantats) verhindert werden kann. Die resultierende Herztransplantatüberlebenszeit (ca. 11 Tage) ist vergleichbar mit jener, die durch i.v. Gabe von Donorzelen erzielt wird. Die bei Applikation der Milzzellen in den Thymus, jedoch nicht bei i.v. Gabe [5] beobachtete γ-Strahlensensibilität sowie die Unterschiede im histologischen Bild (Binder, unveröffentlicht) deuten auf verschiedene zentrale und periphere Immunmechanismen hin, die in diesen Modellen die verlängerte Transplantatüberlebenszeit bewirken. Wir schließen daraus, daß der Thymus neben der Selektion und Reifung der T-Zellen auch eine Rolle in der Modulation der Alloimmunantwort hat. Die Entschlüsselung der beteiligten Mechanismen könnte für die Entwicklung neuer Therapieansätze mit dem Ziel einer spezifischen Transplantationstoleranz bedeutsam sein.

Zusammenfassung

Eine Thymus-Injektion von Donoralloantigen unter kurzzeitiger Immunsuppression führt in einigen MHC-inkompatiblen Allotransplantationsmodellen zur spezifischen Immuntoleranz. Der Einfluß einer Alloantigeninjektion in den Thymus auf die Transplantatabstoßung in sensibilisierten Empfängern ist bisher unbekannt.

Nach Sensibilisierung mit BN-Haut (Tag -7) werden $LBNF_1$-Herztransplantate (Tag 0) von LEW-Empfängern innerhalb von 36 h abgestoßen. Eine Thymus-Injektion von $LBNF_1$-Milzzellen (2×10^7) zur Zeit der Sensibilisierung verlängerte die Transplantatüberlebenszeit auf $10, 8 \pm 2, 5$ Tage ($p < 0,001$, $n = 10$). Dieser Effekt erforderte keine zusätzliche Immunsuppression und war donorspezifisch. Die Gabe von Donorzellen zu späteren Zeitpunkten (Tag -3, 0) war wirkungslos. γ-Bestrahlung (30 Gy) der Donorzellen vor der Injektion stellte die akzelerierte Abstoßung wieder her. Folglich ist die Injektion von γ-Strahlen-empfindlichem Donorantigen in den Thymus zur Zeit der Sensibilisierung Voraussetzung, um die akzelerierte Abstoßung zu verhindern und die Transplantatüberlebenszeit zu verlängern. Die Immunhistologie der nach 24 h entnommenen Transplantate zeigte, daß im Vergleich zu Empfängern von syngenen Milzzellen die Injektion von Donorantigen zur Abschwächung der Infiltration mit mononukleären Zellen, minimaler IL-2R- und Zytokinexpression führte. Im gegensatz dazu war die Ablagerung von IgM- und C3 im funktionierenden Transplantat erheblich, die von IgG und Fibrin jedoch schwach und fokal begrenzt.

Diese Untersuchung zeigt erstmalig, daß die Injektion von donorspezifischem Alloantigen in den Thymus die akzelerierte Abstoßung verhindert und die Transplantatüberlebenszeit in sensibilisierten Ratten verlängert. Dieser Effekt wurde alleine durch Exposition des Thymus des Empfängers mit Donorzellen vermittelt und erforderte keine zusätzliche Immunsuppression. Im Transplantat fand sich eine selektiv abgeschwächte zelluläre Immunantwort, während die humorale Reaktion fast unbeeinträchtigt war. Wir schließen daraus, daß der Thymus neben seiner Funktion in der Selektion und Reifung der T-Zellen auch eine Rolle in der Modulation der Alloimmunantwort hat. Die Entschlüsselung beteiligter Mechanismen könnte für die Entwicklung neues Therapieansätze mit dem Ziel einer spezifischen Transplantationstoleranz bedeutsam sein.

Summary

Intrathymic inoculation of donor allo-antigen (Ag) in conjunction with transient immunosuppression prior to organ transplantation has been shown to prolong the survival of, or to induce specific immune tolerance to, MHC-mismatched allografts (Tx) in acute-rejection rodent models. However, the effects of intrathymic antigen challenge upon the survival of organ Tx in sensitized hosts have not been studied. We show that $LBNF_1$ cardiac Tx are rejected within 36 h in LEW rats sensitized with BN skin Tx 7 days before heart Tx. Intrathymic injection of $LBNF_1$ splenocytes (2×10^7) at the time of skin Tx prolonged the survival of cardiac Tx to $n = 10$). This striking effect did not require concomitant immunosuppression and was donor-specific. Inoculation of donor cells into skin Tx rats at day -3 or day 0 (the day of heart Tx) was ineffectual. X-irradiation (30 Gy) of donor cells prior to injection restored accelerated rejection. Thus, intrathymic challenge with X-irradiation sensitive donor spleen cells at the time of prime Ag exposure is required to abrogate accelerated rejection and to markedly prolong Tx survival in sensitized rats. Immunohistological evaluation at 24 h has shown that compared to hosts receiving syngeneic cells, intrathymic inoculation of allo-Ag is associated with a moderate intra-Tx MNC infiltrate, minimal IL-2R expression, and essentially no cytokine labeling. In contrast, IgM and C3 deposits in functioning Tx were widespread, whereas the accumulation of IgG and fibrin was weak and focal. This study demonstrates for the first time that intrathymic injection of donor-specific allo-Ag prevents accelerated rejection and prolongs the survival of organ Tx in sensitized rats. This effect was uniquely mediated by exposure of donor allo-Ag to the thymic microenvironment and did not require concomitant immunosuppression. Intra-Tx cellular events in recipients conditioned with allo-Ag are switched off to a marked extent, whereas the humoral response is relatively spared. Thus, apart from its function in T cell selection and maturation, the thymus may also play a critical role in the modulation of host alloresponses in vivo. Recognition of putative mechanisms involved in this process may be instrumental in the development of novel therapeutic approaches leading to a specific transplantation tolerance.

Literatur

1. Ohzato H, Monaco AP (1992) Induction of specific unresponsiveness to skin allografts by intrathymic donor-specific splenocyte injection in antilymphocyte serum-treated mice. Transplantation 54:1090–1095
2. Perico N, Rossini M, Imberti O, Remuzzi G (1992) Evidence of the central role of the thymus in the induction of donor-specific unresponsiveness to a renal allograft. Transplantation 54:943–945
3. Sablinski T, Sayegh MH, Hancock WW, Kut JP, Kwok CA, Milford EL, Tilney NL, Kupiec-Weglinski JW (1991) Differential role of CD4+ cells in the sensitization and effector phases of accelerated graft rejection. Transplantation 51:226–231
4. Kupiec-Weglinski JW, Wasowska B, Papp I, Schmidtbauer G, Sayegh MH, Baldwin WM, Wieder KJ, Hancock WW (1993) CD4 mAb therapy modulates alloantibody production and intracardiac graft deposition in association with selective inhibition of Th1 lymphokines. J Immunol 151:5053–5061
5. Westra AL, Petersen AH, Wildevur CRH, Prop J (1991) Factors determining prolongation of rat heart allograft survival by perioperative injection of donor spleen cells. Transplantation 52:606–610

Diese Arbeit wurde unterstützt aus Mitteln der USPHS Fonds R01 AI23847 und R01 AI33100. Dr. Binder ist DFG-Stipendiat (Bi 503/1–1).

Dr. med. J. Binder, Harvard Medical School, Surgical Research Laboratory, E-1, Dept. of Surgery, Brigham and Women's Hospital, 25 Shattuck St., Boston, MA 02115, USA

Vorbehandlung mit α/β-TCR gerichteter monoklonaler Antikörper (mAb R73)-Therapie induziert langfristiges Transplantatüberleben nach Nieren- und Herztransplantation in der Ratte[*]

Pretreatment of Rat Renal and Cardiac Allograft Recipients Using α/β-TCR Directed Monoclonal Antibody Therapy (mAb R73) Induces Long-Term Graft Survival

N. Zantl[1], C. Roder[1], T. Sewczik[1], B. Hager[1], W.W. Hancock[2] und C.D. Heidecke[1]

[1]Chirurgische Klinik und Poliklinik, TU München
[2]Dept. of Pathology and Immunology, Monash Medical School, Prahran, Australia

Einleitung

Obwohl seit der Einführung von Cyclosporin A als Hauptbestandteil immunsuppressiver Protokolle dramatische Erfolge in der klinischen Organtransplantation zu verzeichnen waren, geht die Suche nach spezifischeren und insbesondere weniger toxischen Modalitäten weiter. Monoklonale Antikörper (mAb) gegen T-Lymphozyten und deren Subpopulationen werden zunehmend Bestandteil solcher Therapiestrategien. Solche Behandlungen werden einerseits mit dem Ziel durchgeführt, Abstoßungsreaktionen zu verhindern, zum anderen in der Hoffnung auf die Erzielung von Toleranz gegenüber dem MHC-inkompatiblen Transplantat [1]. In dieser Studie wurde der Einfluß eines immunmodulierenden, nicht depletierenden mAb gegen α/β-T-Zell-Rezeptor (α/β-TCR)-exprimierende Lymphozyten auf das Nieren- und Herztransplantatüberleben in einem akut zellulären Abstoßungsmodell untersucht.

Methodik

MAb-Therapie: R73 ist ein Maus-anti-Ratte IgG_1 mAb mit Spezifität gegen Ratten-α/β-TCR [2]. R73 wurde als gereinigter Antikörper in verschiedenen Konzentrationen (0,01–0,1 mg/kg) über 1 bis 7 Tage intravenös vor oder nach der Organtransplantation appliziert.

Organtransplantation: Nierentransplantate und heterotope Herztransplantate wurden an ingezüchteten Ratten (BN(RT1^n) auf LEW(RT1^l)) in Äthernarkose an die infrarenalen großen Gefäße End-zu-Seit anastomosiert. Der Ureter wurde mittels Splint in die Blase implantiert. Die Nierenempfänger wurden gleichzeitig bilateral nephrektomiert. Das Herztransplantatüberleben wurde täglich durch Palpation in der Flanke

[*] Mit Unterstützung der DFG (He 1248/2–4).

Chirurgisches Forum 1994
f. experim. u. klinische Forschung
Trede/Seifert/Hartel (Hrsg.)
©Springer-Verlag Berlin Heidelberg 1994

überprüft, bei den Nierentransplantatempfängern wurde das Eintreten der Urämie als Abstoßung gewertet.

Ergebnisse

Herztransplantatüberleben: Unbehandelte LEW-Ratten stießen heterotope BN-Herztransplantate in $7,8 \pm 0,8$ Tagen ab. α/β-TCR-gerichtete Therapie mit mAb R73 über 7 Tage post transplantationem führte nur zu einer mäßigen, dosisabhängigen Verlängerung der Abstoßungskinetik auf $12,5 \pm 0,8$ Tage ($0,1$ mg/kg, $p < 0,05$). Im Gegensatz hierzu verlängerte die präoperative Gabe von R73 (Tag -7 bis -1) in therapeutischen Dosen ($0,1$ mg/kg) das Transplantatüberleben dramatisch (80% der Tiere > 40 Tage, 20% > 100 Tage, $p < 0,001$). Untersuchungen zur erforderlichen Dauer der präoperativen Therapie ergaben, daß sowohl fünf- wie dreitägige prä-Transplant-Therapie ($0,1$ mg/kg) zu einer > 50-tägigen Überlebensverlängerung führt, während ein- und zweitägige Vorbehandlungsregime nicht erfolgreich waren ($10,3 \pm 0,8$ resp. $14,8 \pm 4,4$ Tage).

Nierentransplantatüberleben: Untherapierte Nierentransplantatempfänger überlebten $7,8 \pm 0,6$ Tage. Sowohl eine präoperative wie postoperative siebentägige Applikation von 0,01 mg/kg blieben mit einer Überlebenszeit von 8 bis 10 Tagen ohne Wirkung. Bei postoperativer Gabe von "therapeutischen" Dosen (0,1 mg/kg) kam es nur in ca. 25% zu einer andauernden Verlängerung des Transplantatüberlebens, während die übrigen Tiere etwas verzögerter abstießen als die untherapierten Kontrolltiere (7–9 Tage) (Abb. 1). Im Gegensatz hierzu führte die präoperative Therapie (Tag -7 bis

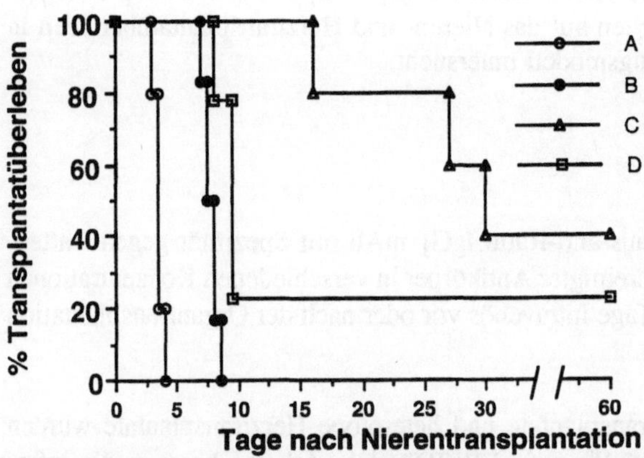

Abb. 1. Verlängerung des Transplantatüberlebens von Nierentransplantaten im akuten Abstoßungsmodell durch α/β-TCR-gerichtete monoklonale Antikörper-Therapie mit R73. LEW-Ratten wurden entweder nur bilateral nephrektomiert (n = 5) (*A*) oder nephrektomiert und am Tag 0 mit BN-Nieren transplantiert ohne mAb-Therapie (n = 6) (*B*), bzw. mit präoperativer mAb-Therapie (0,1 mg/kg, Tag -7 bis -1, n = 5) (*C*) bzw. mit postoperativer mAb-Therapie (0,1 mg/kg, Tag 0 bis 6, n = 4) (*D*) und das Transplantatüberleben aufgezeichnet

–1) ähnlich wie im Herztransplantationsmodell zu einer deutlichen Verlängerung der Abstoßungskinetik der Nierentransplantate mit 40% Langzeitüberlebern (Abb. 1).

Diskussion

Die Ergebnisse zeigen, daß relativ niedrige Dosen eines α/β-TCR mAb nur dann ein langfristiges Transplantatüberleben ermöglichen, wenn der Antikörper vor der Alloantigen-Exposition in Form des Transplantats appliziert wird. Dies gilt sowohl für das rein immunologische Abstoßungsmodell (heterotope Herztransplantation) wie für ein Überleben unterstützendes Abstoßungsmodell (Nierentransplantation). In gleicher Weise verlängerte eine CD4-gerichtete Therapie das Transplantatüberleben, wenn die Applikation vor der Herztransplantation durchgeführt wurde [3]. Es kann jedoch nicht ausgeschlossen werden, daß der Eintritt der Urämie im Nierentransplantationsmodell nach postoperativer mAb-Applikation die immunsuppressive/immunmodulatorische Wirkung von monoklonalen Antikörper-Therapien negativ beeinflußt, wie für CD25 gerichtete Therapien gezeigt [4]. Die Tatsache, daß die post-Transplant-Therapie nur zu einer marginalen Verlängerung des Transplantatüberlebens führte, steht im Gegensatz zu R73 mAb-Behandlungen in Autoimmun-Modellen, wo die etablierten spezifischen Läsionen erfolgreich therapiert werden konnten [5].

Die Dauer der erfolgreichen präoperativen Therapie beträgt unter den hier durchgeführten Modalitäten drei Tage und übersteigt somit die derzeitig möglichen Konservierungszeiten. Tiefere Einblicke in die Wirkungsmechanismen solcher prä-Transplant-Immunmodulationen und die Kombinationsmöglichkeit mit anderen monoklonalen Antikörpern bzw. Immunsuppressiva könnten die Therapieperiode verkürzen und dann Rationale für neue Therapiestrategien darstellen.

Zusammenfassung

Behandlung von Transplantatempfängern mit monoklonalen Antikörpern gegen α/β-T-Zell-Rezeptoren vor Antigenexposition in Form des Transplantats führt im Gegensatz zur postoperativen Applikation gleicher Antikörperdosen zu einer langfristigen Verlängerung des Herztransplantatüberlebens. Die Ergebnisse des rein immunologischen Abstoßungsmodells der heterologen Herztransplantation scheinen sich auf ein Überleben unterstützendes Abstoßungsmodell (Nierentransplantation) übertragen zu lassen. Die kürzeste hierfür erforderliche Applikationsdauer ist aber länger als die zur Zeit möglichen Konservierungszeiten für Nierentransplantate.

Summary

Treatment of graft recipients prior to alloantigen challenge using α/β-TCR monoclonal antibodies produced long-term cardiac allograft survival in contrast to traditional postoperative treatment in similar doses. The results of this immunological rejection model (heterotopic heart) appear applicable to a life-supporting transplant model (kidney). The shortest required duration of antibody administration still exceeded the currently feasible preservation periods for kidney transplants.

Literatur

1. Wood KJ, Pearson TC, Darby C, Morris PJ (1991) CD4: A potential target molecule for immunosuppressive therapy and tolerance induction. Transplant Rev 5:150–164
2. Hünig T, Wallny HJ, Hartley JK, Lawetzky A, Tiefenthaler G (1989) A monoclonal antibody to a constant determinant of the rat T cell antigen receptor that includes T cell activation: Differential reactivity with subsets of immature and mature T lymphocytes. J exp Med 169:73–86
3. Sablinski T, Sayegh MH, Kut JP, Tilney NL, Milford EL, Kupiec-Weglinski JW (1992) The importance of targeting the CD4+ T cell subset at the time of antigenic challenge for induction of prolonged vascularized allograft survival. Transplantation 53:219–221
4. Ueda H, Hancock WW, Cheung YC, Tanaka K, Kupiec-Weglinski JW, Tilney NL (1990) Differential effects of Interleukin 2 receptor-targeted therapy on heart and kidney allografts in rats: depression of ART-18 monoclonal antibody treatment by uremia. Transplantation 49:1124–1129
5. Jung S, Krämer S, Schluesener HJ, Hünig T, Toyka K, Hartung HP (1992) Prevention and therapy of experimental neuritis by antibody against T cell receptors α/β. J Immunol 148:3768–3773

Dr. K.C. Heidecke, Chirurgische Klinik, Technische Universität München, Ismaninger Straße 22, D-81675 München

Ätiologie der Gallenwegsveränderung vom sog. ischämischen Typ nach Lebertransplantation

Etiology of Ischemic-Type Biliary Complications After Liver Transplantation

J.U. Bleyl[1], M. Golling[1], K. Datsis[1], L. Theilmann[2], W.J. Hoffmann[3] und G. Otto[1]

[1]Chirurgische Universitätsklinik; [2]Medizinische Universitätsklinik; [3]Pathologisches Institut, Universität Heidelberg

Einleitung

Multilokuläre intra- und extrahepatische Gallengangsveränderungen nach Lebertransplantation sind nach Rückgang chirurgisch-technischer Komplikationen in den Vordergrund getreten. Pathogenetisch sind eine ABO-Inkompatibilität, eine chronische Abstoßungsreaktion und ein Verschluß der Arteria hepatica als Ursache dieser Veränderungen bekannt. In jüngster Zeit häufen sich Berichte über das Auftreten völlig gleichartiger Veränderungen obwohl eine Blutgruppeninkompatibilität, eine chronische Abstoßungsreaktion und ein arterieller Verschluß ausgeschlossen werden konnten [1]. Als Ursache dieser biliären Komplikation wird auch eine Ischämie diskutiert, die Gallengangsveränderungen daher als Gallengangsveränderungen vom ischämischen Typ (GIT) bezeichnet.

Material und Methode

Zwischen Juli 1987 und 1993 wurden an der chirurgischen Universitätsklinik Heidelberg 159 Lebertransplantationen durchgeführt, bei denen 146 mal University of Wisconsin Solution als Perfusionslösung Verwendung fand. Transplantate mit einer chronischen Transplantatabstoßung (n = 5), obliterativen Gefäßverschluß (n = 4) sowie Blutgruppenungleichheit (n = 19) wurden nicht berücksichtigt, da diese zu gleichartigen Gallenwegsveränderungen führen können. Transplantate mit ätiologisch unklaren Gallenwegsveränderungen mit einer Transplantatüberlebenszeit von länger als 6 Monaten wurden analysiert und mit einer Kontrollgruppe (n = 36) verglichen. Die Evaluation erfolgte unter den Gesichtspunkten des HLA-Matchings, der kalten Ischämiezeit (KIZ), der postoperativen Laborparameter (GOT, GPT, AP, gGT) sowie der 0-Biopsie und den Biopsien der ersten 14 Tage nach Transplantation. Zusätzlich wurden die pathomorphologischen Befunde der Gallenwege bei Retransplantation explantierter Lebern und eine postoperative CMV Infektion analysiert. Die statistische Auswertung erfolgte mittels t-Test.

Chirurgisches Forum 1994
f. experim. u. klinische Forschung
Trede/Seifert/Hartel (Hrsg.)
©Springer-Verlag Berlin Heidelberg 1994

Ergebnisse

Bei 18 von 118 Patienten traten nach Lebertransplantation GIT auf. Während die unmittelbar postoperativen Laborparameter keine Differenzierung zwischen den Gruppen erlauben, läßt sich 4 Wochen nach Transplantation ein statistisch signifikanter Anstieg der alkalischen Phosphatase (AP) nachweisen (vergl. Tabelle). Ebenfalls statistisch signifikant erwies sich der Unterschied der KIZ der Kontrollgruppe $(8,9\pm2,4$ h) und der Gruppe der GIT $(12,5 \pm 3,6$ h). Während sich in der 0-Biopsie kein Unterschied zwischen den Gruppen fand, erbrachte die Analyse der Biopsien der ersten beiden postoperativen Wochen in 28% eine Cholestase im Vergleich zu nur 8% in der Kontrollgruppe (ns). In den beiden explantierten Lebern der Gruppe mit GIT ließen sich zirkuläre Wandnekrosen sowohl in den intra- als auch extrahepatischen großen Gallenwegen demonstrieren, ohne daß im histologischen Präparat intramurale Gallenwandarterien verschlossen waren. Die Analyse des HLA-Matchings und der postoperativen CMV-Infektionen erbrachte keinen Unterschied zwischen den Gruppen.

Tabelle 1. Ursachen und Folgen von GIT nach Leberkonservierung mit UW-Lösung

Parameter	GIT-Gruppe (n=18)	Kontrollgruppe (n=36)	
HLA-Typisierung	40% Voll. Mismatch	45% Voll. Mismatch	(ns)
	40% Überein. 1 HLA	45% Überein. 1 HLA	(ns)
	20% Überein. 2 HLA	10% Überein. 2 HLA	(ns)
CMV Infekt	4	12	(ns)
KIZ	12,5 $\pm$ 3,6 h	8,9 $\pm$ 2,4 h	(p=0,0001)
AP Post. Op.	142 $\pm$ 93 U/l	139 $\pm$ 138 U/l	(ns)
AP n. 4 Wo.	849 $\pm$ 582 U/l	464 $\pm$ 394 U/l	(p=0,006)
AP n. 3 Mo.	593 $\pm$ 493 U/l	465 $\pm$ 601 U/l	(ns)
Biopsien:			
Cholangitisrate (bis 14 Tage)	28%	8%	(ns)
Behand. Abstossungsrate/Pat. (< 120 Tage)	0,33	0,33	(ns)

Diskussion

Die retrospektive Auswertung unseres Krankenguts ergab einen signifikanten Unterschied zwischen den Gruppen bei der KIZ und der AP der 4. postoperativen Woche. Bereits Sanchez et al. [2] haben wiederholt auf die Bedeutung der KIZ in der Pathogenese der GIT hingewiesen. Die 4 Wochen nach Transplantation deutlich erhöhte AP spiegelt das frühe Auftreten der GIT nach Transplantation wieder. Kausal pathogenetisch muß daher eine Schädigung der Gallenwege während der Transplantation oder

der frühen postoperativen Phase angenommen werden, womit die Wahrscheinlichkeit eines konservierungsbedingten Schadens der Gallenwege unterstrichen wird. Die therapeutische Intervention führte zum Rückgang der AP während der nächsten beiden Monate. Als Ursache der Cholangitisrate von 28% kommen Ischämie-induzierte Nekrosen mit bakterieller Superinfektion in Betracht. Nicht zuletzt die feingewebliche Analyse zweier explantierter Lebern spricht dafür, daß die GIT nicht Folge einer obliterationsbedingten Ischämie, sondern als Manifestation einer primären Schädigung der Gallenwege anzusehen sind.

Zusammenfassung

Patienten mit GIT nach Lebertransplantation und eine Kontrollgruppe (n=36) wurden in einer retrospektiven Studie unter den Gesichtspunkten HLA-Matching, KIZ, der postoperativen Laborparameter (GOT, GPT, AP, gGT), der 0-Biopsie und den Biopsien der ersten 2 Wochen nach Transplantation evaluiert. Zusätzlich wurden die pathomorphologischen Befunde der Gallenwege bei Retransplantation explantierter Lebern und postoperative CMV-Infektionen analysiert. Bei 18 von 118 Lebertransplantationen wurden GIT beobachtet. Vier Wochen nach LTX war die AP der Gruppe mit GIT (849 ± 582) im Vergleich zur Kontrollgruppe (464 ± 394) signifikant angestiegen. Ebenfalls ein statistischer Unterschied bestand in der KIZ der Patienten mit GIT ($12,5 \pm 3,6$ h) im Vergleich zur Kontrollgruppe ($8,9 \pm 2,4$ h). In den Biopsien bis zu 2 Wochen nach Transplantation fanden sich bei 28% der Patienten mit GIT und lediglich 8% der Patienten der Kontrollgruppe eine Cholangitis. In den beiden explantierten Lebern mit GIT zeigten sich zirkuläre Wandnekrosen sowohl der intra- als auch extrahepatischen großen Gallenwege bei Durchgängigkeit der großen Gefäße in Nähe der Nekrosen. Sowohl die deutliche Verlängerung der kalten Ischämiezeit, das Ansteigen der AP und die Schäden in der Biopsie der ersten 14 Tage sprechen für eine frühe Schädigung der Gallenwege, die in den GIT ihren späteren Ausdruck findet.

Summary

A retrospective evaluation was made of liver transplanted patients with ischemic-type biliary strictures (ITBS) which were not accounted for by chronic rejection, blood group incompatibility, or arterial occlusion. These were compared with a control group having no biliary complications ($n = 36$). HLA matching, postoperative liver function tests, cold ischemic times, 0-biopsies, and biopsies up to 14 days posttransplantation, postoperative CMV infection and histopathology of explanted livers, in cases of retransplantation, were analyzed. Of the 118 with UW perfused grafts 18 manifested ITBS after liver transplantation. Four weeks following transplantation the AP values of these patients were significantly higher (849 ± 582 U/l) compared to the control group (464 ± 394 U/l). Cold ischemic time was significantly longer in the ITBS group (12.5 ± 3.6 h) in comparison with the control group (8.9 ± 2.3 h). Of the biopsies within 14 days of ITBS, 28% showed cholangitis, compared to 8% of the control group. In both explanted livers of the ITBS group, circumferential wall necrosis of both intra- and extrahepatic large bile ducts was seen in the absence of histological evidence of biliary artery occlusion. The latter would appear to indicate primary damage to the bile ducts, and the clearly extended ischemic time in the ITBS group lends further credence to an earlier insult occurring during perfusion.

Literatur

1. Sanchez-Urdazpal L, Gores GL, Ward EM et al. (1993) Clinical outcome of ischemic-type biliary complications after liver transplantation. Transplant Proc 25:1107–1109
2. Ludwig J et al. (1993) Ischemic cholangitis in hepatic allografts. Mayo Clin Proc 67:519–526

J.-U. Bleyl, Chirurgische Universitätsklinik, Im Neuenheimer Feld 110, D-69120 Heidelberg

Molekularbiologische Charakterisierung von Tumoren durch frühzeitige Identifizierung von Mutationen in Onkogenen und Tumorsuppressorgenen

Molecular Biological Characterization of Tumors by Identification of Mutations in Oncogenes and Tumor Suppressor Genes

D. Simon, M. Gyenes, V. Gorelov, H.D. Röher und P.E. Goretzki

Klinik für Allgemeine und Unfallchirurgie, Heinrich-Heine-Universität, Düsseldorf

Einleitung

Die Transformation von normalen zu malignen Zellen schließt eine Kombination verschiedener genetischer Veränderungen im Sinne einer Mehrschritt-Karzinogenese ein, von denen heute schon einige mit entscheidender Bedeutung für die Prognose der Patienten erkannt sind (z.B. ras, GSP, p53). Eine frühzeitige Erkennung von potentiell malignen oder zunehmend entdifferenzierten Zellen in einem heterogenen Tumorgewebe (Adenom zu Karzinom) scheiterte bisher jedoch an der geringen Sensitivität verwendeter molekular-biologischer Untersuchungsmethoden (mutationsspezifische Oligonukleotidhybridisierung (MOH), direkte Sequenzierung (DS)). Wir suchten deshalb nach Methoden, die bei ausreichend hoher Sensitivität Mutationen aufdecken und damit Eingang in die klinische Diagnostik finden können.

Material und Methode

Unter Verwendung von drei menschlichen Schilddrüsenkarzinom-Zellinien mit definierter Mutation in dem Tumorsuppressor-Gen p53 (Codon 273, Exon 8) und von 37 schockgefrorenen Geweben aus normaler Schilddrüse (SD: 5), multinodöser Struma (MNS: 5) oder differenzierten Schilddrüsenkarzinomen (SD-Ca: 9 papilläre SD-Ca, 7 follikuläre SD-Ca, 11 C-Zell Ca) untersuchten wir die Korrelation und Sensitivität des immunhistochemischen (IHC) Nachweises, der Mutations-spezifischen Oligonukleotidhybridisierung (MOH) und der Temperatur Gradienten Gelelektrophorese (TGGE). Zusätzlich analysierten wir Methoden zur Darstellung von G-Protein Mutationen (G_s-alpha/GSP Codon 201) an schockgefrorenem Gewebe von 51 Schilddrüsentumoren (18 foll. SD-Ca, 18 pap. SD-Ca, 15 C-Zell Ca). Es wurde die Sensitivität der MOH

Chirurgisches Forum 1994
f. experim. u. klinische Forschung
Trede/Seifert/Hartel (Hrsg.)
©Springer-Verlag Berlin Heidelberg 1994

mit einer Zwei-Schritt Codon-spezifischen DNA-Verdauung (2-step RFLP) verglichen. Diese Ergebnisse wurden anhand der biochemischen Veränderung der Gewebe
bei GSP-Mutationen (G-Protein Expression und cAMP-Produktion) kontrolliert.

Immunhistochemie: Die schockgefrorenen Gewebe wurden in Aceton fixiert und mit
einem polyclonalen Antikörper gegen p53 (CM-1; Medac, Hamburg) inkubiert. Die
Darstellung erfolgte mit der Standard Avidin-Biotin-Komplex (ABC) Technik und nur
eine nukleäre Anfärbung galt als positiv.

MOH: Nach Kontrolle des PCR-Produktes auf 8%igem Polyacrylamid-Gel (PAGE)
wurden gleiche Mengen von DNA auf Hybond N + Nylonfilter aufgetragen und mit
UV-Licht fixiert. Die Inkubation in 5×SSPE und die Spülschritte wurden, wie zuvor
beschrieben, durchgeführt [3]. High-stringency washing erfolgte bei 67,3°C für 15
min (p53, Codon 273) bzw. 64,5°C für 15 min (GSP Codon 201).

TGGE: Die die häufigsten Mutationen erfassenden Exons 5 bis 8 des p53 Gens wurden amplifiziert und das PCR-Produkt mit 8%iger PAGE kontrolliert. Exonspezifisch
wurde eine perpendikuläre TGGE durchgeführt zur Ermittlung des Temperaturopti-
mums der doppelständigen DNA-Aufschmelzung. In der parallelen TGGE wurden
die einzelnen DNA Proben einer definierten Mutation de- und renaturiert. Das unterschiedliche Schmelzverfahren von nicht-mutierter gegenüber mutierter DNA wird
durch Bildung von Heteroduplices (Doppelstrang von mutierter und nicht-mutierter
DNA) angezeigt [4].

2-Step RFLP: Es wurden Primer entworfen, die eine künstliche Schnittstelle für BstZI
(GCC GTG) im Wildtyp GSP Codon 201 (CGT) schaffen (Primer 1 (sense): 5'-
CAATTTTTGTTTCAGGACCTGCTTCGCGGC; Primer 2 (antisense: 5'-GCACTG-
GATCCACTTGCGGCCGTCATC). In einer ersten PCR mit 12 Zyklen bei einer
Annealing-Temperatur von 63°C entsteht ein 237 bp Produkt mit 2 BstZI-Schnitt-
stellen. Die DNA wurde in GlassMAX Säulen gereinigt und es folgte eine DNA
Verdauung mit BstZI (10 IU/Reaktion) unter optimalen Enzymkonditionen. Eine erneute PCR mit 25 Zyklen unter Verwendung von Primer 1 und antisense Primer 3
(5'-GCGTTCATCGCGCCGGCCGCCCAC) mit einem 213 bp Produkt wurde angeschlossen. Nach erneuter Verdauung als interne Kontrolle wurde eine 8%ige PAGE
mit Visualisierung durch Ethidiumbromid durchgeführt (s. Abb. 1) [5].

Ergebnisse

Die immunhistochemische Überexpression von p53 mit rein nukleärer Anfärbung war
in 12% (7/57) maligner SD-Tumore nachweisbar. Die Sensitivität ließ sich schwer
ermitteln, da einzelne positive Zellen bereits ein positives Ergebnis signalisieren. Die
Überexpression von p53 korrelierte jedoch nicht zwangsläufig mit dem Nachweis von
zugrundeliegenden Mutationen. In den 3 Karzinomzellinien ließ sich in der MOH
eine Mutation im Codon 273 nachweisen, immunhistochemisch zeigten jedoch nur 2
Zellinien eine Überexpression des Proteins. In der TGGE für Exon 5 bis 8 fand sich

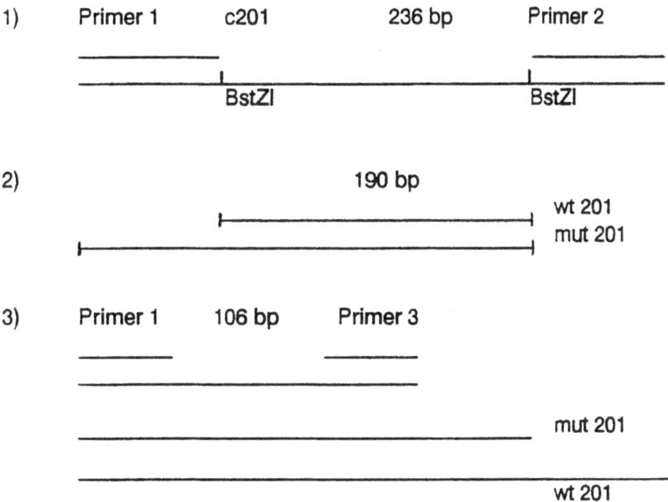

Abb. 1. Schematische Darstellung der 2-step RFLP. *1)* DNA-Amplifikation mittels PCR und Primer 1 und 2. *BstZI* = Schnittstelle der Endonuklease, *C201* = Codon 201, *2)* Verdauung mit BstZI Endonuklease, *wt* = Wildtyp, *mut* = Mutante, *3)* Amplifikation mit Primer 1 und 3

keine Mutation des p53 Gens, so daß die Überexpression in 7 Tumoren entweder durch eine seltene Mutation in Exon 2 bis 4 oder 9 bis 11 oder einen anderen Mechanismus zu erklären ist. In einer Verdünnungsreihe mutierter versus nicht-mutierter DNA ließ sich mittels der TGGE eine Sensitivität der Methode bis unter 5% nachweisen.

Die MOH für GSP Codon 201 zeigte eine Inzidenz von 50% für foll. SD-Ca, 24% für pap. SD-Ca und 38% für C-Zell Ca. In diese Ergebnisse gingen jedoch auch fraglich positive Befunde mit ein, die Reproduzierbarkeit der Methode war problematisch. Außerdem führte die Fragmentierung der Gewebe in durchschnittlich 7 Fragmente bereits zu einer Steigerung der Sensitivität. In der 2-Step RFLP wurde eine Steigerung der Sensitivität auf Grund durchweg eindeutig positiver Befunde bei guter Reproduzierbarkeit erzielt. Mutationen ließen sich in 39% der pap. SD-Ca, 28% der foll. SD-Ca und 47% der C-Zell Ca nachweisen. Die Sensitivität des Verfahrens liegt bei unter 2% gegenüber > 20% bei der MOH (s. Tabelle 1). Mutationspositive Gewebe wiesen entsprechende biochemische Veränderungen mit vermehrter Protein Expression im Western Blot und gesteigerter cAMP-Aktivität auf.

Diskussion

Es haben sich eine Vielzahl verschiedener Methoden in der Bestimmung von genetischen Veränderungen in Tumoren etabliert. Sensitivität und Reproduzierbarkeit der Methode sind die entscheidenden Kriterien für eine valide Aussage, bevor sie Eingang in eine klinisch bezogene Diagnostik finden können. Anhand der eigenen Untersuchungen kann bestätigt werden, daß die bereits in breitem Einsatz befind-

Tabelle 1. Inzidenz von Gs-201 Mutationen in differenzierten Schilddrüsenkarzinomen

Histol.	2-Step RFLP			MOH			Summe		
	Total N	Mut. N	pos. (%)	Total N	Mut. N	pos. (%)	Total N	Mut. N	pos. (%)
Foll.	18	7	(39%)	6	3	(50%)	24	10	(42%)
Pap.	18	5	(28%)	21	5	(24%)	39	10	(26%)
C-Zell	15	7	(47%)	8	3	(38%)	23	10	(43%)
Summe	51	19	(37%)	35	11	(31%)	86	30	(35%)

liche Immunhistochemie weiterhin ihren Stellenwert hat, zumal besonders die heterogene Verteilung von Tumorcharakteristika dargestellt werden kann. Nicht immer ist jedoch der Rückschluß auf ein mutationelles Geschehen gestattet. Molekularbiologische Techniken mit besonders hoher Sensitivität sind daher erforderlich, um frühzeitig genetische Veränderungen im Tumor erkennen zu können. Hier zeigen die eigenen Untersuchungen beträchtliche Unterschiede. Die TGGE und die 2-step RFLP erweisen sich als besonders sensitive Verfahren ($< 5\%$) zur Detektion von Mutationen, jeweils mit einem spezifisch der Fragestellung angepaßten Einsatzbereich. Ihre Anwendung ermöglicht bei ausreichender Sensitivität und Validität eine Früherkennung von Tumorrezidiven und ein individuell dem Tumor angepaßtes Therapieregime.

Zusammenfassung

Die immunhistochemische Darstellung von p53 ist als Screening-Verfahren sinnvoll, da bereits Überexpression des Proteins in einzelnen Zellen erfaßt werden kann und als prognostischer Indikator gilt. Fraglich hingegen ist der Einsatz der Immunhistochemie für den Nachweis von G_s-alpha Proteinen. Die Überexpression des p53 Proteins weist nicht immer auf ein mutationelles Geschehen hin. Somit vermag die Immunhistochemie nicht zwischen externer Stimulation (z.B. Bestrahlung) und mutationeller Veränderung zu unterscheiden. Die TGGE erweist sich als ein sensitives Screening Verfahren für den Mutationsnachweis. Ihr Einsatz ist dort sinnvoll, wo nicht definierte Mutationen, sondern eine Palette verschiedener Mutationen (z.B. p53 > 300 Mutationen) zu erwarten ist. Die 2-Step RFLP ist eine reproduzierbare und sensitive Methode zur Detektion von Mutationen in GTP-bindenden Proteinen (ras, GSP). Die erlaubt eine Steigerung der Sensitivität gegenüber der MOH um das Zehnfache. Die hier dargestellten Methoden von Immunhistochemie, TGGE und 2-Step RFLP gestatten zukünftig eine exaktere Unterscheidung und Charakterisierung von Tumoren anhand ihres Mutationsmusters und bieten einen neuen Ansatz zur Tumorfrüherkennung.

Summary

Immunohistochemical detection of p53 is a good screening method because overexpression of p53 protein can be visualized in single cells and indicates a poor prognosis. Immunohistochemical detection of G_s-alpha protein, however, is questionable. Overexpression of the p53 protein does not necessarily indicate a mutational event. Thus immunohistochemistry cannot distinguish between external stimulation (e.g. radiation) and mutations. TGGE is a sensitive tool for the detection of mutations. It is useful when a wide scale of different mutations rather than defined mutations are to be expected (e.g., p53 more than 300 point mutations). Two-step RFLP is a reproducible and sensitive technique for detection of mutations in GTP-binding proteins (ras, GSP). It is ten times more sensitive than MOH. The presented methods of immunohistochemistry, TGGE and two-step RFLP are able to detect specific mutational patterns and thus allow a more exact discrimination and characterization of tumors. In future they may represent a good tool for early tumor diagnosis.

Literatur

1. Hollstein M, Sidransky D, Vogelstein B, Harris CC (1991) Mutations in human cancers. Science 253:49–53
2. Goretzki PE, Simon D, Röher HD (1992) G-Protein mutations in thyroid tumors. Exp Clin Endocrinol 100:14–16
3. Goretzki PE, Lyons J, Stacy-Philips S, Rosenau W, Demeure M, Clark OH, McCormick F, Röher HD, Bourne HR (1992) Mutational activation of ras and GSP oncogenes in differentiated thyroid cancer and their biological implications. World J Surg 16:576–582
4. Simon D, Goretzki PE, Gorelov V, Ebeling B, Röher HD (1993) Temperature gradient gel electrophoresis – a tool for screening of P53 mutations. Exp Clin Endocrinol 101:47–50
5. Chen J, Viola MV (1991) A method to detect ras point mutations in small subpopulations of cells. Analyt Biochem 195:51

Dr. med. D. Simon, Klinik für Allgemeine und Unfallchirurgie, Heinrich-Heine-Universität, Moorenstraße 5, D-40001 Düsseldorf

Überexpression des wachstumsstimulierenden GTP-bindenden Proteins (GSP/RAS) bei Vorliegen von Mutationen: Die Möglichkeit zukünftiger einfacher Screening-Verfahren

Overexpression of Growth-Stimulating GTP-Binding Proteins (GSP/Ras) in the Presence of Mutations: The Possibility of Future Simple Screening Procedures

K. Dumon[1], N.S. Barteneva[1], V.N. Gorelov[1]. D. Palm[2], H.D. Röher[1] und P.E. Goretzki[1]

[1]Klinik für Allgemein- und Unfallchirurgie, Universität Düsseldorf
[2]Institut für Physikalische Chemie, Universität Würzburg

Einleitung

Die Bedeutung von GTP-bindenden Proteinen, wie z.B. RAS und p21, in der Entwicklung von verschiedensten Tumoren wurde molekularbiologisch und immunhistochemisch untersucht. Die Überexpression des Ras-oncogen-proteins (p21) konnte bei Tumoren an Hand einer semi-quantitativen immunhistochemischen Methode nachgewiesen werden [5]. Über die Korrelation zwischen Expression von G-Proteinen und stimulierenden Mutationen [2] liegen zur Zeit keine Daten vor. Es war das Ziel der vorliegenden Studie, mit einer semi-quantitativen Methode (mit Western-Blot), dem Nachweis von G-Protein-Expression, die Korrelation zwischen G-Protein-Mutation und Expression zu ermitteln.

Methodik

30 Schilddrüsenpräparate von 28 Patienten mit unterschiedlichen Schilddrüsentumoren wurden auf Mutationen im GSP-Protein Kodon 201 und 227 überprüft [1].

Membranprotein-Isolation

Die rohen Membranfraktionen wurden aus 1 bis 2 Gramm dieser Präparate nach der Methode von Clark (1981) isoliert. Nach 8000 × G-Zentrifugation wurde der Überstand gesammelt und für 45 min auf 100000 × G bei 4°C ultrazentifugiert. Das 100000 × G-Sediment wurde in einem Puffer mit einem Proteinaseinhibitor ausgelöst (15 mM Tris, pH 7,5, 0,15 mM EDTA, 5 mM DTT, 100 mM NaCl, 1 mM PMSF, 0,2 U/ml Aprotinin). Die Proteinkonzentrationen wurden nach Bradford (1976) gemessen. Die Membran-Proteine wurden in Aliquots verteilt und bei −70°C aufbewahrt.

Chirurgisches Forum 1994
f. experim. u. klinische Forschung
Trede/Seifert/Hartel (Hrsg.)
©Springer-Verlag Berlin Heidelberg 1994

Antipeptid-Antikörper

Peptid-spezifische Antikörper wurden durch Immunisation von neuseeländischen weissen Kaninchen mit einem Konjugat von synthetischen Peptiden (-C-R-D-I-I-Q-R-M-H-L-R-Q-Y-E-L-L-) mit keyhole limpet haemocyanin hergestellt. Dieses Antiserum (GSA 379) erkennt die Mittelregion des Gs-alpha-Proteins. Mit einem Konjugat des synthetischen Peptides (-P-S-D-Q-D-L-L-R-C-R-V-V-T-S-G-) wurde ein Antiserum (GSA 192) gegen das C-terminale Ende des Gs-alpha-Proteins produziert [4]. Die Antiserumtiter im ELISA-Verfahren zum Nachweis von Gs-Protein betrugen 1:12000 für GSA 379 und 1:50000 für GSA 102.

Immunoblotting-Analyse

$100000 \times$ G-Membranfraktionen (20 μg) wurden durch eine SDS-Polyacrylamid-Elektrophorese aufgetrennt (150 V für 1 h, Trisglycin-SDS-Puffer). Hierfür benutzten wir ein wassergekühltes Multi-Gel-Gerät (Biometra). Der Transfer der so aufgetrennten Proteine auf Nitrozellulose erfolgte nach der Methode von H. Towbin bei einem konstanten Strom von 130 mA mittels eines Schnell-Blot-Gerätes (Biometra). Die Nitrozelluloseblätter wurden in 5%iger Magermilch geblockt und mit Antipeptidantisera in einer Blocklösung in einer Verdünnung von 1/250 (GSA 192) und 1/100 (GSA 379) inkubiert. Die gebundenen Gs-alpha-Proteinbänder konnten durch Goat-anti-rabbit IgG konjugiert mit alkalischer Phosphatase (Dianova) visuell dargestellt werden. Die Stärke der Gs-alpha-Expression in den untersuchten Geweben wurde vergleichend quantifiziert mit einer Standard-Verdünnungsreihe (2,5–10–20–50 μg) der $100000 \times$ G-Fraktion des normalen Schilddrüsengewebes. Der Wilcoxon-rank-sum-Test wurde benutzt, um Unterschiede zwischen Gs-alpha-Protein-Expression in der Gruppe der Schilddrüsen-Tumorgewebe mit Gs 201 Mutationen, im Vergleich zur Gruppe von Tumorgeweben mit wild type Gs 201, nachzuweisen.

Ergebnisse

Unter Verwendung des Antiserums GSA 192, das die zentrale Region des Gs-Proteins einschließlich der Region für 201 erkennt, war kein Unterschied zwischen Mutations-positiven und Mutations-negativen Schilddrüsentumoren nachzuweisen. Dagegen vermag das Antiserum GSA 379, welches das C-terminale Ende des Gs-Proteins erkennt, eine 2,9 mal höhere Expression des Gs-alpha-Proteins bei mutierten Geweben als bei nichtmutierten Geweben signifikant nachzuweisen (p $\leq 0,05$) (Tabelle 1).

Diskussion

In der klinischen Routine ist die Darstellung mutierter Oncogene und Tumor-Suppressor-Gene durch überexprimierte Proteine mittels immunhistochemischer Verfahren nur für p53 akzeptiert. Unsere Untersuchung zeigte jedoch ebenfalls eine Überexpression

Tabelle 1. Expression von Gs-alpha Protein bei Schilddrüsentumoren

Gewebe (MUT+/WT Gs-201)	Patienten N = 28	Proben N = 30	GSA 192 (GS Arg site)	GSA 379 (C-term)
mutiert	15	15	59	64[a]
wild type	13	15	48	22

[a] p $\leq$ 0,05 (Wilcoxon Rank Sum Test)
MUT+: Gewebe mit Mutationen für Gs-201, WT: nicht mutiertes Gewebe, GSA 379: Antiserum für die Mittelregion des Gs-alpha-Proteins, GSA 192: Antiserum gegen das C-terminale Ende des GS-alpha-Proteins

der für die Tumorentstehung bedeutenden GTP-bindenden Proteine (z.B. GSP und Ras für Colon-, Bronchial- und Schilddrüsen-Tumoren) bei Vorliegen von stimulierenden Mutationen. Der Nachweis einer höheren Gs-alpha-Proteinexpression bei Tumoren mit stimulierenden Gs-alpha 201 Mutationen steht in Übereinstimmung mit den Ergebnissen von Harris et al. [3], der eine 1,9 mal höhere Expression des Gs-alpha-Proteins bei Wachstumshormon-produzierenden Hypophysentumoren mit Gs-Mutationen nachweisen konnte. In unseren eigenen Untersuchungen konnten wir Unterschiede der Gs-Expression jedoch nur zeigen, wenn Antisera gegen das C-terminale Ende des Gs-alpha verwendet wurden.

Zusammenfassung

Unsere Untersuchung zeigt eine Überexpression der für die Tumorentstehung bedeutenden GTP-bindenden Proteine bei Vorliegen von stimulierenden Mutationen. Somit könnten auch für Ras und GSP-Oncogene zukünftig die immunhistochemische Darstellung der Oncogenprodukte molekulargenetischen Verfahren bei Screening-Untersuchungen vorangestellt werden und somit in die klinische Routine integriert werden.

Summary

We showed an overexpression of the GTP-binding proteins, which play a significant role in tumor growth, in the presence of stimulating mutations. This suggests that in future we may be able to use immunohistochemical detection methods for the gene products of GSP and Ras for screening investigations. These require further genetic investigation and integrating into clinical routine.

Literatur

1. Goretzki PE, Gorelov VN, Weißmann K, Dumon K, Ebeling B, Simon D, Gyenes M, Palm D, Mollner S, Pfeuffer T, Bosilij B, Lyons J, Röher HD (1993) Mutation and expression of alpha Gs in differential thyroid carcinoma (DTC) and medullary thyroid carcinoma (MTC). Exp Clin Endocrinol 101:54–59
2. Goretzki PE, Lyons J, Stacy-Philiops S, Rosenau W, Demeure M, Clark OH, McCormick F, Röher H-D, Bourne HR (1992) Mutational activation of RAS and GSP oncogenes in differentiated thyroid cancer and their biological implications. World J Surg 16:576–582
3. Harris PE, Alexander JM, Bikkal HA, Hsu DW, Hedley-Whyte ET, Klibanski A, Jameson JL (1992) Glycoprotein hormone alpha-subunit production in somatotroph adenomas with and without Gs alpha mutations. J Clin Endocrinol Metab 75:918–923
4. Palm D, Munch G, Malek D, Dees C, Hekman M (1990) Identification of a Gs-protein coupling domain to the beta-adrenoceptor using site-specific synthetic peptides. Carboxyl terminus of Gs alpha is involved in coupling to beta-adrenoceptors. FEBS Lett 261(2):294–298
5. Viola MV, Fromowitz F, Oravez S, Deb S, Finkel G, Lundy J, Hand P, Thor A, Schlom J (1986) Expression of ras oncogenes p21 in prostate cancer. N Engl J Med 314:133–137

K. Dumon, Klinik für Allgemein- und Unfallchirurgiem, Moorenstraße 5, D-40001 Düsseldorf

Immunhistochemische Untersuchungen zur Basalmembran beim Magenkarzinom

Immunohistochemical Studies of the Basement Membrane in Gastric Carcinoma

J. Jähne, O. Timm, H.-J. Meyer und R. Pichlmayr

Klinik für Abdominal- und Transplantationschirurgie, Medizinische Hochschule Hannover

Einleitung

Die Fähigkeit zur Metastasenbildung ist eine wesentliche Eigenschaft solider maligner Tumoren, der eine erhebliche prognostische Bedeutung zukommt. Dies gilt gerade auch für das Magenkarzinom. Bei Vorliegen von Lymphknotenmetastasen ist die Prognose selbst nach potentiell kurativer Resektion signifikant schlechter als bei einem negativen Lymphknotenstatus [5]. In der Kaskadentheorie der Metastasenentstehung spielt die Basalmembran (BM), die epitheliale Zellen vom Bindegewebe trennt und u.a. aus Kollagen Typ-IV, Laminin und Fibronectin besteht, eine wichtige Rolle. Erst durch die Passage der Tumorzellen durch die BM ist eine Voraussetzung zur Metastasierung gegeben. Aus diesem Grund untersuchten wir die Veränderungen der BM beim Magenkarzinom.

Material und Methode

Bei 51 Patienten (Männer: n = 29; Frauen: n = 22; mittleres Alter: 60 ± 15 Jahre) wurden unmittelbar nach der Resektion des Tumors Biopsien aus der Tumorperipherie und zum Vergleich aus makroskopisch unauffälliger Magenschleimhaut entnommen, schockgefroren und 5 μm dicke Gefrierschnitte angefertigt. Zur histologischen Klassifizierung wurden die Präparate nach HE und PAS gefärbt. Die immunhistochemischen Untersuchungen wurden nach der ABC-Methode mit monoklonalen Antikörpern gegen Kollagen Typ-IV, Laminin und Fibronectin durchgeführt. Die Auswertung der immunhistochemischen Reaktion an der BM erfolgte lichtmikroskopisch und semiquantitativ (> 75% Färbung (+ + +): kontinuierliche BM; 25–75% Färbung (++): punktförmige Defekte der BM; < 25% Färbung (+): streckenförmige Defekte der BM; keine Färbung (−): BM nicht darstellbar; [2, 3]). Die Ergebnisse wurden mit dem histologischen Typ (WHO, Laurén), dem Differenzierungsgrad (WHO) sowie dem Tumorstadium (UICC, 1987) verglichen. Statistische Signifikanzen wurden mit dem chi-Quadrat-Test berechnet ($p < 0,05$). Um die mögliche prognostische Bedeutung von Veränderungen der BM zu analysieren, wurden die Überlebenszeiten nach Kaplan-Meier ermittelt, mit der immunhistochemischen Reaktion korreliert und im log-rank-Test statistisch überprüft $p < 0,05$).

Chirurgisches Forum 1994
f. experim. u. klinische Forschung
Trede/Seifert/Hartel (Hrsg.)
©Springer-Verlag Berlin Heidelberg 1994

Ergebnisse

In der makroskopisch unauffälligen Magenschleimhaut war auch bei histologischem Vorliegen von intestinaler Metaplasie oder chronisch-atrophischer Gastritis die BM immunhistochemisch für Kollagen Typ-IV, Laminin und Fibronectin immer als eine kontinuierliche Linie unterhalb der Mucosa und der Drüsenschläuche abzugrenzen. Bei den Karzinomen konnte Kollagen Typ-IV bei 82,4% der Fälle (n = 42) an der BM nachgewiesen werden. Eine vollständig erhaltene BM wiesen 3,9% der Tumoren auf, während in 21,6% bzw. 56,9% punkt- bzw. streckenförmige Defekte der BM vorhanden waren. In neun Karzinomen (17,6%) war die BM vollständig zerstört. Der Nachweis von Fibronectin gelang bei 74,5% der Tumoren (n = 38), wobei hier in 20 Fällen die BM bereits streckenförmige Defekte aufwies und bei 13 Tumoren komplett fehlte. Laminin zeigte bei 29 Tumoren (56,9%) an der BM eine positive immunhistochemische Reaktion, während 22 Tumoren keine nachweisbare BM aufwiesen.

Adenokarzinome und intestinale Tumoren zeigten für Kollagen Typ-IV eine statistisch signifikant häufigere Anfärbung der BM als Siegelringzell- und diffuse Karzinome (Tabelle 1). Darüberhinaus war die BM bei gut und mäßig differenzierten Adenokarzinomen (n = 22) nur in einem Fall nicht darstellbar (5%), während 20% der schlecht differenzierten Tumoren (n = 10) keine BM aufwiesen. Vergleichbare Resultate wurden auch für Fibronectin und Laminin erzielt.

Die immunhistochemische Darstellbarkeit der BM korrelierte für alle drei Antikörper mit dem Tumorstadium. So war die BM für Kollagen Typ-IV im Stadium IA/IB ($rmn = 8$) in allen Fällen darstellbar, während sie im Stadium IIIA/B (n = 17) in 24% und im Stadium IV (n = 12) in 33% komplett fehlte (p < 0,05). Besonders im Stadium II (n = 14) und IIIA/B lagen bereits in 59% der Fälle streckenförmige Defekte der BM vor.

Im Hinblick auf die Prognose der Patienten ergaben sich bei positivem bzw. negativem Nachweis der BM unter Berücksichtigung aller drei Antikörper mediane Überlebenszeiten von 40,3 und 26,2 Monaten (p > 0,05).

Tabelle 1. Immunhistochemischer Nachweis der BM für Kollagen Typ-IV in Abhängigkeit von der histologische Klassifikation (WHO; Laurén)

Histologische Klassifikation	BM (+) n/%	BM (−) n/%
WHO		
Adenokarzinom (n = 32)	29/91	3/9
Siegelringzellkarzinom (n019)	13/68	6/32[b]
Laurén[a]		
intestinal (n = 25)	24/96	1/4
diffus (n = 20)	14/70	6/30[b]

[a] Mischtyp: n = 6; BM (+): BM vorhanden; BM (−): BM fehlend; [b] p < 0,05

Diskussion

Die Expression verschiedener BM-Antigene beim Magenkarzinom zeigte mit zunehmender Entdifferenzierung der Tumoren und zunehmendem Tumorstadium eine schlechtere bis fehlende Darstellbarkeit der BM. Ähnliche Ergebnisse wurden beim hepatozellulären und colorektalen Karzinom beschrieben [2, 4]. Eine wesentliche Ursache für die Zerstörung der BM könnten dabei polymorphkernige Leukozyten spielen. die beim kolorektalen Karzinom häufig an zerstörten BM nachweisbar waren [4]. Da diese Leukozyten Proteasen wie z.B. Typ-IV Kollagenase produzieren, könnte die Zerstörung der BM auf der Freisetzung dieser Proteasen beruhen. Andererseits muß jedoch auch die Fähigkeit maligner Tumoren berücksichtigt werden, selbst BM-Komponenten zu synthetisieren. Beim colorektalen Karzinom spielte der Differenzierungsgrad keine Rolle für die Laminin-Synthese; gut differenzierte Tumoren sezernierten Laminin allerdings wesentlich schneller als schlecht differenzierte Karzinome [1]. Aufgrund dieser Ergebnisse scheint die Syntheserate von BM-Glycoproteinen unabhängig, die Fähigkeit zur Sezernierung jedoch abhängig vom Differenzierungsgrad zu sein. Anders als beim kolorektalen Karzinom [3] konnten wir in unserer Untersuchung für die Darstellbarkeit der BM keine signifikanten Überlebensunterschiede herausarbeiten. Somit sind beim Magenkarzinom das Tumorstadium, die R-Klassifikation und der Lymphknotenstatus die entscheidendsten Prognosefaktoren [5], während die Zerstörung der BM keine zusätzliche prognostische Bedeutung hat.

Zusammenfassung

Bei 51 Magenkarzinomen und normaler Mucosa wurde die Expression der Basalmembrankomponenten Kollagen Typ-IV, Fibronectin und Laminin untersucht. In der normalen Mucosa war die Basalmembran (BM) immer komplett darstellbar, während die BM für Kollagen Typ-IV bei 17,6%, für Fibronectin bei 25,5% und für Laminin bei 43,1% der Karzinome nicht mehr vorhanden war. Mit zunehmender Entdifferenzierung der Karzinome und fortschreitendem Tumorstadium nahm die Nachweisbarkeit der BM ab bzw. fehlte völlig. Die Expression der BM-Komponenten war ohne prognostische Bedeutung. Das Tumorstadium, die R-Klassifikation und der Lymphknotenstatus sind deshalb weiterhin die entscheidenden Prognosefaktoren beim Magenkarzinom.

Summary

Expression of the basement membrane components collagen type-IV, fibronectin, and laminin was studied in 51 gastric carcinomas and normal mucosa. In normal gastric mucosa the basement membrane (bm) was always complete, while in carcinomas the bm was negative for collagen type IV in 17.6%, for fibronectin in 25.5%, and for laminin in 43.1% of the cases. Expression of the bm components decreased in tumors with less differentiation and in advanced tumor stages. The expression of the bm components was without prognostic significance. Therefore, tumor stage, R classification, and nodal status are still the major prognostic factors in gastric carcinoma.

Literatur

1. Daneker GW, Mercurio AM, Guerra L, Wolf B, Salem RR, Bagli DJ, Steele GD (1987) Laminin expression in colorectal carcinomas varying in degree of differentiation. Arch Surg 122:1470–1474
2. Donato MF, Colombo M, Matarazzo M, Paronetto F (1989) Distribution of basement membrane components in human hepatocellular carcinoma. Cancer 63:272–279
3. Havenith MG, Arends JW, Simon R, Volovics A, Wiggers T, Bosman FT (1988) Type IV collagen immunoreactivity in colorectal carcinoma. Cancer 62:2207–2211
4. Hewitt RE, Powe DG, Griffin NR, Turner DR (1991) Relationships between epithelial basement membrane staining patterns in primary colorectal carcinomas and the extent of tumor spread. Int J Cancer 48:855–860
5. Jähne J, Meyer HJ, Maschek H, Geerlings H, Bruns E, Pichlmayr R (1992) Lymphadenectomy in gastric carcinoma. Arch Surg 127:290–294

Priv.Doz. Dr. med. J. Jähne, Klinik für Abdominal- und Transplantationschirurgie, Medizinische Hochschule Hannover, Konstanty-Gutschow-Straße 8, D-30625 Hannover

Definition funktioneller Risikofaktoren beim Magenkarzinom durch das Urokinase-System

Factors of the Urokinase-like Plasminogen Activator System as Functional Prognostic Parameters in Gastric Cancer

H. Allgayer[1], M.M. Heiss[1], R. Babic[2], K.-U. Grützner[1], K.-W. Jauch[1]
und F.W. Schildberg[1]

[1]Chirurgische Klinik, Klinikum Großhadern; [2]Institut für Pathologie,
Ludwig-Maximilians-Universität, München

Einleitung

Die funktionelle Bedeutung von Faktoren der Tumor-assoziierten Proteolyse und insbesondere des Urokinase-Systems für die Pathophysiologie malignen Verhaltens wird zunehmend deutlich [1]. Die 55.000 Da-Serinprotease uPA (Plasminogen-Aktivator vom Urokinase-Typ), ihr membranständiger Rezeptor (uPAR) sowie ihr physiologischer Antagonist Plasminogen-Aktivator-Inhibitor 1 (PAI-1) als Promotoren des Abbaus extrazellulärer Matrix werden dabei als entscheidende Parameter für Invasion und Metastasierung diskutiert [2, 5]. Darüberhinaus wird dem Urokinase-System eine das Tumorzellwachstum fördernde Rolle zugesprochen [3].

Die klinisch-prognostische Relevanz der Expression von uPA und PAI-1 konnte von Jänicke et al. [4] erstmals für das Mammakarzinom gezeigt werden.

Ziel der vorliegenden Studie war es, an einer konsekutiven prospektiven Studie von Patienten mit Magenkarzinom als Tumor, dessen biologisches und klinisches Verhalten deutlich von dem des Mammakarzinoms differiert, die prognostische Bedeutung des Urokinase-Systems zu überprüfen und damit die Hypothese eines möglicherweise generellen funktionellen Prinzips in der Onkologie zu stützen.

Methodik

Im Zeitraum 2/89 bis 10/91 wurde in einer konsekutiven Serie von 203 Patienten mit resektablem Magenkarzinom Tumormaterial gewonnen. Zur klinischen Verlaufskontrolle wurden die Patienten in den ersten zwei postoperativen Jahren halbjährlich, danach jährlich einbestellt.

Auf den entparaffinierten, 4 μm dicken Tumorschnitten wurden uPA, uPAR und PAI-1 immunhistochemisch mit Hilfe einer hochsensitiven Immunperoxidasemethode (Vectastain, CA, USA) im Tumorepithel bestimmt. Die Auswertung erfolgte semiquantitativ: 0 = keine Expression; 1 = 0 < x $\leq$ 30% positive Tumorzellen, schwache Färbeintensität; 2 = 30 < x $\leq$ 70% positive Zellen, mittelstarke Färbung; 3 => 70% positive Zellen, starke Intensität.

Chirurgisches Forum 1994
f. experim. u. klinische Forschung
Trede/Seifert/Hartel (Hrsg.)
©Springer-Verlag Berlin Heidelberg 1994

Die statistische Auswertung erfolgte zweiseitig bei einem Signifikanzniveau von 0,05. Zur Bestimmung des Assoziationsmaßes zwischen beobachteten und erwarteten Frequenzen kam der Chi-Quadrattest, zur Berechnung der Überlebenswahrscheinlichkeiten die Kaplan-Meier-Analyse mit Mantel-Cox-Rangsummentest zur Anwendung. Die Analyse der prognostischen Bedeutung erfolgte mit Hilfe der uni- und multivariaten Cox-Regression.

Ergebnisse

Von 203 Patienten, die tumorreseziert wurden, konnten bei einer Hospitalletalität von 7% (14 Fälle) 189 prospektiv nachbeobachtet werden. Von diesen waren 139 mit kurativem Anspruch R0-reseziert worden. Die mediane Nachbeobachtungszeit betrug 31 Monate (Spanne 9–56). 93 der 189 Patienten verstarben, davon 81 tumorbedingt. In 47 der 139 kurativ behandelten Fälle wurden Rezidive beobachtet.

Bei der Berechnung der Überlebenswahrscheinlichkeiten zeigte sich sowohl für uPA ([Mantel-Cox] $p = 0,0032$ bzw. $p = 0,0068$) als auch für uPAR ($p = 0,0306$ bzw. $p = 0,0005$) und PAI-1 ($p = 0,0003$ bzw. $p = 0,0019$) eine starke Assoziation der Expressionsstärke mit dem rezidivfreien Überleben kurativ resezierter bzw. dem Gesamtüberleben aller Patienten ([uPA] $= 0,0068$, p[uPAR] $= 0,0005$, p[PAI-1] $= 0,0019$).

Abbildung 1 zeigt exemplarisch die Überlebenskurve für das Gesamtkollektiv in Abhängigkeit von der PAI-1-Expression. Unter Berücksichtigung aller beim Magenkarzinom etablierten Risikofaktoren (T, N, M, G, Lymphangiosis, Tumordurchmesser und -lokalisation, Radikalität, OP-Verfahren, Laurén, Borrmann) erwies sich in der Multivarianzanalyse PAI-1 als starker, unabhängiger Risikofaktor für Tumorrezidiv ($p = 0,001$, Rel. Risiko 2,1, 95% CI 1,5–2,9) und Gesamtüberleben ($p = 0,001$, Rel. Risiko 2,3, 95% CI, 1,6–3,2) kurativ resezierter Patienten. Selbst bei Betrachtung des Gesamtkollektivs ($p = 0,005$, Rel. R. 1,5, 95% CI 1,3–1,6) blieb ein deutlicher und eigenständiger Einfluß von PAI-1 auf das Überleben trotz der dominierenden Bedeutung der operativen Radikalität bestehen.

UPA und uPAR zeigten keinen unabhängigen Einfluß; jedoch korrelierte ihre Expression statistisch hochsignifikant mit PAI-1 (p jeweils $< 0,0001$ im Chi-Quadrat-Test).

Bei Betrachtung klinisch relevanter Subgruppen wurde die prognostische Relevanz aller drei Paremeter deutlich.

Insbesondere in der Subgruppe der Karzinome vom diffusen und gemischten Typ nach Laurén waren uPA, uPAR und PAI-1 sowohl uni- als auch multivariant von dominierendem prognostischen Einfluß (p-Werte von 0,001 bis 0,044; Rel. Risiken von 1,4 bis 3,3) auf die rezidivfreie Überlebenszeit als auch bei Betrachtung der Überlebenszeit im Gesamtkollektiv.

In der Gruppe intestinaler Tumoren wurde dagegen nahezu keine Assoziation der untersuchten Parameter mit der Prognose festgestellt; erst bei gesonderter Analyse undifferenzierter (G3) intestinaler Tumoren erwies sich wiederum PAI-1 als starker unabhängiger Prognosefaktor (p-Werte von 0,010 bis 0,050; Rel. Risiken von 2,16–2,74).

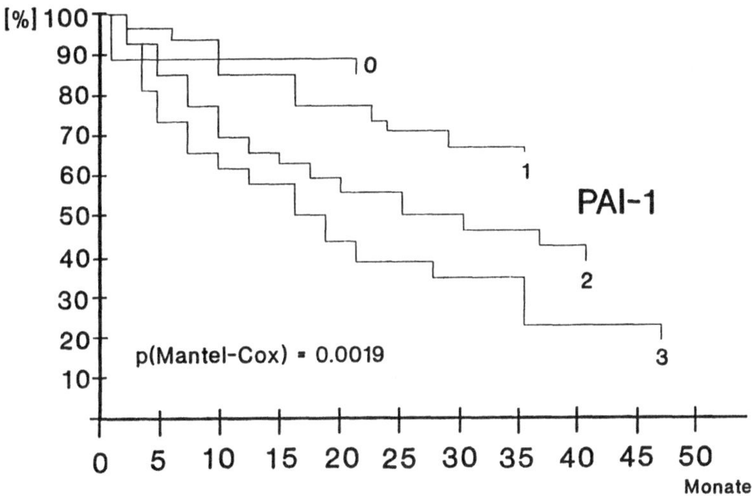

Abb. 1. Überlebenswahrscheinlichkeit von 189 R0-2-resezierten Patienten in Abhängigkeit der Stärke der Expression von PAI-1 im Tumorepithel. 0 = keine, 1 = schwache, 2 = mittelstarke, 3 = starke Expression. Mediane Nachbeobachtungszeit 31 Monate (Spanne 9–56)

Diskussion

In der vorliegenden prospektiven Studie konnte die prognostische Relevanz der Expression von Faktoren des Urokinase-Systems im Tumorepithel von Magenkarzinomen gezeigt werden. uPA, uPAR und PAI-1 waren in der Überlebensanalyse des Gesamtkollektivs deutlich mit der Überlebensanalyse- als auch der rezidivfreien Zeit assoziiert, und insbesondere PAI-1 zeigte sich als starker unabhängiger Risikofaktor selbst unter Einbeziehung der prognostischen Bedeutung der operativen Radikalität.

Die hochsignifikante statistische Assoziation von PAI-1 mit uPA und uPAR (p < 0,0001) weist auf die Notwendigkeit, die Dominanz dieses Faktors in der Multivarianzanalyse über uPA und uPAR nicht überzubewerten. Vielmehr müssen alle drei Faktoren in ihrem pathophysiologischen Zusammenspiel im Rahmen der Tumor-assoziierten Proteolyse betrachtet werden (Konzentrationseffekt des uPA-Rezeptors auf sezernierte Urokinase an der Invasionsfront, Notwendigkeit von PAI-1 für die Internalisierung von uPA; siehe [5]). Diese funktionelle Einheit der untersuchten Faktoren findet ihr Korrelat auch in den Ergebnissen der Subgruppenanalyse, in der sich alle drei Parameter als unabhängige Risikofaktoren zeigten (detaillierte Ergebnisse nicht aufgeführt).

Unsere Ergebnisse innerhalb der Subgruppen nach Laurén (starke prognostische Relevanz aller untersuchten Faktoren innerhalb diffuser- und intestinaler G3-Tumoren, jedoch keine Relevanz innerhalb der Gruppe aller intestinaler Tumoren) lassen einen Zusammenhang zwischen dem Grad der Dedifferenzierung (diffuse Karzinome sind per def. G3-differenziert) und der prognostischen Bedeutung des uPA-Systems vermuten. Darüberhinaus muß unserer Ansicht nach diskutiert werden, ob die G3-differenzierten intestinalen Magenkarzinome biologisch gesehen eher zu den diffusen Karzinomen zu rechnen und in therapeutischer Konsequenz prinzipiell als solche zu behandeln wären.

Zusammenfassend kann aus der vorliegenden Studie gefolgert werden, daß die immunhistochemische Bestimmung von uPA, uPAR und PAI-1 nicht nur eine prognostische Risikoabschätzung nach Tumorresektion beim Magenkarzinom erlaubt, sondern möglicherweise auch biologische Information zur invasiven Potenz des individuellen Tumors liefert. Insbesondere PAI-1 stellt in diesem Rahmen einen neuen, funktionellen Risikofaktor dar. In Verbindung mit den Ergebnissen zum uPA-System beim Mammakarzinom [4] läßt sich darüberhinaus ein generelles pathophysiologisches Prinzip maligner Tumoren vermuten.

Zusammenfassung

Die klinisch-prognostische Bedeutung der Tumor-assoziierten Proteolyse anhand des Urokinase-Systems wurde beim Mammakarzinom erstmalig nachgewiesen.

Ziel unserer Studie war es, beim Magenkarzinom mit völlig unterschiedlichem biologischen und klinischen Verhalten die prognostische Relevanz von Urokinase (uPA), dem uPA-Rezeptor und dem uPA-Inhibitor PAI-1 zu untersuchen. An einer konsekutiven prospektiven Serie von 203 Patienten mit resektablem Magenkarzinom wurde die Expression dieser Faktoren immunhistochemisch im Primärtumor semiquantitativ bestimmt.

Die Berechnung der Überlebenswahrscheinlichkeiten (Kaplan-Meier; mediane Nachbeobachtungszeit 31 Monate) zeigte, daß uPA ($p = 0,0038$; $p = 0,0068$), der uPA-Rezeptor ($p = 0,306$, $p = 0,0005$) und vor allem PAI-1 ($p = 0,0003$; $p = 0,0019$) einen signifikanten Einfluß auf die rezidivfreie als auch die gesamte Überlebenszeit nehmen; in einer multivariaten Analyse, die alle beim Magenkarzinom etablierten Risikofaktoren berücksichtigte, erwies sich PAI-1 als starker unabhängiger Parameter ($p = 0,005$; Rel. Risiko 1,5, 95% CI 1,3–1,6).

In der Subgruppenanalyse erwiesen sich vor allem beim diffusen Typ nach Laurén uPA, uPA-Rezeptor und PAI-1 als starke zusätzliche Prognosefaktoren.

Aus diesen Ergebnissen kann gefolgert werden, daß uPA, der uPA-Rezeptor und PAI-1 signifikant mit der Prognose nach Tumorresektion assoziiert sind; darüberhinaus ist PAI-1 ein neuer funktioneller Risikofaktor beim Magenkarzinom, der potentiell die invasive Potenz des individuellen Tumors wiederspiegelt.

Summary

Evidence has accumulated that urokinase-like plasminogen activator (uPA), its receptor (uPAR), and plasminogen activator inhibitor 1 (PAI-1) enhance the ability of the tumor cells for invasion and metastasis in cancer disease. In a prospective series of 203 tumor-resectable patients with gastric cancer the expression of these factors was determined immunohistochemically on the primary tumor in a semiquantitative approach. Univariate survival analysis (Kaplan-Meier; median time of follow-up 31 months) revealed highly significant association of uPA ($p = 0.0038$, $p = 0.0068$), uPAR ($p = 0.0306$, $p = 0.0005$), and especially PAI-1 ($p = 0.0003$, $p = 0.0019$) with disease-free and overall survival. In multivariate analysis, considering established risk factors in gastric cancer (T, N, M, G, lymphangiosis, tumor diameter and localization, intended surgical curability, operative procedure, Laurén, Borrmann), PAI-1 proved to be a strong and independent parameter ($p = 0.0005$, relative risk 1.5, 95% CI 1.3–1.6). Especially in diffuse tumor types according to Laurén's classification, uPA, uPAR, and PAI-1 were strong and independent risk factors. In conclusion, the expression of uPA, uPAR, and PAI-1 is significantly associated with prognosis after tumor resection; moreover, PAI-1 is a new functional risk factor in gastric cancer, probably reflecting the capacity of the individual tumor to invade and metastasize.

Literatur

1. Dvorak HF (1986) Tumours: Wounds that do not heal. New Engl J Med 1650–1659
2. Hollas W, Blasi F, Boyd D (1991) Role of the urokinase receptor in facilitating extracellular matrix invasion by cultured colon cancer. Cancer Res 51:3690–3695
3. Ossowski L, Clunie G, Masucci MT, Blasi F (1991) In vivo paracrine interaction between urokinase and its receptor: Effect on tumor cell invasion. J Cell Biol 115(4):1107–1112
4. Jaenicke F, Schmitt M, Pache L, Ulm K, Harbeck N, Hoefler H, Graeff H (1993) Urokinase (uPA) and its inhibitor PAI-1 are strong and independent prognostic factors in node-negative breastcancer. Breast Cancer Res Treatment 24:195–208
5. Schmitt M, Jaenicke F, Graeff H (1992) Tumour-associated proteases. Fibrinolysis 6 [Suppl 4]:3–26

H. Allgayer, Dr. M.M. Heiss, Chirurgische Klinik und Poliklinik,
Klinikum Großhadern, Ludwig-Maximilians-Universität, Marchioninistraße
15, D-81366 München

Prolongierte Aktivierung der Protoonkogene c-jun und c-fos nach Photodynamischer Therapie – aber keine Induktion der AP-1 DNA Bindung

Prolonged Activation of c-jun and c-fos Proto-Oncogenes by Photodynamic Therapy – But No Induced AP-1 DNA Binding

G. Kick[1], G. Messer[1], A. Leunig[3], G. Plewig[1] und A. Goetz[2]

[1]Dermatologische Klinik und Poliklinik; [2]Institut für Anästhesiologie; [3]Institut für Chirurgische Forschung, Klinikum Großhadern, Ludwig-Maximilians-Universität, München

Einleitung

Die Photodynamische Therapie (PDT) wird derzeit in kontrollierten klinischen Studien in der Behandlung oberflächlich lokalisiert oder endoskopisch erreichbarer Tumoren erprobt. Zunächst wird dabei eine photosensibilisierende Substanz, die sich unter anderem im Tumorgewebe anreichert, lokal oder systemisch appliziert. Mit Licht aus dem sichtbaren Wellenlängenbereich (600–800 nm), das eine gute Penetration in das Gewebe gewährleistet, wird der Sensibilisator energetisch angeregt. In photochemischen Reaktionen entsteht vor allem Singulettsauerstoff, der durch Proteolyse, DNA-Fragmentation und Lipidperoxidation direkt toxisch auf betroffene Zellen wirken kann. Eine Beteiligung von immunologischen Mechanismen an der PDT-induzierten Zytotoxizität wurde bislang kaum untersucht. Sublethal geschädigte Zellen zeigen nach PDT eine vermehrte Expression von zellulären Genen mit der Synthese von Streßproteinen (heat shock proteins, glucose related proteins, heme oxygenase).

In dieser Studie untersuchen wir die Regulation von weiteren Genen, die in der humanen Immunantwort relevant und möglicherweise auch an der tumortoxischen und immunmodulierenden Wirkung der PDT beteiligt sind. Um die ersten Schritte der Genregulation zu erfassen, versuchen wir die funktionelle Bindung von Transkriptionsfaktoren an spezifische Doppelstrang (ds) DNA Sequenzen nachzuweisen. Dabei ist der Nuklearfaktor AP-1, der sich als Dimer aus den Protoonkoproteinen c-Jun und c-Fos zusammensetzt, von besonderem, Interesse. Hinsichtlich diesen Faktors liegen bereits vergleichbare Studien zu anderen Therapieformen wie UV-Licht und ionisierender Strahlung vor. Weiterhin ist die Frage nach dem Zusammenhang von Transaktivierung durch Onkogene und Transformation für eine Tumortherapie von Bedeutung.

Chirurgisches Forum 1994
f. experim. u. klinische Forschung
Trede/Seifert/Hartel (Hrsg.)
©Springer-Verlag Berlin Heidelberg 1994

Methodik

Photodynamische Behandlung. Humane Zellen (HeLa) wurden mit Konzentrationen von 2–10 µg/ml des Hämatoporphyrinderivates Photofrin inkubiert. Die Belichtung der photosensibilisierten Zellen wurde mit einem Argon-gepumpten Farbstofflaser bei einer Wellenlänge von 630 nm mit einer Leistungsdichte von 40 mW/cm^2 für 100 s durchgeführt.

Northernblot Analyse. Zur Isolation der zellulären RNA wurde die saure Phenolmethode angewandt. Eine anschließende Auftrennung der Gesamt-RNA mittels Gelelektrophorese, Transfer über Kapillarblot und die genspezifische DNA-Hybridisierung mit Gensonden für c-jun und c-fos, dienten zur Analyse der mRNA Mengen. Als Kontrollen wurden unbehandelte und Phorbolester-stimulierte Zellen herangezogen.

Gelretardationsanalysen. Anhand der Total-Extraktionsmethode wurden Proteinextrakte hergestellt. Die Bindung von Proteinen an ds DNA Oligonukleotide wurde unter den Bedingungen, die Dignam et al. 1983 (Nuc Acid Res) beschrieb, in einem 20 µl Ansatz mit 0,1 ng radioaktiv markierter ds DNS und gleichen Mengen Protein ermöglicht. Die Proben wurden bei Raumtemperatur für 20 min inkubiert und anschließend auf ein nicht-denaturierendes 4%iges Polyacrylamidgel geladen. Elektrophoretisch wurden hernach die Protein/DNA-Komplexe von der ungebundenen, radioaktiv markierten ds DNA getrennt. Nach Vakuumtrocknung der Gele erfolgte eine autoradiographische Visualisierung.

Ergebnisse

Die dargestellte Northernblot Analyse zeigt bereits 30 min nach PDT, sowie über den gesamten Untersuchungszeitraum von 24 h, eine aktivierte Expression von c-jun und c-fos mRNA (Abb. 1). Die stärkste Induktion lag zwischen 1 und 4 h. Von den beiden untersuchten Protoonkogenen war die c-jun mRNA Induktion deutlich ausgeprägter. In weiteren Versuchen konnte die Dosisabhängigkeit der mRNA Induktion dargestellt werden. Unter Anwendung des Transkriptionsinhibitors Actinomycin D ließ sich eine deutlich erhöhte Stabilität der c-jun und c-fos mRNA nach PDT nachweisen. Im Gegensatz zu der starken und verlängerten mRNA Induktion fanden wir in den Gelretardationsanalysen keine Aktivierung der DNA Bindung von AP-1 durch PDT.

Diskussion

In dieser Studie analysieren wir den Einfluß der PDT auf zelluläre Protoonkogene, die über die Codierung von Transkriptionsfaktoren direkt an der Genregulation beteiligt sind. Wir fanden eine ausgeprägte und prolongierte Induktion der c-jun und c-fos mRNA Expression. Ein vergleichbares Genexpressionsmuster wird nach UV-Licht [1] und ionisierenden Strahlen [2] induziert. Im Gegensatz dazu führt die Behandlung mit

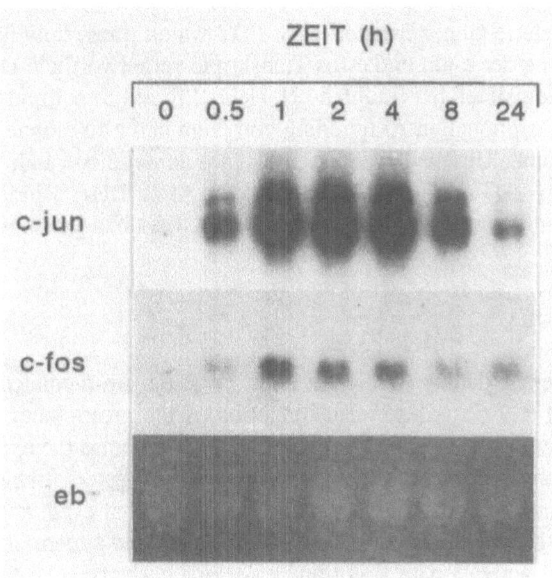

Abb. 1. Induktion von c-jun und c-fos mRNA Expression in HeLa Zellen durch PDT. Die Zellen wurden mit 10 μg/ml Photofrin inkubiert und mit monochromatischem Licht von 630 nm Wellenlänge belichtet (4 J/cm^2). Zu den angegebenen Zeitpunkten nach Belichtung wurden die Zellen geerntet. C-jun und c-fos mRNA wurde durch Hybridisierung mit spezifischen Gensonden nachgewiesen. Die Ethidiumbromidfärbung (*eb*) dient zum Vergleich der aufgetragenen RNA-Mengen

anderen reaktiven Sauerstoffintermediaten wie H_2O_2 [3] oder Superoxidanionen [4] zu dem klassischen Genexpressionsmuster der schnellen Antwortgene, wobei erhöhte mRNA Mengen nur innerhalb von 2 h nachweisbar sind.

In vitro wurde gezeigt, daß Mutationen, die zu einer erhöhten Stabilität von c-fos mRNA führen, auch das onkogene Potential dieses Genes erhöhen [5]. Angesichts der anhaltenden Diskussion über Mutagenität und Karzinogenität der PDT und der bekannten mutagenen Wirkungen von Singulettsauerstoff ist es für die PDT als Therapieform maligner Tumoren relevant, ob die prolongierte Protoonkogenexpression und mRNA Stabilisierung ein erhöhtes onkogenes Potential birgt. Da wir in unseren Gelretardationsanalysen keine Aktivierung der AP-1 DNA Bindung nachweisen konnten, ist es trotz der dysregulierten Protoonkogenexpression nach PDT eher unwahrscheinlich, daß dieser Transkriptionsfaktor ohne eine *de novo* DNA Bindung transformierend wirksam ist.

Zusammenfassung

Eine sublethale Schädigung von HeLa Zellen durch Photofrin-mediierte Photosensibilisierung führte zu einer schnellen und dosisabhängigen Induktion der Protoonkogene c-jun und c-fos. C-jun wurde preferentiell durch PDT aktiviert, die Expression beider mRNAs war prolongiert im Vergleich zur Aktivierung mit Phorbolestern. Für die induzierte Genexpression nach PDT waren transkriptionelle Aktivierung und Stabilisierung der c-jun und c-fos Transkripte verantwortlich. Die Behandlung mit UV-Licht [1], ionisierenden Strahlen [2], H_2O_2 [3] und Superoxidanionen [4] resultiert in einer transkriptionellen Aktivierung von c-jun und c-fos sowie einer verstärkten AP-1 DNA Bindung. Unsere Ergebnisse zeigen eine deutliche Induktion der mRNA Expression durch PDT, aufgrund der fehlenden AP-1 DNA Bindung unterscheidet sich diese Behandlungsform jedoch deutlich von den oben genannten.

Summary

Sublethal damage of HeLa cells by Photofrin-mediated photosensitization led to a rapid and dose-dependent induction of the proto-oncogenes c-*jun* and c-*fos* expression was preferantially activated by PDT whereas the expression of both mRNAs was prolonged compared to activation by phorbolesters. Induced gene expression was due to transcriptional activation and stabilization of c-*jun* and c-*fos* transcripts. Treatment with UV light, ionizing irradiation, H_2O_2, and superoxide anions results in transcriptional activation of c-*jun* and c-*fos* and enhanced AP-1 DNA binding. Our findings indicate that PDT strongly induces c-*jun* and c-*fos* mRNA but clearly differs from the above treatments in the lack of de novo DNA binding of AP-1.

Literatur

1. Devary Y, Gottlieb RA, Lau LF, Karin M (1991) Rapid and preferential activation of the c-jun gene during the mammalian UV-response. Mol Cell Biol 11:2804–2811
2. Hallahan DE, Gius D, Kuchibhotla J, Sukhatme V, Kufe DW, Weichselbaum RR (1993) Radiation signaling mediated by jun activation following dissociation from a cell type-specific repressor. J Biol Chem 268:4903–4907
3. Nose K, Shibanuma M, Kikuchi K, Kageyama H, Sakiyama S, Kuroki T (1991) Transcriptional activation of early-response genes by hydrogen peroxide in a mouse osteoblastic cell line. Eur J Biochem 201:99–106
4. Amstad PA, Krupitza G, Cerutti PA (1992) Mechanism of c-fos induction by active oxygen. Cancer Res 52:3952–3960
5. Lee WM, Lin C, Curran T (1988) Activation of the transforming potential of the human fos proto-oncogene requires message stabilization and results in increased amounts of partially modified fos protein. Mol Cell Biol 8:5521–5527

G. Kick, Dermatologische Klinik und Poliklinik, Ludwig-Maximilians-Universität München, Frauenlobstraße 9–11, D-80337 München

Direkte Genotypanalyse durch den Nachweis von RET-Proto-Onkogen Mutationen in Familien mit multipler endokriner Neoplasie vom Typ 2A

Genetic Screening for Mutations of RET Proto-Oncogene in Multiple Endocrine Neoplasia Type 2A Families

A. Frilling[1] und W. Höppner[2]

[1]Abteilung für Allgemeinchirurgie; [2]Institut für Hormon- und Fortpflanzungsforschung, Universität Hamburg

Einleitung

Die multiple endokrine Neoplasie Typ 2A (MEN 2A) ist ein autosomal dominant vererbtes Syndrom, das durch die Kombination von medullärem Schilddrüsenkarzinom, Phäochromozyten und Hyperparathyreoidismus charakterisiert ist. Durch den Einsatz von genetischem Screening können potentiell betroffene Risikopersonen innerhalb einer MEN 2A Familie definiert werden. Das MEN 2A-Gen wurde durch Kopplungsuntersuchungen mit den DNA-Markern D10S34 und RBP3 der perizentromeren Region des Chromosoms 10 zugeordnet. Kürzlich konnte die genaue Lokalisation des MEN 2A-Gens auf dem Chromosom 10q11.2 beschrieben und das Gen als ein RET-Proto-Onkogen identifiziert werden [1, 2]. Über 95% der bisher untersuchten MEN 2A-Patienten weisen Mutationen im RET-Proto-Onkogen auf. Ziel dieser Untersuchung war es, MEN 2A-Familien aus unserem Krankenkollektiv im Hinblick auf Mutationen im RET-Proto-Onkogen zu untersuchen.

Methodik

Wir haben 4 MEN 2A-Familien mit insgesamt 30 Mitgliedern untersucht. Genomische DNA wurde aus Lymphozyten des peripheren Venenblutes mit dem Qlamp Blood-Kit nach Anleitung des Herstellers (Diagen, Hilden) extrahiert und über ein präparatives Agarosegel aufgereinigt. Amplifiziert wurden Exon 10 und Exon 11 mit den Primern CRT19S-(GCAGCATTGTTGGGGGACA) und CRT2C-(GACAGCAGCACCGAG-ACGAT). Die DNA-Sequenzierung fand nach der Didesoxy-Methode von Sanger statt, unter Verwendung eines Cycle-Sequencing-Protokolls mit dem Dig-Ta1-Sequenzierkit (Boehringer, Mannheim). Als Marker war in die Sequenzierprimer Digoxigenin eingebaut. Die Auswertung der Sequenzierungsreaktion erfolgte durch Elektrophorese in einem 6% Polyacrylamid-Harnstoff-Gel in der Direct-Blotting-Electrophoresis-Apparatur GATC 1500 (MGW-Biotech, Konstanz). Die auf Nylonmembran übertragenen DNA-Fragmente wurden mit einem Digoxigenin-Antikörper detektiert, der mit

Chirurgisches Forum 1994
f. experim. u. klinische Forschung
Trede/Seifert/Hartel (Hrsg.)
©Springer-Verlag Berlin Heidelberg 1994

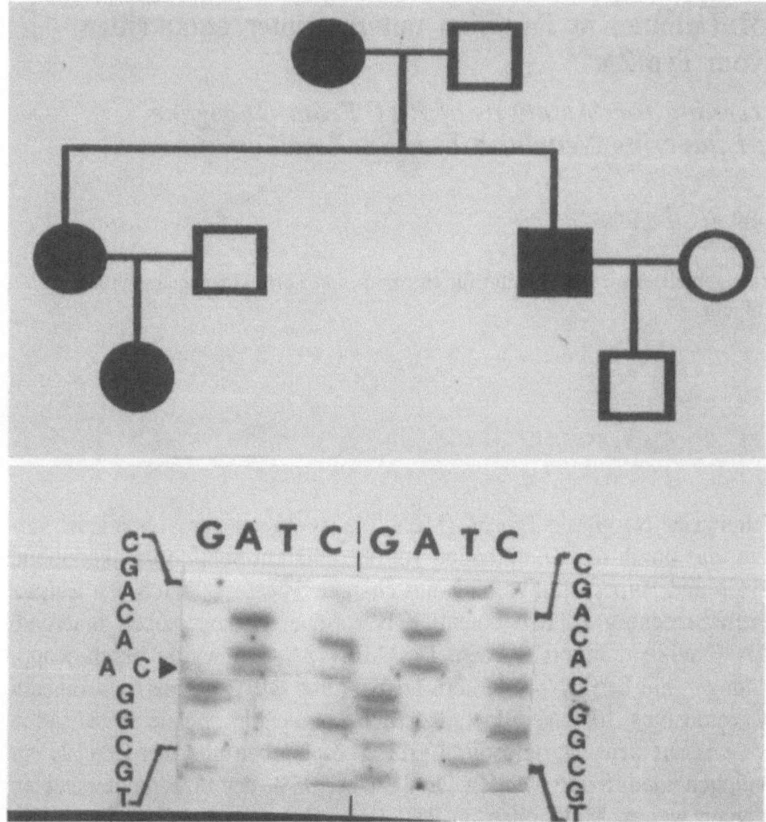

Abb. 1. Stammbaum der Familie P. und Darstellung der DNA-Sequenz des RET-Proto-Onkogens bei einem der erkrankten Familienmitglieder (*schwarzes Symbol*). Das Individuum ist heterozygot für die Cys-Mutation im Codon 364. Die *rechte* Sequenzreihe entspricht dem Wildtyp-Allel und die *linke* dem mutierten Allel

alkalischer Phosphatase konjugiert ist. Der Nachweis erfolgte über Chemilumineszenz mit AMPPD als Substrat.

Ergebnisse

Innerhalb der 4 Familien waren 12 Personen bereits am MEN 2A erkrankt. Alle wiesen eine Mutation im Codon 634 des RET-Proto-Onkogens auf. Beispielsweise soll die Familie P. vorgestellt werden, in der in 3 Generationen Individuen an einem C-Zell-Karzinom erkrankt sind (Abb. 1). Bei allen 4 erkrankten Familienmitgliedern war auf einem Allel des RET-Proto-Onkogens eine Punktmutuation eines Cystein-Restes im Codon 634 (TGC > TTC, Cys > Phe) nachweisbar. Bei der einzigen klinisch unauffälligen Risikoperson lag entsprechend dem Befund bei Kontrollpersonen lediglich die Wildtyp-Sequenz vor.

Diskussion

Der Entstehung des MEN 2A-Syndroms liegen offenbar Mutationen des RET-Proto-Onkogens zugrunde [1, 2, 3]. Das RET-Proto-Onkogen ist ein membranständiges Protein, das in die Familie der Rezeptor-Tyrosinkinasen eingeordnet werden kann. Alle bisher nachgewiesenen Mutationen betreffen einen oder mehrere Cystein-Reste in der extrazellulären Domäne des Proteins. Mulligan et al. [3] stellten RET-Proto-Onkogen-Mutationen bei 20 von 23 unabhängigen MEN 2A-Familien fest und bei keiner der 23 Kontrollpersonen. Es waren 19 verschiedene Mutationen nachweisbar, die alle das Codon 634 (initial als Codon 380 bezeichnet) betrafen. Donis-Keller et al. [1] untersuchten Exon 7 (jetzt Exon 10) und 8 (jetzt Exon 11) und identifizierten Mutationen in 8 MEN 2A-Familien, wobei die Mehrzahl der Mutationen im Exon 7 zu finden war.

Eine enge Korrelation zwischen dem Erkrankungsphenotyp und dem Typ und der Position der RET-Mutationen ist erkennbar. Mulligan et al. [2] zeigten, daß MEN 2A-Patienten mit einer Cys634 > Arg634 Mutation signifikant häufiger einen Hyperparathyreoidismus haben als Patienten mit anderen Mutationen.

Der Nachweis der RET-Proto-Onkogen-Mutationen ermöglicht bei klinisch unauffälligen Risikopersonen innerhalb einer MEN 2A-Familie eine direkte Genotypanalyse. Familienmitglieder, die als Nicht-Genträger identifiziert worden sind, können aus weiterem Calcitonin-Screening ausgeschlossen werden. Bei klinisch noch unauffälligen Genträgern muß das Calcitonin-Screening in engmaschigen Abständen erfolgen. Eine Thyreoidektomie ist bei diesen Personen auch bei unauffälligem morphologischen Schilddrüsenbefund bereits bei erstem pathologischen Calcitoninanstieg indiziert. Der Stellenwert einer prophylaktischen Thyreoidektomie bereits im Kindesalter ist zum jetzigen Zeitpunkt noch unklar und bedarf Abklärung durch prospektive Studien.

Zusammenfassung

Der Entstehung der multiplen endokrinen Neoplasie vom Typ 2A liegt eine Mutation des auf dem Chromosom 10 lokalisierten RET-Proto-Onkogens zugrunde. Das RET-Proto-Onkogen ist ein Rezeptor-Tyrosinkinase-Gen. Über 95% der Mutationen betreffen das Codon 634 (Cys) in der extrazellulären Domäne des RET-Genproduktes. Bei allen 12 erkrankten Personen der 4 untersuchten MEN 2A-Familien waren Punktmutationen der RET-Proto-Onkogens nachweisbar. Risikopersonen, die sicher als Nicht-Genträger identifiziert sind, können aus dem Screening-Programm ausgeschlossen werden und nur die Genträger weiter kontrolliert oder frühzeitig thyreoidektomiert werden.

Summary

RET proto-oncogene, a putative transmembrane tyrosin kinase localized on chromosome 10, is the presumed causative agent in multiple endocrine neoplasia type 2A. In 95% of the patients so far investigated the mutation is located in codon 634 (*cys*), representing the boundary of the RET extracellular and transmembrane domain. In all 12 affected members of four MEN 2A families point mutations of RET proto-oncogene were detected. Family members at risk who are characterized as not being gene carriers can be excluded from further screening. Gene carriers should be followed up aggressively or thyroidectomized early.

Literatur

1. Donis-Keller H, Dou S, Chi D, Carlson KM, Toshima K, Lairmore TC, Howe JR, Moley JF, Goodfellow P, Wells SA Jr (1993) Mutations in the RET proto-oncogene are associated with MEN 2A and FMTC. Hum Mol Genet 2:851–856
2. Mulligan LM, Eng C, Healey CS, Clayton D, Kwok JBJ, Gardner E, Ponder MA, Frilling A, Jackson CE, Lehnert H, Neumann HPH, Thibodeau SN, Ponder BAJ Specific mutations of the RET proto-oncogene are related to disease phenotype in MEN 2A and FMTC. Nature Genet (in press)
3. Mulligan LM, Kwok JBJ, Healey CS, Elsdon MJ, Eng C, Gardner E, Love DR, Mole SE, Moore JK, Papi L, Ponder MA, Telenius H, Tunnacliffe A, Ponder BAJ (1993) Germ-like mutations of the RET proto-oncogene in multiple endocrine neoplasia type 2A. Nature 363:458–460
4. Gardner E, Papi L, Easton DF, Cummings T, Jackson CE, Kaplan M, Love DR, Mole SE, Moore JK, Mulligan LM, Norum RA, Ponder MA, Reichlin S, Stall G, Telenius H, Telenius-Berg M, Tunnacliffe A, Ponder BAJ (1993) Genetic linkage studies map the multiple endocrine neoplasia type 2 loci to a small intervall on chromosome 10q11.2. Hum Mol Genet 2:241–246
5. Mole SE, Mulligan LM, Healey CS, Ponder BAJ, Tunnacliffe A (1993) Localisation of the gene for multiple endocrine neoplasia type 2A to 480 kb region in chromosome band 10q11.2. Hum Mol Genet 2:247–252

PD Dr. A. Frilling, Abteilung für Allgemeinchirurgie, Universitäts-Krankenhaus Eppendorf, Martinistraße 52, D-20251 Hamburg

Reverse Transkriptions-Polymerasekettenreaktion von Tumorprogressions-assoziierten Molekülen als neuer Ansatz zur Verbesserung des Tumorstagings

RT-PCR of Molecules Related to Tumor Progression: A New Approach to Improve the Preoperative Tumor Staging

L.H. Finke[1,2], K. Friedrichs[3], R. Stauder[4], U. Günther[2] und P.M. Schlag[1]

[1]Robert-Rössle-Klinik am MDC, Berlin
[2]Basel Institut für Immunologie, Basel, Schweiz
[3]Universitätskrankenhaus Eppendorf, Frauenklinik, Hamburg
[4]Universität Innsbruck, Medizinische Klinik, Innsbruck, Österreich

Einleitung

Die Indikation chirurgischer Therapieverfahren bei onkologischen Erkrankungen wird im wesentlichen bestimmt durch die präoperative Sicherung des Ausbreitungsstatus sowie der histologischen Entität der proliferativen Erkrankung. Bisher tragen neben der ungebrochenen Wertigkeit der sorgfältigen klinischen Untersuchung des Patienten vor allem bildgebende und bioptische Verfahren wesentlich zur präoperativen Ausbreitungsdiagnostik und Indikationsstellung bei. Alle genannten Methoden sind in ihrem Beitrag zur Optimierung der präoperativen Sicherheit des Stagings limitiert. Die Sensitivität und Spezifität histologisch-zytologischer Verfahren wird hierbei neben der Expertise des pathologischen Untersuchers ganz wesentlich eingeschränkt durch die Menge des gewonnenen Materials sowie die Treffsicherheit des entnehmenden Diagnostikers. Zur Substitution immunhistochemischer Untersuchungen an Gewebeproben geringer Größe wird in diesem Beitrag die reverse Transkriptions-Polymerasekettenreaktion vorgestellt und die potentielle Bedeutung für bioptische Untersuchungsverfahren bei chirurgisch-onkologischen Erkrankungen diskutiert.

Material und Methoden

Gewebeproben kolorektaler Tumoren wurden unmittelbar postoperativ in flüssigem Stickstoff schockgefroren und bei −80°C bis zur Untersuchung gelagert. Entsprechend der orientierenden Hämatoxylin-Eosin-Färbung eines Gefrierschnittes wurde umgebendes, nicht malignes Gewebe von der Schnittebene des Präparates abgenommen, so daß im nachfolgenden Kryotomieschnitt nur Tumorgewebe gewonnen werden konnte. Diese Kryotomielamelle, entsprechend ca. 100 Zellanschnitten, wurde in einem Guanidiniumisothiozyanatpuffer aufgenommen und daraus Total-RNA präpariert. Zur Reinigung der Proben von genomischer DNA erfolgte eine DNase-Behandlung und nach Ethanolfällung die reverse Transkription mit Mouse-

Chirurgisches Forum 1994
f. experim. u. klinische Forschung
Trede/Seifert/Hartel (Hrsg.)
©Springer-Verlag Berlin Heidelberg 1994

Mammary-Leukemia-Virus-Reverser-Transkriptase und Hexanukleotiden. Die so synthetisierte cDNA wurde zunächst mit Oligonukleotiden für ein Enzym des Erhaltungsstoffwechsels (Hypoxanthin-Phoosphoribosyl-Transferase – HPRT) mit Hilfe der PCR (Polymerasekettenreaktion) amplifiziert, um die synthetisierten Mengen cDNA zu quantifizieren und zu äquilibrieren. Danach erfolgte die Amplifikation der zu untersuchenden Moleküle mit Oligonukleotiden, die eine Differenzierung sowohl zwischen Intron-enthaltender genomischer DNA als auch verschiedenen Spleißvarianten zuließen. Die Auswertung erfolgte densitometrisch von Polaroid-Negativfilmen der Ethidiumbromid-gefärbten Agarosegele bzw. radiographisch durch Hybridisierung mit exonspezifischen Sonden nach Transfer der DNA auf Hybond N Membranen (Amersham) (Abb. 1).

Ergebnisse

Mit der hier vorgestellten Methode der RT-PCR wurden 173 kryokonservierten Gewebeproben untersucht. 138 Gewebeproben stammten von Patienten mit gastrointestinalen Tumoren, 34 Proben aus Mammakarzinompräparaten und eine Probe von einem Ovarialkarzinom (Tabelle 1). Kriterium für den Erfolg der cDNA-Synthese war der Nachweis von densitometrisch auswertbaren Banden nach PCR-Amplifikation des konstitutiven Referenzgens HPRT, wobei von der erhaltenen cDNA maximal 10% in die PCR-Reaktion eingesetzt wurden. Bei den Geweben gastrointestinalen Ursprungs wurden 58 Primärtumorgewebe, 59 Proben normaler Mucosa, 2 Polypen, 7 Proben von Lebermetastasen und 4 von karzinomfreiem Lebergewebe untersucht. Weiterhin gingen eine Lungenmetastase, 2 Netzmetastasen, 4 Lymphknotenmetastasen und 1 Probe von karzinomfreiem Netzgewebe in die Untersuchung ein. Die gesamte Ausbeute bei der Synthese von cDNA durch reverse Transkription aus diesen Gewebeproben betrug 87,3% entsprechend 151 erfolgreichen Synthesen aus 173 Geweben. Aus tumorbefallenen Gewebeproben konnte zu 95,3% cDNA entsprechend 102 von 107 Proben synthetisiert werden. Proben normaler Mucosa waren zu 71,2% Ausgangsmaterial für eine erfolgreiche cDNA Synthese.

Aus den so gewonnenen cDNA-Proben wurden nach Äquilibrierung der cDNA die Expression verschiedener tumorprogressionsassoziierter Moleküle untersucht. Aus jeweils einer cDNA-Probe (50 μl) waren mehrere Untersuchungen durchführbar, die eine Charakterisierung dieser Proben bezüglich der Expression von CD44-Isoformen [1], alpha-6-Integrin-Isoformen [2], E-Cadherin [3], Hepatozyten-Wachstumsfaktor/Scatterfactor [4], c-Met [4] und CEA erlaubte. Moleküle, bei denen infolge der Expression zahlreicher Isoformen keine direkte densitometrische Quantifizierung des PCR-Produktes möglich war, wurden auf Nylonmembranen transferiert und gegen radioaktiv-markierte exonspezifische Sonden hybridisiert. Der Nachweis der Expression von Isoformen wurde schließlich durch die Auswertung der resultierenden Autoradiogramme ermöglicht.

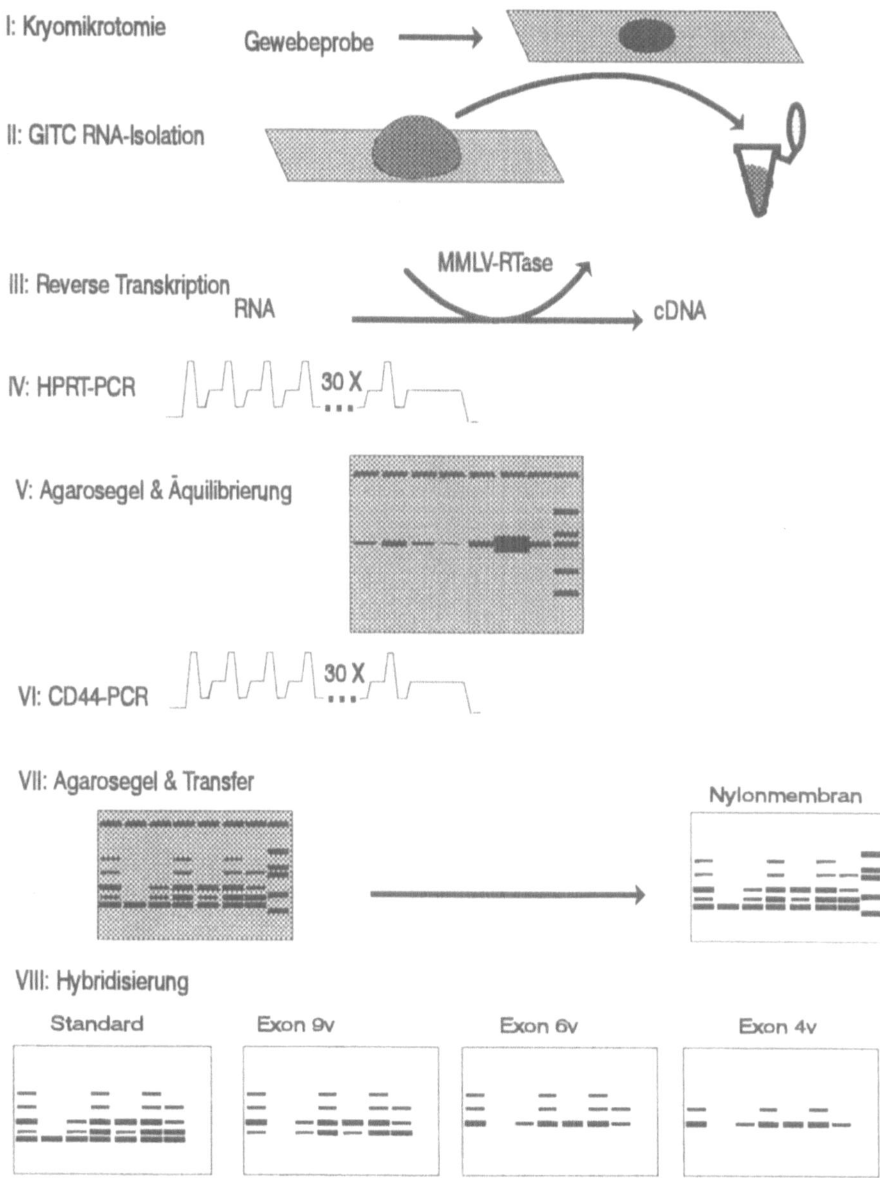

Abb. 1. Untersuchung der Expression tumorprogressionsassoziierter Moleküle durch RT-PCR am Beispiel von CD44-Isoformen: Aus Gefrierschnitten (*I*) wird mit Guanidiniumisothiozyanat (GITC) RNA isoliert (*II*), durch Reverse Transkriptase cDNA synthetisiert (*III*) und diese zunächst für das Erhaltungsstoffwechselgen HPRT amplifiziert (*IV*). Nach Gelelektrophorese erfolgt die Äquilibrierung der cDNA (*V*) und anschließend die spezifische PCR hier für den Hyaluronsäurerezeptor CD44 (*VI*). Die PCR-Produkte werden gelelektrophoretisch aufgetrennt, transferiert (*VII*) und mit spezifischen Sonden hybridisiert (*VIII*)

Tabelle 1. Übersicht über die untersuchten Gewebeproben von Tumorpatienten, Dargestellt ist (v.r.n.l.) die Anzahl aller Proben einer Entität, die Anzahl misslungener cDNA-Synthesen (jeweils in v.H. und absolut) sowie die erfolgreichen cDNA-Synthesen in Abhängigkeit von der Lokalisation des Tumors bzw. der Art des Gewebes

Gewebe	cDNA (+)	%	cDNA (−)	%	n ges.
Gastrointestinal					
Tumor	56	96,9	2	3,5	58
Mucosa	42	71,2	17	28,8	59
Polyp	2	100	0	0	2
Lebermetastase	7	100	0	0	7
Leber normal	4	100	0	0	4
Netzmetastase	2	100	0	0	2
Netz normal	1	100	0	0	1
Lungenmetastase	1	100	0	0	1
Lymphknotenmetastase	4	100	0	0	4
andere Tumoren					
Ovarialkarzinom	1	100	0	0	1
Mammakarzinom	31	91,8	3	8,8	34
gesamt:	151	87,3	22	12,7	173

Diskussion

Prätherapeutische Aussagen zur genauen Tumorausbreitung und Dignität eines Tumors sind derzeit begrenzt. Auf der Basis der präoperativ zugänglichen Daten aus Untersuchung, Bildgebung und Biopsie ist daher meist keine tumorbiologisch-rationale Einschätzung der Malignität bzw. Metastasierungsneigung von Tumoren möglich, obgleich die Kenntnis solcher Parameter für die Indikation und Durchführung moderner interdisziplinärer Therapiekonzepte sehr wertvoll wären. Könnte durch das prätherapeutische Staging gezeigt werden, daß der vorliegende Tumor von Seiten seiner molekularen Charakteristika hochinvasiv und metastasierend ist, könnte der Patient von einer neoadjuvanten Therapiestrategie auch ohne den Nachweis von Makrometastasen profitieren. Daher erscheint es geboten, molekularbiologische Techniken und Erkenntnisse, die bereits in der Diagnostik von lymphatischen Erkrankungen und viralen Infektionen angewandt werden, in die Diagnostik und Therapie der chirurgischen Onkologie einzuführen.

Aus kleinsten Gewebeproben von Tumorpatienten wurde daher die Expression von Molekülen untersucht, deren Bedeutung für die Tumorbiologie von Karzinomen durch Erkenntnisse der Grundlagenforschung bzw. der klinischen Praxis nachgewiesen werden konnte.

Es konnte gezeigt werden, daß die Analyse der Expression verschiedener Moleküle mit der RT-PCR möglich ist. Bereits durch die Evaluierung der Moleküle CD44, E-Cadherin, alpha-6-Integrin, Hepatozytenwachstumsfaktor/Scatterfactor, dem Protoonkogenprodukt c-Met sowie dem Tumormarker CEA können Informationen über die

Metastasierungsfähigkeit und Invasivität der entsprechenden Tumorzellen erlangt werden. Man erreicht dadurch eine Charakterisierung des aktuellen Tumorstoffwechselstatus bezüglich der Zell-Zell (E-Cadherin) und Zell-Matrix-Interaktion (alpha-6-Integrin, CD44, Isoformen), der Stimulierbarkeit der Tumorzellen durch Motilitätsfaktoren (c-MET, Scatterfactor) sowie der Tumormarkerexpression (CEA).

Im Vergleich zur konventionellen Histologie und Zytologie resultieren bei Anwendung dieser Methode qualitativ informativere Daten, deren Wertigkeit für das präoperative Staging zwar noch zu beweisen ist, die jedoch eine Innovation in der Tumordiagnostik u.a. durch die hohe Sensitivität der Methode und als Bereicherung der konventionellen Immunhistochemie versprechen.

Zusammenfassung

Aus 173 Gewebeproben (Primärtumor, Normalgewebe, Metastasen) von Karzinompatienten wurde durch RNA-Extraktion und reverse Transkription cDNA zur PCR-Untersuchung verschiedener tumorprogressionsassoziierter Moleküle und Tumormarker synthetisiert. Ausreichende Mengen cDNA für den Einsatz in die PCR-Reaktion konnten in 87,3% gewonnen werden, wohingegen von Proben maligner Gewebe zu 95,3% ausreichende cDNA Konzentrationen erreicht wurden. Die vorgestellte Methode der RT-PCR ermöglicht somit die Untersuchung einer Vielzahl verschiedener Moleküle zur tumorbiologischen Charakterisierung der entsprechenden Proben. Die prospektive Bereicherung der präoperativen Diagnostik durch die Anwendung dieser Methode zur Untersuchung von Biopsiematerialien wird diskutiert.

Summary

Tissues from 173 operative specimens (i.e., normal mucosa, primary tumor, metastases) from cancer patients were investigated by RT-PCR. Total RNA was extracted and reverse-transcribed cDNA products were sufficient for further PCR amplification in 87.3% of all samples but even more efficient in 95.3% of malignant specimens. RT-PCR is therefore considered an excellent method for investigating a series of tumor-related molecules from small tissue samples to characterize the tumor-biological potential of such samples. The potential benefit of RT-PCR applied to the investigation of biopsies is discussed.

Literatur

1. Mackay CR, Terpe HJ, Stauder R, Marston WL, Stark H, Günthert U (1994) Expression and modulation of CD44 variant isoforms in humans. J Cell Biol (im Druck)
2. Friedrichs K, Franke F, Terpe HJ, Gille I, Ruiz P, Imhof BA (1994) Overexpression of alpha 6 integrin in primary human breast carcinoma correlates with reduced survival. Histochemistry (im Druck)

3. Schippers JH, Frixen UH, Behrens J, Unger A, Jahnke K, Birchmeier W (1991) E-Cadherin in squamous cell carcinomas of head and neck: Inverse correlation with tumor dedifferentiation and lymph node metastasis. Cancer Res 51:6328–6337
4. Weidner KM, Sachs M, Birchmeier W (1993) The Met receptor tyrosine kinase transduces motility, proliferation, and morphogenic signals of scatterfactor/hepatocyte growth factor in epithelial cells. J Cell Biol 121:145–154

Dr. med. L.H. Finke, Robert-Rössle-Klinik am Max-Delbrück-Centrum, Chirurgische Abteilung, Lindenberger Weg 10, D-13122 Berlin-Buch

Anerge Lymphozyten aus metastasierenden Melanomen können zu tumorspezifischer Zytotoxizität stimuliert werden

In Vitro Stimulation of Anergic Melanoma Derived Lymphocytes May Generate Tumor-Specific Cytotoxicity

U. Lüscher, M. Zuber, L. Filgueira, A. Juretic, G. Spagnoli und M. Heberer

Allgemeinchirurgische Klinik und Klinik für Wiederherstellende Chirurgie, Departemente Chirurgie und Forschung, Universität Basel, Schweiz

Einleitung

Beim malignen Melanom wird heute mit adjuvanten Therapieprotokollen versucht, Immunreaktionen gegen Tumorantigene auszulösen [5]. Dazu werden auch ex vivo aktivierte autologe tumorinfiltrierende Lymphozyten (TIL) geprüft. In früheren Untersuchungen fanden wir für TIL aus Nierenzellkarzinomen im Vergleich zu autologen Lymphozyten des peripheren Blutes eine charakteristische Vermehrung von Aktivierungsmarkern sowie eine Selektion von T-Zell-Rezeptoren, die als Hinweis auf eine tumorbedingte Selektion und Aktivierung der TIL interpretiert wurden [3]. Wir haben nun in Biopsien metastasierender Melanome die Transkription von Zytokinen, die für eine antigenstimulierte Lymphozytenaktivierung charakteristisch sind, sowie die gegen den autologen Tumor gerichtete Zytotoxizität geprüft. Zur Bestimmung der Zytokingentranskription wurde die Polymerasekettenreaktion wegen ihrer extremen Sensitivität verwendet, obgleich uns quantitative Aussagen mit dieser Methode noch nicht möglich sind.

Methodik

Zelluläre Reagenzien: Tumorzellsuspensionen wurden durch mechanische Zerkleinerung innerhalb von zwei Stunden nach Exzision der Tumorbiopsie hergestellt, zugleich wurden periphere Blutlymphozyten (PBL) aus heparinisiertem Vollblut mittels Zentrifugation über einen Dichtegradienten (Lymphoprep, Nycomed, Norwegen) gewonnen. Primäre Tumorzellinien wurden in Kulturmedium RPMI 1640 mit 20% FCS, Glutamin (2 mM), Kanamycin (100 μg/ml), Sodiumpyruvat, nicht essentiellen Aminosäuren und Hepespuffer (alles von GIBCO, Schottland) gewonnen. Die Tumorzellinie ME 15 zeigte Transkription des Tyrosinasegens und entsprach auch morphologisch Melanomzellen. Als antigenpräsentierende Zellen (APZ) benützten wir Epstein-Barr-Virus transformierte Zellen (EBV-Zellen), die durch Kultur von PBL mit Überstand der virusproduzierenden B95.8-Zellinie (Dr. De Libero, Basel, Schweiz) und Cyclosporin A (Sandoz, Schweiz) erzeugt wurden. Eine Mycoplasmainfektion wurde mittels Polymerasekettenreaktion für Mycoplasma-spezifische RNS ausgeschlossen.

Chirurgisches Forum 1994
f. experim. u. klinische Forschung
Trede/Seifert/Hartel (Hrsg.)
©Springer-Verlag Berlin Heidelberg 1994

374

Zytokingentranskription: RNS wurde mit der Guanidin-Isothiocyanat-Methode extrahiert, zu cDNS transkribiert und in 35 Zyklen der Polymerasekettenreaktion (PCR) in Gegenwart spezifischer Primerpaare amplifiziert [1]. Transkription des ubiquitären β-Aktin-Gens diente als positive Kontrolle.

Zytotoxizität: TIL (ME15) wurden während 14 Tagen unter Stimulation mit mitogenem, gegen CD3-gerichteten monoklonalen Antikörper und rekombinantem Interleukin-2 stimuliert. Spezifische Zytotoxizität wurde nach Restimulation durch Kokultur mit bestrahlten autologen primären Tumorzellen (ME15) mit und ohne Zusatz von bestrahlten autologen EBV-Zellen (ME15) gemessen ([51]Chrom-Freisetzung).

Ergebnisse

Zytokingentranskription in Biopsien: Mit der Transkription von cDNS für CD3δ (T-Lymphozyten) und Tyrosinase (Melanomzellen) konnten diese Zellen in allen 10 Biopsien nachgewiesen werden. In einigen Biopsien wurden Zytokine gefunden, die von beiden Zelltypen transkribiert werden können [2]: GM-CSF (n = 5), IL-6 (n = 2), IL-10 (n = 2), IL-3 (n = 1). Für Antigen-aktivierte Lymphozyten charakteristische Zytokine konnten hingegen kaum festgestellt werden: IFNγ (n = 1), IL-2 (n = 0), IL-4 (n = 0), IL-5 (n = 0). Mit unterschiedlicher Häufigkeit fanden wir IL-1β (n = 0), IL-1α (n = 1), IL-7 (n = 1), TNFα (n = 0), TGFβ_1 (n = 8), TFGβ_2 (n = 2), TGFβ_3 (n = 2) (Tabelle 1).

Tabelle 1. Zytokingentranskription in frisch exzidierten Metastasen maligner Melanome[a]

Gen/Patient	ME-4	ME-6	ME-7	ME-8	ME-10	ME-12	ME-13	ME-14	ME-15	ME-16
IL-1α	−	−	−	+	−	−	−	−	−	−
IL-1β	−	−	−	−	−	−	−	−	−	−
IL-2	−	−	−	−	−	−	−	−	−	−
IL-3	−	−	−	−	−	−	−	+	−	−
IL-4	−	−	−	−	−	−	−	−	−	−
IL-5	−	−	−	−	−	−	−	−	−	−
IL-6	−	+	−	−	+	−	−	−	−	−
IL-7	−	−	−	−	−	+	−	−	−	−
IL-10	−	+	−	−	+	−	−	−	−	−
GM-CSF	+	−	+	+	−	−	+	+	−	−
IFN-γ	−	−	−	−	−	+	−	−	−	−
TNF-α	−	−	−	−	−	−	−	−	−	−
TGF-β_1	+	+	+	+	+	−	−	+	+	+
TGF-β_2	−	−	−	+	−	−	−	+	−	−
TGF-β_3	−	−	−	−	−	−	+	+	−	−

[a] Biopsien wurden innerhalb von 2 h nach der Exzision verarbeitet; dabei wurde die totale zelluläre RNS extrahiert und revers transkribiert. Die cDNS wurde in Anwesenheit der aufgeführten Primer in 35 PCR-Zyklen amplifiziert. Alle Proben waren für die Gene β-Aktin, CD3δ und Tyrosinase positiv

Zytotoxizität: Die zytotoxische Aktivität gegen autologe Tumorzellen konnten wir im System mit EBV-Zellen bereits nach der ersten Stimulation nachweisen. Die Häufigkeit zytotoxischer T-Lymphozyten (CTL) betrug 1/5'057 TIL. Im System ohne EBV-Zellen fanden wir spezifische CTL erst nach 3-maliger Stimulation bei einer Häufigkeit von nur 1/40'638 TIL. Nur 10% der CTL-Linien zeigten auch eine zytotoxische Aktivität gegen EBV-Zellen.

Zytokingentranskription nach Stimulation der TIL mit autologem Tumor: 8-stündige Stimulation konnte nur im System mit bestrahlten autologen Tumorzellen und bestrahlten autologen EBV-Zellen eine IL-2- und IFN-γ-Gentranskription erzeugen (Abb. 1).

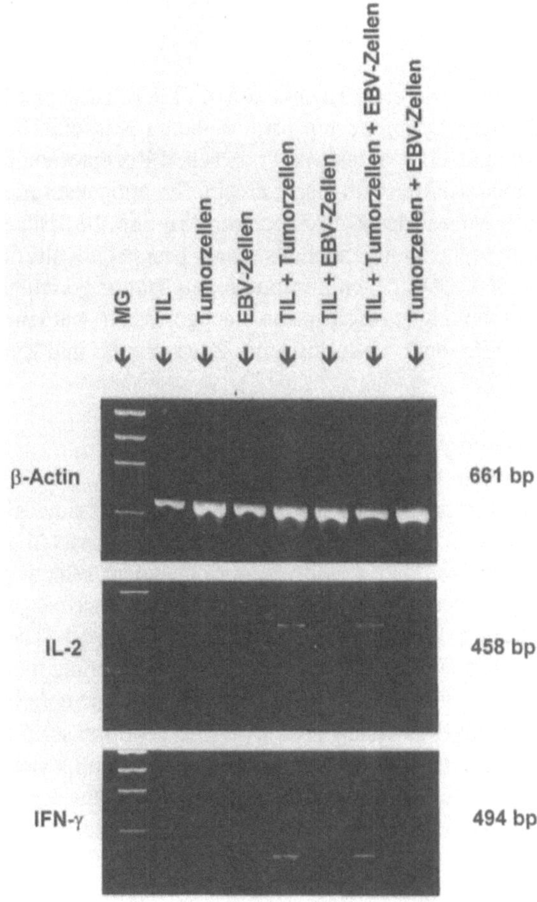

Abb. 1. Zytokingentranskription in kultivierten TIL. TIL wurden nach IL-2-Pause ohne Stimulation (*Linie 2*), mit bestrahltem autologen Tumor (*Linie 3*), mit bestrahlten autologen EBV-Zellen (*Linie 4*) und mit beiden zusammen (*Linie 6*) kultiviert. Kontrollen: Bestrahlter autologer Tumor (*Linie 3*), bestrahlte autologe EBV-Zellen (*Linie 4*) und beide zusammen (*Linie 7*). *MG* = Molekulargewichtsmarker, *TIL* = tumorinfiltrierende Lymphozyten, *EBV*-Zellen = Epstein-Barr-Virus transformierte Zellen, *IL-2* = Interleukin-2, *IFN-γ* = Interferon-γ, *bp* = Größe des Genes in Basenpaaren

Diskussion

Fehlende Transkription relevanter Lymphokine in vivo lassen eine unvollständige Aktivierung der Lymphozyten infolge unzureichender Antigenerkennung und/oder lokaler Anergie vermuten. Die in vitro Untersuchungen zeigen dagegen, daß diese TL bei adäquater Stimulation zur Erkennung und Zerstörung autologen Tumors durchaus befähigt sind. Dabei sind neben der Tumorzelle selbst offensichtlich weitere Faktoren erforderlich, die durch inaktivierte EBV-Zellen substituiert werden können. Die Ursache der Anergie der TIL in vivo bleibt zwar unklar; die in vitro Aktivierbarkeit dieser Lymphozyten zu spezifischer Aktivität rechtfertigt aber die Exploration von Strategien zur Aufhebung der Inhibition zytotoxischer Immunfunktionen im Tumor [4].

Zusammenfassung

Tumorinfiltrierende Lymphozyten (TIL) maligner Melanome zeigen im Vergleich zu autologen Lymphozyten im peripheren Blut eine Vermehrung von Aktivierungsmarkern und eine Selektion von T-Zell-Rezeptoren. Mittels Polymerasekettenreaktion suchten wir deshalb nach einem für antigenstimulierte Lymphozyten charakteristischen Muster der Zytokingentranskription. In frischem Biopsiematerial erwiesen sich die Lymphozyten jedoch als anerg. Erst nach Kultur und Restimulation mit autologem Tumor konnte gegen den autologen Tumor gerichtete Zytotoxizität mit entsprechender Zytokingentranskription nachgewiesen werden. Unter geeigneten Bedingungen sind TIL somit zu spezifischer Zytotoxizität und Zytokingentranskription befähigt.

Summary

Most human tumors are infiltrated by lymphocytes (TIL). These TIL express membrane activation markers and display a restricted usage of T-cell receptor V gene products compatible with tumor-dependent selection. If this process were driven by antigen recognition, these TIL should transcribe genes encoding for cytokines characteristic für antigen-stimulated lymphocytes. The transcription of these cytokine gens was evaluated in freshly excised melanoma metastases using reverse polymerase chain reaction (PCR). Furthermore, cytotoxic activity of TIL towards autologous tumor cellls was tested. The cytokine gene transcription pattern of fresh biopsies was not characteristic for antigen-activated lymphocytes (IFN-γ = 1, IL-2 = 0; n = 10). However, ex vivo stimulation by irradiated autologous tumor in the presence of EBV-transformed cells increased lymphokine gene expression in a specimen with no such transcripts detectable at the time of surgery and generated tumor-specific cytotoxic T-lymphocytes.

Literatur

1. Chomczynski P, Sacchi N (1987) Single-step method of RNA isolation by acid guanidinium thiocyanate-penol-chloroform extraction. Anal Biochem 162:156–159
2. Colombo MP, Maccalli C, Mattei S, Melani S, Radrizzani M, Parmiani G (1992) Expression of cytokine genes, including IL-6, in human malignant melanoma cell lines. Mel Res 2:181–189
3. Filgueira L, Zuber M, Merlo A, Caetano V, Schultz E, Harder F, Spagnoli GC, Heberer M (1993) Cytokine gene transcription in renal cell carcinoma. Br J Surg 80:1322–1325
4. Pardoll D (1992) New strategies for active immunotherapy with genetically engineered tumor cells. Curr Opin Immunol 4:619–628
5. Rosenberg SA (1992) The immunotherapy and gene therapy of cancer. J Clin Oncol 10:180–199

Dr. med. U. Lüscher, Departement Chirurgie, Kantonsspital der Universität, CH-4031 Basel

Die Bedeutung von Adenylat-Cyclase und G-Proteinmutationen für die Prognose des differenzierten Schilddrüsen-Karzinoms

Importance of Adenylate Cyclase and G-Protein Mutations for the Prognosis of Differentiated Thyroid Tumors

A. Müller[1], V. Gorelov[1], S. Möllner[2], H.-D. Röher[1] und P.E. Goretzki[1]

[1]Allgemein- und Unfallchirurgie; [2]Institut für Biochemie II, Universität Düsseldorf

Einleitung

Die physiologische Stimulation der Schilddrüse über das Thyroidea-stimulierende (TSH) wird nach Bindung des Hormons an den Rezeptor über ein G-Protein vermittelt und führt zur vermehrten Produktion von cyclischem AMP (cAMP) in den Thyreozyten. Diese vermehrte cAMP Anreicherung in den Zellen wird als eine Ursache für eine erhöhte funktionelle Aktivität und ein schnelleres Wachstum der Zellen angesehen. Untersuchungen an neoplastisch verändertem Schilddrüsengewebe konnten eine erhöhte basale, wie auch eine vermehrt stimulierbare cAMP-Aktivität in den tumorösen Geweben im Vergleich zu den Normalgeweben der gleichen Patienten aufweisen [3]. In weiteren Versuchen konnten Mutationen des Gs-Proteins in differenzierten Schilddrüsenkarzinomen nachgewiesen werden, die prinzipiell eine Überaktivität dieses Proteins durch Konformationsänderung implizieren [3]. Inwieweit jedoch mutationelle Veränderungen des Gs-Proteins in Schilddrüsen zu einer veränderten cAMP-Aktivität führen und ob dies als mögliche Ursache der Tumorgenese angesehen werden kann, ist bisher unklar. In den nachfolgenden Untersuchungen an 42 unterschiedlichen Schilddrüsengeweben wurde deshalb geprüft, ob Gs-Protein-Mutationen zu einer vermehrten cAMP-Aktivität führen, die als eine Grundlage der Tumorentstehung bei Schilddrüsen angesehen wird.

Methodik

42 menschliche Schilddrüsengewebe (7 Normalgewebe, 12 Adenome, 11 foll. Karzinome, 12 pap. Karzinome) wurden sofort nach operativer Entnahme steril auf Eis gelagert und in einer Pufferlösung (5 mM TRIS-HCl, pH 7,5; 1 mM EDTA und 0,25 M Saccharose) zerkleinert. 1 g Gewebe in 4 ml Pufferlösung wurde homogenisiert, bei 1000 G für 10 min zentrifugiert und der Überstand separiert. Die nachfolgend bei 8000 G gewonnene Membranfraktion wurde in einer Konzentration von 1,5 mg/ml bei −20°C gelagert, ohne signifikanten Verlust der Adenylat-Cyclase-Aktivität. Die Proteinkonzentration wurde nach Lowry et al. bestimmt

Chirurgisches Forum 1994
f. experim. u. klinische Forschung
Trede/Seifert/Hartel (Hrsg.)
©Springer-Verlag Berlin Heidelberg 1994

380

Zur Messung der Adenylat-Cyclase-Aktivität wurden 50 μg Protein in 100 μl Versuchslösung (3 mg/ml Kreatin-Phosphokinase; 0,1 M Phosphokreatin; α-P32 ATP, 62,5 mMol TRIS-HCl; 0,25% BSA; 5 mMol MgCl$_2$; 2,5 mMol MIX) für 20 min bei 37,5°C inkubiert. Nach Beendigung des Versuches durch Einführen eines internen Standards mit H^3-cAMP wurde das produzierte P^{32}-cAMP mittels Säulenchromatographie (Dowex-Säulen und Allox-Säulen) von ATP getrennt. Die Messung des gebildeten P^{32}-cAMP erfolgte im Scintillationszähler.

Zur Bestimmung der Gs-Mutationen des Codon 201/227 wurde die DNA der Gewebe mit Alkoholfällung und Proteinverdauung (Proteinase K) gewonnen und in EDTA bei 4°C gelagert. Zur Untersuchung der spezifischen Gensequenzen wurden die Exons 7 und 8 des Gsα-Gens mittels der Polymerase-Kettenreaktion (PCR) amplifiziert. Die DNA-Produkte wurden auf einen Nylonfilter fixiert (UV-Linker Bachofer) und gegen mutationsspezifische Oligonukleotide hybridisiert. Unterschiede zwischen den Gruppen wurden mittels Wilcoxon-Rank-Test auf die statistische Signifikanz geprüft.

Ergebnisse

Die basale Adenylat-Cyclase-Aktivität der Normalgewebe, Adenome und differenzierten Schilddrüsenkarzinome zeigte keine Unterschiede (p: n.s.), wohingegen die

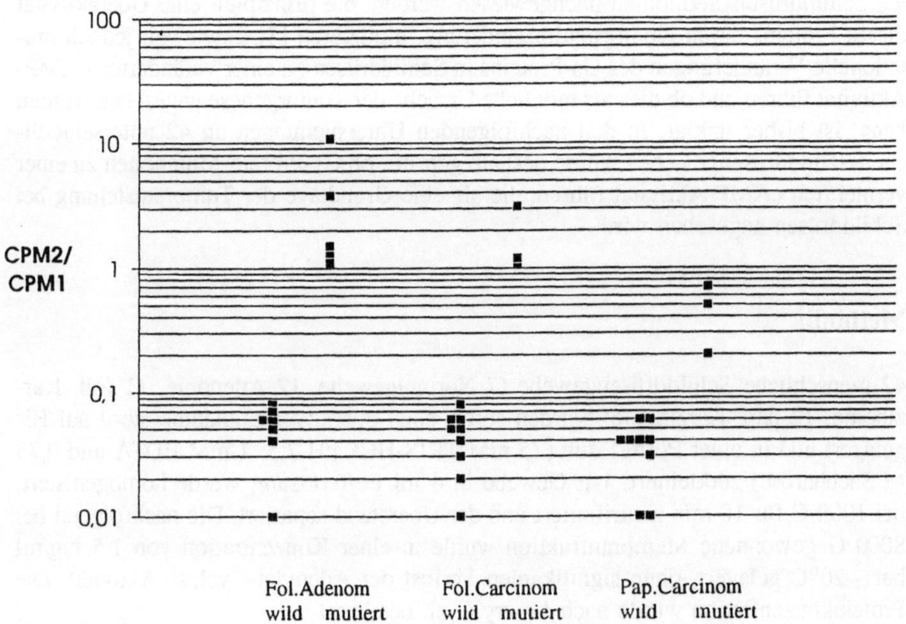

Abb. 1. Vermehrte basale cAMP Produktionen in 42 verschiedenen Schilddrüsengeweben mit mutiertem versus nicht mutiertem Gs-Protein, gemessen nach Salomon et al. (p < 0,001 nach Wilcoxon-Rank-Test)

NaF stimulierten cAMP-Produktionen der Adenome und follikulären Karzinome über denen der Normalgewebe und papillären Schilddrüsenkarzinome lagen (p < 0,01).

Der Vergleich der cAMP-Produktion mutierter und nichtmutierter Gewebe zeigte in allen Gruppen sowohl basal, als auch nach Stimulation eine erhöhte Aktivität der mutierten Gewebe (p < 0,001). So lag z.B. bei foll. Karzinomen der Basalwert, der nichtmutierten Gewebe, im Durchschnitt bei 0,02–0,04 CPM2/CPM1, bei den mutierten Geweben bei 1,0–3,0 CPM2(CPM1 (Abb. 1). Nach Stimulation zeigt sich bei den nichtmutierten Geweben eine Aktivitätssteigerung auf durchschnittlich 0,1, bei den mutierten Geweben auf 10–30 CPM2/CPM1. Diese nicht nur basal vermehrte Stimulierbarkeit von Geweben mit mutierter Gs ist bisher nicht beschrieben. Das Auftreten von Gs-Mutationen in differenzierten Schilddrüsentumoren (gutartige und bösartige Tumore) ist somit von einer erhöhten basalen und stimulierbaren cAMP-Produktion gekennzeichnet, die nach bisherigem Wissen zu einer dauerhaften Wachstumsstimulation betroffener Gewebe führt.

Zusammenfassung

Die Untersuchungen der cAMP-Aktivität von 42 Schilddrüsengeweben mit (n = 11) und ohne Gs-Mutationen (n = 31) zeigten eine erhöhte cAMP-Produktion bei Vorhandensein einer Gs-Mutation. Da vermehrte basale und stimulierbare cAMP-Produktion als ein Faktor für vermehrtes Wachstum differenzierter Schilddrüsentumore nachgewiesen ist, muß der Gs-Proteinmutation nach dieser Untersuchung eine biologische Bedeutung in der Entstehung und Propagation differenzierter Schilddrüsentumore zugesprochen werden.

Summary

Assessing basal and stimulated adenylate cyclase activity in differentiated thyroid tumors with (n = 11) and without (n = 31) Gs mutations, we demonstrated enhanced basal and stimulated AC in tumors with Gs mutations. Since cAMP induces differentiation and growth in thyroid tissues, Gs mutations act as oncogenes in the development and propagation of differentiated thyroid tumors.

Literatur

1. Clark OH, Gerend PL (1985) Thyreotropin regulation of adenylat cyclase activity in human thyroid neoplasms. Surgery 97:539–546
2. Goretzki PE, Koch T, Simon R, Branscheid D, Clark PH, Röher HD (1986) The effect of thyrotropin and cAMP on DNA synthesis and cell growth of human thyrocytes in monolayer culture. Surgery 100:1053–1061
3. Goretzki PE, Wahl RA, Branscheid D, Röher HD (1984) The significance of thyroid adenylate cyclase activity for the effectiveness of Beta-blockers in human normal and adenomatous thyroid tissue. Langenbecks Arch Chir [Suppl Chir Forum], S 59–63

4. Abe Y, Ichikawa Y, Muraki T, Ito M, Homma T (1981) Thyrotropin receptor and adenylat-cyclase activity in human thyroid tumors: absence of high affinity receptors and loss of TSH responsiveness in undifferentiated thyroid carcinomas. J Clin Endocr Metab 52:23–28
5. Sliperstein AE, Duh QH, Gum ET (1988) Adenylat cyclase activity as a predictor of thyroid tumor aggressiveness. World J Surg 12:528–533

A. Müller, Allgemein- und Unfallchirurgie, Heinrich-Heine-Universität,
Moorenstraße 5, D-40225 Düsseldorf

Pharmakokinetik von Carboplatin –
Vergleich verschiedener lokoregionärer Anwendungen
– Eine tierexperimentelle Studie am Vx2 Lebertumor –*

Pharmacokinetic Behavior of Carboplatin in Various Locoregional Applications: An Animal Study Using Vx2 Liver Tumors

U. Pohlen[1], M. Lippmann[1], G. Berger[1], P. Lecoeur[1], D. Stiller[2] und R. Häring[1]

[1]Abteilung für Allgemein-, Gefäß- und Thoraxchirurgie, Chirurgische Klinik und Poliklinik;
[2]Abteilung für Radiologische Diagnostik und Nuklearmedizin, Radiologische Klinik, Klinikum Steglitz der FU Berlin

Einleitung

In der Behandlung inoperabler Lebermetastasen ist die lokoregionäre Chemotherapie eine vielversprechende Alternative zu anderen palliativen Therapieformen [3]. Der besondere Vorteil ergibt sich durch die überwiegend arterielle Gefäßversorgung intrahepatischer Tumoren, während Leberparenchym im wesentlichen portalvenös perfundiert wird. Durch die Verwendung arteriell embolisierender Substanzen kann über eine Reduzierung des regionären Blutflusses neben einer ischämischen Tumorläsion eine Steigerung der Konzentration beigemischter Zytostatika im Tumorgewebe bewirkt werden [4, 5]. Ein besonders geeignetes Embolisat sind degradierbare Stärkemikrosphären (DSM, Spherex), die, bedingt durch ihre Größe (45–60 μm), eine periphere Embolisation gewährleisten und damit portalvenöse Shuntvolumina minimieren [1]. Desweiteren kann, bedingt durch die kurze Embolisationsdauer, eine Intervalltherapie ohne eine relevante Neovaskularisierung des Tumors oder Thrombosierung des arteriellen Stromgebietes durchgeführt werden. DSM sind kommerziell nur in physiologischer Kochsalzlösung erhältlich. Durch Lyophilisierung der Substanz kann die Zytostatikakonzentration im Embolisat beliebig angereichert werden. Vor allem aber erlaubt die Suspension von DSM in Röntgenkontrastmittel eine erhöhte Sicherheit bei der Applikation durch gleichzeitige Darstellung der embolisierten Tumorgefäße [2]. In der vorliegenden Studie soll untersucht werden, ob die zu erwartenden Vorteile bei DSM, insbesondere lyophilisierten DSM, im Tiermodell zu verifizieren sind.

Material und Methoden

Bei männlichen Chinchilla-Kaninchen wurde in Allgemeinanästhesie ein Vx-2-Tumor in den linken Leberlappen implantiert. Anschließend erfolgte die Präparation der A. hepatica propria und der A. gastrica dextra. Nach distaler Ligatur der A. gastrica

* Gefördert durch die Dr. Mildred Scheel-Stiftung für Krebsforschung.

dextra wurde via Arteriotomie ein Mini-Port-a-Cath-System (Braun-Melsungen) in die A. gastrica dextra implantiert, wobei die Katheterspitze im Niveau des Abgangs der A gastrica dextra aus der A. hepatica propria positioniert wurde. Die mit dem Katheter konnektierte Portkammer wurde subkutan im rechten Unterbauch plaziert.

Zur Lyophilisierung wurde DSM gegen steriles Aqua bidest 36 h lang dialysiert. Danach wurde das Material bei −70°C über 24 h im Hochvakuum gefriergetrocknet.

In randomisierten Gruppen (2 à 25 Tiere, 1 à 20 Tiere) wurde jeweils 50 mg Carboplatin lokoregionär appliziert: *Gruppe 1:* ohne Embolisat (n = 20), *Gruppe 2:* mit 60 mg handelsüblichem DSM (n = 25), *Gruppe 3:* mit 60 mg lyophilisiertem DSM, suspendiert in Iopromid 300 (n = 25). Nach Gabe der jeweiligen Substanz unter angiographischer Kontrolle wurden in definierten Zeitabständen von 15, 30, 60, 120 und 240 min pro Zeitpunkt von jeweils 5 Tieren Leber, Tumor, Nieren, Milz sowie Serum asserviert und homogenisiert.

Anschließend wurde der Platinanteil in jeweils 500 μl Serum bzw. homogenisierten Organanteilen (200–300mg) nach Mikrowellenaufschluß zunächst im induktiv gekoppeltem Argonplasma (ICP-Gerät Typ Liberty200, Varian) sowie durch flammenlose Atomabsorption im Graphitofen (AAS Typ 4100 ZL, Perkin-Elmer) analysiert.

Die statistische Auswertung der Ergebnisse erfolgte unter Anwendung von SPSS/PC+ unter Verwendung des Mann-Whitney-Tests für ungekoppelte Paare.

Ergebnisse

Die gemessenen Konzentrationen von Carboplatin ergaben in den drei Gruppen für Serum, Milz und·Nieren keine wesentlich unterschiedliche Pharmakokinetik. Es konnte jedoch beobachtet werden, daß sich nach 60 min in den mit DSM behandelten Gruppen 2 und 3 eine kurzfristige Steigerung der Carboplatinkonzentration einstellte. Die Tumor-/Leber Verteilung stellte sich in den Gruppen 2 und 3 besonders eindrucksvoll dar. Hier war die Carboplatinkonzentration im Tumor bis um den Faktor 20 gegenüber der rein lokoregionär behandelten Gruppe 1 erhöht. Der Konzentrationsabfall in den Gruppen 2 und 3 war gegenüber Gruppe 1 deutlich verzögert; noch nach 240 min wurden jeweils Werte in Höhe der Ausgangskonzentrationen (15 min) von Gruppe 1 gemessen. Gleichzeitig wurde keine erhöhte Belastung des gesunden Leberparenchyms festgestellt.

Diskussion

Carboplatin stellt eine vielversprechende Substanz zur intraarteriellen Therapie colorektaler Lebermetastasen dar. Es liegen jedoch nur wenige Daten über die Pharmakokinetik bei der lokoregionären Anwendung vor. Die Konzentrations-Response-Beziehung der Zytostatika im Tumorgewebe folgt einer binär logarithmischen Funktion [4].

Ziel der Studie war es, die Tumor-/Leberkonzentration bei der lokoregionären Anwendung von Carboplatin mit und ohne passagere Ischämie, sowie die Effektivität von lyophilisierten DSM, zu untersuchen.

Tabelle 1. Mittelwerte der Gewebskonzentrationen zu unterschiedlichen Zeitpunkten nach lokoregionärer Gabe von 50 mg Carboplatin. Gruppe 1: ohne Embolisat (n = 20). Gruppe 2: mit 60 mg handelsüblichen DSM (n = 25). Gruppe 3: mit 60 mg lyophilisierten DSM in Iopromid 300 (n = 25)

Gewebe	Tumor			Leber			Milz			Niere			Serum		
Einheit	μg/mg			μg/mg			μg/mg			μg/mg			μg/mg		
Gruppe	1	2	3	1	2	3	1	2	3	1	2	3	1	2	3
15 min	122	640	591	33	63	88	22	15	19	289	147	210	117	86	119
30 min	65	328	336	30	34	22	21	12	16	169	76	80	50	39	38
60 min	15	301	243	28	55	33	19	15	12	119	135	148	35	50	45
120 min	7,4	205	155	16	26	16	10	7,3	7,4	90	97	108	11	12	22
240 min		115	111		25	13		6,1	5,2		66	74		7,9	13

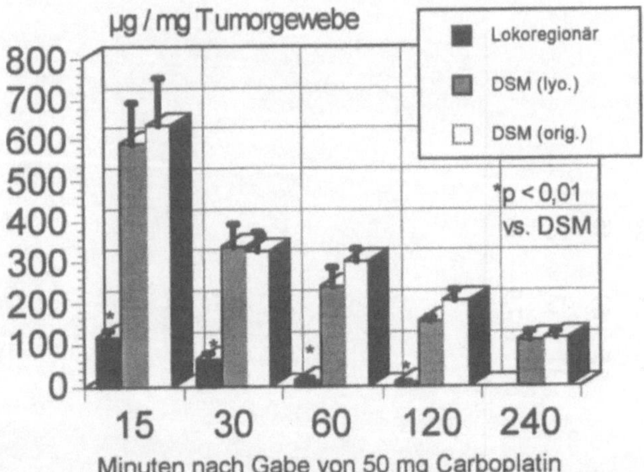

Abb. 1. Konzentrationsverlauf im Tumor. In den DSM-Gruppen zeigt sich gegenüber der alleinigen lokoregionären Gabe eine bis um den Faktor 20 erhöhte Konzentration von Carboplatin im Tumorgewebe ($p < 0,01$)

In den Gruppen 2 und 3 konnte im Tumorgewebe eine gegenüber Gruppe 1 um bis zu 20fach gesteigerte Konzentration von Carboplatin bei deutlich erhöhtem Konzentrations-Zeit-Faktor erzielt werden. Dabei war die Leberkonzentration jeweils gering. Ähnliche Ergebnisse wurden in klinischen und experimentellen Untersuchungen für diverse andere Zytostatika beschrieben. Die Serumkonzentrationen sowie die Gewebespiegel in Nieren und Milz zeigten in allen Gruppen einen vergleichbaren Verlauf, wobei in den Gruppen 2 und 3 nach jeweils 60 min ein erneuter kurzfristiger Anstieg beobachtet wurde. Ein entsprechender Konzentrationsverlauf fand sich andeutungsweise auch im Leber- und Tumorgewebe. Dieser Effekt trat in Gruppe 1 nicht auf, sodaß eine protrahierte Freisetzung von Carboplatin am Ende der Embolisation hierfür verantwortlich sein könnte.

Die Pharmakokinetik zeigte sich in beiden DSM-Gruppen annähernd gleich. Ein deutlicher Vorteil besteht jedoch hinsichtlich der einfachen und sicheren Applikation von lyophilisierten DSM mit Röntgenkontrastmittel [2].

Zusammenfassung

In Röntgenkontrastmittel suspendierte lyophilisierte DSM erlauben eine direkte Darstellung der suffizienten Embolisation bei Vermeidung einer unbeabsichtigten extrahepatischen Fehlperfusion und sind damit herkömmlichen DSM überlegen. Am Kaninchenmodell wurden verschiedene lokoregionäre Therapieformen für Vx2-Lebertumoren hinsichtlich der Pharmakokinetik von Carboplatin untersucht. Hierbei wurde dem Chemotherapeutikum ein peripheres Embolisat (DSM, Spherex) in lyophilisierter oder original suspendierter Form beigemischt und der Applikation ohne Embolisat gegenübergestellt. Es konnte gezeigt werden, daß mit lyophilisierten wie auch handelsüblichen DSM die Carboplatinkonzentration im Tumor bis zum Faktor 20 gesteigert werden kann (p < 0,01 vs. DSM), ohne daß eine wesentliche Konzentrationserhöhung in Leber, Nieren, Milz oder Serum auftritt. Bei der Durchführung der lokoregionären Chemotherapie sollte zur Steigerung der Tumorkonzentration das Zytostatikum mit einer peripher embolisierenden Substanz (DSM) kombiniert werden.

Summary

Chemoembolization is complicated today by two facts: It is not possible to visualize the embolized region during treatment, and therefore it is difficult to avoid extrahepatic embolization. To circumvent these problems we used lyophilized degradable starch microspheres (DSM) which were suspended in X-ray contrast media as an embolisate for coadministration with carboplatin. To investigate the pharmacokinetic behavior of carboplatin in relation to various locoregional therapeutic modalities we used rabbits with intrahepatically implanted Vx2 tumors. The animals were divided into three groups: 1, carboplatin without DSM; 2, carboplatin with commercially available suspended DSM; and 3, carboplatin with lyophilized DSM plus X-ray contrast media. Our data clearly demonstrate the superiority of chemoembolization concerning the achievable tumor tissue level of carboplatin, which was up to 20-fold higher in groups 2 and 3 in comparison to the normal locoregional treatment ($p < 0.01$ versus DSM). Additionally, high carboplatin levels were maintained much longer within the tumor if DSM was coadministered without concomitant increase in toxicity in such sensitive tissues as liver, kidney, plasma and spleen. Consequently, in the locoregional treatment of liver tumors DSM should be coadministered to the chemotherapeutic drug. Lyophilized DSM offers a comparable pharmacokinetic behavior to that commercially available but should be preferred due to its much safer handling.

Literatur

1. Anderson J, Angerson W, Willmott N, Kerr D, McArdle C, Cook T (1991) Regional delivery of microspheres to liver metastases: the effect of particle size and concentration on hepatic distribution. Br J Cancer 64:1031–1034
2. Berger G, Pohlen U, Lippmann M, Stiller D, Fobbe F, Wolf KJ, Häring R (1993) Chemoembolisation von Lebertumoren (Vx2) unter Verwendung von lyophilisiertem Spherex. Zentralbl Chir 118:140–144
3. Hohenberger P, Schlag P (1988) Regional therapy of malignant liver tumors. J Cancer Res Clin Oncol 114 (6):657–659
4. Link KH (1993) Pharmacology in regional chemotherapy. A review. Reg Cancer Treat [Suppl] 1:35
5. Löffler T, Aigner K, Hausamen TU (1985) Cisplatin, mitomycin and 5-FU tissue concentrations in hepatic metastases after intra-arterial chemotherapy alone and with use of starch-microspheres. Proc Am Assoc Cancer Res 26 (76 Meet.):156

U. Pohlen, Abteilung Allgemein-, Gefäß- und Thoraxchirurgie, Chirurgische Klinik und Poliklinik, Universitätsklinikum Steglitz der Freien Universität Berlin, Hindenburgdamm 30, D-12200 Berlin

Extrakorporale Bestrahlung von Kortikalis als neues Therapiekonzept in der Behandlung von Knochentumoren – Experimentelle Untersuchungen an der Ratte

Extracorporal Irradiation of Cortical Bone as an Alternative Treatment in the Management of Bone Tumors

G. Voggenreiter[1], R. Ascherl[2], H.E. Schratt[3], J.L. Spyra[4], G. Blümel[5] und K.P. Schmitt-Neuerburg[1]

[1] Abteilung für Unfallchirurgie, Klinikum der Universität, GHS Essen
[2] Klinik und Poliklinik für Orthopädie, Universität zu Lübeck
[3] Unfallchirurgische Klinik, Medizinische Hochschule, Hannover
[4] Klinik und Poliklinik für Nuklearmedizin; [5] Institut für Experimentelle Chirurgie, TU München

In steigender Zahl finden extremitätenerhaltende Verfahren in der Behandlung von Knochentumoren Verwendung. Die Extremitätenrekonstruktion erfolgt durch prothetische Versorgung, die Implantation allogener Massivtransplantate oder in Einzelfällen durch die Reimplantation des abgetöteten Tumors. Alle bisher vorliegenden experimentellen Untersuchungen wurden unter dem Aspekt der Gewebesterilisation allogenen Knochens durchgeführt, um die Übertragung von Infektionskrankheiten zu verhindern. Die Absicht dieser Arbeit war es daher, die Einheilung sowie das biomechanische und immunologische Verhalten extrakorporal bestrahlter und anschließend reimplantierter autogener Kortikalis zu überprüfen, wobei unsbesondere Strahlendosen unterhalb des Sterilisationsniveaus von Interesse waren.

Material und Methoden

An einem Transplantationsmodell an der Ratte wurden in i.m. Allgemeinnarkose (Ketamin(Xylazin) unter aseptischen Operationsbedingungen 7 mm lange Kortikaliszylinder reseziert und Teflonröhrchen als Platzhalter interponiert (Reg. v. Obb. Nr. 211-2531-24/88). Die Transplantate wurden extrakorporal mit 1, 5, 25 und 50 kGy einer Co-60 Quelle bestrahlt und anschließend nach 48 h orthotop reimplantiert und mit Hilfe eines intramedullär eingebohrten K-Drahtes (1,2 mm) fixiert. Autogene Frischtransplantate dienten als Kontrolle. Der Heilverlauf wurde radiologisch im Abstand von 3 Wochen dokumentiert und die Tiere nach Beobachtungszeiträumen von 3, 6, 9 und 12 Wochen durch eine Überdosis Pentobarbital getötet. Für die histologische Untersuchung wurde das Gewebe in Paraffin und MMA eingebettet und mit HE, Toluidinblau und Masson-Goldner gefärbt. Ferner wurde die Knochenneubildung durch Injektion fluorochromer Farbstoffe in dreiwöchigen Intervallen dokumentiert. Die radiologische und histologische Auswertung erfolgte durch ein semiquantitatives Scoring-System. Als in-vitro Parameter der zellvermittelten Immunreaktion diente der

Chirurgisches Forum 1994
f. experim. u. klinische Forschung
Trede/Seifert/Hartel (Hrsg.)
©Springer-Verlag Berlin Heidelberg 1994

Leukozytenmigrationsinhibitionstest (LMI). Anhand nicht sensibilisierter Tiere wurde ein "cut-off" berechnet, dessen Überschreitung als positive Immunreaktion zu werten ist [1]. Ferner erfolgte die morphometrische Analyse des Milzgewebes und die histologische Untersuchung der paraaortalen Lymphknoten. Um das biomechanische Ausgangsverhalten der Transplantate zu testen, wurde ein Drei-Punkt Biegeversuch an ganzen Rattentibiae durchgeführt. Die aus den Kraft-Weg Diagrammen ermittelten biomechanischen Parameter Bruchkraft, Durchbiegung, Maximalsteifigkeit, Bruchenergie, elastisches Limit und elastische Durchbiegung wurden nach Berechnung von Mittelwerten und Standardabweichung im DUNCAN-Test statistisch analysiert [3]. Zudem wurde die Oberflächenstruktur durch rasterelektronenmikroskopische Untersuchungen dargestellt.

Ergebnisse

Die mit 50 kGy bestrahlten Transplantate wiesen nach 3 Wochen in 66% der Fälle Transplantatbrüche auf, so daß diese Gruppe nach 3 Wochen abgebrochen wurde. In den übrigen Gruppen zeigt sich nach 3 Wochen eine beginnende knöcherne Überbrückung der proximalen Osteotomie. Während sämtliche bestrahlten Transplantate avital waren, zeigten sich bei den Frischtransplantaten vitale Osteozyten in der äußeren Transplantathälfte. Die Revaskularisation der Frischtransplantate beginnt endostal, periostal sind nur Gefäße in den proximalen Bereichen der Kallusformation sichtbar. Nach 6 Wochen haben frische und bestrahlte Transplantate Anschluß zum Lager durch Geflechtknochen, wobei die Trabekelrichtung zur Längsachse senkrecht verläuft. Während frische, 1 und 5 kGy bestrahlte Transplantate von endostal und periostal revaskularisiert werden, fehlt eine Gefäßeinsprossung bei 25 kGy bestrahlten Segmenten. Der Einheilungsprozeß 25 kGy bestrahlter Zylinder ist nach 6 Wochen gering verzögert, wohingegen 1 und 5 kGy bestrahlte Segmente den Frischtransplantaten vergleichbar sind. Von der 9. bis zur 12. Woche p.op. kommt es dann an den Osteotomiestellen zu einer successiven Umwandlung von Geflecht- in Lamellenknochen. Bei autologen frischen Transplantaten ist der Kortex in den meisten Fällen und bei 1 und 5 kGy bestrahlten Segmenten in 50% vollständig wiederhergestellt. Wie über den gesamten Beobachtungszeitraum ist in allen Gruppen die Heilung distal gegenüber proximal verzögert. Bei Frischtransplantaten ist die Markhöhle wieder vollständig mit hämopoetischem Mark gefüllt, während sich bei den bestrahlten Segmenten Fasergewebe im mittleren Transplantatdrittel findet. Im histologischen Score zeigt sich eine 20%ige Heilungsverzögerung bei 1 kGy und eine 30%ige Verzögerung bei 5 kGy bestrahlten Segmenten. Die Inkorporation 25 kGy bestrahlter Kortikalis ist um 50% reduziert.

Mittels LMI konnten bei autogenen Frischtransplantaten ab der dritten Woche zelluläre Immunreaktionen nachgewiesen werden. Die stärkste Immunität fand sich dabei zur sechsten Woche mit anschließend rückläufiger Tendenz, wobei die Immunreaktion in der 25 kGy-Gruppe deutlich schwächer ausgeprägt war. Die histomorphometrische Analyse des Milzgewebes ergab eine signifikante Zunahme des Anteils der weißen Pulpa, der in der Sterilisationsgruppe ebenfalls schwächer ausfiel.

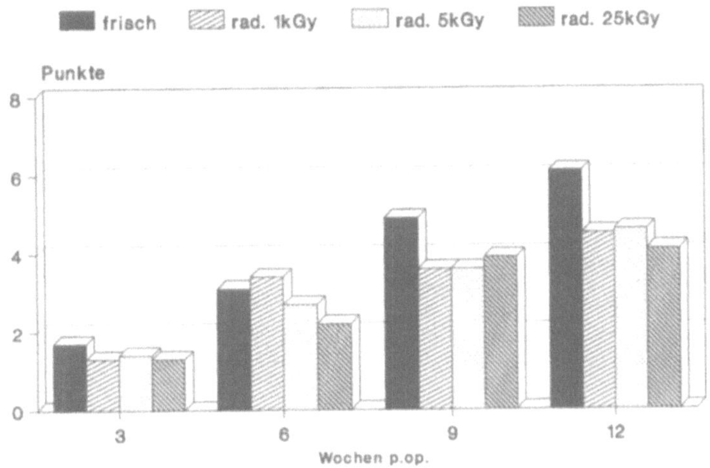

Abb. 1. Radiologisches Gesamtergebnis

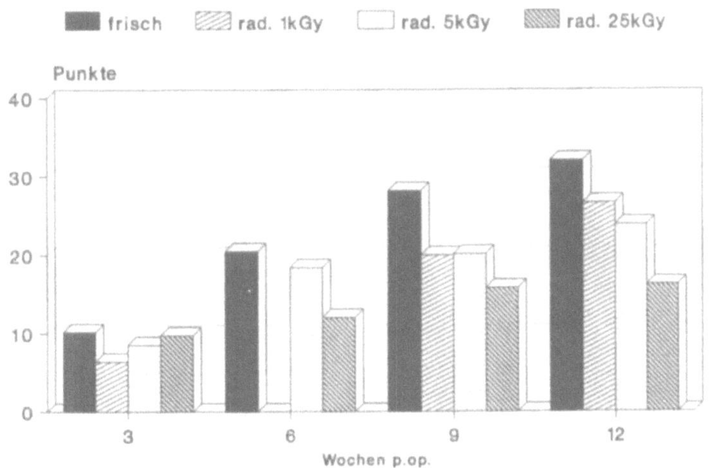

Abb. 2. Histologisches Gesamtergebnis

Nach Bestrahlung mit 1 und 5 kGy zeigen sich keine Veränderungen in der Primärstabilität von Kortikalis. Eine Strahlenexposition mit 25 bzw. 50 kGy reduziert die Bruchkraft auf 75 bzw. 47% des Ausgangswertes und erhöht das elastische Limit auf 98 bzw. 100% (Kontrolle 78%), d.h. es findet eine nahezu ausschließlich elastische Verformung statt. In der Rasterelektronenmikroskopie konnte keine Veränderung der Oberflächenstruktur bestrahlter Kortikalis festgestellt werden.

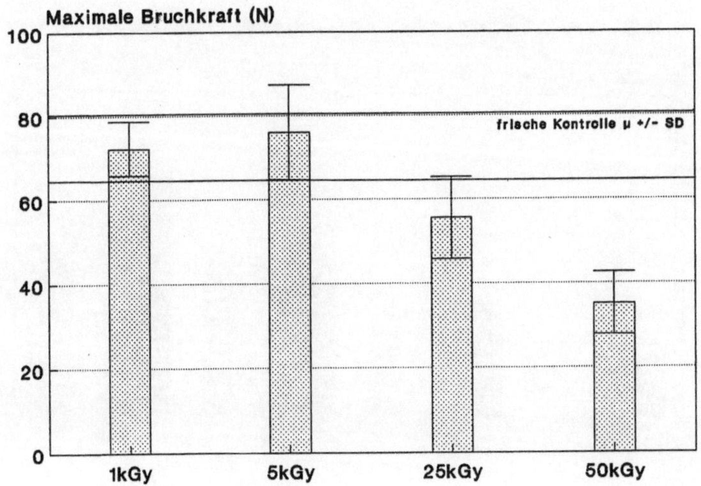

Abb. 3. Bruchkraft nach Bestrahlung

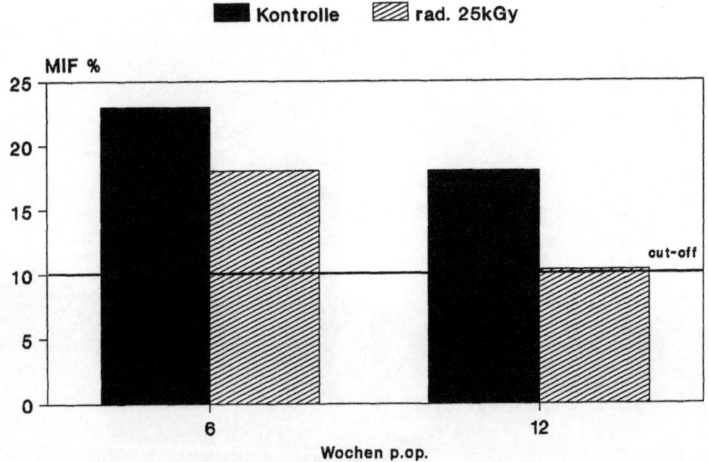

Abb. 4. Zelluläre Immunreaktion im LMI

Diskussion

Obwohl eine beträchtliche Anzahl von Studien über die Einflüsse von Bestrahlung auf Knochen und Knochenmatrix vorliegen – alle unter dem Aspekt der Sterilisation durchgeführt – ist nichts über das Einheilungsverhalten von Kortikalis bekannt, die mit onkologisch wirksamen Dosen bestrahlt wurde. In der vorliegenden Untersuchung waren drei und sechs Wochen p.op. keine wesentlichen Unterschiede zwischen der Kontrollgruppe und den 1 und 5 kGy Bestrahlungsgruppen zu erkennen, wobei sich dann nach 9 bzw. 12 Wochen doch eine geringgradige Heilungsverzögerung abzeichnete. Im Gegensatz dazu war die Inkorporation strahlensterilisierter Kortikalis von Beginn an reduziert, was sich bis zum Versuchsende fortsetzte (50% der Kontrolle). Ob der Grund dafür in einer Verringerung der induktiven Eigenschaften der Knochenmatrix zu sehen ist, wird konträr diskutiert [2, 4].

Der Nachweis einer zellulären Immunreaktion im LMI wird auf das Vorhandensein von knochenspezifischen Antigenstrukturen zurückgeführt und läßt einen Zusammenhang zwischen Immunsystem und Transplantateinbau vermuten [1]. Eine zelluläre Immunreaktion konnte in der Kontrollgruppe nachgewiesen werden. Die nach Strahlensterilisation verminderte zelluläre Immunogenität läßt auf eine Reduktion knochenspezifischer Antigene mit daraus folgender reduzierter Einheilung schließen.

Aus der vorliegenden Untersuchung ergibt sich, daß extrakorporal mit onkologisch wirksamen Dosen bestrahlte und reimplantierte autogene Kortikalis ihre biologischen und biomechanischen Eigenschaften behält und dieses Verfahren somit eine wertvolle Alternative in der Behandlung maligner Knochentumoren darstellen kann.

Zusammenfassung

Autogene Transplantate behalten bei relativ niedrigen Strahlendosen (1 und 5 kGy) einen Großteil ihres biologischen Potentials (Heilungsverzögerung ca. 20%, Erhaltung knochenspezifischer Antigenstrukturen, biomechanisch unveränderte Primärstabilität, rasterelektronenmikroskopisch regelrechte Fasertextur), wohingegen Strahlensterilisation (25 kGy) mit einer 50%igen Verzögerung der Inkorporation und reduzierter Stabilität und Immunogenität einhergeht. In der klinischen Praxis könnte daher die Resektion von Knochentumoren mit extrakorporaler Bestrahlung und nachfolgender Reimplantation eine kostengünstige und vielversprechende Alternative zur Allotransplantation und prothetischen Versorgung sein.

Summary

From the present investigation it may be concluded that "low dose" (1 and 5 kGy) irradiated autogeneic bone graft sustain the major part of their biological potential (20% delay of incorporation, no reduction of primary stability in biomechanical testing, no destruction of bone specific antigenicity, intact ultrastructure in scanning electron microscopy), whereas 25 kGy irradiation yields in a 50% delay of incorporation and reduced stability and immunogenicity. In clinical practice therefore resection, extracorporal irradiation and reimplantation is a cheap and rewarding alternative to allografting or prosthetic replacement in the treatment of bone tumors.

Literatur

1. Schratt HE, Spyra JL, Ascherl R, Blümel G (1990) Die Knochenheilung – ein immunreaktiver Vorgang? Zentralbl Chir 115:1045–1052
2. Urist MR, Hernandez A (1974) Excitation transfer in bone. Deleterious effects of cobalt 60 radiation-sterilization of bank bone. Arch Surg 109:486–493

3. Voggenreiter G, Ascherl R, Früh HJ, Scherer MA, Blümel G (1992) Autoklavierung von Knochen – Biomechanische Konsequenzen. In: Hipp E, Gradinger R, Ascherl R (Hrsg) Die zementlose Hüftprothese. Demeter, Gräfelfing, S 258–261
4. Wientroub S, Reddi AH (1988) Influence of irradiation on the osteoinductive potential of demineralized bone matrix. Calcif Tissue Int 42:255–260

Aus Mitteln der DFG gefördert.

Dr. med. G. Voggenreiter, Abteilung für Unfallchirurgie, Klinikum der Universität GHS Essen, Hufelandstraße 55, D-45122 Essen

Klonierung und Expression von Cytosin Deaminase – Ansätze für eine *in situ* Chemotherapie des kolorektalen Karzinoms

Cloning and Expression of Cytosine Deaminase: Approaches for In Situ Chemotherapy of Colorectal Cancer

M. Lindauer, S. Rowley[1], J. Gebert, Ch. Herfarth und H.K. Schackert

Chirurgische Universitätsklinik Heidelberg
[1](derzeitige Adresse: Supraregional Transplant Unit, Queen Elisabeth Hospital, Birmingham, U.K.)

Zielsetzung

Das kolorektale Karzinom ist das zweithäufigste Karzinom in Europa und den USA. Trotz Fortschritten in Diagnostik und Therapie hat sich die Prognose dieser Erkrankung in den vergangegen 15 Jahren nicht wesentlich verbessert [1]. Die Leber stellt das mit Abstand häufigste Zielorgan hämatogener Fernmetastasen beim kolorektalen Karzinom dar. Lebermetastasen sind die häufigste Todesursache des kolorektalen Karzinoms und reduzieren die mittlere Überlebenszeit auf etwa 5 Monate [2]. Da diese Lebermetastasen zumeist nicht chirurgisch angegangen werden können, kommt neben der systemischen auch die regionale Chemotherapie mit 5-Fluoruracil (5-FU) zur Anwendung [3].

Bestimmte bakterielle Enzyme katalysieren die Umwandlung eines wenig toxischen Substrates in einen hochtoxischen Metaboliten. Ein neuer Therapieansatz ist die Einschleusung dieser bakteriellen Gene in die Tumorzellen [4]. Ein systemisch verabreichtes Substrat wird bei dieser *in situ* Chemotherapie lediglich in den das entsprechende Gen enthaltenden Tumorzellen in die toxische Substanz umgewandelt.

Cytosin Deaminase (CD) katalysiert die hydrolytische Deaminierung des Antimykotikums 5-Fluorcytosin (5-FC) (Ancotil) in das hochtoxische 5-Fluoruracil (5-FU). Dieses Enzym kommt in Bakterien und Pilzen vor, nicht jedoch in eukaryotischen Zellen und ist somit für eine *in situ* Chemotherapie geeignet [4, 5, 6]. Wie haben das Gen für dieses Enzym aus *E. coli* kloniert, in eine menschliche Kolonkarzinom-Zellinie eingeschleust und die toxische Wirkung von 5-FC untersucht.

Material und Methoden

Die Cytosin Deaminase wurde mittels Polymerasekettenreaktion (PCR) aus *E. coli* kloniert. Durch Verwendung geeigneter Primer wurde die Startsequenz zur Verbesserung der Expression in eukaryotischen Zellen verändert. Das durch PCR amplifizierte 1,3 kb Fragment wurde mit der Sequenziermethode nach Sanger auf einem

Chirurgisches Forum 1994
f. experim. u. klinische Forschung
Trede/Seifert/Hartel (Hrsg.)
©Springer-Verlag Berlin Heidelberg 1994

A.L.F.-Sequenzierer (Pharmacia) analysiert und anschließend in den eukaryotischen Expressionsvektor pRc/RSV kloniert (pRSV-CD).

Für die Zellkulturexperimente wurde die humane Kolonkarzinom-Zellinie KM12 (von Dr. I.J. Fidler, MD Anderson Cancer Center, Houston, Texas) in BME-Medium (Gibco) mit 10% FCS (BioSPA), 100 U/ml Penizillin und 100 μg/ml Streptomycin (Gibco) bei 37°C und 5% CO_2 kultiviert. Mittels Lipofektion (Lipofektin, Gibco) wurden pRSV-CD und pRc/RSV stabil in KM12 Zellen transfiziert (KM12-CD und KM12-RSV). Etwa 80% konfluente Monolayer wurden mit he 10 μg linearisierter DNA und 20 μg Lipofektin (Gibco) pro 10 cm Schale für 6 h inkubiert und stabile Klone unter G418-Selektion (0,5 mg/ml) isoliert. Die stabile Integration der Plasmide in die DNA wurde durch PCR und Southern-Blot-Analyse nachgewiesen.

Zellwachstum und Zelltod wurden mittels Tetrazolium (MTT) Assay bestimmt. KM12-RSV und KM12-CD Zellen wurden in Medium mit 0, 0,1, 0,5, 1, 5, 10 und 50 mM 5-FC bzw. 5-FU in 96-Loch-Platten ausgesät. Alle 2 Tage wurde das Medium gewechselt. Nach 2, 4, 6, 8 und 10 Tagen wurden für 4 h 0,5 μg/ml MTT (Sigma) zugegeben, die gebildeten Formazankristalle mit 1 N HCl in 20% Natriumlaurylsulfat aufgelöst und nach 2 h die Absorption bei 560 nm (OD_{560}) mit einem Microplatereader (SLT-Labinstruments) bestimmt.

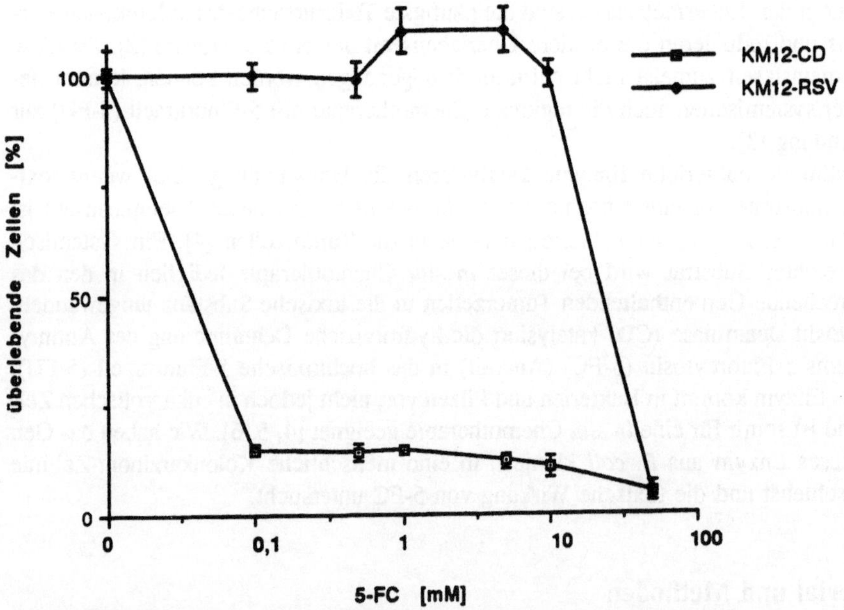

Abb. 1. Proliferationstest von KM12-CD- und KM12-RSV-Zellen in Abhängigkeit von der 5-Fluorcytosin(5-FC)-Konzentration. Die Zellen wurden für 8 Tage mit den angegebenen Konzentrationen von 5-FC im Kulturmedium behandelt. Die Zellzahl wurde indirekt mit dem MTT-Assay bestimmt. Als Vergleichsbasis diente das Wachstum der jeweiligen Zellinie ohne 5-FC-Zusatz. Die einzelnen Punkte stellen Mittelwerte von drei unabhängigen Experimenten dar

Ergebnisse

Die konstitutive Expression des CD-Gens in stabil transfizierten KM12-Zellen (KM12-CD) hatte im Vergleich zu einer stabil transfizierten Kontrollzellinie (KM12-RSV) keinen Einfluß auf das Zellwachstum unter normalen Kulturbedingungen. Alle Zellen beider Linien starben innerhalb von 4–6 Tagen in Gegenwart von 5-FU (0,1 mM).

Sehr hohe Konzentrationen von 5-FC (10 mM) zeigten nur eine geringe Wirkung auf das Wachstum von KM12-RSV. Dagegen führte bereits eine Konzentration von 0,1 mM 5-FC innerhalb von 7–10 Tagen zum Absterben von mehr als 90% aller KM12-CD Zellen (siehe Abb. 1).

Zusammenfassung

Wir haben das Cytosin Deaminase(CD)-Gen von *E. coli* in den eukaryotischen Expressionsvektor pRc/RSV kloniert, und damit eine Kolonkarzinom-Zellinie stabil transfiziert. Die vorliegenden Ergebnisse zeigen, daß die Expression des CD-Gens diese Zellen 100-fach empfindlicher gegenüber 5-Fluorcytosin macht als Kontrollzellen. Aufgrund dieses Effektes scheint das CD-Suizid-System für eine *in situ* Chemotherapie maligner Tumoren geeignet zu sein.

Summary

We report the cloning of the cytosine deaminase (CD) gene from *E. coli* DNA into an eucaryotic expression vector (pRc/RSV). The resulting vector was used to stably transfect a colon cancer cell line. In the presence of 5-fluorocytosine the expression of the CD gene renders these cells 100 times more sensitive than mock-transfected control cells. Hence, the CD suicide system seems to be a useful tool for an in situ chemotherapy approach.

Literatur

1. Gall FP, Hermanek P (1992) Wandel und derzeitiger Stand der chirurgischen Behandlung des colorectalen Carcinoms. Chirurg 63:227–234
2. Jaffe BM, Donegan WL, Watson F, Spratt JF (1968) Factors influencing survival in patients with untreated hepatic metastases. Surg Gynecol Obstet 127:1–11
3. Daly JM, Kemeny N (1986) Therapy of colorectal hepatic metastases. In: DeVita VT, Hellman S, Rosenberg SA (eds) Important advances in oncology. J.B. Lippincott, Philadelphia, pp 251–268
4. Mullen CA, Kilstrup M, Blaese RM (1992) Transfer of the bacterial gene for cytosine deaminase to mammalian cells confers lethal sensitivity to 5-fluorocytosine: a negative selection system. Proc Natl Acad Sci [USA] 89:33–37
5. Austin EA, Huber BE (1993) A first step in the development of gene therapy for colorectal carcinoma: cloning, sequencing, and expression of *Escherichia coli* cytosine deaminase. Mol Pharmacol 43:380–387

6. Huber BE, Austin EA, Good SS, Knick VC, Tibbels S, Richards CA (1993) *In vivo* antitumor activity of 5-fluorocytosine on human colorectal carcinoma cells genetically modified to express cytosine deaminase. Cancer Res 53:4619–4626

M. Lindauer, Chirurgische Universitätsklinik, Im Neuenheimer Feld 110, D-69120 Heidelberg

Einfluß verschiedener Organmilieus auf die Sensitivität von menschlichen Kolonkarzinomzellen gegen Doxorubicin und die Expression von P-Glycoprotein im Nacktmausversuch

Modulation of Doxorubicin Sensitivity and Level of P-Glycoprotein Expression by Various Organ Environments in Human Colon Carcinoma Cells Transplanted Into Nude Mice

Ch. Wilmanns[1,*], D. Fan[2] und I.J. Fidler[2]

[1]Abteilung Allgemeine Chirurgie mit Poliklinik, Chirurgische Universitätsklinik, Freiburg
[2]Dept. of Cell Biology, M.D. Anderson Cancer Center, Houston, TX., USA

Einleitung

Limitierend in der Therapie von fortgeschrittenen Kolontumoren ist ihre geringe Chemo- und Strahlensensibilität [1].

P-Glycoprotein (Pgp) ist ein Transmembranprotein, welches durch einen aktiven Transportmechanismus Zellen von natürlich vorkommenden toxischen Substanzen reinigt. Pgp ist beim Menschen das Proteinprodukt des *mdr*1 Genes und wird physiologischerweise in einer Reihe von Geweben, darunter auf der sinusoidalen Seite von Hepatozyten, auf der luminalen Seite der Gallengangsepithelien und auf dem Bürstensaum der Dünn- und Dickdarmmukosa ausgeprägt. *In vitro* korreliert die Expression von Pgp mit dem Phänomen der Multi-Medikamenten-Resistenz (MDR) [2].

Es wird gezeigt, daß das Organmilieu die Empfindlichkeit von menschlichen Kolonkarzinomzellen KM12L4 gegenüber Doxorubicin (DOX) und die Expression von Pgp moduliert.

Methodik

10^6 Zellen der menschlichen Kolonkarzinomzellinie KM12L4 wurden subkutan (s.c.) in die Zökalwand (i.c.) oder in die Milz (i.s.), um Lebermetastasen zu produzieren, in thymuslose Nacktmäuse injiziert. Doxorubicin in einer Dosis von 10 mg/kg KG oder Kochsalz (NaCl) als Kontrolle wurden an den Tagen 7 und 16 i.v. injiziert. Die Versuche wurden zwischen den Tagen 23 und 35 nach Tumorzellinokulation terminiert. Das Tumorgewicht wurde bestimmt. Die Größe s.c. wachsender Tumoren wurde 2-tägig mit einem Kalipermeter gemessen.

Durch Verdauung mit DNAse und Kollagenase wurden Einzelzellsuspensionen für flow-zytometrische Analysen und *in vitro*-Kulturen gewonnen.

* Unterstützt durch Forschungsstipendium Wi 926/1–2 der Deutschen Forschungsgemeinschaft.

Chirurgisches Forum 1994
f. experim. u. klinische Forschung
Trede/Seifert/Hartel (Hrsg.)
©Springer-Verlag Berlin Heidelberg 1994

Zur Untersuchung des Einflusses des Organmilieus auf die Resistenzentwicklung wurden KM12L4-Zellen drei mal in der Leber und s.c. unter Kontroll- und Behandlungsbedingungen passagiert und anschließend s.c. auf ihre DOX-Empfindlichkeit hin getestet. Die DOX-Empfindlichkeit wurde als die kalipermetrische Wachstumsverzögerung am Tag 20 nach Tumorzellinokulation bestimmt.

Die *in vivo* Verteilung von DOX wurde nach Extraktion aus Normal- und Tumorgeweben mit einem Gemisch aus 50% 0,3 N HCl und 50% Ethanol fluoreszenzphotometrisch bestimmt.

Die Expression von Pgp wurde flow-zytometrisch mit Hilfe des FITC-gekoppelten Anti-Pgp-Antikörpers C219 (Centocor, Malvern, Pa., USA) in Einzelzellsuspensionen bestimmt.

Statistische Auswertung: Wilcoxon-Rangtest.

Ergebnisse

Die *in vivo* Empfindlichkeit von KM12L4-Zellen gegenüber DOX war abhängig vom Organmilieu. Die prozentuale Wachstumsverzögerung von KM12L4-Tumoren war s.c. am höchsten und in der Leber am niedrigsten (Abb. 1A). Die Anzahl der Lebermetastasen nach i.s.-Injektion unterschied sich nicht in der Kontroll- und Behandlungsgruppe (Abb. 1B).

Die *in vivo* Verteilung von DOX korrelierte nicht mit dem DOX-Ansprechen von KM12L4-Tumoren. Die DOX-Konzentration war in Lebertumoren am höchsten und in subkutanen Tumoren am niedrigsten (Tabelle 1). Die *in vivo* Empfindlichkeit von KM12L4-Zellen gegenüber DOX korrelierte jedoch eng mit der Expression von Pgp (Tabelle 1).

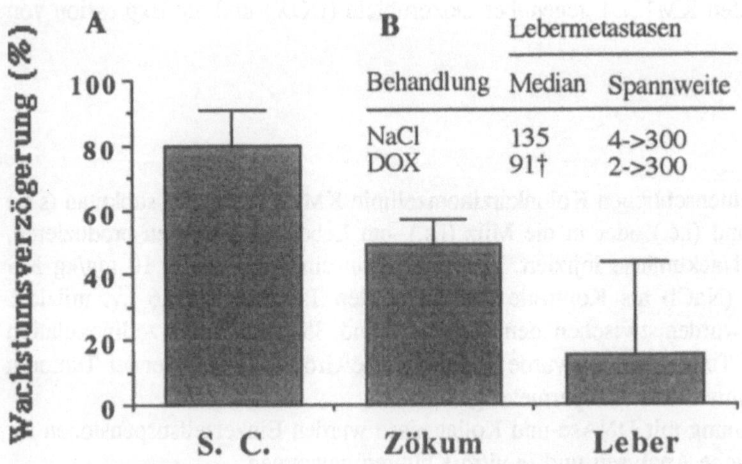

Abb. 1. A Wachstumsverzögerung von DOX-behandelten Tumoren als % ± SD von mit NaCl behandelten Kontrolltumoren. Die Ergebnisse sind das Mittel von 2 Experimenten mit 10 Mäusen pro Behandlungsgruppe. B Einfluß von DOX auf die Anzahl der Lebermetastasen nach i.s.-Injektion. † nicht signifikant

Dreifach in der Leber passagierte KM12L4-Zellen behielten ihre DOX-Empfindlichkeit, unabhängig ob sie in der Leber mit DOX behandelt wurden (64,5%) oder nicht (76,3%). S.c. passagierte KM12L4-Zellen verloren an DOX-Empfindlichkeit, wenn sie mit DOX behandelt wurden (unbehandelt 71,4%, DOX-behandelt 25,0%) (Abb. 1C). Die Expression von Pgp war gegenüber unbehandelten KM12L4-Zellen jedoch nicht erhöht (Tabelle 1).

Tabelle 1. DOX-Verteilung und Expression von Pgp in KM12L4-Tumoren im Nacktmausversuch

Tumor-lokalisation-	DOX [μg/mg Gewebe]	Pgp-C219 [RFU]
Kultur	–	22,1 ± 0,4
Subkutan	1,7 ± 0,3	23,3 ± 7,4
Zökum	2,4 ± 0,7	81,3 ± 6,3
Leber	3,4 ± 0,4	71,3 ± 10,2
DOX 3 s.c.	–	9,7 ± 1,8

Diskussion

Primäre und erworbene Medikamentenresistenz sind ein zentrales Problem der antineoplastischen Therapie. Menschliche Kolonkarzinomzellen KM12L4 zeigten nach Implantation in verschiedene Organmilieus ein unterschiedliches Ansprechen gegenüber DOX. Die Unterschiede waren unabhängig von der Gewebeverteilung von DOX. Das Ansprechen korrelierte umgekehrt mit der Expression von Pgp. Subkutan konnten Zellen für eine geringere DOX-Empfindlichkeit selektioniert werden, nicht jedoch in der Leber. Die Selektion weniger DOX sensitiver Zellen s.c. ging nicht mit einer erhöhten Expression von Pgp einher.

Die physiologische Bedeutung von Pgp ist noch nicht endgültig geklärt. Da Pgp auf gallesäureexponierten Zelloberflächen ausgeprägt wird, könnten Gallensäuren ein Signal für die vermehrte Expression von Pgp auf KM12L4-Zellen in der Leber und in der Zökalwand gewesen sein. Pgp könnte KM12L4-Zellen in der Leber vor der Wirkung von DOX geschützt und dadurch eine Selektion weniger sensitiver Zellen verhindert haben.

Zusammenfassung

Ziel der Untersuchungen war es, den Einfluß des Organmilieus auf die Medikamentenresistenz menschlicher Kolonkarzinomzellen zu prüfen. Tumoren menschlicher Kolonkarzinomzellen KM12L4 wurden subkutan, in der Leber und in der Zökalwand von thymuslosen Nacktmäusen produziert und mit Doxorubicin (DOX) oder Kochsalz (NaCl) behandelt. Subkutane Tumoren sprachen gut auf DOX an, Zökumtumoren weniger gut und Tumoren in der Leber schlecht. Die Unterschiede wurden nicht durch die Gewebeverteilung von DOX erklärt. Subkutan ließen sich über mehrere *in vivo*

402

Passagen DOX-resistente Zellen selektionieren, nicht jedoch in der Leber. Auf Tumorzellen, die in der Leber oder der Zökalwand beherbergt wurden, wurde vermehrt P-Glycoprotein (Pgp) ausgeprägt. Die Selektion DOX-resistenter Zellen s.c. war nicht an eine vermehrte Expression von Pgp gebunden. Die Ergebnisse zeigen, daß das Organmilieu das biologische Verhalten von Tumorzellen beeinflußt und bei der Therapieplanung menschlicher Tumore berücksichtigt werden sollte.

Summary

The purpose of this study was to determine the effect of various organ environments on doxorubicin (DOX) sensitivity of human colon carcinoma cells. Tumors of human colon carcinoma cells KM12L4 were produced at the subcutaneous site (s.c.) in the cecal wall, and in the liver of athymic nude mice and were treated with DOX or sodium chloride as control. Subcutaneous tumors were sensitive, while cecal tumors were less so, and liver tumors least so. Differences were not due to DOX distribution. Less sensitive cells could be selected at the subcutaneous but not at the liver site. KM12L4 cells harvested from liver and cecal tumors expressed more P-glycoprotein (Pgp) than cells harvested from s.c. tumors. Selection of less sensitive s.c. cells was not due to overexpression of Pgp. The results demonstrate the effect of the organ environment on tumor biology and recommend consideration for therapeutic concepts.

Literatur

1. August DA, Ottow RT, Sugerbaker PH (1984) Clinical perspective of human colorectal cancer metastasis. Cancer Metastasis Rev 3:303–324
2. Deuchars K, Ling V (1989) P-glycoprotein and multidrug resistance in cancer chemotherapy. Seminars in Oncology 16:156–165

Ch. Wilmanns, Chirurgische Universitätsklinik, Hugstetter Straße 55, D-79106 Freiburg

Die Häufigkeit und prognostische Bedeutung der nodalen Mikrometastasierung bei Patienten mit Bronchialkarzinom

Frequency and Prognostic Significance of Nodal Micrometastases in Patients with Lung Cancer

B. Passlick[1,2], J.R. Izbicki[1,2], B. Kuboschok[1], O. Thetter[1] und K. Pantel[3]

[1]Chirurgische Klinik, Klinikum Innenstadt, Ludwig-Maximilians-Universität, München
[2]Chirurgische Klinik, Abteilung für Allgemeinchirurgie, Universität Hamburg
[3]Institut für Immunologie, Ludwig-Maximilians-Universität, München

Einleitung

Lungenkrebs ist die häufigste Ursache der malignom-bedingten Todesfälle in den westlichen Industrieländern mit einer Gesamt-5-Jahresüberlebensrate von etwa 10% [1]. Die meisten Patienten sind zum Zeitpunkt der Diagnosestellung inoperabel und diejenigen mit operablen Primärtumoren erleiden häufig ein Tumorrezidiv. Etwa 40% der Patienten, die klinisch und konventionell histopathologisch postoperativ als tumorfrei eingestuft werden (T1-2, N0, M0, R0) zeigen in den ersten zwei postoperativen Jahren eine erneute Tumormanifestation. Man muß daher davon ausgehen, daß es bei vielen Patienten bereits zum Zeitpunkt der Diagnosestellung und Operation zu einer Tumorzellaussaat gekommen ist, welche mit den bisherigen Mitteln des Tumorstagings nicht ausreichend erfaßt wird. Wir haben daher in einer prospektiven Studie das Ausmaß und die prognostische Bedeutung einer minimalen Tumorzellabsiedlung in Lymphknoten von 72 Patienten, die klinisch und konventionell histopathologisch ein T1-3, N0, M0, R0 Tumorstadium aufwiesen, untersucht.

Material und Methoden

Von 112 Patienten mit nicht-kleinzelligem Bronchialkarzinom wurden Lymphknoten und eine repräsentative Tumorprobe gesammelt. Die Lymphknoten wurden noch intraoperativ in zwei Hälften geteilt. Eine Hälfte gelangte zur konventionellen histopathologischen Untersuchung, die andere Hälfte sowie die Tumorprobe wurden schockgefroren und bei −80°C gelagert. Von den Lymphknoten (n = 391) aller Patienten (n = 72), welche histopathologisch keinen Hinweis auf eine nodale Metastasie-

Chirurgisches Forum 1994
f. experim. u. klinische Forschung
Trede/Seifert/Hartel (Hrsg.)
©Springer-Verlag Berlin Heidelberg 1994

404

rung aufwiesen, wurden Gefrierschnitte angefertigt und diese mit Hilfe der Immunhistochemie (APPAP-Methode) und des monoklonalen, anti-epithelialen Antikörpers
Ber Ep-4 gefärbt. Ber Ep-4 (IgG1, Dako, Hamburg) ist gegen zwei Glykopolypept-
ide von 34 und 49 KD gerichtet, welches auf der Oberfläche und im Zytoplasma
von allen epithelialen Zellen mit Ausnahme von Parietalzellen, Hepatozyten und
den oberflächlichen Schichten von Plattenepithelien vorkommt [2, 3]. Das Antigen
wird nicht von mesenchymalen Geweben einschließlich lymphatischen Gewebes exprimiert [2]. Die Primärtumoren wurden nach demselben Protokoll untersucht, wobei
mit Ber Ep-4 in 81 von 82 (99%) der untersuchten Karzinome eine positive Färbung
nachzuweisen war. Lymphknoten von 24 Patienten ohne Nachweis eines epithelialen Malignoms (mesenchymale und benigne Tumoren, Pleuraempyem, etc.) dienten
als Kontrolle. Um die Effektivität der immunhistochemischen Färbung im direkten
Vergleich mit der konventionellen histopathologischen Untersuchung zu überprüfen,
wurden die unmittelbar benachbarten Schnitte von positiven Lymphknotenpräparaten
einer HE-Färbung sowie einer erneuten immunhistochemischen Färbung unterzogen
und von einem unabhängigen Untersucher (Prof. Dr. W. Nathrath; Pathologisches Institut der Tech. Universität München) beurteilt. Als interne Kontrolle wurden in diese
Reevaluation HE-Färbungen und wiederholte immunhistochemische Färbungen initial
negativer Lymphknoten integriert.

Von 72 N0-Patienten konnten 66 Patienten entsprechend den Richtlinien des
Münchner Tumorzentrums postoperativ nachbeobachtet werden. Drei Patienten waren
wegen einer nicht tumorbedingten Todesursache, 3 weitere Patienten wegen einer un-
vollständigen Nachsorge von der Studie auszuschließen. Die statistische Auswertung
erfolgte mit Hilfe des Chi-Quadrat Tests für die klinischen Parameter, die prognostische Bedeutung wurde mit Hilfe des Log-rank-Tests und einer multivariaten Analyse
(Cox-Modell) evaluiert.

Ergebnisse

Epitheliale, Ber Ep-4 positive Zellen konnten in 15 Lymphknoten (3,8%), entsprechend 11 Patienten (15,2%) nachgewiesen werden. Alle Lymphknoten von Kontrollpatienten waren negativ. Die konventionell histopathologische (HE-Färbung) wiederholte immunhistochemische Färbung von benachbarten Schnitten positiver Lymphkno-
tenpräparate erbrachte für die immunhistochemische Färbung eine Wiederfindungsrate
epithelialer Zellen von 93,3% (14/15), während in der HE-Färbung in keinem Fall
Tumorzellen nachzuweisen waren. Initial negative Lymphknoten blieben auch in der
Wiederholungsuntersuchung negativ. Der Nachweis von mikrometastatischen Zellen
war unabhängig von der Ausdehnung (T1-2 vs. T3), dem histologischen Typ (Adeno-
vs. Plattenepithel-Ca) und dem Differenzierungsgrad (G1-2 vs. G3) des Primärtumors,
sowie dem Alter ($\leq$ 60 vs. > 60 Jahre) und Geschlecht des Patienten. Nach einer
mittleren Beobachtungszeit von 22,6 Monaten zeigten die Patienten mit nodaler Mikrometastasierung ein signifikant kürzeres rezidivfreies Überleben (p = 0,004; Log-
rank-Test; Tabelle 1, Abb. 1). Mit Hilfe der multivariaten Analyse konnte gezeigt
werden, daß der Nachweis dieser Zellen ein unabhängiger, signifikanter (p = 0,006)
Prädiktor eines frühen Tumorrezidivs ist (Tabelle 1).

Tabelle 1. Univariate und multivariate Analyse des Rezidiv-freien Überlebens

	Anzahl der Patienten[a]	Tumor-rezidiv (%)	Univariate Analyse (p)[b]	Multivariate Analyse (Cox Modell)			
				Koeffizient	SE	P	Relatives Risiko
Mikrometastasen			0,004	1,488	0,706	0,036 (0,006)[c]	4,430 (5,496)
positiv	10	5 (50,0)					
negativ	56	6 (10,7)					
Tumorausdehnung			0,016	2,062	0,985	0,035 (0,007)	7,860 (6,842)
T1-2	60	8 (13,3)					
T3	6	3 (50,0)					
Differenzierungsgrad			0,455	−0,1613	0,720	0,823	0,8511
G1-2	32	6 (18,8)					
G3	34	5 (14,7)					
Tumorhistologie			0,967	−1,093	0,839	0,193	0,3353
Adenokarzinom	30	5 (16,6)					
Plattenepitelkarz.	26	5 (19,2)					
Alter			0,080	1,267	0,711	0,075 (0,066)	3,549 (3,471)
≤60	35	3 (8,5)					
> 60	31	8 (25,8)					
Geschlecht			0,891	0,8706	0,857	0,309	2,388
weibl.	19	3 (15,7)					
männl.	47	8 (17,0)					

[a] Die Analyse basiert auf 66 Patienten; ausgeschlossen wurden Patienten mit nicht-tumorassoziiertem Tod (n = 3) und unvollständiger Nachuntersuchung (n = 3). [b] Log rank Test. [c] Die Analyse basiert auf einem reduzierten Modell (Ausschluß von nicht-signifikanten Variablen)

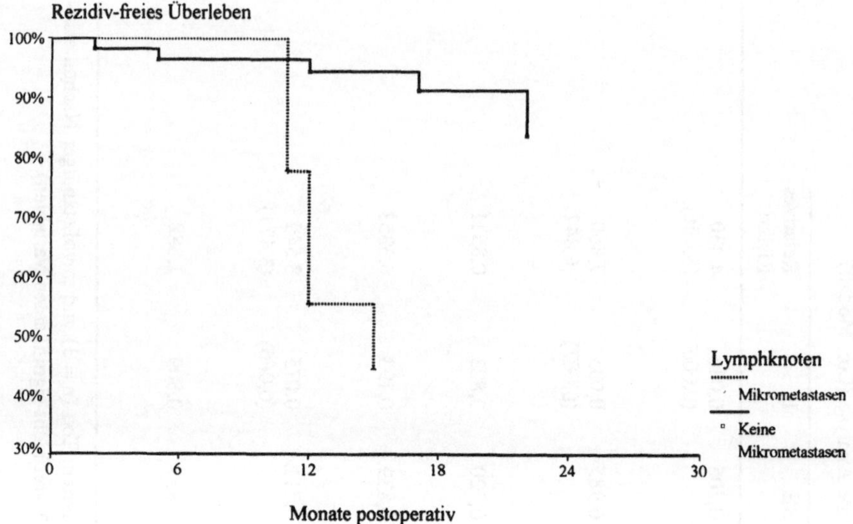

Abb. 1. Rezidiv-freies Überleben bei 66 Patienten mit nicht-kleinzelligem Bronchialkarzinom mit (n = 10) und ohne (n = 56) nodale Mikrometastasierung (p = 0,004; Log rank Test)

Die gezeigte Untersuchungstechnik ist eine einfache und Untersucher-unabhängige Methode, die zur Identifikation von Patienten beitragen kann, welche durch die chirurgische Entfernung des Primärtumors allein nicht geheilt werden können. Im Hinblick auf eine minimal residuale Tumorerkrankung mag eine adjuvante Therapie bei diesen Patienten effektiver sein als bei fortgeschrittenen Tumorstadien.

Zusammenfassung

Etwa 40% der Patienten mit operablem nicht-kleinzelligen Bronchialkarzinom, die postoperativ klinisch und konventionell histopathologisch als tumorfrei eingestuft werden (T1-2, N0, M0, R0) erleiden in den ersten zwei postoperativen Jahren ein Tumorrezidiv. Man muß daher davon ausgehen, daß es bei vielen Patienten bereits zum Zeitpunkt der Diagnosestellung und Operation zu einer Tumorzellaussaat gekommen ist, welche mit den bisherigen Mitteln des Tumorstagings nicht ausreichend erfaßt wird. Wir haben daher in einer prospektiven Studie das Ausmaß und die prognostische Bedeutung einer minimalen Tumorzellabsiedlung in Lymphknoten von 72 Patienten, die klinisch und konventionell histopathologisch ein T1-3, N0, M0, R0 Tumorstadium aufwiesen, mit Hilfe eines immunzytochemischen Assays (APAAP-Methode) mit dem anti-epithelialen Antikörper Ber-Ep 4 untersucht.

Epitheliale, Ber Ep-4 positive Zellen konnten in 15 Lymphknoten (3,8%), entsprechend 11 Patienten (15,2%), nachgewiesen werden. Alle Lymphknoten von Kontrollpatienten ohne maligne, epitheliale Grunderkrankung waren negativ. Der Nachweis von mikrometastatischen Zellen war unabhängig von der Ausdehnung, dem histologischen Typ und dem Differenzierungsgrad des Primärtumors, sowie dem Alter und

Geschlecht des Patienten. Nach einer mittleren Beobachtungszeit von 22,6 Monaten zeigten die Patienten mit nodaler Mikrometastasierung ein signifikant kürzeres rezidivfreies Überleben (p = 0,004; Log-rank-Test). Mit Hilfe der multivariaten Analyse konnte gezeigt werden, daß der Nachweis dieser Zellen ein unabhängiger, signifikanter (p = 0,006) Prädiktor eines frühen Tumorrezidivs ist. Die gezeigte Untersuchungstechnik ist eine einfache und Untersucher-unabhängige Methode, die zur Identifikation von Patienten beitragen kann, welche durch die chirurgische Entfernung des Primärtumors allein nicht geheilt werden können.

Summary

About 40% of patients with non-small cell lung cancer (NSCLC) who are staged postoperatively as tumor free (T1-2, N0, M0, R0) by routine histopathology and clinical examination relapse within 24 months after surgery. Thus, the incidence of early micrometastases of tumor cells is clearly underestimated by current staging procedures. We therefore conducted a prospective study to assess the frequency and prognostic significance of lymph node micrometastases in 72 patients with completely resected NSCLC at stages T1-3, N0, M0, R0 using an immunocytochemical technique (APAAP method) with the epithelial-specific monoclonal antibody Ber-Ep 4. Individual Ber-Ep 4 positive cells were detected in 11 of 72 (15.2%) NSCLC patients. In contrast, no positive staining was observed in lymph nodes obtained from 24 noncarcinoma control patients. There was no correlation between the presence of micrometastatic cells in lymph nodes and the extension, histology, or grading of the primary tumor or with the age or sex of the patient. Following a median observation time of 22.6 months patients with lymph node micrometastases showed a significantly shorter disease-free survival than node-negative patients (p = 0.004; log rank test). In a Cox regression model multivariate analysis demonstrated that the occurrence of these cells is an independent, significant (p = 0.006) determinant of early relapse. The presented assay is a simple and observer-independent method that can contribute to the identification of patients who are not cured by surgical removal of the primary tumor alone. In view of the minimal residual tumor burden, adjuvant therapy may be more effective than in advanced stages of metastatic NSCLC.

Literatur

1. Mountain CF (1986) A new international staging system for lung cancer. Chest 89 [Suppl]:225–233
2. Momburg F, Moldenhauer G, Hämmerling GJ, Möller P (1987) Immunohistochemical study of the expression of a Mr 34,000 human epithelium-specific surface glycoprotein in normal and malignant tissues. Cancer Res 7:2883–2891
3. Latza U, Niedobitek G, Schwarting R, Nekarda H, Stein H (1990) Ber-EP4: new monoclonal antibody which distinguishes epithelia from mesothelia. J Clin Pathol 43:213–219

Dr. med. B. Passlick, Abteilung für Allgemeinchirurgie, Chirurgische Klinik, Universität Hamburg, Universitätskrankenhaus Eppendorf, Martinistraße 52, D-20246 Hamburg

Integrinadhäsionsrezeptoren in der Interaktion zwischen Pankreaskarzinomzellen und der extrazellulären Matrix in vitro

Role of Integrin Adhesion Receptors in the Interaction Between Pancreatic Carcinoma Cells and the Extracellular Matrix In Vitro

R.J. Weinel, A. Rosendahl, W.R. Gong und M. Rothmund

Klinik für Allgemeinchirurgie, Philipps-Universität Marburg

Einleitung

Die Fähigkeit von Tumoren zur Invasion und Metastasierung ist abhängig von der durch Adhäsionsrezeptoren vermittelten Interaktion zwischen Tumorzellen und den Strukturen der extrazellulären Matrix [1]. In erster Linie handelt es sich hierbei um Adhäsionsrezeptoren aus der Familie der Integrine. Wie wir bereits zeigen konnten [2], kommt es beim Pankreaskarzinom im Vergleich zum normalen Pankreasgewebe zu einer Umverteilung und veränderten Expression von Integrinrezeptoren. In der vorliegenden Untersuchung gehen wir der Frage nach, welche Rolle die von Pankreaskarzinomen exprimierten Integrine der β_1-Gruppe (α_2, α_3, α_5) sowie das $\alpha_6\beta_4$-Integrin bei der Adhäsion, Migration und Invasion von Pankreaskarzinomzellen in vitro spielen.

Methoden

Untersucht wurden 4 humane Pankreaskarzinomzellinien (BXPC3, PANC 1, PC3, PC44). Um die Funktion der verschiedenen Integrinrezeptoren zu untersuchen, wurden spezifische. gegen die einzelnen α-Untereinheiten der Integrine gerichtete, funktionsblockierende monoklonale Antikörper sowie Peptide mit der RGD-Sequenz und das Pentapeptid YIGSR eingesetzt. Für in-vitro-Adhäsionsstudien wurden Mikrotiterplatten mit Laminin, Collagen Typ IV oder Fibronectin beschichtet. Anschließend wurden Pankreaskarzinomzellen (50.000/Loch) auf der Platte inkubiert. Die Pankreaskarzinomzellen wurden vor Inkubation auf der Platte für 30 min bei Raumtemperatur mit den verschiedenen Antikörpern oder Peptiden vorinkubiert. Nach Ende der Inkubationszeit wurden die nicht auf der Platte adhärenten Pankreaskarzinomzellen entfernt und die Zahl der adhärenten Pankreaskarzinomzellen bestimmt. Die Adhäsion der Pankreaskarzinomzellen in Gegenwart verschiedener anti-Integrin-Antikörper oder Peptide wurde ausgedrückt als prozentuale Adhäsion im Vergleich zur positiven Kontrolle (polyklonales Maus IgG, irrelevante Peptide). Für Migrations- und Invasionsstudien wurde ein modifiziertes Boyden-Kammer-System verwandt. Die Migrations- und

Chirurgisches Forum 1994
f. experim. u. klinische Forschung
Trede/Seifert/Hartel (Hrsg.)

410

Invasionsuntersuchungen wurden nur mit 3 Zellinien (BXPC3, PANC 1, PC44) durchgeführt, da die Zellinie PC3 keine Wanderung im Boyden-Kammer-System zeigte. In den Migrationsuntersuchungen wurden Polykarbonatfilter mit einer Porengröße von 8 μm mit Laminin, Collagen Typ IV oder Fibronectin beschichtet. Im oberen Kompartiment der Boyden-Kammer wurden Pankreaskarzinomzellen zugesetzt. Um den Einfluß der verschiedenen Integrine auf die Migration zu untersuchen, wurden die Pankreaskarzinomzellen vor Inkubation in der Boyden-Kammer mit den verschiedenen, integrinspezifischen Antikörpern oder Peptiden für 30 min vorinkubiert. Nach sechsstündiger Inkubationszeit der Zellen in der Boyden-Kammer wurde die Anzahl der durch den Filter auf die Filterunterseite migrierten Pankreaskarzinomzellen bestimmt. Migration wurde ausgedrückt in Prozent im Vergleich zur positiven Kontrolle (polyklonales Maus-IgG, irrelevante Peptide). Zur Untersuchung der Invasion von Pankreaskarzinomzellen wurden die Polykarbonatfilter mit einer artifiziellen Basalmembran (Matrigel) auf der Oberseite beschichtet. Die Versuchsdurchführung verlief ansonsten analog zur Versuchsdurchführung bei den Migrationsuntersuchungen. Es wurden pro Versuchsbedingung mindestens 3 identische Versuche durchgeführt. Wiedergegeben ist der Mittelwert aus den Versuchen ± Standardabweichung. Zur statistischen Auswertung wurde der gepaarte Student's t-Test herangezogen.

Ergebnisse

Tumorzelladhäsion (Abb. 1): Die Adhäsion der 4 untersuchten Pankreaskarzinomzellinien an Collagen IV wurde durch anti-$\alpha_2\beta_1$-monoklonale Antikörper (thromb/4) signifikant (p < 0,01) gehemmt. Antikörper gegen die anderen Integrine sowie RGD-Peptide hatten keinen Einfluß auf die Adhäsion der Tumorzellen an Collagen IV. Die Tumorzelladhäsion an Fibronectin war signifikant hemmbar (p < 0,01) durch

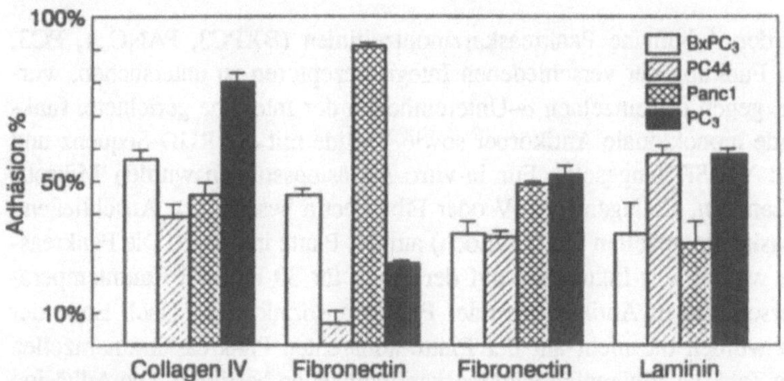

Abb. 1. Einfluß verschiedener integrinspezifischer monoklonaler Antikörper und von RGDS auf die Adhäsion von Pankreaskarzinomzellen an extrazelluläre Matrixproteine. Wiedergegeben ist der Effekt von anti-α_2 mAK thromb/4 (20 μg/ml) auf die Adhäsion der Zellen an Collagen IV, von anti-α_5 mAK SAM 1 (20 μg/ml) und von RGDS (100 μg/ml) (Säulen 9–12) auf die Adhäsion der Zellen an Fibronectin und von anti-α_6 mAK G0H3 (20 μg/ml) auf die Adhäsion der Zellen an Laminin

Antikörper gegen das $\alpha_5\beta_1$-Integrin sowie durch RGD-Peptide. Die anderen integrinspezifischen monoklonalen Antikörper hatten keinen Einfluß auf die Adhäsion der Zellen an Fibronectin. Die Tumorzell-Laminin-Adhäsion wurde durch den anti-α_6-spezifischen monoklonalen Antikörper GoH3 signifikant gehemmt (p $<$ 0,01). RGD-Peptide, das Pentapeptid YIGSR sowie Antikörper gegen die übrigen Integrine hatten keinen Einfluß auf die Adhäsion der Zellen an Laminin.

Tumorzellmigration (Abb. 2): Die Migration aller Tumorzellinien durch Collagen-IV-beschichtete Filter in der Boyden-Kammer wurde durch den anti-$\alpha_2\beta_1$-spezifischen monoklonalen Antikörper thromb/4 signifikant gehemmt (p $<$ 0,01), wohingegen Antikörper gegen die übrigen Integrine keinen Einfluß auf die Migration der Tumorzellen durch collagenbeschichtete Filter hatten. Der anti-$\alpha_5\beta_1$-spezifische monoklonale Antiköper SAM-1 sowie RGD-Peptide zeigten eine signifikante Hemmung (p $<$ 0,05) der Tumorzellmigration durch fibronectinbeschichtete Filter. Die Antikörper gegen die übrigen Integrine hatten keinen Einfluß auf die Tumorzellmigration durch fibronectinbeschichtete Filter. Die Migration der Tumorzellen durch lamininbeschichtete Filter ließ sich lediglich durch anti-α_6-spezifische Antikörper (GOH3) in geringerem, nicht signifikanten Umfang hemmen.

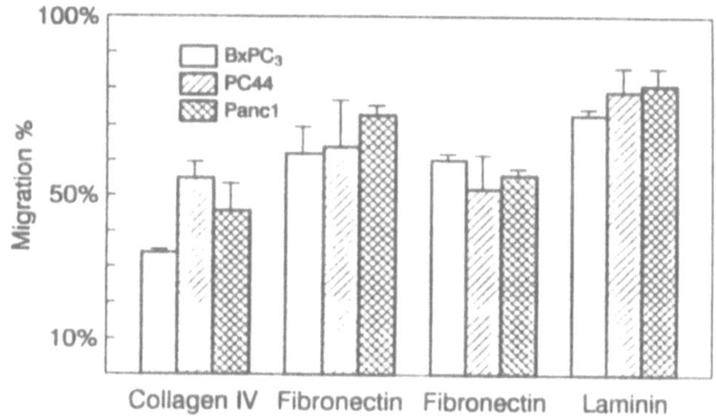

Abb. 2. Einfluß verschiedener integrinspezifischer monoklonaler Antikörper und von RGDS auf die Migration von Pankreaskarzinomzellen auf extrazellulären Matrixproteinen. Wiedergegeben ist der Effekt von anti-α_2 mAK thromb/4 (20 μg/ml) auf die Migration der Zellen auf Collagen IV, von anti-α_5 mAK SAM 1 (20 μg/ml) und von RGDS (100 μg/ml) (Säulen 7–9) auf die Migration der Zellen auf Fibronectin und von anti-α_6 mAK G0H3 (20 μg/ml) auf die Migration der Zellen auf Laminin

Tumorzellinvasion (Abb. 3): Die Invasion aller untersuchten Pankreaskarzinomzelllinien wurde durch die anti-$\alpha_2\beta_1$-monoklonalen Antikörper Gi9 und thromb/4, den anti-$\alpha_5\beta_1$-monoklonalen Antikörper SAM-1, RGD-Peptide und den anti-α_6-spezifischen monoklonalen Antikörper GoH3 signifikant gehemmt (p $<$ 0,04). Antikörper gegen $\alpha_3\beta_1$-Integrin (P1B5) sowie das Pentapeptid YIGSR waren ohne Einfluß auf die Invasion der Tumorzellen durch die Basalmembran.

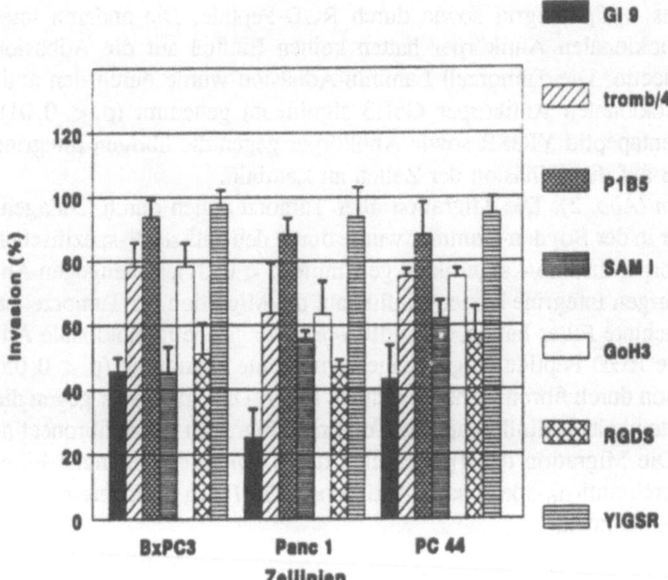

Abb. 3. Einfluß integrinspezifischer monoklonaler Antikörper und der Peptide RGDS und YIGSR auf die Invasion von Pankreaskarzinomzellen durch eine artifizielle Basalmembran. Vor Einbringen der Tumorzellen in die Boyden-Kammer wurden die Zellen mit monoklonalen Antikörpern (50 μg/ml) oder Peptiden (500 μg/ml) vorinkubiert

Schlußfolgerungen

Unsere Untersuchungen zeigen, daß die Integrine $\alpha_2\beta_1$, $\alpha_5\beta_1$ und $\alpha_6\beta_4$ die Adhäsion von Pankreaskarzinomzellen am Collagen, Fibronectin und Laminin vermitteln, sowie an der Invasion der Tumorzellen durch die Basalmembran beteiligt sind. Die Integrine $\alpha_2\beta_1$ und $\alpha_5\beta_1$ spielen darüberhinaus eine Rolle bei der Migration von Pankreaskarzinomzellen auf Collagen und Fibronectin. Diese Ergebnisse legen es nahe, daß die Integrine $\alpha_2\beta_1$, $\alpha_5\beta_1$ und $\alpha_6\beta_4$ bei der Invasion und Metastasierung von Pankreaskarzinomen eine Rolle spielen.

Summary

Our results show the integrins $\alpha_2\beta_1$, $\alpha_5\beta_1$, and $\alpha_6\beta_4$ to mediate the adhesion of pancreatic carcinoma cells to collagen, fibronectin, and laminin and to contribute to the invasion of these tumor cells through an artificial basal membrane. The integrins $\alpha_2\beta_1$ and $\alpha_5\beta_1$ furthermore participate in the migration of pancreatic carcinoma cells on collagen and fibronectin. Our results suggest that the integrins $\alpha_2\beta_1$, $\alpha_5\beta_1$, and $\alpha_6\beta_4$ play a role in the process of invasion and metastasis in pancreatic cancer.

Literatur

1. Albeda SM (1993) Biology of disease: Role of integrins and other cell adhesion molecules in tumor progression and metastasis. Lab Invest 68:4–17
2. Rosendahl A, Neumann K, Chaloupka B, Rothmund M, Weinel RJ (1993) Expression and distribution of VLA receptors in the pancreas: An immunohistochemical study. Pancreas 8:711–718

Dr. R.J. Weinel, Klinik für Allgemeinchirurgie, Philipps-Universität Marburg, Baldingerstraße, D-35033 Marburg

p53-Antionkogenpeptide als potentielle Tumorvakzine

p53 Tumor Suppressor Gene Derived Peptides as Potential Tumor Vaccine

G.H. Leder[1,4], W.J. Storkus[1], G. Stuber[2], S. Modrow[3] und M.T. Lotzke[1]

[1]Depts. of Surgery, Molecular Genetics and Biochemistry and the Pittsburgh Cancer Institute, Univ. of Pittsburgh
[2]Karolinska Institute, Stockholm
[3]Institut für Medizinische Mikrobiologie, Universität Regensburg
[4]Chirurgische Klinik I, Universität Ulm

Einleitung

Mutationen und Deletionen des p53 Tumorsuppressorgens sind die häufigsten genetischen Veränderungen bei Tumoren [1], wie z.B. Melanomen, Lungen- und Colontumoren. Als Folge der Mutationen können Proteine exprimiert werden, die sich vom Wildtyp (wt) durch eine von Minuten auf Stunden verlängerte Halbwertszeit unterscheiden und deshalb immunhistologisch nachgewiesen werden können. Überexprimiertes, mutiertes p53 führt bei 20–30% von Patienten mit p53$^+$ Tumoren (Mamma-, Colorektalen Tumoren) zur Bildung von IgG p53-Antikörpern, was eine T_h-Zellreaktivität gegenüber p53 Sequenzen voraussetzt und eine CD8$^+$ T-Zell Reaktivität nahe legt. Solche CD8$^+$ T-Zellen erkennen 8–10 Aminosäuren lange, von einem MHC Klasse I Molekül (HLA Molekül) präsentierten Peptidsequenzen. Die Sequenzen folgen für die jeweiligen HLA Moleküle unterschiedlichen Regeln, dem Peptidbindungsmotiv. Es ist für das bei Kaukasiern am häufigsten vorhandene HLA-A2 Molekül dadurch bestimmt, daß an den "Ankerpositionen" 2 und 9 der Aminosäuresequenz von 1–9, mit denen die Sequenz in den Peptidbindungsspalt des HMC Moleküls hineinragt, spezielle Aminosäuren vorhanden sind [2]. Die Bindung eines Peptides an ein MHC Molekül ist eine entscheidende Voraussetzung dafür, daß es von T-Zellen (CD8$^+$) erkannt wird.

Unbekannt war, ob es p53 Peptide gibt, die an MHC Moleküle binden und damit eine wesentliche Voraussetzung für eine potentielle Tumorvakzine erfüllen. Wir untersuchten daher verschiedene p53 Peptide auf ihre HLA-A2 Bindung. In ersten Untersuchungen prüften wir, ob solche Sequenzen von T-Zellen tatsächlich auch erkannt werden.

Methoden

Neun bis 11 Aminosäuren lange, dem HLA-A2 Bindungsmotiv entsprechende, vom menschlichen p53 Protein abgeleitete Peptidsequenzen und ihre Mutanten wurden in einem MHC Klasse I Rekonstitutions Assay [3, 4] auf die Fähigkeit, an das MHC

Chirurgisches Forum 1994
f. experim. u. klinische Forschung
Trede/Seifert/Hartel (Hrsg.)
© Springer-Verlag Berlin Heidelberg 1994

Klasse I Molekül HLA-A2 zu binden, untersucht. Dabei wurde die peptidabhängige Rekonstitution des HLA-A2 Komplexes auf säuredenaturierten CIR-A2 Zellen durchflußzytometrisch gemessen. Die Fähigkeit eines HLA-A2 bindenden Peptids von T-Zellen, Tumor infiltrierenden Lymphozyten, eines malignen Melanoms (TIL 1235) erkannt zu werden, wurde mit einem Standard ^{51}Cr-Release-Assay untersucht. Die Peptide wurden auf ^{51}Cr markierte K4B Zellen (HLA-A2$^+$ B-Zellinie) gepulst und die durch TIL 1235 vermittelte Lyse gegenüber nicht mit Peptid oder einem Kontrollpeptid gepulsten Zellen gemessen.

Ergebnisse und Diskussion

Den Anforderungen für das HLA-2A Peptidbindungsmotiv entsprechend synthetisierten wir 20 vom p53 Protein abgeleitete 9–11 Aminosäuren lange wt Peptide und 13 Derivate, die häufigen Mutationen des p53 Proteins entsprechen (Tabelle 1). Dreizehn der wt und 8/13 der mutanten Peptide banden stark an HLA-2A (> 1,8–6,4-fache Rekonstitution) (Abb. 1). Keine dieser mutanten Sequenzen band jedoch besser als das entsprechende wt Peptid. Der 9mer p53 187-195 übertraf den 11mer p53 186-196, was die Bedeutung der Peptidlänge für die Bindung an MHC Klasse I Moleküle unterstreicht. Mehrere der Mutationen führten zu einer verminderten Peptidbindung: 1. Der Austausch von H → R oder H → E an Position 1 bei p53 193M1 und M3. 2. Wie erwartet, führte der Austausch der Ankeraminosäure an Position 2 L → E bei p53 193M4 zum Bindungsverlust. 3. Während eine V → M Mutation (p53 264M1) an Position 9 die Peptidbindung noch ermöglichte, verminderte eine weitere Mutation

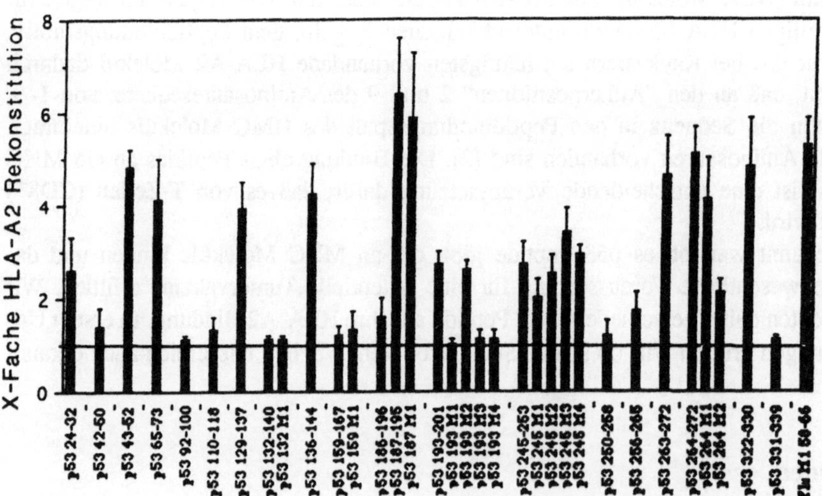

Abb. 1. HLA-A2 Bindung von p53 Peptiden im Rekonstitutionsassay. Die Grafik faßt die Ergebnisse von 10 Assays mit wt und von 4 mit mutanten Peptiden zusammen. Die Ergebnisse sind als x-facher Anstieg der Fluoreszenzintensität von Zellen mit Peptid gegenüber Zellen ohne Peptid angegeben. Flu M1 58-66 ist ein HLA-A2 bindendes Kontrollpeptid

Tabelle 1. Mutante Aminosäuren sind fett gedruckt und unterstrichen

Name (AS)[a]			Sequenz (Position)									
			1	2	3	4	5	6	7	8	9	
p53	24-32		K	L	L	P	E	N	N	V	L	
p53	42-50		D	L	M	L	S	P	D	D	I	
p53	43-52	L	M	L	S	P	D	D	I	E	Q	
p53	65-73		R	M	P	E	A	A	P	P	V	
p53	92-100		P	L	S	S	S	V	P	S	Q	
p53	110-118		R	L	G	F	L	H	S	G	T	
p53	129-137		A	L	N	K	M	F	X	Q	L	
p53	132-140		K	M	F	C	Q	L	A	K	T	
p53	132 M1[b]		**Q**	M	F	C	Q	L	A	K	T	
p53	136-144		**Q**	L	A	K	T	C	P	V	Q	
p53	159-167		A	M	A	I	Y	K	Q	S	Q	
p53	159 M1		A	M	A	I	**H**	K	Q	S	Q	
p53	186-196	D	G	L	A	P	P	Q	H	L	I	R
p53	187-195		G	L	A	P	P	Q	H	L	I	
p53	187 M1		G	L	A	P	P	Q	H	**E**	I	

Name (AS)			Sequenz (Position)									
			1	2	3	4	5	6	7	8	9	
p53	193-201		H	L	I	R	V	E	G	N	L	
p53	193 M1		**R**	L	I	R	V	E	G	N	L	
p53	193 M2		H	L	I	**K**	V	E	G	N	L	
p53	193 M3		**E**	L	I	R	V	E	G	N	L	
p53	193 M4		H	**E**	I	R	V	E	G	N	L	
p53	245-253		G	M	N	R	R	P	I	L	T	
p53	245 M1		G	M	N	**C**	R	P	I	L	T	
p53	245 M2		G	M	N	**K**	R	P	I	L	T	
p53	245 M3		G	M	N	**E**	R	P	I	L	T	
p53	245 N4		G	M	N	R	**H**	P	I	L	T	
p53	250-258		P	I	L	T	I	I	T	L	E	
p53	256-265		T	L	E	D	S	S	G	N	L	L
p53	263-272	N	L	L	G	R	N	S	F	E	V	
p53	264-272		L	L	G	R	N	S	F	E	V	
p53	264 M1		L	L	G	R	N	S	F	E	**M**	
p53	264 M2		L	L	G	R	N	S	**E**	E	**M**	
p53	322-330		P	L	D	G	E	Y	F	T	L	
p53	331-339		Q	I	R	G	R	E	R	F	E	

[a] AS: Aminosäure, [b] M: Mutante

F → E an Position 7 die Bindung stark. Geringere Auswirkungen auf die Peptidbindung hatten Änderungen an den Positionen 4 und 5 (p53 186M1, p53 193M2, p53 245M1-M4), die gemäß dem HLA-A2 Peptidbindungsmotiv [2] für Interaktionen von Peptid und MHC Klasse I Molekül nicht entscheidend sind, jedoch für den Kontakt mit dem T-Zellrezeptor relevant sein dürften. Ein erster Hinweis, daß manche der p53 Peptide nicht nur an HLA-A2 binden, sondern der Peptid-MHC Komplex von T-Zellen erkannt werden kann, und dies zur Lyse der peptidtragenden Zellen führt, ist die Lyse von p53-Peptid gepulsten K4B-Zellen (p53 42-50, p53 186-196) in einer Größenordnung, die der von HLA-A2$^+$ Melanomen entsprach.

Zusammenfassung

Aus dem 393 Aminosäuren langen p53 Protein ließen sich mehrere an HLA-A2 bindenden p53 Peptide selektieren, die eine wesentliche Voraussetzung für eine potentielle HLA-A2 restringierte T-Zell Vakzination erfüllen. Die durch T-Zellen vermittelte Lyse von p53-Peptid gepulsten HLA-A2$^+$ Target-Zellen war der Größenordnung nach vergleichbar mit denen der HLA-A2$^+$ Melanome und ist ein erster Hinweis dafür, daß solche p53 Peptidsequenzen nicht nur an den MHC Komplex binden, sondern auch den T-Zellen präsentiert und von ihnen erkannt werden. Damit eröffnet sich ein diagnostisch/therapeutischer Ansatz.

Summary

A series of p53 peptides derived from the 393 amino acid long human protein was identified as HLA-A2 binders, thus fulfilling an essential prerequisite for a potential T-cell based HLA-A2 restricted vaccination therapy. TIL-mediated lysis of p53 peptide pulsed HLA-A2$^+$ target cells comparable to the degree seen for legitimate HLA-A2$^+$ melanoma was noted as a first hint that the p53 peptides do not only bind to the MHC class I molecule but may also be presented to and recognized by T-cells.

Literatur

1. Levine AJ, Momand J, Finlay CA (1991) The p53 tumour suppressor gene. Nature 351:453–455
2. Falk K, Rötschke O, Stevanovic S, Jung G, Rammensee HG (1991) Allele-specific motifs revealed by sequencing of self-peptides eluted from MHC molecules. Nature 351:290–296
3. Storkus WJ, Zeh HJ III, Salter RD, Lotzke MT (1993) Rapid isolation of class I presented peptides from viable cells by mild acid elution. J Immunother 14:94–100
4. Zeh HJ, Leder GH, Tector M, Stuber G, Modrow S, Lotze MT, Storkus WJ (1994) Flow cytometric determination of peptide-class I complex formation. Human Immunol, in press

Dr. med. G.H. Leder, Chirurgische Klinik I, Universität Ulm, Steinhövelstraße 9, D-89070 Ulm

Charakterisierung von Keimbahnmutationen bei Patienten mit familiärer adenomatöser Polyposis (FAP) durch DNA-Sequenzanalyse

Characterization of Germ-Line Mutations in Patients with Familial Adenomatous Polyposis by DNA Sequence Analysis

M. Hahn[1], W. Lamadé[1], J. Gebert[1], M. Kadmon[1], H. Brauch[2], Ch. Herfarth[1] und H.K. Schackert[1]

[1]Chirurgische Universitätsklinik Heidelberg
[2]Institut für Allgemeine Pathologie und Pathologische Anatomie, Technische Universität München

Einleitung

Die familiäre adenomatöse Polyposis ist eine autosomal dominant vererbte Erkrankung mit hoher Penetranz. Im symptomatischen Stadium der Erkrankung treten Hunderte von adenomatösen Polypen in Kolon und Rektum auf, die von verschiedenartigen Tumoren in anderen Organen begleitet werden können. Ohne chirurgische Behandlung entwickeln sich bei betroffenen Patienten meist kolorektale Karzinome [1]. Verschiedene Untersuchungen deuten darauf hin, daß Mutationen im APC-Gen, das auf dem langen Arm des Chromosoms 5 lokalisiert ist, ursächlich an der Entwicklung der FAP beteiligt sind [2]. Die überwiegende Zahl dieser Mutationen, von denen mehr als 60% als Deletionen bzw. Insertionen auftreten, führen zur Synthese eines verkürzten APC-Proteins. Fast alle (97%) Mutationen sind in der ersten Hälfte des APC-Gens lokalisiert [3]. Eine präsymptomatische Diagnostik ist bei Risikopersonen durch DNA-Sequenzanalyse möglich. Die indirekte Genotypanalyse (Kopplungsuntersuchung) erlaubt die Abschätzung des Erkrankungsrisikos in einer Familie nur dann, wenn mindestens zwei Familienangehörige die Krankheit ausgeprägt haben [4]. Ziel war es, eine direkte Genotypanalyse (Sequenzanalyse) im APC-Gen bei FAP-Patienten durchzuführen. Mutationen sind die Grundlage einer präklinischen Diagnostik in betroffenen Familien und ermöglichen die Korrelation von Genotyp (Art der Mutation) und Phänotyp (Ausprägung der Erkrankung).

Material und Methoden

Wir analysierten 32 nicht verwandte Patienten mit bekannter FAP in einem umschriebenen Bereich des Exons 15 (280 bp) unter Verwendung des folgenden Sequenzierungsprimers: 5'-TCCCCGTGACCTGTATG-3'. Die Patienten, die von der Erkrankung betroffen waren und deren Angehörige wurden über das diagnostische Verfahren und dessen Bedeutung aufgeklärt und stimmten dem zu. Patienten-

Chirurgisches Forum 1994
f. experim. u. klinische Forschung
Trede/Seifert/Hartel (Hrsg.)
©Springer-Verlag Berlin Heidelberg 1994

420

DNA wurde nach Standardprotokollen aus Leukozyten des peripheren Blutes isoliert. Ein 1234 bp großer Genabschnitt wurde mittels PCR amplifiziert (Primer 1: 5'-TCAATACCCAGCCGACCT-3', Primer 2: 5'-ATGGTTCACTCTGAACGGA-3'), wobei einer der beiden Primer am 5'-Ende mit Biotin markiert war (Denaturierung 94°C, 1 min; Annealing 55°C, 1 min; Extension 72°C, 2 min; 35 Zyklen; 72°C Extension, 10 min). Das PCR-Produkt wurde mittels einer Streptavidin-Reaktion an Magnetkügelchen gekoppelt (Dynabeads) und die beiden Stränge durch Zugabe von 1 M Natronlauge getrennt. Nach Denaturierung des DNA-Doppelstranges wurde der biotinylierte Einzelstrang magnetisch von dem komplementären Strang getrennt [5]. Der DNA-Einzelstrang diente als Vorlage für die Sequenzierungsreaktion nach Sanger, die unter Verwendung von fluoreszenzmarkiertem dATP durchgeführt wurde. Die Reaktionsprodukte wurden auf einem Sequenzgel aufgetrennt und mittels automatischem Laser-Fluoreszenz-Sequenzierer (A.L.F., Pharmacia) analysiert.

Resultate

Wir analysierten 32 nicht verwandte Familien in einem 280 bp großen Genabschnitt des Exons 15 und fanden vier verschiedene Mutationen in sieben Familien. Zwei dieser Mutationen sind Deletionen (Codon 1055: CATAATAGA zu GAGA; Codon 1061: AAACAAAGT zu AAGT), die zur Verschiebung des Leserasters führen. Die beiden anderen sind Punktmutationen (Codon 1041: CAA zu TAA; Codon 1045: von CAG zu TAG), die direkt in Stopcodons resultieren. Alle vier Mutationen führen somit zum vorzeitigen Kettenabbruch bei der Proteinbiosynthese.

Die nachgewiesenen Mutationen im APC-Gen sind vermutlich ursächlich für die Erkrankung verantwortlich und stellen relevante Kriterien für die präsymptomatische Diagnostik dar. Weitere Analysen von Mutationen im APC-Gen an einem größeren

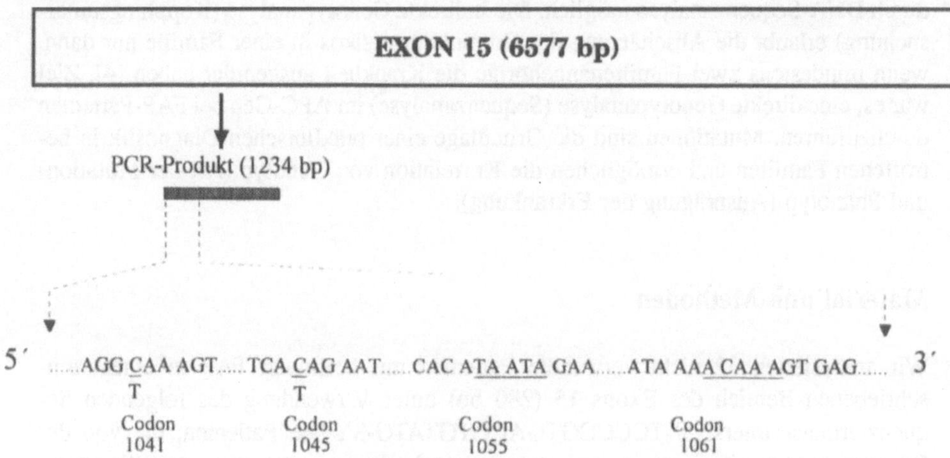

Abb. 1. Lokalisation der APC-Mutationen, Punktmutationen in Codon 1041 (C nach T), Codon 1045 (C nach T) sowie Deletionen in Codon 1055 und 1061 sind unterstrichen

Krankengut werden zeigen, ob es Zusammenhänge zwischen Genotyp und Phänotyp gibt.

Zusammenfassung

Die familiäre adenomatöse Polyposis ist eine autosomal dominant vererbte Erkrankung, die mit Mutationen auf dem APC-Gen einhergeht. In dem von uns analysierten Genabschnitt des Exons 15 (280 bp) zeigten Patienten aus sieben von 32 nicht verwandten Familien vier verschiedene Mutationen. Alle Mutationen waren Deletionen oder Punktmutationen, die zu einer Verkürzung des Proteins führen. Diese Möglichkeit der direkten Genotypanalyse ermöglicht die präsymptomatische Diagnose der Erkrankung bei unabhängigen Personen. Genotyp/Phänotyp-Korrelationen dieses und anderer ursächlich für kolorektale Karzinome verantwortlichen Gene lassen erwarten, daß nicht nur die Ausprägung, sondern auch der Zeitpunkt des Beginn der Erkrankung prognostiziert werden können.

Summary

Familial adenomatous polyposis is an autosomal-dominant inherited disease characterized by mutations in the APC gene. A 280-bp segment of the APC gene was analyzed, and four different mutations were identified in 7 of 32 unrelated patients. All mutations were deletions or point mutations resulting in premature truncation of the protein. This direct sequence analysis allows presymptomatic diagnosis of the disease in independent individuals. Genotype/phenotype correlation in genes involved in the development of colorectal carcinomas may be helpful in predicting the characteristics and onset of the disease.

Literatur

1. Haggitt RC, Reid BJ (1986) Hereditary gastrointestinal polyposis syndromes. Am J Surg Pathol 10:871–887
2. Nishisho I, Nakamura Y, Miyoshi Y, Miki Y, Ando H, Horii A, Koyama K, Utsunomiya J, Baba S, Hedge P, Markham A, Krush AJ, Petersen G, Hamilton SR, Nilbert MC, Levy DB, Bryan TM, Preisinger AC, Smith KJ, Su LK, Kinzler KW, Vogelstein B (1991) Mutations of chromosome $5q^{21}$ genes in FAP and colorectal cancer patients. Science 253:665–669
3. Nagase H, Miyoshi Y, Horii A, Aoki T, Petersen GM, Vogelstein B, Maher E, Ogawa M, Maruyama M, Utsunomiya J, Baba S, Nakamura Y (1992) Screening for germ-line mutations in familial adenomatous polyposis patients: 61 new patients and a summary of 150 unrelated patients. Human mutations 1:467–473
4. Friedel W, Möslein G, Jaeger K, Herfarth C, Propping P (1991) Familiäre adenomatöse Polyposis. Paradigma einer therapierbaren genetischen Krankheit. Dt Ärztebl 88:B851–860
5. Hultman T, Stahl S, Hornes E, Uhlén M (1989) Direct solid phase sequencing of genomic and plasmid DNA using magnetic beads as solid support. Nucl Acids Res 17:4937–4946

M. Hahn, Chirurgische Universitätsklinik Heidelberg, Im Neuenheimer Feld 110, D-69120 Heidelberg

Phase II-Studie zur Prophylaxe und Therapie der Sepsis bei chirurgischen, intensiv-therapiepflichtigen Patienten mit rhG-CSF

Phase II Study with rhG-CSF for Prophylaxis and Treatment of Sepsis in Surgical Intensive Care Patients

W. Gross-Weege[1], M. Weiss[2], M. Wenning[1], M. Schneider[3], C. Ohmann[1] und H. Becker[1]

[1]Klinik für Allgemeine und Unfallchirurgie; [2]Institut für klinische Anästhesiologie; [3]Institut für Blutgerinnungswesen und Transfusionsmedizin, Heinrich-Heine Universität Düsseldorf

Trotz hochpotenter Antibiotika stellen bakterielle Infektionen auch heute noch eine Bedrohung für den chirurgischen Patienten dar, wobei fortschreitende Infektionen häufig in eine schwere Sepsis mit nachfolgendem Organversagen und Tod münden. Die körpereigene Abwehr gegen bakterielle Infektionen stützt sich auf zellulärer Ebene in erster Linie auf funktionstüchtige neutrophile Granulozyten. Fatalerweise lassen sich bei fortschreitender Infektion Granulozytenfunktionsstörungen nachweisen, die bis heute nicht therapeutisch beeinflußt werden konnten. Unter den rekombinant hergestellten Wachstumsfaktoren führt der Granulozyten-Kolonie stimulierende Faktor (rhG-CSF) zu einer gesteigerten Neubildung von Granulozyten im Knochenmark und zu einer Funktionssteigerung reifer Granulozyten [1]. Wir haben daher eine Studie durchgeführt, bei der wir die Wirkung von rhG-CSF bei chirurgischen, intensiv-therapiepflichtigen Patienten untersucht haben.

Methodik

Im Rahmen einer prospektiven Phase II-Studie wurden zwei Kollektive der chirurgischen Intensivstation untersucht: *A* 10 Patienten *ohne Sepsis* aber mit hohem Risiko für eine solche Komplikation (TISS-score > 30 am Aufnahmetag [2]); *B* 10 Patienten *mit Sepsis*. Beide Gruppen wurden 7 Tage bzw. bis zur Verlegung von der Intensivstation mit rhG-CSF behandelt. Die Patienten erhielten 1 µg/kg pro 24 h für drei Tage, dann 0,5 g/kg pro 24 h für weitere 4 Tage. Bei allen Patienten wurde täglich der APACHE II-score, der MOF-score [3], SIRS und Sepsis-Definition [4], und laborchemische Parameter bestimmt. Zielkriterien waren die Verträglichkeit und die Wirksamkeit von rhG-CSF gemessen an der Abnahme der akuten Schwere der Erkrankung (Abfall APACHE II um 4 Punkte innerhalb von 4 Tagen [5]), der Vermeidung bzw. Behebung einer septischen Phase und der Vermeidung eines septisch bedingten Multiorganversagens.

Chirurgisches Forum 1994
f. experim. u. klinische Forschung
Trede/Seifert/Hartel (Hrsg.)
©Springer-Verlag Berlin Heidelberg 1994

Tabelle 1

	Prophylaxe	Sepsis	
Alter	52 ± 6	59 ± 5	
Geschlecht (w/m)	2/8	0/10	
TISS score	$40,3 \pm 2,4$	$45,7 \pm 1,8$	
APACHE II score	$14,1 \pm 1,5$	$18,6 \pm 1,2$	
Septischer Schock	–	6/10	
Diagnose			*Infektherd*
Polytrauma	3		
Ösophagusperforation	3	1	Pleuraempyem bds.
Mesenterialvenenthrombose	1	1	Anastomoseninsuffizienz
Nebenschilddrüsen-Ca-Rezidiv	1		
nekrotisierende Pankreatitis	1	2	infizierte Pseudozyste
intraabdominelle Massenblutung	1		
Ösophaguskarzinom		3	Anastomoseninsuffizienz
blutendes Ulkus duodeni		2	Anastomoseninsuffizienz, Aspirationspneumonie
Duodenalkarzinom		1	Anastomoseninsuffizienz
Klinischer Verlauf			
APACHE II "response"	7/10	8/10	
Multiorganversagen	0/10	4/10	
Mortalität	0/10	4/10	

Ergebnisse

Die Aufnahme-Daten der Patienten sind in Tabelle 1 zusammengefaßt. Als Maß für die Schwere der Erkrankung und damit das Risiko für ein Multiorganversagen in beiden Gruppen kennzeichnet der hohe TISS-score von $40,3 \pm 2,4$ (Gruppe A) bzw. $45,7 \pm 1,8$ (Gruppe B) sowie der initiale APACHE II score von $14,1 \pm 1,5$ (A) bzw. $18,6 \pm 1,2$ (B). Alle Patienten der Prophylaxe-Gruppe (A) waren SIRS-positiv. Bei 6 Patienten aus der Sepsis-Gruppe (B) war der Infektionsherd und damit Auslöser der Sepsis eine Anastomoseninsuffizienz. Die absoluten Granulozyten-Zahlen im Blut stiegen unter rhG-CSF-Therapie im Mittel von 6700/μl auf 17550/μl (A) bzw. 8988/μl auf 13621/μl (B) an. Granulozytäre Vorläuferzellen stiegen im Verlauf um das 5-fache an. In der Prophylaxe-Gruppe entwickelte keiner der Patienten eine Sepsis oder ein Multiorganversagen im Verlauf, keiner der Patienten verstarb. Lediglich ein Patient entwickelte nach Beendigung der rhG-CSF-Therapie eine Insuffizienz der collaren Anastomose nach Ösophagusresektion, ohne systemische Infektionszeichen. In der Sepsis-Gruppe (B) entwickelten 3 Patienten ein Multiorganversagen (MOF) nach Ende der rhG-CSF-Therapie, ein Patient wies ein Multiorganversagen bereits bei Therapiebeginn auf. 3 Patienten verstarben an den Folgen des MOF, ein Patient verstarb an den Folgen einer massiven ösophago-trachealen Fistel. Als Maß für die Wirksamkeit der rhG-CSF Therapie fand sich eine Abnahme der akuten Schwere der Erkrankung gemessen an einem Abfall des APACHE II-scores um 5 Punkte innerhalb von 4 Tagen nach Therapiebeginn bei 7/10 (A) bzw. 8/10 (B) Patienten. Nebenwirkungen der rhG-CSF-Therapie wurden nicht beobachtet.

Diskussion

Mit dieser Studie wurde erstmals ein Medikament zur Verbesserung der körpereigenen Infektabwehr überprüft. Ursprünglich als Wachstumsfaktor zur Behandlung der Neutropenie bei onkologischen Patienten vorgesehen, haben inzwischen vor allem in-vitro Untersuchungen und tierexperimentelle Studien den Nachweis erbracht, daß der Granulozyten-Kolonie stimulierende Faktor (G-CSF) neben der Neubildung von Granulozyten auch die Funktion dieser phagozytierenden Zelle positiv beeinflußt. Substanzspezifische schwerwiegende Nebenwirkungen wurden bisher nicht beobachtet. Am häufigsten werden Knochenschmerzen angegeben, laborchemisch findet sich eine Erhöhung der LDH und der Harnsäure. Keine dieser Nebenwirkungen wurde bei den behandelten 20 Patienten beobachtet, möglicherweise aufgrund der niedrigen Dosis. Bei onkologischen, neutropenischen Patienten beträgt die Standard-Dosis 5 μg/kg pro 24 h, hier wurden die Patienten mit 1 μg/kg pro 24 h behandelt. Diese Dosis wurde gewählt, da zum einen Knochenmarkstimulation nicht erforderlich war, zum anderen erwies sich gerade in in-vitro Studien die Dosis von 1 μg/kg als hinreichend wirksam zur Verbesserung der Granulozytenfunktion. Die hier angedeutete klinische Wirksamkeit, gemessen am Abfall des APACHE II-score, weist der Substanz eine klinische Bedeutung zu, die im Moment noch nicht bewertet werden kann. Um so mehr müssen weitere, vor allem randomisierte Studien den tatsächlichen Benefit von G-CSF aufzeigen.

Zusammenfassung

In einer offenen Phase-II Studie zur Prophylaxe und Therapie der Sepsis wurden 20 Patienten der chirurgischen Intensiv-Station mit rekombinanten humanen Granulozyten-Kolonie stimulierenden Faktor (rhG-CSF) behandelt. Bei den prophylaktisch behandelten Patienten (n = 10) entwickelte kein Patient im Verlauf eine Sepsis oder ein Multiorganversagen, kein Patient verstarb. In der Sepsis-Gruppe (n = 10) trat ein Multiorganversagen bei 4 Patienten auf (drei Patienten nach Beendigung der rhG-CSF Therapie, ein Patient bei Aufnahme). 3 Patienten verstarben an den Folgen des Multiorganversagens, ein Patient verstarb an den Folgen einer massiven ösophago-trachealen Fistel. Substanzspezifische Nebenwirkungen wurden nicht beobachtet.

Summary

An open phase II study with recombinant human granulocyte colony-stimulating factor (rhG-CSF) for prophylaxis and treatment of sepsis was performed in 20 patients admitted to the surgical intensive care uniut. None of the patients ($n = 10$) treated prophylactically developed sepsis or multiple organ failure (MOF); no patient died. In the sepsis group ($n = 10$) 4 patients developed MOF (3 after G-CSF treatment, 1 on admission). Three patients died of MOF, and one patient died of a massive esophageotracheal fistula. Side effects due to rhG-CSF were not noted.

426

Literatur

1. Lieschke GJ, Burgess AW (1992) Granulocyte colony-stimulating factor and granulocyte-macrophage colony-stimulating factor. I. N Engl J Med 327:28–35
2. Keene AR, Cullen DJ (1983) Therapeutic intervention scoring system: update 1983. Crit Care Med 11:1–3
3. Goris RJA, te Boekhorst TPA, Nuytinck JKS, Gimbrère JSF (1985) Multiple-organ failure. Generalized autodestructive inflammation? Arch Surg 120:1109–1115
4. Members of the american college of chest physicians/society of critical care medicine consensus conference committee (1992) American college of chest physicians/society of critical care medicine consensus conference: definitions for sepsis and organ failure and guidelines for the use of innovative therapies in sepsis. Crit Care Med 20:864–874
5. Pilz G, Werdan K (1990) Cardiovascular parameters and scoring systems in the evaluation of response to therapy in sepsis and septic shock. Infection 18:253–262

Dr. W. Gross-Weege, Chirurgische Klinik, Abteilung für Allgemeine und Unfallchirurgie, Heinrich-Heine Universität, Postfach 101007, D-40001 Düsseldorf

Experimentelle Frakturbehandlung mit dem Point-Contact-Fixateur (PC-Fix) – eine in-vivo Studie an Schafen

Experimental Fracture Treatment with the Point Contact Fixator (PC-Fix): An In Vivo Study in Sheep

A.R. Remiger[1,2], M. Predieri[1], S. Tepic[1] und S.M. Perren[1]

[1]AO-Forschungsinstitut, Davos/Schweiz
[2]Klinik für Orthopädische Chirurgie, Kantonsspital, St. Gallen/Schweiz

Einleitung

Bei den konventionellen Plattenosteosynthesen haben sich die Spanngleitlochplatten (DCP, LC-DCP) bewährt. Die Kraftübertragung dieser Implantate beruht auf der Reibung zwischen Platte und Knochen. Eine Auflagefläche bestimmter Größe und die Schraubenfixation in beiden Kortikalis sind für die Stabilität unabdingbar. Der enge Implantat-Knochen-Kontakt und das Einbringen bikortikaler Schrauben verschlechtern aber die periostale und endostale Knochenperfusion. Lokale Kortikalisnekrosen und das nachfolgende Remodelling mit Frühporose der cis-Kortikalis komplizieren die Frakturheilung.

Mit dem Ziel, die Knochendurchblutung nach Plattenosteosynthese so wenig wie nötig zu beeinträchtigen, wurde ein experimentelles Implantat (*Point-Contact-Fixateur, PC-Fix*) entwickelt [5]. Hierbei wurde die Platten-Knochen-Kontaktfläche auf ein Minimum reduziert, d.h. es besteht nur noch ein auf wenige Punkte beschränkter Kontakt. Beim PC-Fix wurde deshalb der Kraftübertragungsmodus vom Implantat auf den Knochen geändert. Spezielle Schrauben verankern sich stabil in der Platte, so daß nur noch die cis-Kortikalis gefaßt werden muß. Die Schraubenfunktion dieser monokortikalen Befestigung des Implantates ist vergleichbar zu sehr kurzen Fixateurpins – daher der Name Punkt-Kontakt-"Fixateur" (PC-Fix). Die Kraftübertragung beruht jetzt vor allem auf Scherkräften am Schraubenhals und nicht mehr auf der Reibung zwischen Platte und Knochen.

Diese Langzeit-in-vivo Studie vergleicht die Frakturheilung an Schafstibiae nach Stabilisierung mit der konventionellen DCP (Arbeitsgemeinschaft für Osteosynthesefragen, AO) bzw. der experimentellen PC-Fix.

Methodik

An 48 Schweizer Bergschafen (weibliche Tiere, Durchschnittsalter 5,6 Jahre, Durchschnittsgewicht 70 kg) wurde eine reproduzierbare Schrägfraktur der rechten Tibia erzeugt. Dazu kerbten wir nach medialem Zugang den Tibiaschaft mit der oszillierenden

Chirurgisches Forum 1994
f. experim. u. klinische Forschung
Trede/Seifert/Hartel (Hrsg.)
©Springer-Verlag Berlin Heidelberg 1994

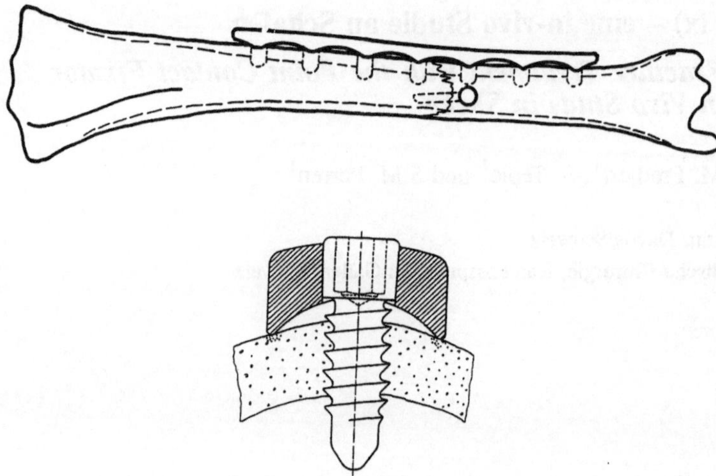

Abb. 1. Point-Contact-Fixateur (PC-Fix): *oben:* Seitansicht des PC-Fix an einer Schafstibia; *unten:* Querschnitt des PC-Fix durch ein Plattenloch. Die Implantat-Knochen-Auflagefläche besteht aus wenigen Punkten, die Platte ist mit speziellen Schrauben nur noch monokortikal befestigt. Der Lastübertragungsmodus beruht nicht auf der Reibung zwischen Implantat und Knochen, sondern auf Scherkräften in den Schrauben [5]

Säge oberflächlich in 45 Grad zur Längsachse an. Mittels einer statischen Dreipunkt-biegevorlast wurde unter gleichzeitiger Torsion mit einem Schlag ein zusätzliches Biegemoment appliziert. Die resultierende Schrägfraktur wurde reponiert und mit einer 3,5 mm Zugschraube in sagittaler Richtung und einer Neutralisationsplatte medialseitig stabilisiert. Man benutzte dazu jeweils eine 4,5 mm 7-Loch DCP (Fa. Synthes) oder einen PC-Fix aus Titan. Alle Schraubenlöcher wurden mit bikortikalen Schrauben (DCP) bzw. monokortikalen Schrauben (PC-Fix) besetzt. Wir wählten vier Beobachtungsintervalle: 12, 24, 48 und 96 Wochen. Sechs Tiere bildeten pro Zeitraum und Implantat eine Gruppe. Es erfolgte eine engmaschige klinische und radiologische Kontrolle und Dokumentation des Heilungsverlaufes. Nach Tötung explantierte man beide Tibiae. Das Implantat wurde entfernt und beide Knochen an der Instron 4302 unter Vierpunktbiegung bis zum Bruch getestet. Die mediale Tibiafläche (ehemalige Plattenseite) war dabei unter Zugspannung. Wir verglichen die Biegefestigkeit der operierten Tibia zur jeweiligen nicht operierten Gegenseite (relative Festigkeit). Man notierte den Frakturverlauf und dokumentierte diesen anhand von Faxitronaufnahmen in zwei Ebenen. Nachfolgend wurden die Tibiae histologisch untersucht.

Ergebnisse

Alle Frakturen konsolidierten klinisch ohne Infekt oder lokalen Komplikationen. Es kam zu keinem Implantatversagen. Nachfolgend werden die Resultate der Festigkeitsuntersuchungen in Prozent der nicht operierten Gegenseite angegeben. Die Ergebnisse sind in Tabelle 1 und 2 zusammengefaßt, sowie in Abb. 2 graphisch dargestellt.

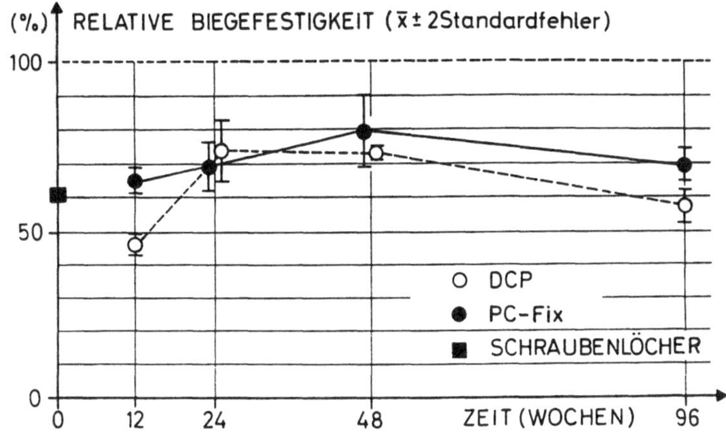

Abb. 2. Relative Biegefestigkeit der Schafstibiae (Mittelwerte ± 2 Standardfehler, n = 6): Die Biegefestigkeit wird in Prozent der intakten Gegenseite angegeben. Die Darstellung der Biegefestigkeiten ist insofern irreführend, da der Unterschied im Fraktur- bzw. Schraubenlochversagen nicht gezeigt wird (Tabelle 2). Bei den DCP-Knochen kam es bei 12 Tibiae zum Frakturversagen gegenüber nur einer Tibia aus der PC-Fix-Gruppe. Dadurch wird der Unterschied in der Biegefestigkeit zwischen beiden Gruppen nach 12 und 96 Wochen noch deutlicher. Das ausgefüllte Quadrat bei 0 Wochen entspricht der Biegefestigkeit eines intakten Knochens, welcher nur mit monokortikalen Schraubenlöchern (Bohrlöcher mit Gewindegängen) versehen ist [2]. Die Biegefestigkeit der PC-Fix-Tibiae liegt bereits ab der 12. Woche über dieser Referenzmarke, die der DCP-Knochen erst ab der 24. Woche

Tabelle 1. Resultate der Biegefestigkeit in % der kontralateralen Tibia (Mittelwerte ± 2 Standardfehler, n = 6)

	12 Wo.	24 Wo.	48 Wo.	96 Wo.
DCP	46 ± 3	74 ± 9	73 ± 2	57 ± 4
PC Fix	65 ± 4	69 ± 7	79 ± 11	69 ± 5

Tabelle 2. Frakturversagen in-vitro nach Plattenentfernung unter Vierpunktebiegung (6 Tibiae pro Gruppe): Es zeigte sich eine deutlich höhere Versagensrate durch die ehemalige Fraktur zu allen Beobachtungsintervallen bei den DCP-Tibiae. Die restlichen Tibiae frakturierten durch Schraubenlöcher

	12 Wo.	24 Wo.	48 Wo.	96 Wo.
DCP	6 von 6	2 von 6	2 von 6	2 von 6
PC Fix	0	0	0	1 von 6

Nach 12 Wochen brachen alle mit der DCP behandelten Tibiae durch die ursprüngliche Frakturfläche (Frakturversagen) bei einer Festigkeit von 46 ± 4% (Mittelwert ± 2 Standardfehler). Die PC-Fix-Tibiae brachen nicht durch die Frakturfläche;

hier frakturierte der Knochen im Test durch eines der distalen Schraubenlöcher (Schraubenlochversagen) bei einer Festigkeit von $65 \pm 4\%$.

Nach 24 Wochen versagten noch immer zwei DCP-Tibiae in der ehemaligen Fraktur. Die Festigkeit der DCP-Knochen betrug $74 \pm 9\%$. Dagegen verliefen die Frakturen der PC-Fix-Tibiae nur durch distale Schraubenlöcher. Hier lag die Festigkeit bei $69 \pm 7\%$.

Nach 48 Wochen entsprach das Ergebnis nahezu dem nach 24 Wochen. Wiederum kam es in den DCP-Gruppen zu jeweils zwei Frakturen durch die ursprüngliche Frakturfläche bei keinem Frakturversagen in der PC-Fix-Gruppe. Die Festigkeiten lagen bei $73 \pm 2\%$ (DCP) bzw. $79 \pm 11\%$ (PC-Fix).

Nach 96 Wochen kam es bei zwei DCP-Knochen und einer PC-Fix-Tibia zum Versagen durch die ehemalige Fraktur. Bei der PC-Fix-Tibia mit dem Frakturversagen zeigte sich radiologisch eine Osteolyse an der plattennahen Kortikalis im ehemaligen Frakturbereich, deren Ursache noch nicht klar ist (histologische Untersuchung läuft). Die Bruchfestigkeit dieser Tibia war 72%. Insgesamt nahmen die Festigkeiten in beiden Gruppen ab und waren bei $57 \pm 4\%$ (DCP) und $69 \pm 5\%$ (PC-Fix).

Radiologisch fiel nach 48 Wochen bei einigen Tibiae der DCP-Gruppe eine deutliche Osteoporose an der plattennahen Kortikalis auf. Bei diesen Tieren wurden die Platten unter sterilen Kautelen entfernt und bakteriologische Untersuchungen des Plattenlagers durchgeführt. Subklinische Infekte wurden dadurch ausgeschlossen.

Diskussion

Die konventionelle Spanngleitlochplatte hat sich über Jahrzehnte bei Frakturen der oberen und unteren Extremität bewährt. Die offene Reposition und interne Stabilisierung von Knochenbrüchen setzt aber einen zusätzlichen Schaden am Knochen und den umgebenden Weichteilen. In den letzten Jahren wurde besonders bei der Plattenosteosynthese die weiträumige Darstellung der Fragmente und die damit verbundene Denudierung der Fragmente und Veränderungen der Knochenstruktur (Frühporose) durch die eng anliegenden Platten kritisiert. Es wurden deshalb viele Studien und Experimente durchgeführt, um diese iatrogenen Schäden zu reduzieren. Unter Rücksicht auf die biologischen Aspekte des Knochens wurde bereits bei der Limited-Contact-DCP (AO) die Auflagefläche deutlich verringert, um die periostale Durchblutung weitgehendst zu schonen. Eine weitere Reduktion der Kontaktfläche war aber wegen der zur Kraftübertragung durch Reibung bedingten Kompression zwischen Platte und Knochen nicht möglich [4]. Mit dem Point-Contact-Fixateur wird nun der konventionelle Kraftübertragungsmodus bei der Plattenosteosynthese verlassen und die Kontaktfläche zwischen Implantat und Knochen auf ein Minimum verkleinert. Die Problematik der iatrogenen Knochenperfusionsschädigung mit einer Heilungsverzögerung durch das Remodelling und die evtl. nachfolgende Sequesterbildung wird verringert. Beim PC-Fix wurde die Auflagefläche auf einzelne Punkte reduziert. Das Implantat wird mit speziellen Schrauben nur noch monokortikal befestigt. Dies schont die periostale und endostale Durchblutung der Fragmente. Die monokortikale Befestigung des PC-Fix spart an Operationszeit, verringert zudem das Risiko von thermischen Schäden durch das Bohren (Kühlung an cis-Kortikalis besser) und minimiert durch die spezielle Verbindung der Schrauben mit der Platte den Metallabrieb (S. Tepic 1993, pers. Mittlg.).

Diese Studie zeigt eine Beschleunigung der Frakturheilung und eine Besserung der Frakturfestigkeit in den ersten 12 Wochen durch Vermeidung der Nekrose und Schwachstelle unter der Platte (keine Kerbwirkung!). Erreicht wird dies durch die Verwendung eines Implantates mit minimalen Auflageflächen und monokortikalen Schrauben (PC-Fix). Dies entspricht den Ergebnissen einer anderen in-vivo Studie, in der subtrochantere Trümmerfrakturen an Schafen mit einer konventionellen Winkelplatte bzw. einer entsprechend einer PC-Fix abgeänderten Winkelplatte (Punktkontakt, monokortikale Schrauben) versorgt wurden. Es zeigte sich nach 12 Wochen ein ähnlicher Unterschied in der relativen Bruchfestigkeit: 54% bei der konventionellen Platte gegenüber 67% bei der PC-Fix [1].

Unter experimentellen Bedingungen ist das Versagen durch die ehemalige Frakturfläche bei den mit der PC-Fix behandelten Tibiae deutlich geringer (total 12 DCP versus 1 PC-Fix). Bereits ab der 12. Woche waren nur noch die Schraubenlöcher der Schwachpunkt der PC-Fix-Tibiae. Die Frakturen waren bereits fester. Dagegen brachen alle DCP-Knochen noch durch die ehemalige Fraktur. Dieses Risiko des Frakturversagens bleibt zu späteren Untersuchungszeiträumen bestehen (2 Frakturversagen pro DCP-Gruppe). Die Ursache des einzigen PC-Fix-Frakturversagens ist noch nicht klar: retrospektiv ist radiologisch eine Osteolyse in der plattennahen Kortikalis im ehemaligen Frakturbereich nachweisbar. Ein Abstrich wurde leider bei der Metallentfernung nicht durchgeführt, die histologische Untersuchung läuft.

Die Platte dient dem Schutz der Fraktur bis zu deren Heilung. Wenn die Festigkeit des ehemaligen Frakturbereiches den Festigkeitswert von Knochen erreicht, welche nur durch Schraubenlöcher geschwächt sind, könnte die Platte entfernt werden. Dies ist bei den PC-Fix-Tibiae bereits nach 12 Wochen der Fall. Die Biegefestigkeit von $65 \pm 4\%$ entspricht der Festigkeit eines intakten Knochens, welcher nur mit Schraubenlöchern (Bohrlöcher mit Gewindegängen) versehen ist (Abb. 2). Laut Frankle et al. weisen frische Kadaverschafstibiae mit 7 monokortikalen Schraubenlöchern (3,2 mm Bohrer, 4,5 mm Gewindeschneider) eine Biegefestigkeit von 61% (58–63%) auf [2]. Eine Plattenentfernung sollte erst durchgeführt werden, wenn das Frakturversagen nur noch minimal ist und die Schutzfunktion der Platte damit nicht mehr nötig ist. Experimentell ist bereits nach 12 Wochen bis auf die o.g. Ausnahme kein Frakturversagen bei den PC-Fix-Tibiae nachweisbar. Bei den DCP-Knochen versagen bis in der 96. Woche mindestens ein Drittel der Tibiae pro Gruppe durch die ursprüngliche Fraktur (Tabelle 2). Die Schutzfunktion des PC-Fix ist damit nach der 12. Woche nicht mehr nötig und dieser kann im Experiment entfernt werden [3].

Die Festigkeitsabnahme nach der 24. Woche kann als Effekt der sog. Streßprotektion durch die Platte interpretiert werden. Bei den DCP-Tieren zeigte sich in der 96. Woche eine deutliche Porose unter der Platte, was der geringeren Bruchfestigkeit entsprechen kann (57% relative Bruchfestigkeit DCP versus 69% bei PC-Fix). Diese lokale Spätporose darf nicht mit der Frühporose verwechselt werden, welche durch die o.g. implantatbedingten Durchblutungsstörungen entsteht.

Zusammenfassung

Es läßt sich zeigen, daß in der Frakturbehandlung unter experimentellen Bedingungen mit der PC-Fix eine beschleunigte Festigkeitszunahme und Frakturheilung im Vergleich zu konventionellen Platten möglich ist. Dadurch ist das Risiko des Frakturversagens deutlich vermindert, die Knochen brechen, wie erwartet, durch Schraubenlöcher und nicht durch die konsolidierte Fraktur. Eine Plattenentfernung kann somit im Experiment frühzeitig durchgeführt werden. Es sind noch weitere Studien mit diesem experimentellen Implantat notwendig, um zu beobachten, inwieweit diese Resultate auf die Klinik übertragbar sind.

Summary

Conventional plates rely on friction against the bone for load transfer. Bicortical screw anchorage and a relatively large plate-to-bone contact area are needed for stability. Vascular damage to the bone due to periosteal compression and bicortical screw insertion across the bone leads to local bone necrosis and subsequent porosis due to bone remodeling. With the new point contact fixator (PC-Fix) the mode of load transfer was changed to minimize the implant-to-bone contact area to points only. Special screws are locked securely in the plate; therefore only the near cortex needs to be engaged. The screw serves as a pin or a peg, not as an anchor [5]. This in vivo study compared the fracture healing in 48 Swiss mountain sheep between the experimental point contact fixator and the conventional dynamic compression plate. After killing the sheep the plate was removed, and the bone was tested for strength in the four-point bending mode with the implant side under tension. The results of this experiment suggest a greatly accelerated healing process of PC-Fix treated fractures. In fact, no refracture through the original fracture was observed, with a single exception at 96 weeks. After 12 weeks the critical site on PC-Fix treated bones are the screw holes, not the fracture, and the implant may possibly be removed [3, 5].

Literatur

1. Baumgärtel F, Perren SM, Rahn BA, Gotzen L (1992) Operative treatment of experimental comminuted subtrochanteric femur fractures in sheep – clinical relevance. OTA Annual Meeting, Minneapolis, Oct. 1992
2. Frankle MA, Tepic S, Foglar C, Perren SM (1992) A comparison of the effect between cancellous autologous bone graft, tricalcium phosphate, and titanium screws on cortical defects. Proc Annual Meeting OTA, Minneapolis, p 142
3. Frankle MA, Tepic DS, Perren SM, Foglar C (1993) Can plate design and/or filling screw holes with bioactive material diminish refracture rates after plate and screw removal? Annual Meeting OTA, New Orleans 1993
4. Perren SM, Buchanan J (1991) The concept of biological plating using the limited contact-dynamic compression plate (LC-DCP). Injury [Suppl] 22(1):1–41

5. Tepic S, Predieri M, Plavijanic M, Lippuner K, Monney G, Foglar C, Frankle M, Remiger A, Rahn B, Perren SM (1992) Internal fixation with minimal plate-to-bone-contact. Proc 38th Annual Meeting ORS

Dr. med. A. Remiger, Orthopädische Chirurgie, Kantonsspital, CH-9007 St. Gallen, Schweiz
Dr. sci., Dipl. Ing. S. Tepic, AO-Forschungsinstitut, Clavadelerstraße, CH-7270 Davos-Platz, Schweiz

Die Resorption von Albumin und Maltose
von syngenen und allogenen Dünndarmtransplantaten bei Ratten

The Absorption of Albumin and Maltose
in Syngeneic and Allogeneic Small Bowel Transplants of Rats

J. Seifert[1], U. Zybur[1], D. Deltz[2] und P. Schroeder[1]

[1]Experimentelle Chirurgie, Klinik für Allgemeine Chirurgie und Thoraxchirurgie,
 Universität Kiel
[2]Friedrich-Ebert-Krankenhaus, Neumünster

Einleitung

Bei der allogenen Transplantation des Dünndarmes müssen 3 Probleme gelöst werden: das technische Problem, die immunologischen Aspekte, die bei der Dünndarmtransplantation schwieriger sind als bei der Nieren- oder Herztransplantation, und nicht zuletzt die Funktion des transplantierten Organs, die beim Dünndarm in der Resorption von Proteinen, Kohlenhydraten, Fetten, Mineralien und Vitaminen besteht. Im Rattenmodell ist durch eine adäquate Immunsuppression ein langfristiges Überleben von allogenen Dünndarmtransplantaten gewährleistet. 2 Faktoren beeinflussen die Verdauung und Resorption von Nahrungsstoffen: einmal die Abstoßungsreaktion und zum anderen die Immunsuppression. Um den Einfluß der Abstoßung unberücksichtigt lassen zu können, wurden die Untersuchungen an langfristig funktionierenden (3 Monate) allogenen Dünndarmtransplantaten vorgenommen. Dabei wurde Resorptionsleistung von immunsupprimierten allogenen Dünndarmtransplantaten verglichen mit nicht immunsupprimierten syngenen Transplantaten bzw. normalen unbehandelten Ratten.

Patienten und Methodik

Die orthotope Transplantation des Dünndarmes wurde in einer 2-Schnitt-Operationstechnik durchgeführt [2], wobei die allogen transplantierten Tiere (DA×Lewis, n = 8), Gruppe A, anfänglich mit 15 mg Cyclosporin A (CyA) und langfristig mit 2,5 mg CyA behandelt wurden. Sowohl die syngen transplantierten Tiere (Lewis×Lewis, n = 69, Gruppe B), als auch die Kontrolltiere der Gruppe D (n = 6) blieben unbehandelt, während die Kontrolltiere der Gruppe C (n = 6) mit Cyclosporin A wie in Gruppe A behandelt wurden, jedoch nicht transplantiert waren. 3 Monate nach der Transplantation wurden Resorptionsuntersuchungen mit radioaktiv markiertem Albumin (50 mg) und mit Maltose (1 g) durchgeführt. Mittels eines Magenschlauches wurden die Testsubstanzen gelöst in 3 ml H_2O intragastral verabreicht. In regelmäßigen Zeitabständen wurden Blutproben aus den Schwanzvenen entnommen und darin die Konzentration des radioaktiv markierten Albumins mittels eines Beckman-Szintillationszählers und

Chirurgisches Forum 1994
f. experim. u. klinische Forschung
Trede/Seifert/Hartel (Hrsg.)
©Springer-Verlag Berlin Heidelberg 1994

die Glukosekonzentration mittels eines Beckman-Glukoanalysers bestimmt. Der makromolekular resorbierte Eiweißanteil im Serum wurde durch Radiochromatographie ermittelt. Die Resorptionsraten für Albumin wurden aus der im Magen-Darm-Trakt verbliebenen Restmenge bestimmt, dazu wurde am Ende des Versuches das Tier getötet, der Magen-Darm-Trakt in toto herausgenommen und die darin verbliebene Radioaktivität gemessen. Aus der ursprünglich verabreichten Menge und der Restmenge am Versuchsende läßt sich die Resorptionsrate berechnen. Für die Bestimmung der Resorptionsrate von Maltose wurde ähnlich verfahren. Statistisch signifikante Unterschiede wurden mit dem Wilcoxon-Test überprüft, wobei $p < 0,05$ als signifikant bezeichnet wurde.

Ergebnisse

Wie die Abb. 1 zeigt, bestehen bezüglich der Resorption von Albumin erhebliche Unterschiede zwischen transplantierten Tieren und nicht transplantierten Kontrolltieren. Schon 10 min nach der Applikation von radioaktiv markiertem Albumin können bei den nicht transplantierten Kontrolltieren (Gruppe C, D) signifikant höhere Konzentrationen beobachtet werden als bei den transplantierten Tieren (Gruppe A, B). Die niedrigsten Konzentrationen wurden bei syngen transplantierten Tieren (Gruppe B), die nicht mit Cyclosporin A behandelt waren, gemessen. Auffallend ist weiterhin, daß mit Cyclosporin A behandelte Kontrolltiere ohne Transplantation (Gruppe C) die höchsten Konzentrationen von resorbiertem Albumin zeigen. Die Werte liegen bis auf den 6-h-Wert immer über denen von völlig unbehandelten Kontrolltieren. Auch die Konzentrationswerte der allogen transplantierten Tiere, die mit Cyclospo-

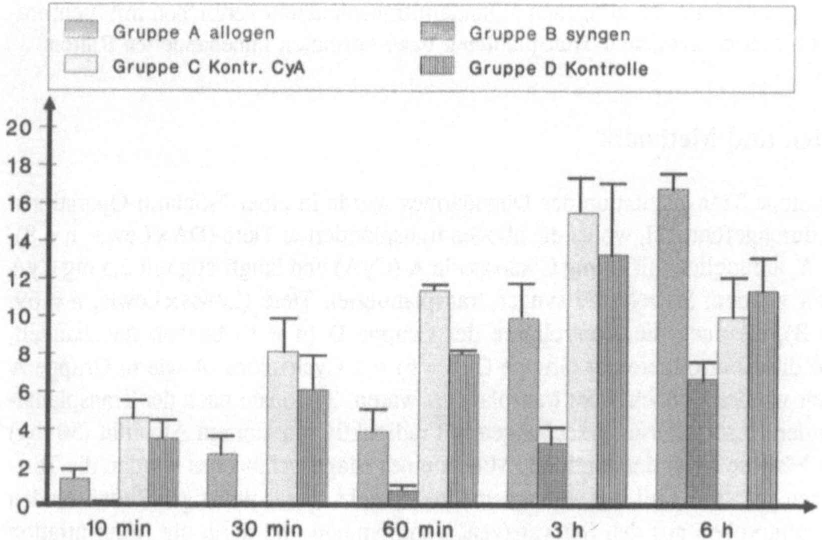

Abb. 1. Resorbiertes Albumin in 1 ml Serum (% appl. Dosis$\times 10^{-2}$)

Tabelle 1. Glucosekonzentrationen im Serum (mg/dl) nach oraler Maltoseapplikation

	0	10 min	30 min	60 min	3 h	6 h
Gruppe A (allogen)	85 ± 2,2	107 ± 5,3	138 ± 5,9	180 ± 19,2	169 ± 21,2	131 ± 7,0
Gruppe B (syngen)	85 ± 4,5	114 ± 9,6	154 ± 12	182 ± 11,5	137 ± 16,4	125 ± 3,3
Gruppe C (Kontrolle CyA)	89 ± 5,6	124 ± 7,9	144 ± 10,7	149 ± 10,3	136 ± 4,9	131 ± 6,9
Gruppe D (Kontrolle)	93 ± 5,6	150 ± 14,6	161 ± 5,8	170 ± 11,7	144 ± 8,3	142 ± 6,1

rin A behandelt wurden, liegen zu jedem Zeitpunkt signifikant über den Werten der syngen transplantierten Tiere ohne Immunsuppression. Die säulenchromatographische Auftrennung des radioaktiv markierten Albumins im Serum ergab bei allen Gruppen gleich einen makromolekularen Anteil zwischen 1%–2,5%.

Ganz ähnliche Unterschiede, wie sie sich in den Konzentrationen im Blut widerspiegeln, findet man auch bezüglich der Resorptionsraten von Albumin. Die geringste Resorptionsrate innerhalb der Resorptionszeit von 6 h findet man mit $17,8 \pm 2,31\%$ bei syngen transplantierten Tieren. Wesentlich höher mit $28,5 \pm 2,8\%$ liegt sie bei allogenen Transplantaten. Insgesamt sind die Resorptionsraten bei transplantierten Tieren signifikant niedriger als bei nicht transplantierten Kontrolltieren, wobei die Cyclosporin A behandelten Kontrolltiere die höchste Resorption von $51,2 \pm 4,5\%$ zeigten, während völlig unbehandelte Tiere eine Resorptionsrate von $43,2 \pm 6,5\%$ aufwiesen.

Während bezüglich der Albuminresorption zwischen transplantierten und nicht transplantierten Tieren, aber auch durch die Behandlung mit Cyclosporin A bedingt, große Unterschiede feststellbar waren, ist die Resorption von Maltose in allen Versuchs- und Kontrollgruppen gleichförmig (s. Tabelle 1). Auch die Resorptionsraten nach 6 h Resorptionszeit waren in allen Fällen 100%, d.h. es konnte weder Maltose noch Glukose in der Spülflüssigkeit des Magen-Darm-Traktes festgestellt werden.

Diskussion

Die Ergebnisse bezüglich der Resorption von Kohlenhydraten durch den transplantierten Darm entsprechen früheren Beobachtungen, wie sie schon von Oki et al. [4] mitgeteilt wurden. Die Proteinresorption ist von Kreuzer et al. [3] mit Hilfe von Bilanzierungsuntersuchungen bei transplantierten Ratten beobachtet worden. Dabei wurde eine verminderte Proteinaufnahme und Verwendung festgestellt. Auch die vorliegenden Ergebnisse belegen eine signifikant verminderte Proteinresorptionsleistung des transplantierten Darmes. Was jedoch bislang nicht beobachtet wurde, ist der positive Einfluß von Cyclosporin A auf die Proteinresorption. Cyclosporin A steigert nicht nur beim transplantierten Darm, sondern auch bei einem unbehandelten Kontrolldarm die Resorption von Albumin. Sigalet et al. [5] beschrieb, daß der Cyclosporin A behandelte normale Darm keine Änderung der Proteinresorption im Vergleich zu unbehandelten Tieren zeigt. Das steht im Widerspruch zu den vorliegenden Ergebnissen. Die Untersuchungen von Axt [1] belegen, daß die durch Cyclosporin A bedingte Steigerung der Proteinresorption auf eine vermehrte Resorption von nicht degradierten Makromolekülen zurückzuführen ist. Dadurch würde der mit Cyclosporin A immunsupprimierte Organismus bei jeder Nahrungsaufnahme einer erhöhten Gefahr einer Nahrungsmittelsensibilisierung ausgesetzt sein. Da jedoch die Immunsuppression auch die Nahrungsmittelsensibilisierung unterdrückt, kommt dieser Mechanismus nur bei niedrig dosierter Immunsuppression bzw. ausschleichenden Dosen zum Tragen.

Zusammenfassung

Mit Cyclosporin A immunsupprimierte allogene Dünndarmtransplantate wurden bezüglich ihrer Resorptionsleistung überprüft und verglichen mit nicht immunsupprimierten syngenen Dünndarmtransplantaten und nicht transplantierten Kontrolltieren. Während bei transplantierten Tieren die Resorption von Albumin signifikant vermindert ist, ist die Resorption von Maltose völlig unverändert. Sowohl Cyclosporin A behandelte transplantierte Tiere als auch nicht transplantierte Cyclosporin A behandelte Kontrolltiere resorbieren Albumin signifikant stärker als nicht immunsupprimierte Tiere. Cyclosporin A hat somit einen resorptionssteigernden Effekt auf die Proteinresorption, nicht aber auf die Kohlenhydratresorption. Dieser Effekt kommt den allogen transplantierten Tieren bezüglich ihrer Resorptionsleistung zugute.

Summary

Allogeneic small bowel grafts treated with cyclosporin A were compared with regard to the absorption of albumin and maltose with syngeneic small bowel grafts without immunosuppression and with control animals. The absorption of albumin was significantly reduced in transplanted animals, whereas the absorption of maltose remained unchanged. Treatment with cyclosporin A increased the absorption of albumin in transplanted as well as in nontransplanted control animals. Cyclosporin A increased the absorption of proteins but not the absorption of carbohydrates. Allogeneic transplanted animals profited by this effect.

Literatur

1. Axt G (1991) Der Einfluß einer Immunsuppression mit Ciclosporin A auf die Resorptionsrate von Humanalbumin aus dem Magen-Darm-Trakt bei erwachsenen Ratten. Med Inauguraldissertation Kiel
2. Deltz E (1984) Die allogene Dünndarmtransplantation. Funktionelle und morphologische Untersuchungen der Abstoßungs- und der Transplantat-gegen-Wirt-Reaktion (GVHR) im Rattenmodell. Zuckschwerdt, München
3. Kreuzer M, Kirgeßner M, Ascherl R, Heinz S, Meier J, Maderholz H (1990) Quantitative effects of allogeneic small bowel transplantation on nutrient digestion and on body protein balance as determined in vivo in rats. Res Exp Med 190:323–335
4. Oki K, Maeda K, Nakamura K (1989) Orthotopic small intestine transplantation in the rat – How long a small intestinal graft is necessary? Transplant Proc 21:2909–2912
5. Sigalet DL, Knetman NM, Thomson ABR (1991) The effect of cyclosporin on normal bowel. Transplantation 51:1296–1302

Prof. Dr. J. Seifert, Experimentelle Chirurgie, Klinik für Allgemeine Chirurgie und Thoraxchirurgie, Universität Kiel, Michaelisstraße 5, D-24105 Kiel

Beschleunigte Herztransplantatabstoßung nach Vorbehandlung mit MHC-I-Spenderpeptiden: Hinweis auf die Rolle einer alternativen Antigenerkennung in der Abstoßungsreaktion

Accelerated Cardiac Allograft Rejection After Immunization with MHC I Donor Peptides: Evidence for the Role of Indirect Antigen Recognition in Allograft Rejection

Ch. Dufter[1], P. Terneß[1], S. Post[2], J. Thies[2], G. Otto[2] und G. Opelz[1]

[1]Abteilung für Transplantationsimmunologie; [2]Abteilung für Allgemeine Chirurgie, Chirurgische Universitätsklinik Heidelberg

Einleitung

Fremdantigene werden von antigenpräsentierenden Zellen aufgenommen, in Bruchstücke von 10–20 Aminosäuren gespalten und auf der Zellmembran zusammen mit MHC-Molekülen exprimiert [1]. Nur in dieser *indirekten* Form können sie in der Regel von T-Zellen erkannt werden. Eine Ausnahme bilden fremde MHC-Moleküle, die bei Organ- und Zelltransplantationen von den T-Zellen des Empfängers unprozessiert erkannt werden. Diese *direkte* Erkennung der Spenderantigene war bis vor kurzem der einzig bekannte Mechanismus zur Induktion einer Abstoßungsreaktion [2]. Fangmann, Dalchau und Fabre zeigten 1992 erstmals, daß die indirekte Erkennung von Spender MHC-Molekülen bei der Abstoßung von Hauttransplantaten eine Rolle spielt [3]. In einem vergleichbaren Tiermodell untersuchten wir die Wirkung von Peptiden aus dem Spender-MHC-I-Komplex auf die Abstoßung von Herztransplantaten. Durch Behandlung mit Spenderpeptiden wurde ausschließlich der indirekte Erkennungsweg aktiviert. Somit konnte die Wirkung der indirekten Erkennung auf die Abstoßungsreaktion analysiert werden.

Material und Methoden

Zwei Peptide aus dem variablen Abschnitt der α_1- und der α_2-Helices des MHC-I-Moleküls der DA Ratte (RT1$^{\mathrm{av1}}$) wurden synthetisiert (Saxon Biochemicals, Hannover, Deutschland). Die Aminosäuresequenzen der Peptide lauten:

α_1: HN-Pro-Glu-Tyr-Trp-Glu-Gln-Gln-Thr-Arg-Ile-Ala-Lys-Trp-Glu-Gln-Ile-Tyr-Arg-Val-Asp-Leu-Arg-Thr-OH und

α_2: HN-Thr-Arg-Asn-Lys-Trp-Glu-Arg-Ala-Arg-Tyr-Ala-Glu-Arg-Leu-Arg-Ala-Tyr-Leu-Glu-Glu-Gly-Thr-Cys-OH

6–8 Wochen alte Lewis-Ratten (RT1^{l}) (n = 9) erhielten zweimal im Abstand von 4 Wochen eine Injektion beider Peptide. Die erste Behandlung erfolgte subkutan mit jeweils

Chirurgisches Forum 1994
f. experim. u. klinische Forschung
Trede/Seifert/Hartel (Hrsg.)
©Springer-Verlag Berlin Heidelberg 1994

100 μg α_1-Peptid in die rechte und 100 μg α_2-Peptid in die linke Hinterpfote zusammmen mit 50 μl komplettem Freundschen Adjuvans. 4 Wochen später erhielten die Tiere eine zweite Gabe der beiden Peptide zusammen mit inkomplettem Freundschen Adjuvans in beide Vorderpfoten. 8 Wochen nach der ersten Behandlung wurde ein DA-Herz (RT1^{avl}) heterotop in den Bauchraum der vorbehandelten Tiere transplantiert [4]. Die Transplantatfunktion wurde zweimal täglich im EKG überwacht und das Ausbleiben der Herzstromkurve als Zeitpunkt der Abstoßung gewertet. Eine Kontrollgruppe von 11 Tieren erhielt eine Behandlung allein mit Freundschem Adjuvans. Antikörper gegen beide Peptide wurden in einem ELISA bestimmt. Dazu wurden Mikrotiterplatten mit 0,5 μg α_1- oder α_2-Peptid pro Kavität beschichtet. Danach wurde in aufeinanderfolgenden Schritten Serum der Tiere vor und nach der Behandlung, Maus F(ab')$_2$ anti-Ratten-Immunglobulin (Jackson Immunoresearch Laboratories; West Grove, PA) und PNP-Substrat zugegeben. Die Extinktionswerte wurden bei einer optischen Dichte von 405 nm gemessen.

Ergebnisse und Diskussion

Die Transplantatüberlebenszeiten der behandelten Tiere im Vergleich zur Kontrollgruppe sind in Tabelle 1 aufgeführt. Die Behandlung mit MHC-I-Peptiden führte zu einer signifikanten Verkürzung der Herztransplantatüberlebenszeit (p < 0,01; Wilcoxon-Test).

Tabelle 1. Transplantatüberlebenszeit. Die Behandlung mit Peptiden des Spender-MHC-I-Moleküls führt zu einer signifikanten Verkürzung der Überlebenszeit heterotoper Herztransplantate im Vergleich zur Gruppe nicht behandelter Kontrolltiere (p < 0,01)

Behandlung	Transplantatüberlebenszeit (Stunden)	Mittelwert ± STD (Stunden)
MHC-I-Peptide	107, 110, 113, 117, 117, 121, 125, 132, 142	121 ± 11
Kontrollgruppe	140, 145, 159, 161, 165, 182, 187, 195, 199, 226, 271	180 ± 36

Vier Wochen nach der ersten Injektion konnten Antikörper sowohl gegen α_1- als auch α_2-Peptid nachgewiesen werden. Die Extinktionswerte zum Zeitpunkt der Transplantation waren signifikant höher als die Werte vor Behandlungsbeginn bzw. die Werte der Kontrollgruppe zum Zeitpunkt der Transplantation (Tabelle 2) (p < 0,01; Student t-Test). Dieses Ergebnis zeigt, daß beide Peptide immunogen waren. Die Produktion von Antikörpern ist ein T-Zell-abhängiger Vorgang, der eine indirekte Erkennung des Immunogens durch die T-Zellen voraussetzt. Somit zeigt die Anwesenheit von Antikörpern, daß die Peptide von T-Zellen indirekt erkannt wurden. Die vorliegende Untersuchung unterstreicht damit die Bedeutung der indirekten Erkennung von Spenderantigenen in der Abstoßungsreaktion.

Tabelle 2. Nachweis von Antikörpern gegen MHC-I-Peptide im ELISA: Sera vor Behandlung mit Spender-MHC-I-Peptiden und zum Zeitpunkt der Transplantation (Tx) wurden in einem ELISA untersucht. Es findet sich ein signifikanter Anstieg der Extinktionswerte zum Zeitpunkt der Transplantation im Vergleich zu den Werten vor Behandlung ($p < 0,01$)

Behandlung	Zeitpunkt	Extinktionswerte (Mittelwerte $\pm$ STD)	
		α_1-Peptid	α_2-Peptid
MHC-I-Peptide	vor Behandlung	300 $\pm$ 90	400 $\pm$ 40
	vor Tx	740 $\pm$ 260	660 $\pm$ 160
Kontrollgruppe	vor Tx	300 $\pm$ 90	410 $\pm$ 90

Zusammenfassung

Die vorliegende Arbeit untersucht den Einfluß der indirekten Erkennung von Spender-MHC-Antigenen auf das Überleben eines allogenen Herztransplantates. Lewis-Empfängertiere wurden mit einer zweimaligen subkutanen Injektion zweier Peptide aus den α_1- und α_2-Helixbereichen des MHC-I-Moleküls des Spendertieres behandelt. 8 Wochen nach der ersten Behandlung erhielten die Empfängertiere ein heterotopes Herztransplantat einer DA-Ratte. Die Behandlung ging einher mit der Bildung von Antikörpern gegen beide Peptide und mit einer beschleunigten Abstoßung der Herztransplantate. Diese Ergebnisse zeigen, daß die indirekte Erkennung von MHC-I-Antigenen bei der Transplantatabstoßung eine wichtige Rolle spielt.

Summary

The effect of indirect recognition of MHC I donor antigen on the survival of cardiac allografts was investigated. Lewis recipients were treated twice with subcutaneous injections of two different peptides derived from the α_1 and α_2 helices of the MHC I donor molecule. Eight weeks after the first treatment the recipients received a heterotopic DA heart transplant. Immunization was associated with the formation of antibodies to both peptides and with accelerated allograft rejection. These results indicate that indirect recognition of MHC I antigens plays an important role in transplant rejection.

Literatur

1. Berzofsky JA, Brett SJ, Streicher GZ, Takahashi H (1988) Antigen processing for presentation of T lymphocytes: function, mechanisms and implications for the T-cell repertoire. Immunol Rev 106:5–31
2. Hong SC, Chelouche A, Lin RH et al. (1992) An MHC interaction site maps to the aminoterminal half of the T cell receptor α chain variable domain. Cell 69:999–1009

3. Fangmann J, Dalchau R, Fabre J (1992) Rejection of skin allografts by indirect allorecognition of donor class I major histocompatibility complex peptides. J Exp Med 175:1521–1529
4. Ono K, Lindsey ES, Creech O (1969) Transplanted rat heart: Local graft irradiation. Transplantation 7:176–182

Danksagung

Meinen allerbesten Dank an Martina Finger, Monika Jung, Christiane Hain und Tamer Koru für ihre wertvollen Ratschläge und ihre freundliche und hilfsbereite Begleitung dieser Arbeit.

Ch. Dufter, Abteilung für Transplantationsimmunologie, Institut für Immunologie, Im Neuenheimer Feld 305, D-69120 Heidelberg

Experimentelle laparoskopische Choledochojejunostomie mit Ableitung nach Y-Roux

Experimental Minimally Invasive Choledocho-Jejunostomy and Drainage via Roux-en-Y Loop

O. Schöb, R. Schmid, R. Schlumpf und F. Largiadèr

Departement Chirurgie, Klinik für Viszeralchirurgie und Forschungsabteilung, Universitätsspital Zürich

Einleitung

Seit Einführung der miminal invasiven Chirurgie wurde wiederholt in experimentellen und klinischen Anwendungen über palliative, chirurgische Galledrainagen berichtet [1, 2]. Die meisten Arbeiten zeigten, daß der minimal invasiv angelegte, chirurgische biliäre Bypass nur mittels einer inkorrekten und damit im Langzeitverlauf kaum überzeugenden chirurgischen Technik ausgeführt werden konnte. Wenn es darum geht, den chirurgischen Bypass mit seiner erwiesenermaßen besseren Langzeit-"patency-rate" gegenüber den endoskopischen Bypassverfahren wieder in den Vordergrund zu rücken, bedarf es einer laparoskopischen Technik, die der offenen in keiner Weise nachsteht. Durch ihre minimale Invasivität stellt sie keine wesentlich größere Belastung für den Patienten dar als die Endoskopie, besitzt jedoch den Vorteil, daß gleichzeitig minimal invasiv auch eine duodenale (enterale) Obstruktion behoben werden kann. Aufbauend auf unserer experimentellen laparoskopischen Doppelbypasstechnik (Cholezystojejunostomie und Gastroenterostomie mit zwei Roux-Y-Schlingen [3, 4] wurde eine minimal invasive Technik entwickelt mit dem Ziel, einen chirurgisch technisch und funktionell überzeugenden, biliären Bypass herstellen zu können.

Methodik

Bei 10 Schweinen von durchschnittlich 47 kg (41–56 kg) wurde in Rückenlage über 5 Trokarzugänge (4 à 10 mm, 1 à 18 mm) und einem CO_2-Pneumoperitoneum mit 14 mmHg in Halothan (1,5%)-Lachgas (6 l/min)-Narkose operiert.

Operationstechnik: Zunächst wurde eine proximale Jejunumschlinge ausgewählt und das Mesenterium radiär inzidiert. Mit einem von uns entwickelten laparoskopischen Gerät (Endo-Purse-String Applicator and Linear Resector (EPR)) [4] wurde diese Schlinge durchtrennt unter gleichzeitiger Plazierung einer Tabaksbeutelnaht am proximalen Schenkel. Nach Dilatation eines Ports auf 33 mm wurde ein 25 mm Cirkular-staplerkopf (CDH, Ethicon) in das proximale Ende eingebracht und durch Verknotung der Tabaksbeutelnaht fixiert. Der abführende Schenkel wurde nach distal mobilisiert,

Chirurgisches Forum 1994
f. experim. u. klinische Forschung
Trede/Seifert/Hartel (Hrsg.)
©Springer-Verlag Berlin Heidelberg 1994

bis er spannungsfrei durch den 33 mm Zugang ausgeleitet werden konnte. Durch direktes Einführen des CDH 25 mm und videoassistiertem Aufladen von 70 cm abführender Schlinge wurde die Fußpunktanastomose nach antimesenterialer Perforation mit dem Zentraltrokar angelegt [3].

Der D. choledochus wurde dann supraduodenal freigelegt, distal gekippt und durchtrennt. Durch die ausgeleitete, abführende Darmschlinge wurde nun das mit einem PGA-Stent bestückte Anastomosengerät für kleinkalibrige Anastomosen eingeführt. Der vorgetriebene Zentraltrokar perforierte die Darmschlinge antimesenterial analog der Anwendung eines Zirkularstaplers. Der resorbierbare Stent aus Polyglukonsäure (PGA, 35 mm, $\emptyset$ innen 3,2 mm, $\emptyset$ außen 4,2 mm, hergestellt in unserem Labor), welcher auf dem Zentraltrokar sitzt, wurde in den Gallengang vorgeschoben und dort durch Anziehen eines vorgelegten Endoloops (Ethicon) im Gallengang fixiert (Abb. 1). Durch Vorschieben des mittleren Rohres wurde der Darm über den Gallengang gestülpt und invertiert (Abb. 2). Das äußere Rohr wurde nun vorgeschoben, bis der auf dem mittleren Rohr vorgespannte Gummiring (entspannter Innendurchmesser 8 mm, Stärke 1,2 mm) über das Ende des Instrumentes rutscht und den Darm direkt auf den Stent tragenden Gallengang fixiert (Abb. 2, Pfeil). Das Anastomosengerät konnte dann aus dem "stenttragenden" Gallengang entfernt werden und das blinde Ende der abführen Schlinge mit einem Linear Cutter 60 mm (Ethicon) anastomosennahe verschlossen werden (Abb. 3). Abbildung 4 erläutert die Situation nach Ausstoßung des Stentes. Postoperativ volle Ernährung ab 4. Tag, Verlaufsbobachtung 3 Monate unter wöchentlicher Gewichtskontrolle und der Cholestaseparameter. Abschließend Kontrastinjektion (Gastrografin) in Gallenblase und Autopsie mit Histologie.

Ergebnisse

Es zeigten sich normal funktionierende biliäre Bypässe ohne Anstieg der Cholestaseparameter und konstanter Gewichtszunahme von 4,5 kg pro Woche in 9 von 10 Tieren. Ein Tier mußte nach 6 Wochen Beobachtungszeit euthanasiert werden wegen einer Invagination 2 Meter proximal der Ileocökalregion, jedoch weit entfernt von den Anastomosen, welche unauffällig waren. Bei 9 Tieren war die Röntgenkontrastuntersuchung normal (Abb. 5). Bei der Autopsie fanden wir keine Stentreste, histologisch normale Schleimhaut und Anastomosen ohne entzündliche Infiltrate (Abb. 5). Die durchschnittliche Operationszeit lag bei 82 min (55–125 min). In einem Fall war die Choledochojejunostomie genau auf der Höhe der D. cysticus Einmündung, und wir stellten überraschend (keine erhöhten Cholestaseparameter) eine massive Dilatation der intra- und extrahepatischen Gallenwege fest. Radiologisch bestand geringgradig verzögerter Kontrastmittel-Ablauf durch eine stenotische Anastomose. Möglicherweise lag der Stent mit seinem Ende im D. cysticus und der Galleabfluß konnte, solange der Stent nicht resorbiert war, nur über die Poren des Stentanteiles, welcher in den D. choledochus ragte, erfolgen.

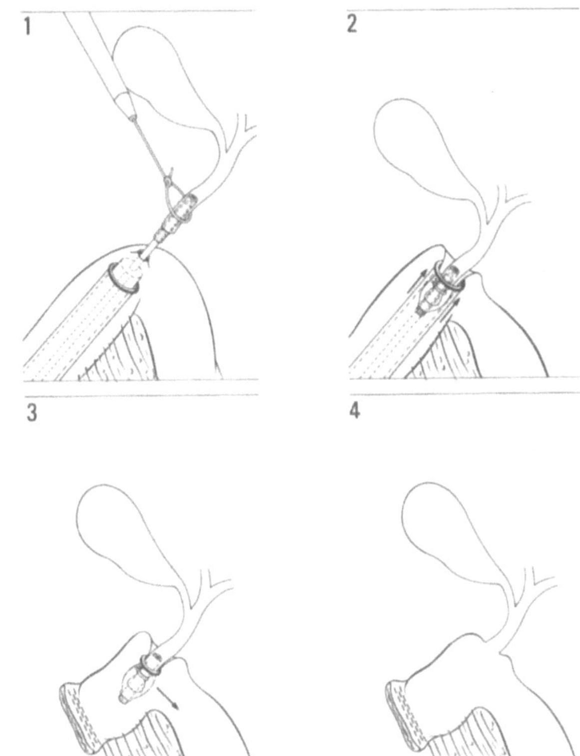

Abb. 1. Situation nach antimesenterialer Perforation mit dem "stenttragenden" Zentraltrokar, welcher bereits in den Gallengang vorgeschoben ist

Abb. 2. Invertierter Darm über dem vorgeschobenen mittleren Rohr. *Pfeil*: vorgeschobener Gummiring kurz vor den Abgleiten über das mittlere Rohr

Abb. 3. Situation nach Entfernung des Staplers und Verschluß der abführenden Schlinge

Abb. 4. Choledochojejunostomie nach endoluminaler Ausstoßung des Fremdmaterials (Stent/ Gummiring)

Diskussion

Diese neuartige laparoskopische Anastomosentechnik hat zweifellos einige sehr ermutigende technische Finessen: Sie ist schnell ausführbar und führt zu einer temporären Schienung, ohne letztlich Fremdmaterial zu hinterlassen. Die Heilung erfolgt direkt sero-serös in gut durchblutetem Gewebe. Stent, Endoloop und Gummiring werden nach erfolgter Heilung zusammen mit etwas nekrotischem Gewebe durch das Darmlumen ausgestoßen (Abb. 6). Im Bereich der Anastomose liegen weder Klammern noch Nahtmaterial. Die entzündlichen Reaktionen sind entsprechend gering. Weitere Entwicklungen dieser Anastomosentechnik werden durch Verwendung röntgendichter Stentmaterialien, die die zeitlichen Abläufe besser erfassen helfen, und durch den Einsatz an großkalibrigen viszeralen Hohlorganen andere Anwendungsgebiete aufzeigen.

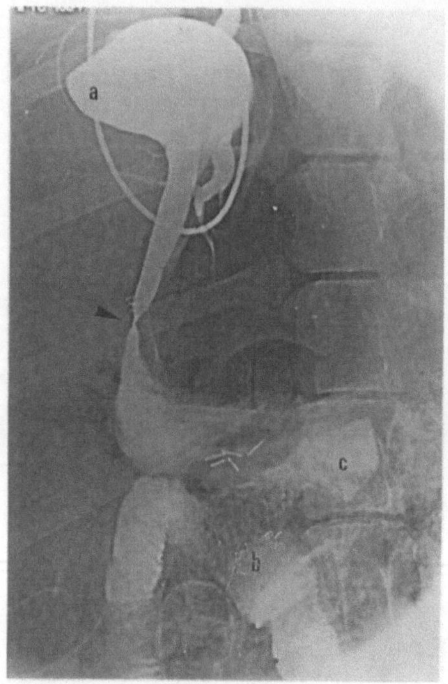

Abb. 5. *a* Gallenblase, dahinter unauffällige intrahepatische Gallenwege. *b* Fußpunktanastomose CDH 25 mm (Ethicon). *c* Roux-Y-Schlinge. *Pfeil*: Choledocho-Jejunostomie, dahinter Klips am distalen Choledochusstumpf

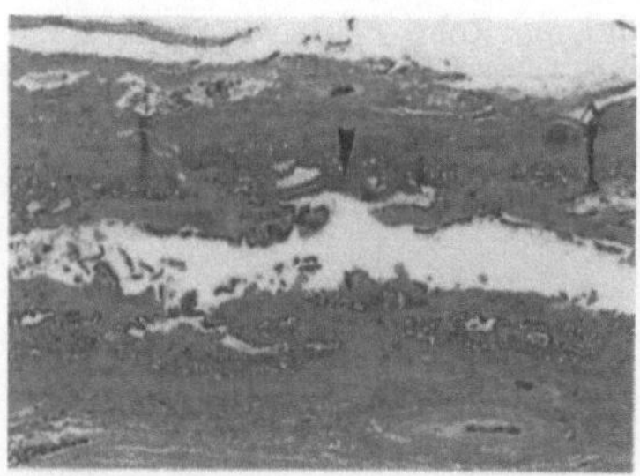

Abb. 6. Histologie der Anastomosenregion nach 3 Monaten. *Pfeil*: Übergangszone Gallenweg-Darmepithel

Zusammenfassung

Mit Hilfe des Endo-purse-string Applicator und Linear Resector (EPR) sowie eines kleinkalibrigen neuen Anastomosengerätes ist es möglich, experimentell einen laparoskopischen biliären Bypass mit einer end-zu-seit Choledochojejunostomie und einer Ableitung nach Roux-Y herzustellen. In 9 von 10 Tieren resultierte bei einer Verlaufsbeobachtung von drei Monaten ein stenosefreier, effizienter biliärer Bypass. Mit dieser Technik wird die laparoskopische biliäre Drainage möglicherweise zum Eingriff der 1.

Wahl in der palliativen Behandlung des Pankreaskarzinomes, insbesondere dann, wenn gleichzeitig eine duodenale Obstruktion zur minimal invasiven Behandlung ansteht.

Summary

Using the EPR and the presented device for anastomoses of small diameter it is feasible to perform experimentally laparoscopic choledocho-jejunostomy and drainage via Roux-en-Y loop. Nine of ten animals showed patent and leak-free bypass after 3 months. This technique opens the way to a safe and rapid minimally invasive biliary bypass and would be the method of choice for palliative treatment of malignant jaundice, especially if simultaneous treatment of gastric outlet obstruction is necessary.

Literatur

1. Fletcher DR, Jones RM (1992) Laparoscopic cholecystojejunostomy as palliation for obstructive jaundice in inoperable carcinoma of pancreas. Surg Endosc 6:147–149
2. Shimi S, Banting S, Cuschieri A (1992) Laparoscopy in the management of pancreatic cancer: endoscopic cholecystojejunostomy for advanced disease. Br J Surg 79:317–319
3. Schöb O, Schlumpf R, Kunz M, Uhlschmid GK, Largiadèr F (1993) Technique of laparoscopic cholecystojejunostomy with a Roux-en-Y loop. Surg Laparosc Endosc 3:386–390
4. Schöb O, Schlumpf R, Schmid R, Meyenberger C, Largiadèr F (1994) Experimenteller laparoskopischer Bypass der Gallenwegs- und Duodenumobstruktion. Schweiz Med Wochenschr, in press

Dr. med. O. Schöb, Klinik für Viszeralchirurgie, Kantonsspital, Rämistraße 100, CH-8091 Zürich, Schweiz

Pathophysiologische Aspekte des CO_2-Pneumoperitoneums (PP) – Eine tierexperimentelle, standardisierte Untersuchung

Pathophysiological Aspects of the CO_2-Pneumoperitoneum: An Experimental Study

J.H. Gebhardt[1], H. Schaube[1], D. Loose[2] und I. Röttger[1]

[1]Klinik für Allgemeine Chirurgie und Thoraxchirurgie; [2]Abteilung für Anaesthesie, Christian-Albrechts-Universität, Kiel

Einleitung

Neue Entwicklungen haben einen immer breiteren Einsatz der laparoskopischen, minimal-invasiven Chirurgie in der Abdominalchirurgie ermöglicht. Dies hat zur Folge, daß vermehrt Patienten mit cardiopulmonalen und renalen Risikofaktoren mit dieser Methode operiert werden können. Detaillierte Analysen der pathophysiologischen Auswirkungen des CO_2-PP auf den Organismus liegen dabei nur vereinzelt vor [1]. Es wurde daher tierexperimentell, standardisiert die Auswirkung des CO_2-PP auf die Herz-Kreislauffunktionen und die Beatmungsparameter untersucht, um so der klinischen Situation eine Grundlage zu geben.

Methodik

Bei Schafen (n = 8, 40–60 kg) wurden in einer Intubationsnarkose das CO_2-PP mit einem intraabdominalen Druck (IAP) von 15 oder 30 mmHg für 90 min aufgebaut. Die Anaesthesie erfolgte mit Halothan-Lachgas (Halothan 1%, O_2/N_2O 3:1) und einem Atemhubvolumen von 700 ml bei einer Atemfrequenz von 15/min. Anschließend wurde ein dreilumiger Swan-Ganz-Thermodilutionskatheter in die A. pulmonalis zur Messung des Herzzeitvolumens (HZV) und des zentral-venösen Druckes (ZVD) eingebracht. Zusätzlich wurden die A. und V. femoralis sowie die A. carotis kanüliert und an den Monitor PM 8010 (Draeger) zur linearen Druckmessung angeschlossen. Die Messung der end-tidalen CO_2-Konzentrationen (VeCO$_2$) erfolgte linear in der Expirationsluft durch den Beatmungsautomaten Cicero (Draeger). Der intraösophageale Druck (IÖP) wurde über eine in den Ösophagus eingebrachte Sonde und den PM 8010 erfaßt. Die Werte für den Schlagindex (SI) ergeben sich aus dem HZV und der Herzfrequenz (HF), die des transmuralen Rechts-Vorhofdrucks (TMP) aus dem

Chirurgisches Forum 1994
f. experim. u. klinische Forschung
Trede/Seifert/Hartel (Hrsg.)

ZVD und dem IÖP, die des peripheren Widerstandes (PR) aus dem HZV und des peripher-arteriellen Druckes.

Ergebnisse

Bereits initial trat nach Aufbau des PP eine deutliche Reduktion des HZV ein (Abb. 1). Die Herzfrequenz blieb unverändert, es trat eine Abnahme des SI ein (Tabelle 1). Der ZVD stieg unmittelbar deutlich an. Der IÖP, als Maß für den intrathorakalen Druck, steigt stärker als der ZVD. Der TMP fällt daher ab (Abb. 2). Der VP (V fem.) nimmt zu und ist während des PP konstant erhöht. Der periphere Widerstand steigt anfangs deutlich an, fällt zum Ende des PP aber wieder auf den Ausgangswert. Der $VeCO_2$ steigt bei beiden Versuchsgruppen initial nach Aufbau des PP bis zum Versuchsende linear an (Tabelle 1).

Tabelle 1. Auswirkung des CO_2-Pneumoperitoneums bei einem intraabdominalen Druck (IAP) von 15 bzw. 30 mmHg auf den Schlagindex (SI), den peripheren Widerstand (PR), den peripner-venösen Druck (VP) und den end-tidalen CO_2 ($VeCO_2$) des Expirationsvolumens

t (min)	SI (ml)	PR (kPamin/l)	VP (mmHg)	$VeCO_2$ (%)
IAP 15 mmHg				
0	53 ± 5	3,1 ± 0,24	9 ± 1,2	30 ± 7
10	44 ± 4	4,5 ± 0,5	16 ± 3	32,5 ± 9
90	54 ∓ 4	2,8 ± 0,8	17 ± 2,8	40 ± 10
120	60 ± 8	2,6 ± 0,6	8 ± 2,1	35,5 ± 7
IAP 30 mmHg				
0	54 ± 5,2	3,0 ± 0,3	8,5 ± 1,3	26 ± 5,6
10	48 ± 4,8	2,95 ± 0,36	31 ± 3,6	32,6 ± 7,1
90	47 ± 5,1	2,95 ± 0,27	32 ± 3,4	48 ± 10,4
120	58 ± 6,4	2,87 ± 0,45	8,0 ± 2,4	42,4 ± 8,4

Unterschiede zwischen den Versuchsgruppen waren beim HZV und dem TMP zu sehen. Beim PP mit einem IAP 30 mmHg kommt es, trotz höheren Ausgangswertes, initial nicht zu einer Reduktion des HZV wie beim PP mit 15 mmHg IAP. Nach Ablassen des PP kommt es beim IAP von 30 mmHg zu einem wesentlich deutlicheren Anstieg als beim IAP von 15 mmHg. Der TMP fällt beim IAP von 15 mmHg stärker als beim IAP von 30 mmHg.

Im Verlauf des PP normalisierten sich das HZV, der SI (15 mmHg), der TMP sowie PR und erreichten fast die Ausgangswerte. Der VP und der $VeCO_2$ bleiben unverändert hoch. Nach Ablassen des PP kommt es unmittelbar zu einem starken Anstieg des HZV, des SI und insbesondere des TMP. Die Equilibrierung der Herz-Kreislaufverhältnisse ist erst nach weiteren 60–75 min erreicht.

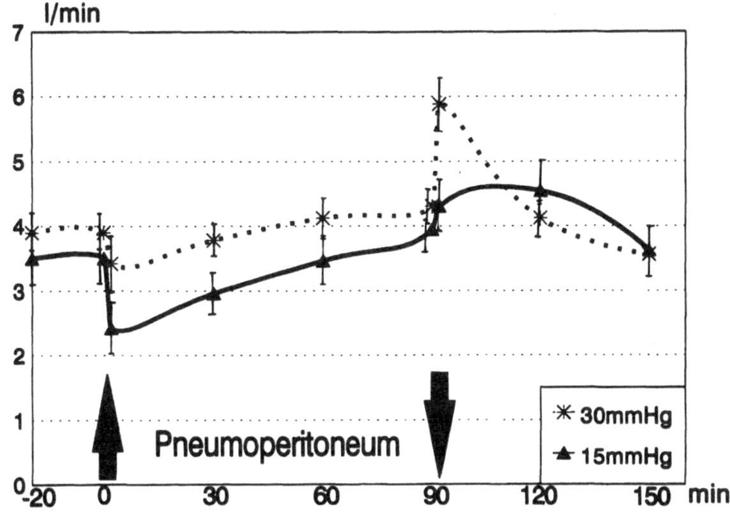

Abb. 1. Auswirkung des CO_2-Pneumoperitoneums bei einem intraabdominellen Druck (IAP) von 15 bzw. 30 mmHg auf das Herzzeitvolumen beim Schaf (n = 8)

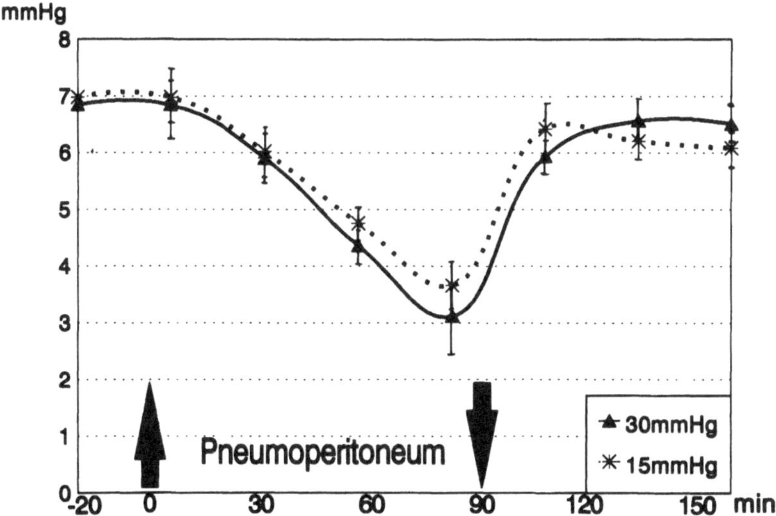

Abb. 2. Auswirkung des CO_2-Pneumoperitoneums bei einem intraabdominellen Druck von 15 bzw. 30 mmHg auf den transmuralen Rechtsvorhofdruck beim Schaf (n = 8)

Diskussion

Der Aufbau des PP führt bereits initial zu einer Kreislaufbelastung. Der Abfall des TMP zeigt eine verminderte Vorlast an. Hierfür könnte ein verminderter venöser Rückfluß aus der unteren Peripherie, mit Umverteilung des Volumens, bei erhöhtem intraabdominellen Druck verantwortlich gemacht werden. Darauf weist auch der erhöhte

VP als Zeichen einer venösen Stase in der V. femoralis hin. Diese venöse Stase wurde auch von Beebe et al. gesehen [2]. Die Nachlast ist ebenfalls alteriert, der PR steigt initial an. Die Abnahme des Herzzeitvolumens kann durch einen verminderten venösen Rückfluß aus der Peripherie und den erhöhten peripheren Widerstand erklärt werden. Dies scheint beim IAP von 15 mmHg stärker ausgeprägt als beim IAP von 30 mmHg. Beim IAP von 30 mmHg sinkt der TMP lediglich um 2 cmH_2O (Tabelle 1). Der höhere intraabdominelle Druck führt hier zu einem Auspressen der intraabdominellen venösen Speicher. Ähnliche hämodynamische Effekte sind beim Hydroperitoneum und beim PP mit inerten Gasen zu beobachten [1, 3]. Diese Alterationen werden also nicht durch das resorbierte CO_2 hervorgerufen. Unter dem PP erfolgt eine Adaptation an die geänderten Druckverhältnisse. Nach Desufflation kommt es dann zu einer deutlichen cardialen Belastung mit maximalem Anstieg des HZV durch vermehrten venösen Rückfluß und Reduktion der Nachlast. Die in dieser Studie beobachtete Adaptation und der nach Desufflation ansteigende HZV könnte die unterschiedlichen Befunde in der Literatur erklären. So sahen Ivankovich et al. ebenfalls eine Reduktion des HZV, Kelman et al. hingegen eine Zunahme [3, 4]. Diese Ergebnisse zeigen eine deutlichere Kreislaufbelastung. Die initiale Reduktion des HZV und der erhöhte Widerstand könnte bei Patienten mit coronaren Risikofaktoren, Klappenvitien oder Hypovolämie eine cardiale Ischämie verursachen. Volumenbelastungen sollten aufgrund der beobachteten Umverteilungen vermieden werden. Bei Patienten mit cardialen Risikofaktoren und klinischen Zeichen der Herzinsuffizienz (NYHA III–IV) sollte, bis weitere klinische Ergebnisse vorliegen, ein engmaschiges perioperatives Monitoring erfolgen.

Zusammenfassung

Es wurde tierexperimentell die Auswirkung des PP auf die Herz-Kreislaufverhältnisse untersucht und nach Aufbau des PP Herzzeitvolumen, Schlagindex, transmuraler Rechtsvorhofdruck, peripherer Widerstand und peripher-venöser Druck protokolliert. Das CO_2-PP führt bereits initial zu einer vermehrten cardialen Belastung. Das HZV nimmt bis zu 30% ab. Ursache ist der erhöhte periphere Widerstand als Anzeichen für eine Zunahme der Nachlast. Die Vorlast wird durch einen verminderten venösen Rückfluß aus der Peripherie und das Auspressen der intraabdominellen venösen Speicher alteriert. Nach Ablassen des PP steigt das HZV dann über die Ausgangswerte an. Die Ergebnisse zeigen eine deutliche Kreislaufbelastung durch das CO_2-PP. Bei Patienten mit cardialen Risikofaktoren sollte daher ein engmaschiges Monitoring erfolgen.

Summary

On the basis of increased experience, more older patients, many of whom often present cardiovascular risks, are now being treated by laparoscopic surgery. We therefore investigated the influence of the pneumoperitoneum (PP) on cardiac output, stroke index, transmural right atrial pressure, peripheral resistance, and peripheral venous pressure.

Cardiac output decreases, even initially, up to 40%, which is caused by increased peripheral resistance, an indicator of afterload. The preload is altered by a reduction of the venous reflux out of the periphery and an emptying of the intraabdominal venous system. After desufflation of the PP, cardiac output rises far above normal. These results indicate strong cardiac stress under PP. Patients with cardiovascular risks should therefore only be treated by laparoscopy if there is substantial and intensive monitoring.

Literatur

1. Wurst H, Finsterer U (1990) Pathophysiologische und klinische Aspekte der Laparoskopie. Anaesth Intensivmed 31:187–197
2. Beebe DS, McNavin MP, Boyle M, Letourneau JG, Abrams JH, Goodale RL (1991) Evidence of venous stasis after abdominal insufflation for laparoscopic cholecystectomy. Anaesthesiol 77 (3A):148
3. Ivankovitch AD, Miletich DJ, Albrecht RF, Hyman HJ, Bonnet RF (1975) Cardiovascular effects of intraperitoneal insufflation with carbon dioxide and nitrous oxide in the dog. Anaesthesiol 42:281
4. Kelman GR, Swapp GH, Smith I, Benzie RJ, Gordon NLM (1972) Cardiac output and arterial blood-gas tension during laparoscopy. Br J Anaesth 44:1155

Dr. J.H. Gebhardt, Klinik für Allgemeine Chirurgie und Thoraxchirurgie, CAU Kiel, Arnold-Heller-Straße 7, D-24105 Kiel

Hämodynamische und respiratorische Veränderungen während laparoskopischer Colonresektionen

Hemodynamic and Respiratory Changes During Laparoscopic Colon Resection

S. Asoklis[1], F. Mertzlufft[1], U. Hildebrandt[2] und W. Lindemann[2]

[1]Klinik für Anaesthesiologie und Intensivmedizin; [2]Chirurgische Klinik, Universität des Saarlandes, Homburg/Saar

Einleitung

Laparoskopische Colonresektionen werden bei benignen und malignen Erkrankungen durchgeführt. Beim Coloncarcinom sind die onkologischen Regeln der konventionellen Chirurgie auf die laparoskopische Verfahrenstechnik übertragbar. Meist handelt es sich um ältere Patienten mit erhöhtem perioperativen Risiko. Das Pneumoperitoneum und die erforderlichen Lageveränderungen des OP-Tisches bedingen hämodynamische und respiratorische Veränderungen. Diese wurden bei gynäkologischen und urologischen Eingriffen sowie laparoskopischen Cholezystektomien beschrieben [1, 3]. Die Einflüsse der Lageveränderung in Kombination mit dem Pneumoperitoneum (druckkontrolliert, konstant 12 mmHg) während LCR wurden bei 12 Patienten bezüglich der hämodynamischen und respiratorischen Situation untersucht. Parallel hierzu erfolgte die Bestimmung entsprechender Laborwerte.

Patienten und Methodik

12 Patienten (w = 6, m = 6) im Alter zwischen 18 und 83 Jahren (MW: 51,5 J) wurden untersucht. Die Körpergröße lag zwischen 185 und 156 cm (MW 168,8 cm), das Körpergewicht zwischen 57 und 87 kg (MW 70,7 kg). Die Narkose wurde als balancierte Anästhesie durchgeführt, mit Halothan oder Isofluran in einem O_2/NO_2-Gemisch entsprechend einer FiO_2 von 0,35 und bedarfsadaptierter Gabe von Fentanyl und Pancuronium. Die Beatmung erfolgte volumenkontrolliert und in Abhängigkeit vom endtidalen pCO_2 ($petCO_2$, mmHg), die Angleichung an den endtitalen pCO_2 erfolgte primär solange über die Erhöhung des Atemzugvolumens, bis ein Atemwegsspitzendruck von 35 mmHg erreicht war. Das Monitoring umfaßte kontinuierliche EKG-Ableitung (V5), endtidale pCO_2-Messung, Druckmessung in A. radialis, V. jugularis externa bzw. interna und in der V. femoralis (Sirecust 960, Fa. Siemens), die partielle arterielle Sauerstoffsättigung ($psaO_2$; %) (Pulsoxy invivo 4500 plus 1, Invivo research INC USA), Herzfrequenz (l/min) und Beatmungsdruck (mbar) (Narkosegerät Sulla 808V oder AV1, Fa. Dräger).

Chirurgisches Forum 1994
f. experim. u. klinische Forschung
Trede/Seifert/Hartel (Hrsg.)
©Springer-Verlag Berlin Heidelberg 1994

Die Registrierung der Parameter erfolgte in Abhängigkeit von der jeweiligen Lagerung (Patient flach/horizontal, seitgekippt, Oberkörper tief, Kombination von Oberkörper tief plus seitgekippt) bzw. bei hämodynamisch wirksamen intraoperativen Besonderheiten. Vor Anlage des Pneumoperitoneums (12 mmHg) wurde der Patient in die späteren unterschiedlichen Positionen gelagert und die dabei gemessenen hämodynamischen Parameter als Kontrollwerte notiert.

Blutgasanalysen erfolgten arteriell und zentralvenös (V. jugularis, V. femoralis) zu definierten Zeitpunkten: nach Narkoseeinleitung, 5–10 min nach Anlage des Pneumoperitoneums, 5–10 min nach Ablassen des Pneumoperitoneums und 1 h nach Extubation. Gemessen wurden bei den Laborwerten pH, pO_2, pCO_2, Base excess, HCO_3^-, K^+, COHb, Laktat und Ammoniak.

Respiratorisch wurde Beatmungsdruck, Atemminutenvolumen, Atemfrequenz, $petCO_2$, hämodynamisch die Druckverhältnisse in rechtem Vorhof bzw. V. cava superior, V. cava inferior und A. radialis erfaßt. Neben den hämodynamischen und respiratorischen Veränderungen sollte analysiert werden, in welchem Maß die CO_2-Respiration die Blutgasanalysen beeinflußt, d.h. ob es zu unterschiedlichen pCO_2-Anstiegen im arteriellen und venösen Schenkel kommt, außerdem inwieweit das Kapnoperitoneum klinisch durch Laktat- und/oder Ammoniakanstieg zu erfassen ist.

Die vorliegende statistische Auswertung berücksichtigt zunächst die hämodynamischen Parameter, den Beatmungsdruck und den alveolären pCO_2 ($petCO_2$) und erfolgte mit einfaktorieller Varianzanalyse (One-Way, SPSS/PC+) ($p < 0,05$). Die hier angegebenen Werte sind Mittelwerte mit Standardabweichung.

Ergebnisse

Die Op-Dauer lag zwischen 120 und 240 min. Signifikante Unterschiede ergaben die Auswertungen der ZVD-Werte: die Druckwerte in der Vena jugularis bei veränderter Patientenlage *mit* Pneumoperitoneum ($17,7 \pm 10,2$ mmHg) differierten zu den Werten *vor* Anlage des Pneumoperitoneums ($8,6 \pm 5$ mmHg). Bei den in der V. femoralis registrierten Werten zeigten sich außerdem signifikante Druckunterschiede nach Anlage des Pneumoperitoneums und Lageveränderung des Patienten (*vor* Pneumoperitoneum $8,9 \pm 6,2$ mmHg, *mit* Pneumoperitoneum bei flacher Rückenlage des Patienten $12,2 \pm 11,7$ mmHg, *mit* Pneumoperitoneum bei veränderter (kopftief/seitgekippt) Patientenlage $19,3 \pm 11,7$ mmHg). Signifikante Unterschiede zeigte auch der systolische Blutdruck, nämlich bei den Meßwerten *mit* Pneumoperitoneum und veränderter Patientenlage im Vergleich zu den Meßwerten *ohne* Pneumoperitoneum (*vor* Pneumoperitoneum 121 ± 15 mmHg, *mit* Pneumoperitoneum bei veränderter Patientenlage 129 ± 14 mmHg). Diastolischer wie systolischer Blutdruck zeigten bei Abweichungen von der horizontalen Lagerung *mit* (71 ± 12 mmHg) und *ohne* Pneumoperitoneum (63 ± 13 mmHg) signifikante Unterschiede.

Keine signifikanten Unterschiede zeigten sich dagegen bei der Herzfrequenz. Auch der Beatmungsdruck (Peak und Plateau) zeigte signifikante Unterschiede zwischen den gemessenen Werten *mit* Pneumoperitoneum bei veränderter Position des Patienten (Peak 26 ± 4 mbar; Plateau 21 ± 5 mbar) im Vergleich zu den erfaßten Werten *vor* Anlage des Pneumoperitoneums (Peak 21 ± 4 mbar; Plateau 15 ± 5 mbar). Beim Plateaudruck zeigten sich signifikant unterschiedliche Ergebnisse *mit* Pneumoperitoneum und unveränderter (flacher) Lage (Plateau 18 ± 6 mbar) im Vergleich zu den Ergebnissen bei Pneumoperitoneum mit veränderter (kopftief und/oder links oder rechts gekippt) Position des Patienten. Der petCO$_2$ wies signifikante Unterschiede auf zwischen den gemessenen Werten *mit* Pneumoperitoneum bei veränderter Position des Patienten (Kopftief-Lage und/oder links/rechts gekippte Position) (36 ± 3 mmHg) und den erfaßten Werten *vor* Anlage des Pneumoperitoneums (34 ± 3 mmHg) und *mit* Pneumoperitoneum in unveränderter (horizontaler) Lage (34 ± 6 mmHg).

Diskussion

Hämodynamische und respiratorische Veränderungen durch Erhöhung des intraabdominellen Druckes und unterschiedliche Lagerung sind in der Literatur beschrieben [3, 4], allerdings mit teilweise widersprüchlichen Ergebnissen. Ivankovich et al. [2] fanden bei tierexperimentellen und Joris et al. [3] bei laparoskopischen Cholezystektomien am Menschen eine Minderung des venösen Rückstroms bei gleichzeiig erheblicher Zunahme des peripheren Gefäßwiderstandes (vermutlich durch Freisetzung vasokonstriktiver Mediatoren, z.B. Vasopressin). Zusammen mit einer Kompression der großen Gefäße (durch den erhöhten intraabdominellen Druck) waren eine Senkung der Vorlast und eine Erhöhung der Nachlast zu beobachten. Die Auswertung der vorliegenden Parameter zeigte ebenfalls eine Druckerhöhung in der V. jugularis nach Anlage des Pneumoperitoneums, die jedoch erst nach zusätzlicher Lageveränderung des Patienten signifikant unterschiedliche Werte im Vergleich zu den Werten vor Pneumoperitoneum boten. Wodurch es letztlich zu dem venösen Druckanstieg kommt, bedarf der weiteren Analyse. Diskutiert werden können eine Erhöhung des peripheren Gefäßwiderstandes, ein vermehrter venöser Rückstrom bedingt durch die Lagerung oder eine obere Einflußstauung aufgrund der intraabdominellen Druckerhöhung. Dies gilt ebenso für die Ergebnisse in der V. femoralis. So fanden Beebe et al. [1, 5] (bei laparoskopischen Cholezystektomien) eine Druckerhöhung in der V. femoalis, gleichzeitig aber, durch Untersuchung mit Doppler, eine Verminderung der Pulsation. Ob die hier gefundenen Ergebnisse mit der Kompression der Vena cava inferior und erhöhtem intravasalen Volumen in den unteren Extremitäten oder durch erhöhten peripheren Gefäßwiderstand zu erklären sind, kann vorliegend noch nicht weiter differenziert werden.

Der Anstieg des Blutdruckes dagegen scheint auf eine Erhöhung des peripheren Widerstandes oder auf verstärkte Kontraktion durch sekundär erhöhten intrathorakalen Druck mit Erhöhung des endsystolischen Speichervolumens zurückzuführen sein.

Der signifikante Anstieg des Beatmungsdruckes schließlich läßt sich am ehesten durch den erhöhten intraabdominellen Druck erklären, mit der Folge des Zwerchfellhochstandes, Verringerung des intrathorakalen Volumens und Erhöhung des intrathorakalen Druckes. Keine der beobachteten Veränderungen verlangte jedoch anästhesiologische Gegensteuerung oder gar einen Stop bzw. Abbruch der Operation.

Zusammenfassung

Die vorläufigen Resultate bei LCR zeigen zum Teil signifikante hämodynamische und respiratorische Änderungen gegenüber Messungen ohne Pneumoperitoneum, bedingt durch das Pneumoperitoneum und die Position, und zwar in Form eines signifikanten Anstieges des invasiv gemessenen Blutdruckes, der Drücke in der V. jugularis und V. femoralis, beim $petCO_2$ sowie beim Beatmungsdruck. Die bisher untersuchten Patienten zeigten allerdings eine gute Toleranz gegenüber diesen Veränderungen, in keine Fall mußte therapeutisch interveniert werden. Trotzdem sollten "minimal-invasive Chirurgie" bei LCR nicht mit "minimaler Anästhesie" und minimalem Monitoring gleichgesetzt und die pathophysiologischen Veränderungen intraoperativ nicht unterschätzt werden. Dies gilt insbesondere bei kardialen oder pulmonalen Vorerkrankungen und so lange, wie noch keine entsprechenden Untersuchungen vorliegen.

Summary

The results demonstrate partially significant hemodynamic and respiratory changes, affected by the pneumoperitoneum and positioning, for example, a significant increase in arterial pressure, vein pressure (v. jugularis, v. femoralis), increase in $petCO_2$, and respiration pressure, compared to results without pneumoperitoneum. All patients examined until now have shown good tolerance of the hemodynamic and respiratory changes. Nevertheless, minimally invasive surgery does not imply minimal anesthesia. A variety of pathophysiological changes occur due to LCR, potentially jeopardizing patients with cardiac and/or pulmonary diseases in particular. Further studies are required, particularly with respect to patients at risk.

Literatur

1. Beebe DS, McNevin MP, Belani KG, Letourneau JG, Crain MR, Goodale RL (1992) Evidence of venous stasis after abdominal insufflation for laparoscopic cholecystectomy. Anesthesiology 77:A148
2. Ivankovich AD, Miletich DJ, Albrecht RF, Heymann HJ, Bonnet RF (1975) Cardiovascular effects of intraperitoneal insufflation with carbon dioxide and nitrous oxide in the dog. Anesthesiology 42:281–287
3. Joris J, Lamy N (1993) Modifications hémodynamiques au cours de la coelioscopie. In: Schoeffler P (ed) Anesthésie pour coeliochirurgie. Collection d'Anesthésiologie et de réanimation. Masson, Paris Milan Barcelone
4. Sibbald WJ, Paterson NAM, Holliday RL, Baskerville J (1979) The Trendelenburg position: hemodynamic effects in hypotensive and normotensive patients. Crit Care Med 7:218–224
5. Wilcox S, Vandam LD (1988) Alas, poor Trendelenburg and his position! Anest Analg 67:574–578

PD Dr. med. U. Hildebrandt, Chirurgische Klinik, Universität des Saarlandes, D-66421 Homburg/Saar

Myoelektrische intestinale Aktivität nach laparoskopischer und konventioneller Darmchirurgie

Myoelectrical Activity After Laparoscopic and Conventional Intestinal Surgery

B. Böhm, J.W. Milsom und V.W. Fazio

Abteilung für kolorektale Chirurgie, Cleveland Clinic, Ohio, USA

Einleitung

Da aufgrund der deskriptiven klinischen Studien in der Literatur nicht eindeutig entscheidbar ist, ob die Dauer des postoperativen Ileus nach laparoskopischer intestinaler Chirurgie tatsächlich kürzer ist oder ob es sich nur um die Folge der Patientenselektion handelt, wurde in einer randomisierten tierexperimentellen Studie die intestinale Motilität des Magens, Dünn- und Dickdarmes nach laparoskopischer und konventioneller intestinaler Chirurgie verglichen. Der Zweck der Studie war, den Einfluß der Anästhesie und der laparoskopischen und konventionellen Operationstechnik auf die postoperative intestinale Motilität und damit auf die Dauer des postoperativen Ileus zu bestimmen.

Methodik

Die Hypothese der Studie war, daß die Phase des postoperativen Ileus nach laparoskopischer Chirurgie signifikant kürzer ist als nach konventioneller Chirurgie. Die Dauer des postoperativen Ileus wurde definiert als das postoperative Zeitintervall bis zum Nachweis einer normalen myoelektrischen Aktivität des Magens, Dünn- und Dickdarms.

Die Hauptzielkriterien der Studie wurden definiert als postoperatives Zeitintervall bis zum Nachweis der folgenden Muster der myoelektrischen Aktivität:

1. Eletrical Response Activity läßt sich in 80% mit der Elektrischen Control Activity des Magens nachweisen;
2. Migrating Motor Complex des Dünndarms kann eindeutig identifiziert werden;
3. Continuous Electrial Response Activity des Kolons zeigt ein reguläres Muster.

Das Zeitintervall wurde getrennt für Magen, Dünn- und Dickdarm bestimmt, um festzustellen, welcher Teil des Verdauungstraktes zuerst zur normalen Aktivität zurückkehrte. Außerdem wurde der Zeitpunkt des ersten postoperativen Stuhlganges als Nebenzielkriterium aufgezeichnet.

Zwölf Hunde (24–30 kg) wurden in eine laparoskopische Gruppe (LG) oder konventionelle Gruppe (KG) randomisiert (Abb. 1). In der laparoskopischen Gruppe (ein-

Chirurgisches Forum 1994
f. experim. u. klinische Forschung
Trede/Seifert/Hartel (Hrsg.)
©Springer-Verlag Berlin Heidelberg 1994

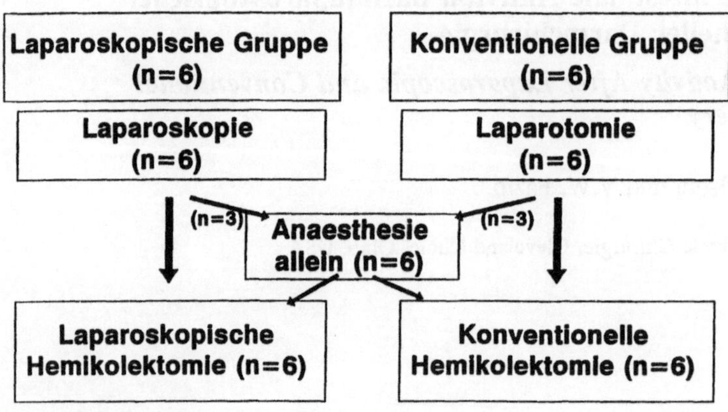

Abb. 1. Studienablauf

schließlich der Plazierung der Elektroden) (n = 6) wurden die Tiere laparoskopisch und in der konventionellen Gruppe (n = 6) durch eine mediane periumbilikale Laparotomie operiert (15–20 cm).

Bei allen Tieren wurden zunächst laparoskopisch oder konventionell bipolare Elektroden plaziert, um den alleinigen Effekt der Laparoskopie/Laparotomie auf die intestinale Motilität zu bestimmen. Eine Woche, nachdem sich die Tiere vollständig erholt hatten, wurden drei Tiere aus jeder Gruppe anästhesiert, um den Effekt der Halothananästhesie auf die intestinale Motilität zu überprüfen. Die Vorbereitung der Anästhesie unterschied sich nicht von der zu den operativen Eingriffen. Eine Woche nach vollständiger Erholung von der Anästhesie oder Laparoskopie/Laparotomie wurde das rechte Kolon reseziert und eine intraperitoneale ileokolische Anastomose angelegt (n = 12).

Die myoelektrische Aktivität wurde direkt nach der Operation über einen Zeitraum von 2 h aufgezeichnet. Nach einer Pause von 2 h erfolgte ihre erneute Aufzeichnung über einen Zeitraum von 2 h. Dieser Wechsel von 2 h Pause und 2 h Aufzeichnung wurde beibehalten, bis alle Zielkriterien in mindestens 2 Perioden eindeutig identifiziert werden konnten. Die zweite Identifikation aller Zielkriterien wurde als Bestätigung der ersten angesehen.

Die gesamte perioperative Behandlung (Darmvorbereitung, Einläufe, Antibiotikaprophylaxe, Schmerztherapie, Kostaufbau) war bei allen Eingriffen in beiden Gruppen identisch. Die Tiere wurden mit Natriumthiamylal sediert und mit Halothan anästhesiert. 1 h nach Beendigung der Operation wurde zur Analgesie 10 mg/kg Butorphanoltartrate intramuskulär injiziert. An allen postoperativen Tagen wurde dreimal am Tag 10 mg/kg Acetaminophen appliziert. 4 h nach der Operation wurde 30 ml/kg Ringer-Lactat-Lösung mit 5% Glukose subkutan infundiert. Am ersten postoperativen Tag erhielten die Hunde ausschließlich flüssige Kost, am zweiten postoperativen Tag Eier, Reis und Hackfleisch und am dritten normale Hundenahrung.

Die Fallzahl wurde unter folgenden Annahmen berechnet: Normalverteilung der Dauer des Ileus, $\alpha = 0,05$, $\beta = 0,2$, zweiseitiger Test, und durchschnittliche Dauer des postoperativen Ileus von 36 ± 8 h in der KG. Um einen Unterschied von mindestens

50 Prozent nachzuweisen, mußten mindesten sechs Tiere in jede Gruppe aufgenommen werden. Numerische Werte wurden zwischen den Gruppen mit dem Wilcoxon rank sum test verglichen. Alle Werte werden als Median und Range angegeben.

Ergebnisse

Die Operationsdauer zur Plazierung der Elektroden betrug 90 min (60–120 min) in der LG und 43 min (30–65 min) in der KG. Obwohl die Operationsdauer in der LG deutlich länger war ($p < 0,05$) als in der KG, kehrte die intestinale Motilität in der LG schneller zu ihrer normalen Altivität zurück als in der KG. Dieser Sachverhalt traf für alle Abschnitte des Verdauungstraktes zu (Tabelle 1). Der erste postoperative Stuhlgang trat ebenfalls in der LG früher auf ($p < 0,05$).

Tabelle 1. Die Dauer des postoperativen Ileus (in Stunden) bis zum Nachweis normaler myoelektrischer Aktivität und des ersten Stuhlgangs [Median und (Range)] nach Laparotomie/Laparoskopie (LAP/SKO) und Kolonresektion (KOLEK)

	LAP/SKO				KOLEK			
	LG		KG		LG		KG	
Magen	3	(3–5)	11	(9–15)	14	(8–19)	25	(18–28)
Dünndarm	3	(1–3)	9	(7–11)	15	(4–19)	25	(17–38)
Dickdarm	4	(3–8)	11	(9–23)	19	(11–24)	31	(21–42)
Stuhlgang	18	(12–21)	26	(22–29)	26	(22–32)	36	(29–52)

Die Anästhesie allein führte zu keiner Hemmung der myoelektrischen Aktivität. Der erste postoperative Stuhlgang trat 14–22 h nach der Anästhesie in der LG und nach 13–28 h in der KG auf.

Das Zeitintervall zwischen dem ersten und zweiten operativen Eingriff betrug 12 Tage (9–20 Tage). Der Gewichtsverlust während dieser Zeit betrug 0,45 kg (($-1,2$)–($+1,4$) kg). Das Zeitintervall zwischen den operativen Eingriffen und der Gewichtsverlust war zwischen den beiden Gruppen nicht unterschiedlich ($p > 0,05$).

Die Operationsdauer der Hemikolektomie rechts mit ileokolischer Anastomose und Plazierung neuer Elektroden betrug 190 min (120–240 min) in LG und 90 min (90–120 min) in KG. Auch hier war die Operationszeit in LG deutlich länger ($p < 0,01$) als in KG. Die myoelektrische Aktivität kehrte jedoch in der LG deutlich schneller ($p < 0,05$) zum normalen Muster zurück als in der KG (Tabelle 1). Der erste postoperative Stuhlgang war ebenfalls schneller in der LG nachweisbar ($p < 0,01$).

Die Dauer des postoperativen Ileus war nach einfacher Laparoskopie bzw. Laparotomie deutlich kürzer ($p < 0,01$) als nach der laparoskopischen oder konventionellen Kolonresektion.

Außer fünf Wundinfektionen im Bereich der Schulterblätter, wo die Elektroden externalisiert worden waren, traten keine postoperativen septischen Komplikationen auf.

464

Zusammenfassung

Im Hundemodell erholte sich die intestinale Motilität schneller nach laparoskopischer als nach konventioneller Chirurgie, obwohl die Operationsdauer bei der laparoskopischen Chirurgie deutlich länger war. Weitere Studien an Patienten werden die gefundenen Ergebnisse bestätigen müssen.

Summary

Intestinal motility returned more rapidly after laparoscopic than after conventional intestinal surgery in a canine model, although operative time was significantly longer during laparoscopic surgery. Confirmatory human studies should be performed.

Dr. med. Dr. phil. B. Böhm, Dept. of Colorectal Surgery, Cleveland Clinic Foundation, 9500 Euclid Avenue, Cleveland, OH, 44195, USA

Auftreten und Mechanismen der Darmbarrierestörung nach minimal-invasiven Maßnahmen am Beispiel der Colonoscopie

Incidence and Mechanisms of Gut Barrier Dysfunction During the Minimally-Invasive Procedure of Colonoscopy

E. Bölke, D. Berger, A.Stanescu und H.G. Beger

Chirurgische Klinik I, Universität Ulm

Einleitung

Störungen der Darmbarriere im Sinne einer bakteriellen Translokation nach Polytrauma oder Verbrennung stellen klinisch und experimentell gut dokumentierte Phänomene dar [1]. Auch nach operativen Eingriffen am Herzen oder bei Kindern konnte eine Translokation bakterieller Produkte, wie Endotoxin, in die Zirkulation nachgewiesen werden [2, 3]. Als Quelle einer solchen Endotoxinämie ist heute der Gastrointestinaltrakt akzeptiert. In eigenen, nicht publizierten Untersuchungen konnte auch bei der Cholecystectomie eine signifikante intraoperative Endotoxinämie demonstriert werden.

Völlig unklar ist der pathophysiologische Hintergrund einer solchen Translokation von Bakterien und bakteriellen Produkten. Ziel der vorliegenden Untersuchung war, bei einem minimal invasiven Verfahren, der Colonoscopie, das Auftreten einer solchen Translokation zu verfolgen und durch die sequentielle Bestimmung weiterer vasoaktiver Mediatoren aus dem Arachidonsäurestoffwechsel einen möglichen Zusammenhang zu erkennen. Die Colonoscopie bietet sich besonders auch zur Bestimmung der Endotoxinneutralisationsfähigkeit (ENC) von Plasma an [4], da Verdünnungseffekte durch Infusionen auszuschließen sind.

Patienten, Material und Methoden

Bei 32 Patienten (14 Frauen, 18 Männer, im Alter von 20–83 Jahren) wurde über einen peripheren venösen Zugang für 20 min in 5 minütigem Abstand Blut für die Bestimmung von Endotoxin (LAL-Test) und ENC (LAL-Test) [5], Thromboxan-B_2, 6-keto-Prostaglandin-$F_{2\alpha}$, Leucotrien-C_4 (EIA) gewonnen. Weitere Blutabnahmen fanden nach 30 und 45 min sowie 1 h und 24 h nach Beendigung der Colonoscopie statt. In 10 minütigem Abstand wurden Blutkulturen für aerobe und anaerobe Keime angelegt. Parameter der Induktion einer Akut-Phase-Reaktion waren Interleukin-6 (IL-6) und das C-reaktive Protein (CRP). Die statistische Überprüfung erfolgte mittels des Wilcoxon-Testes für verbundene Stichproben oder mit Hilfe des Chi^2-Testes. In den Abbildungen sind Mittelwerte und SEM angegeben. Bei der Darstellung der ENC ist

Chirurgisches Forum 1994
f. experim. u. klinische Forschung
Trede/Seifert/Hartel (Hrsg.)

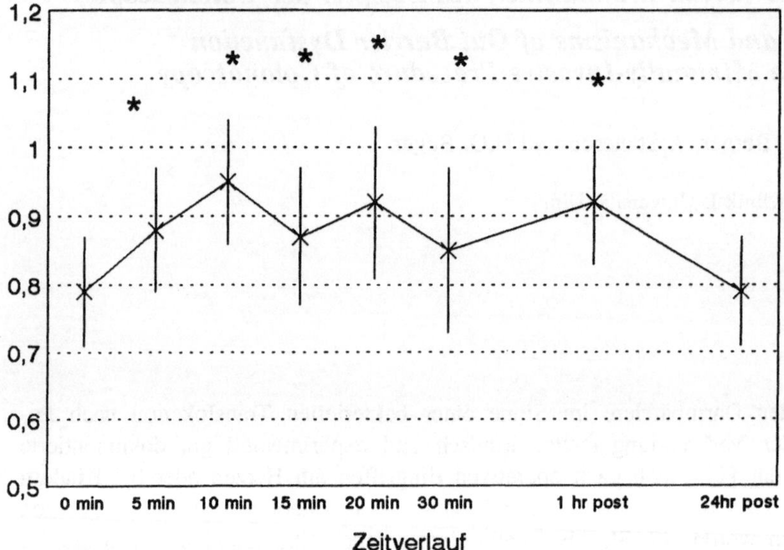

Abb. 1. Endotoxinneutralisationsfähigkeit. Die Abszisse zeigt den Zeitverlauf während und nach der Colonoscopie, die Ordinate gibt die Endotoxinwiederfindung in EU/ml an. Erhöhte Wiederfindung bedeutet reduzierte ENC. Angegeben sind Mittelwerte mit SEM. Statistische Signifikanz wurde im Wilcoxon-Rank Test für verbundene Stichproben untersucht. Signifikante Unterschiede (p < 0,05) sind mit * markiert

in Abbildung 1·die Wiederfindung von zugesetztem LPS dargestellt, dies bedeutet, daß eine Zunahme des Wertes einen Verlust von ENC repräsentiert.

Ergebnisse

21 der 32 Patienten zeigten einen signifikanten Anstieg des Endotoxinplasmaspiegels von im Mittel 0,04 EU/ml auf 0,15 EU/ml während der Coloscopie (p < 0,001). Der Zeitpunkt des Anstieges war jedoch interindividuell variabel. Die ENC zeigte demgegenüber bereits nach 5 min einen signifikanten Abfall (p < 0,03), der sein Maximum nach 10 min erreichte und bis 1 h nach Beendigung der Colonoscopie nachweisbar blieb (Abb. 1). Das Ausmaß des Verlustes an ENC betrug nach 10 min 19% des Ausgangswertes. Darmkeime konnten in der Zirkulation nur in einer Blutkultur nachgewiesen werden. Der Thromboxan-B$_2$-Spiegel stieg bereits nach 5 min hochsignifikant von 89 auf 376 pg/ml an (p < 0,001) und erreichte sein Maximum nach 30 min mit 1332 pg/ml. Eine Erhöhung blieb bis 1 h nach Colonoscopie nachweisbar (Abb. 2). Die übrigen gemessenen Parameter zeigten keine Veränderung während und nach der Untersuchung. Eine Kontrollgruppe von 10 Probanden nach Colonoscopievorbereitung ohne Endoskopie zeigte keine Veränderung der dargestellten Parameter.

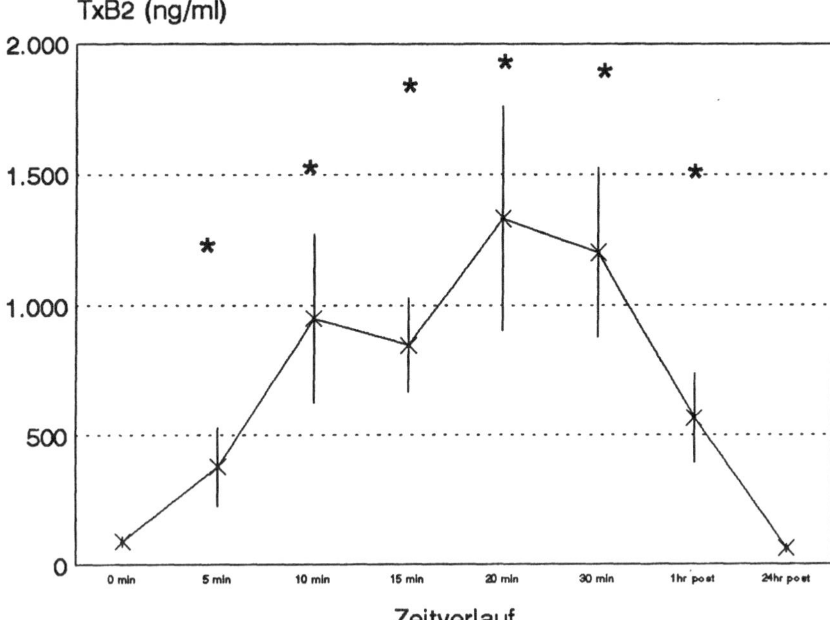

Abb. 2. Thromboxan B_2-Plasmaspiegel. Entsprechend Abbildung 1 ist der Zeitverlauf auf der Abszisse, der Thromboxan-B2-Plasmaspiegel in pg/ml auf der Ordinate angegeben. Die statistische Auswertung erfolgte wie unter Abb. 1

Diskussion

Die vorliegende Untersuchung zeigt eine Translokation von bakteriellen Produkten im Rahmen eines minimal-invasiven Verfahrens wie der Colonoscopie. Dabei stellte sich die Bestimmung der ENC als sehr empfindlich und der Bestimmung von Endotoxin als überlegen heraus. Ein Abfall von ENC konnte bereits nach 5 min nachgewiesen werden, während eine Endotoxinämie nur im Vergleich von Ausgangswert und Maximalwert gefunden wurde. Offenbar führt eine Einschwemmung geringer Endotoxinkonzentrationen in die Zirkulation zu einer sofortigen Neutralisation, so daß ein direkter Nachweis im LAL-Test nicht möglich ist. Allerdings läßt sich diese Endotoxinämie als Verlust der ENC verfolgen. Trotz dieser Einschränkung ließ sich bei 21 von 32 Patienten eine Endotoxinämie nachweisen, während nur bei einem Patienten Darmkeime gefunden wurden. Dies legt den Schluß nahe, daß bakterielle Produkte im Gegensatz zu intakten Bakterien schon bei minimalen Störungen der Homoiostase die Darmbarriere passieren können. Aufgrund der zeitlichen Sequenz von Thromboxan-Erhöhung und Verlust der ENC kann ein kausaler Zusammenhang postuliert werden. Durch Luftinsufflation und Überdehnung kommt es zu einer Freisetzung dieses vasokonstriktorischen Mediators, der über eine Mikrozirkulationsstörung im Splanchnikusgebiet die Translokation begünstigt [6]. Diese Hypothese bedarf jedoch weiterer Überprüfung.

468

Zusammenfassung

Im Rahmen der Colonoscopie als Beispiel einer minimal-invasiven Maßnahme konnte eine signifikante Endotoxinämie nachgewiesen werden. Als noch empfindlicherer Parameter erwies sich die Bestimmung der Endotoxinneutralisationsfähigkeit von Plasma. Eine positive Blutkultur wurde nur bei 1 Patienten gefunden. Dies zeigt, daß bei Störungen der Homoiostase zunächst bakterielle Produkte und erst später intakte Bakterien durch die Darmwand translozieren können. Die frühzeitige und ausgeprägte Freisetzung von Thromboxan könnte ein die Translokation begünstigender Faktor darstellen. Die bei der Colonoscopie nachgewiesene Endotoxinämie ist ein subklinisches Phänomen, welches, gemessen am CRP- und IL-6-Spiegel, keine stimulierende Wirkung besitzt.

Summary

A significant endotoxemia was observed in 32 patients during colonoscopy. However, the determination of the endotoxin-neutralizing capacity of plasma seems to be more sensitive than the determination of endotoxin itself. Positive blood cultures were found in only one patient, leading to the conclusion that the disturbed gut barrier can permit the translocation of bacterial products but retain whole bacteria. Bacterial translocation seems to be a late phenomenon after major injuries. The early and dramatic release in thromboxane may support endotoxin translocation during colonoscopy. The amount of translocated endotoxin during endoscopy was too small to stimulate any acute-phase reaction, as controlled by interleukin-6 and C-reactive protein.

Literatur

1. Deitch EA, Specien RD, Berg RD (1991) Endotoxin-induced bacterial translocation and mucosal permeability: role of xanthine oxidase, complement activation, and macrophage products. Crit Care Med 19:785–791
2. Imura K, Fukui Y, Yagi M, Nakai S, Hasegawa T, Kawahara H, Kamata S, Okada A (1989) Perioperative change of plasma endotoxin levels in early infants. J Pediatr Surg 24:1232–1235
3. Casey WF, Hauser GJ, Hannallah RS, Midgley FM, Khan WN (1992) Circulating endotoxin and tumor necrosis factor during pediatric cardiac surgery. Crit Care Med 20:1090–1096
4. Olofsson P, Olofsson C, Nylander G, Olsson P (1986) Endotoxin inactivation in plasma from septic patients: an in vitro study. World J Surg 10:318–323
5. Berger D, Schleich S, Seidelmann M, Beger HG (1990) Correlation between endotoxin-neutralizing capacity of human plasma as tested by the limulus-amebocyte-lysate-test and plasma protein levels. FEBS 277:33–36
6. Needleman P, Turk J, Jakschik BA, Morrison AR, Lefkowith JB (1986) Arachidonic acid metabolism. Ann Rev Biochem 55:69–102

Dr. med. E. Bölke, Abteilung für Allgemeinchirurgie, Universität Ulm, Steinhövelstraße 9, D-89075 Ulm

Die Bedeutung der "Pulsierenden Organ-Perfusion" für die Ausbildung in minimal invasiven Operationstechniken

The Importance of Pulsatile Organ Perfusion in Minimally Invasive Surgery Training

G. Szinicz, S. Beller, A. Zerz und J. Rechner

Chirurgische Abteilung, Landeskrankenhaus Bregenz, Österreich

Einleitung

Minimal invasiv chirurgische (MIC) Operationstechniken stellen an den Chirurgen hohe Anforderungen in Bezug auf Geschicklichkeit, Ausdauer und Konzentrationsfähigkeit. Einer gründlichen und qualitativ hochwertigen praktischen Ausbildung kommt daher noch mehr Bedeutung zu, als es bei der "offenen" Chirurgie schon der Fall war.

Bisher erfolgte das Basistraining an Kunststofforganen oder unpräparierten Tierorganen in sogenannten Pelvitrainern. Eine Simulation von Standardoperationen ist mit diesem Modell nicht möglich. Vor klinischen Eingriffen mußten die Operationen am narkotisierten Tier geübt werden.

Die große Lücke zwischen Basistraining und Tierversuch wird durch den Operationssimulator mit pulsierender Organ-Perfusion (POP) geschlossen.

Funktionsweise

Die Idee der "POP" ist einfach: Die zentrale Arterie von frisch entnommenen Tierorganen bzw. Organkomplexen wird katheterisiert und mittels einer pulsierenden und druck-kontrollierten Pumpe mit gefärbtem Leitungswasser perfundiert. Als Übungsmedien werden in der Regel Organe (Leber, Lunge, Darm, Niere, Gefäße etc.) von Großtieren – vorzugsweise vom Schwein – verwendet, die im Rahmen der routinemäßigen Nahrungsmittelerzeugung im Schlachthaus entnommen werden. Durch die Perfusion wird die Organdurchblutung simuliert, ein mittels Neoprenmatte luftdicht verschlossenes Gehäuse (Simulationstrainer nach Pier/Götz) imitiert das Pneumoperitoneum bzw. den Pneumothorax. (Schematische Darstellung des POP-Operationssimulators in Abb. 1).

Ergebnisse

Mit Hilfe der pulsierenden Organ-Perfusion können sowohl parenchymatöse, als auch kapilläre, arterielle und venöse Blutungen nachgeahmt werden. Im Rahmen der Gewebepräparation werden Fehler durch Austritt von Perfusionsflüssigkeit ("Blutungen")

Chirurgisches Forum 1994
f. experim. u. klinische Forschung
Trede/Seifert/Hartel (Hrsg.)
©Springer-Verlag Berlin Heidelberg 1994

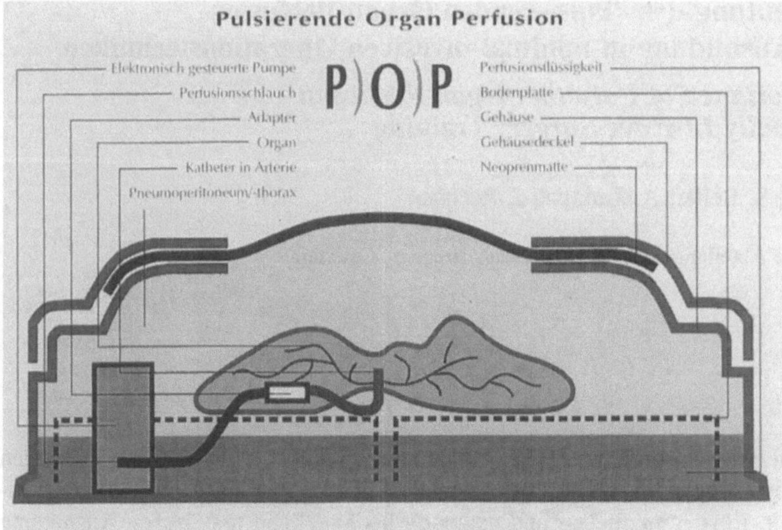

Abb. 1. Schematische Darstellung des POP-Operationssimulators

angezeigt. Die Versorgung dieser Läsion kann beliebig oft und zeitlich nahezu unbegrenzt geübt werden.

Dabei kann der Umgang mit allen in der MIC bekannten Technologien, wie Laser, Ultraschalldissektor, Aquadissektion, Elektrokoagulation, Argon-Koagulator etc. geübt werden.

Mit diesem Modell können abdominal-chirurgische, thorax-chirurgische, urologische, gefäßchirurgische und gynäkologische Standardeingriffe in minimal invasiv chirurgischer Technik in perfekter Simulation geübt werden.

Diskussion

Der Bedarf an hochwertigen Ausbildungsmöglichkeiten in minimal invasiv chirurgischen Operationstechniken ist groß. Nicht nur der in Ausbildung stehende Chirurg, sondern auch erfahrene Operateure müssen diese noch junge Operationstechnik erlernen. Übungen an Kunststoffattrappen im Pelvitrainer sind als Basistraining zum Erlernen der Augen-Hand-Koordination, verschiedener Knotentechniken und – mit Einschränkungen – Nahttechniken geeignet. Standardoperationen können damit nicht simuliert werden.

Demgegenüber sind Operationen an narkotisierten Tieren organisatorisch aufwendig, teuer, und in den meisten Industriestaaten genehmigungspflichtig. Tierversuche stehen daher nur in eingeschränkter Zahl an Einrichtungen mit der entsprechenden Infrastruktur, als Universitätskliniken oder ähnlichen Forschungseinrichtungen, zur Verfügung. Zudem sind sie emotional belastet.

Durch die Qualität der Simulation von Standardoperationen ersetzt der POP-Operationssimulator in weiten Bereichen den Tierversuch. Nur wenige Standardoperationen, wie Hernienplastik, Rektopexie und Fundoplicatio sind derzeit an diesem Trainingsgerät nicht simulierbar. Andererseits weist der Operationssimulator gegenüber Tierversuchen wesentliche Vorteile auf: Die größten Probleme der Chirurgie und insbesondere der minimal invasiven Chirurgie, nämlich die exakte Gewebepräparation und die Beherrschung von Blutungskomplikationen, können mit dieser Ausbildungshilfe besser simuliert werden, als es am Tier möglich ist. Im Gegensatz zum Tierversuch sind die Übungen ohne zeitliche Begrenzung beliebig oft wiederholbar. Die Wirtschaftlichkeit und die Anwendbarkeit in jedem Krankenhaus oder Institut sind weitere Vorteile.

Die von den Autoren erhoffte Akzeptanz des Operationssimulators wurde durch anonyme Umfragen bestätigt: Im Anschluß an MIC-Intensivtrainingskurse für Fortgeschrittene, die ausschließlich an POP-Operationssimulatoren durchgeführt wurden, haben 60% der Teilnehmer die Frage, ob nach diesem Kurs Operationen an narkotisierten Tieren zur Verbesserung der Ausbildung erforderlich seien, mit "nicht erforderlich" beantwortet.

Zusammenfassung

Die Ausweitung der minimal invasiven Operationstechniken und der Wunsch vieler Chirurgen, diese Technik anzuwenden, bringt quantitative und qualitative Probleme in der Ausbildung zur minimal invasiven Chirurgie mit sich. Das Training in den entsprechenden Kursen beginnt mit Kunststofforganen oder unpräparierten Tierorganen in einem Pelvitrainer. Der zweite – und bisher letzte – Schritt vor der klinischen Operation waren Übungen an narkotisierten Tieren.

Die große Lücke zwischen Basistraining und Tierversuch wird durch den Operationssimulator mit pulsierender Organ-Perfusion (POP) geschlossen. Durch die POP wird die Organdurchblutung imitiert, wodurch nahezu alle Standard-Operationen äußerst realitätsnahe geübt werden können.

Daher ist die POP eine ideale Ergänzung für das MIC-Training, die an jedem Krankenhaus oder Labor angewendet werden kann.

Der POP-Operationssimulator ist kostengünstig und benötigt nicht den Aufwand und die Infrastruktur tierexperimenteller Abteilungen. Die Zahl der für das MIC-Training bisher erforderlichen Tierversuche läßt sich somit weitgehend reduzieren.

Summary

The momentum brought about the expansion in the field of minimally invasive surgery (MIS) and the endeavor of many surgeons to apply this operative technique raise both quantitative and qualitative problems for training in minimally invasive surgery. Training courses usually begin with synthetic dummies and/or animal organs in the simulation trainer. In the next – and already last – step before the clinical operation, the procedure is practiced on anesthetised animals. The wide gap between basic training and the animal experiment is filled by pulsatile organ perfusion (POP). POP ideally simulates the blood suppy of organs or organ systems and is therefore the ideal method for completing training in laparoscopic and thoracoscopic techniques. This method can be used at any hospital or laboratory. The quality of simulating operations is excellent, the method is cost effective, and it does not require the expense and infrastructure of an experimental animal laboratory. Furthermore, the number of animals required for advanced MIS training will be greatly reduced.

Literatur

1. Buess G (1992) Training program of minimally invasive surgery at the University of Tübingen. Second European Congress of Viscerosynthesis, Luxembourg, Congress report no. 222
2. Kirwan WO, Kaar TK, Waldron R (1991) Starting laparoscopic cholecystectomy – pig as a training model. Ir J Med Sci 160:243–246
3. Mouiel J (1992) Principles in teaching and training of new technologies in surgery. Second European Congress of Viscerosynthesis, Luxembourg, Congress report no. 216
4. Szinicz G, Beller S, Bodner W, Zerz A, Glaser K (1993) Simulated operations by pulsatile organ-perfusion in minimally invasive surgery. Surgical Laparoscopy and Endoscopy Vol. 3, No. 4:315–317

Prim. Prof. Dr. G. Szinicz, Chirurgische Abteilung, Landeskrankenhaus Bregenz, A-6900 Bregenz, Österreich

Regeneration der Epidermis von Vollhautdefekten mit gentechnisch modulierten (retroviral transduzierten) Keratinozyten – Eine neue Möglichkeit der de-novo Expression von Peptiden bei Wundheilung und Hautersatz

Regeneration of Epidermis by Genetically Engineered Keratinocytes

P.M. Vogts[1], S. Thompson[3], R. Mulligan[3], E. Eriksson[2] und H.U. Steinau[1]

[1]Klinik für Plastische Chirurgie, Handchirurgie und Schwerbrandverletzte, Ruhruniversität Bochum
[2]Children's/Brigham/Harvard Division of Plastic Surgery, Boston, MA, USA
[3]Whitehead Institute for Biomedical Research, Massachusetts Institute of Technology, Cambridge, MA, USA

Einleitung

Bei großen Hautwunden, wie z.B. Verbrennungen, ist eine umgehende Wiederherstellung der epidermalen Barriere für den Patienten von vitaler Bedeutung. Der Ersatz der Epidermis durch Keratinozyten, wie z.B. in Form gezüchteter Transplantate [1], stellt dabei eine kausale Therapiemöglichkeit dar. Der aktivierte Keratinozyt verfügt über eine Vielzahl von genuinen Synthesefunktionen (s. Tabelle 1), was diesen Zelltyp zu einem wichtigen Element in der kutanen Wundheilung macht. Der leichte Zugang zu diesen Zellen, bedingt durch ihre Lokalisation in der obersten Zellschicht des Körpers und das vielfältige Repertoire an Funktionen schaffen darüberhinaus bei diesem Zelltyp ideale Bedingungen für gentechnische Manipulationen [2]. In dieser Studie haben wir daher die Frage untersucht, inwieweit autologe Keratinozyten durch retroviralen Gentransfer dazu angeregt werden können, ein rekombinantes DNA Produkt nach Transplantation in-vivo zu produzieren und sezernieren und dabei gleichzeitig ihre normale biologische Funktion der Epithelregeneration und Barriereformation in Vollhautwunden zu erfüllen.

Methode

Bei n = 6 Yorkshire Schweinen wurden primäre Keratinozytenkulturen aus Spalthaut gewonnen. In Vollnarkose wurden pro Tier (Gewicht 20 kg) 80 bis 100 cm^2 Spalt-

Chirurgisches Forum 1994
f. experim. u. klinische Forschung
Trede/Seifert/Hartel (Hrsg.)
©Springer-Verlag Berlin Heidelberg 1994

Tabelle 1. Von humanen Keratinozyten produzierte Faktoren

Hormone/Enzyme	Zytokine	Matrixelemente
Vitamin D	thymozytenaktivierender Faktor	Kollagenase
Steroide	lymphozyteninhibierender Faktor	Laminin
Eicosanoide	Interferon-γ	Kollagen Typ IV/VII
Apolipoprotein E	Thy-1-Protein	Fibronektin
Parathyroid Hormone-like Peptide	TNF-α	
	PDGF	
	bFGF	
	TGF-α	
	TGF-β	
	Interleukin-1,-3,-6	
	Interleukinrezeptor-Antagonist	
	VPF/VEGF	
	GM-CSF	

haut von 0,36 mm Dicke von der dorsalen Halsregion entnommen und in eine standardisierte sterile PBS-Lösung (Phosphatpuffer) verbracht. Nach intensivem Waschen mit einer PBS-Lösung, die Benzylpenicillin-Natrium (100 IE/ml), Streptomycin-Sulfat (100 μg/ml) und Amphotericin B (25 μg/ml) enthielt, folgte eine zwei- bis dreistündige Inkubation der Spalthaut in serumfreiem Medium mit 0,25%iger Dispaselösung (Boehringer, Mannheim) bei +37°C und 5% Kohlendioxid im Zellinkubator. Danach ließ sich die Epidermis von der Dermis mechanisch mit der Pinzette separieren. Die Epidermis wurde anschließend für 30 bis 45 min in einer Lösung von 0,1% Trypsin und 0,02% EDTA bei 37°C und 5% Kohlendioxid inkubiert. Danach konnte eine Einzelzellsuspension von Keratinozyten durch vorsichtiges "Zupfen" der enzymatisch aufgelockerten Epidermis gewonnen werden.

Diese Lösung wurde durch ein Nylonsieb mit 100 μm Maschenweite gegeben und nach Resuspension in Medium (Waymouth Medium + 20% fetales Rinderserum und Additiva) in einer Dichte von 3×10^6 Zellen pro Zellkulturflasche mit 25 cm^2 Bodenfläche (T25 Cell Culture Flasks, Corning, New York, NY, USA) kultiviert. Nach 24 h wurde das Medium gegen Keratinocyte Growth Medium (KGM, Clonetics Corp., San Diego, CA, USA) ausgetauscht und das Kulturmedium in zweitägigen Abständen erneuert. Eine konfluierende Keratinozytenkultur war durchschnittlich nach 6 Tagen zu beobachten.

Keratinozyten, die als Träger für rekombinante DNA dienten, wurden von Tag 3 oder 4 an für täglich 6 h während 3 Tagen (60–70% Konfluenz) mit einem replikationsdefizienten Retrovirus (MoMuLV) [3] inkubiert. Die DNA-Sequenz für hGH (human growth hormone, STH) sowie E.coli lacZ (E.coli β-Galaktosidase) war in das virale Genom inseriert worden.

Nach erfolgtem Gentransfer wurden die transduzierten Keratinozyten (tK) resuspendiert und in Vollhautwunden (n = 167) autolog transplantiert. Der Nachweis von hGH erfolgte mittels eines Radio-Immuno-Assay, der von lacZ mittels des histochemischen Nachweises von β-Galaktosidase.

Ergebnisse

Die Keratinozyten exprimierten lacZ in Kultur (s. Abb. 1) und in der neuen Epidermis, die durchschnittlich nach 8 Tagen komplett differenziert war. In-vitro (Kultur-Medium) wurde hGH erstmalig am Tag 4 nachgewiesen mit einer mittleren täglichen Sekretion von 2,0 ng/ml. In-vivo (Wundflüssigkeit) wurde hGH nach Transplantation von transduzierten (hGH sezernierenden) Keratinozyten über einen Zeitraum von 10 Tagen gemessen mit einem Gipfel nach 132 h (420 pg/ml).

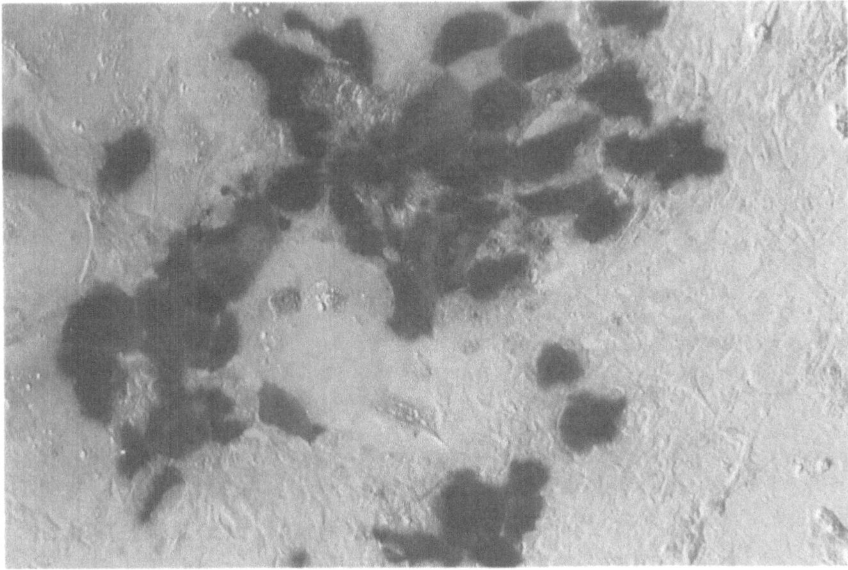

Abb. 1. Keratinozytenkultur des Yorkshire-Schweins nach retroviralem Gentransfer mit dem lacZ-Gen. Transduzierte Zellen sind an der tiefblauen Färbung des Zytoplasmas erkennbar, was in der Kette der Genregulation und Peptidsynthese dem posttranslationalen Nachweis der kodierten β-Galaktosidase entspricht (X-Gal-Färbung, Hoffmanns-Polarisation, ×200)

Wunden ohne Zelltransplantation (n = 81) entwickelten eine Barriere für endogenes Protein nach 14,7 Tagen. Nach Transplantation genetisch modulierter Keratinozyten (n = 50) wie nach Transplantation normaler Keratinozyten (n = 36) war die Barrierefunktion dagegen signifikant früher (p < 0,01, Mann-Whitney-U-Test) im Durchschnitt nach 12 Tagen meßbar. Dabei fand sich jedoch kein Unterschied zwischen normalen und transduzierten Keratinozyten (Abb. 2). Ein Einfluß auf die Wundkontraktion war nicht zu verzeichnen.

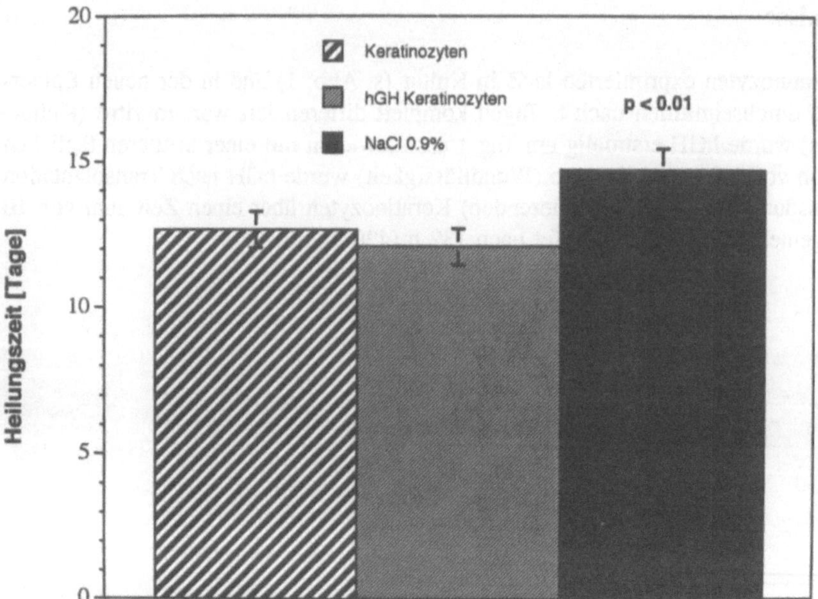

Abb. 2. Heilungszeiten von Wunden nach Transplantation normaler Keratinozyten (schraffierte Säule), hGH produzierender Keratinozyten nach retroviralem Gentransfer (graue Säule) und Kontrollen (physiologische Kochsalzlösung; schwarze Säule). Signifikant schnellere Wiederherstellung der epidermalen Barriere nach Keratinozytentransplantation

Diskussion

Autologe, mittels replikationsdefizientem Retrovirus [3] transduzierte Keratinozyten beim Schwein formieren eine Neoepidermis und führen zu einer signifikant beschleunigten Wiederherstellung der epidermalen Barriere nach autologer Transplantation in Vollhautwunden. Während dieser Phase exprimieren sie das hGH bzw. lacZ Gen. Das sezernierte hGH und das intrazelluläre lacZ beeinflußten in den hier durchgeführten Untersuchungen die Heilungszeiten im Vergleich zu nativen Keratinozyten nicht.

Mit diesen Untersuchungen wird ein neuartiges Wirkprinzip zur in-situ-Produktion eines rekombinanten sezernierbaren Proteins in der Wundheilung eingeführt. Die vorliegenden Ergebnisse zeigen, daß das biologische Verhalten derartig gentechnisch modulierter Keratinozyten im Vergleich zu Kontrollen während des untersuchten Zeitraums nicht beeinflußt wird. Insbesondere sind diese Zellen zur Etablierung einer normalen Hautbarrierefunktion in der Lage.

Obgleich klinische Studien zum Effekt von exogen appliziertem hGH eine beschleunigte Epithelisierung gezeigt hatten, wurde die Epithelisierung durch hGH-sezernierende Keratinozyten im Vergleich zu unmodifizierten Keratinozyten-Kontrollen in den vorliegenden Untersuchungen nicht signifikant beschleunigt. Die erreichten Spiegel in Wundflüssigkeit individueller Wunden sind möglicherweise zu niedrig, um meßbare Effekte auf die Epithelisierung zu erzielen. Andererseits könnte die gewählte Zellkonzentration bereits so hoch sein, daß ein zusätzlicher Effekt des sezernierten hGH bei frühzeitiger Epithelisierung nicht mehr zum Tragen kommt. Weiterhin ist die spezifische in-situ-Produktion des Peptids zu berücksichtigen, die möglicherweise nicht mit Daten zur systemischen Applikation zu vergleichen ist. Daneben ist eine Immunogenität des Fremdpeptids zu diskutieren.

Die Methode der de-novo-Produktion von Peptiden durch gentechnisch modulierte Transplantate eröffnet neue Möglichkeiten für Wundheilung und Hautersatz. Mit seinen vielfältigen Funktionen und Syntheseleistungen ist der Keratinozyt ein für Gentransferexperimente gut geeigneter Zelltyp. Eine Modulation seiner Funktionen durch Gentransfer kann daher wegen seiner Schlüsselfunktionen in der epidermalen Regeneration neue Therapieansätze für Wundheilung und Hautersatz bedeuten.

Zusammenfassung

In einer Studie an Yorkshire-Schweinen werden Reportergene in autologe Keratinozyten durch retroviralen Gentransfer stabil integriert und das rekombinante DNA-Produkt in vitro als auch nach Transplantation in Vollhautwunden in-vivo exprimiert. Dabei zeigen diese Zellen normale biologische Funktion bei der Epithelregeneration und Barriereformation. Die Methode der de-novo-Produktion von Peptiden durch gentechnisch modulierte Keratinozyten eröffnet neue therapeutische Möglichkeiten für Wundheilung und Hautersatz.

Summary

In this study we inserted gene sequences for recombinant genes into primary keratinocytes derived from Yorkshire pigs by retroviral gene transfer and transplanted these cells into full-thickness skin wounds in an autologous fashion. The course of gene expression was studied during regeneration of new epithelium by these cells. Genetically engineered keratinocytes regenerated the epithelium and expressed the new genetic material in vitro and in vivo after transplantation. The regeneration of skin epidermis with genetically engineered transplantable keratinocytes provides new possibilities for the introduction and expression of therapeutic proteins in wound healing and skin replacement.

Literatur

1. O'Connor NE, Mulliken JB, Banks-Schlegel S (1981) Grafting of burns with cultured epithelium prepared from autologous epidermal cells. Lancet 1:75–78
2. Fenvjes ES, Lee JI, Garlick JA, Gordon DA, Williams DL, Taichmann LB (1990) Prospects for epithelial gene therapy. In: Sutherland BM, Woodhead AD (eds) DNA damage and repair in human tissues. Plenum, New York, pp 215–223
3. Mann R, Baltimore D, Mulligan RC (1983) Construction of a retrovirus packaging mutant and its use to produce helper-free defective retrovirus. Cell 33:153–159

4. Welsh KM, Lamit M, Morhenn VB (1991) The effect of recombinant human growth hormone on wound healing in normal individuals. J Dermatol Surg Oncol 17:942–945

Dr. med. P.M. Vogt, Klinik für Plastische Chirurgie, Handchirurgie und Schwerbrandverletzte, BG-Kliniken Bergmannsheil, Universitätsklinik, Ruhr-Universität, Gilsingstraße 14, D-44789 Bochum

Regionale versus mikrovaskuläre Transplantate zur akuten Defektdeckung nach Verbrennung

Regional Versus Microvascular Flaps in Acute-Defect Coverage Following Burn Trauma

G. Germann, T. Raff, R. Hornung und W. Klein

Abteilung für Verbrenungen, Plastische und Handchirurgie, BG-Unfallklinik Ludwigshafen

Einleitung

Die Transplantation autologer, zumeist als "mesh-graft" aufbereiteter, Spalthaut bildet die Standardmethode der Defektdeckung nach Verbrennungen, da es selbst bei 3gradigen thermischen Schäden in der Regel nur zum Untergang der Haut kommt. Umschriebene Defekte im Bereich der Hände oder der Gesichts/Halsregion werden aus Gründen der Ästhetik und der Funktion mit intakten Spalthautbahnen ("sheet-grafts") gedeckt. Nach Exzision tiefstgradig verbrannter Areale im epifaszialen Niveau wird die Haut auf die gut vaskularisierte Faszie aufgebracht und zeigt in der Regel eine sehr hohe Einheilungsquote.

Liegen großflächige Verbrennungen mit einem hohen Anteil an 2a/3°igen Bezirken vor, so werden heute zunehmend autologe/homologe Mischtransplantationen oder auch die Transplantation gezüchteter Keratinozytenkulturen eingesetzt. Der Vorteil dieser Methoden liegt in der temporären Wunddeckung bis zur definitiven autologen Epithelisierung mit einem biologischen Material, das der immunsupprimierte Organismus erst spät als homologes Gewebe erkennt und verzögert abstößt.

Lappenplastiken, d.h. das Einbringen komplexer Gewebestrukturen, deren Ernährung nicht mehr per diffusionem möglich ist, in mehrschichtige Defekte, werden in der Akutbehandlung Schwerverbrannter nur selten eingesetzt. Schwere Verbrennungen mit Exposition von Gelenken, Knochen, Nerven, Sehnen oder Gefäßen oder Elektrounfälle mit ausgedehnten Gewebezerstörungen bilden die Indikationsbereiche für Lappenplastiken. In den häufig kontaminierten Bezirken wird allen Lappenplastiken eine höhere Komplikationsrate, vor allem durch Infektion, nachgesagt. In vielen Fällen ist in unmittelbarer Nähe des mittels Lappenplastik zu deckenden Areals kein verwendbares Gewebe mehr vorhanden, so daß auf mikrovaskuläre Transplantate ausgewichen werden muß. Ziel der vorliegenden retrospektiven Untersuchung war es, die prinzipielle Indikation zur Lappenplastik, den optimalen Lappentyp und die Wertigkeit dieser Eingriffe deutlicher herauszuarbeiten.

Chirurgisches Forum 1994
f. experim. u. klinische Forschung
Trede/Seifert/Hartel (Hrsg.)
©Springer-Verlag Berlin Heidelberg 1994

480

Material und Methode

An einem Kollektiv von 750 Patienten aus 6 Jahren wurde die Inzidenz regionaler und mikrovaskulärer Lappenplastiken, die Komplikationsrate und die Häufigkeit bestimmter Indikationen in einer retrospektiven Analyse untersucht. Sekundäre Rekonstruktionen wurden nicht in die Analyse einbezogen. Neben der Alters- und Geschlechtsverteilung wurde der Schweregrad der Verbrennung und die Häufung bestimmter Lappentypen ermittelt.

Ergebnisse

Tabelle 1 zeigt die Zusammenstellung des Kollektivs. Bei 123 von ca. 750 Patienten des Beobachtungszeitraums (16,5%) wurden Lappenplastiken in der primären und sekundären posttraumatischen Versorgungsphase durchgeführt. 2/3 der betroffenen Patienten waren Männer, das Durchschnittsalter des Kollektivs lag bei 30,7 Jahren. Im Mittel betrug die Ausdehnung der verbrannten Körperfläche **28,7%!**, die Inzidenz eines vorhandenen Inhalationstraumas wurde nicht bestimmt. Bei 30% der Patienten waren die Hände involviert.

Tabelle 1. Patientenkollektiv

Gesamt n	750	
Lappenplastiken	132	16,5%
Regionale Lappen	89	75%
Mikrovaskuläre Lappen	33	25%
Alter (Durchschnitt)	30,7	
Geschlechtsverteilung	66% m	33% w
KOF (Durchschnitt)	28,9%	

In 75% der Fälle (n = 89) wurde ein lokaler/regionaler Lappen benutzt, bei 25% (n = 33) der Patienten wurde ein mikrovaskulärer Lappentransfer durchgeführt.

Die Art der verwendeten Lappentypen korreliert mit der Defektlokalisation. An der oberen Extremität wurden in 70 Fällen lokale/regionale Lappendeckungen durchgeführt (Tabelle 2). Bei 26 Patienten wurde ein Leistenlappen in klassischer Weise angelegt, der je nach lokaler Situation gestielt wurde. Bei weiteren 26 Patienten wurde ein Bauch(Brust)hautklappen bzw. ein Colson-Lappen aus der kontralateralen Extremität oder der Brusthaut angelegt.

Technisch aufwendigere, teilweise nur mikrochirurgisch zu präparierende, Lappentypen kamen bei weiteren 18 Patienten zur Anwendung. Hier wurden 6mal ein gestielter Latissimus dorsi, 2mal ein paracapsulärer Insellappen, 3mal ein Radialisumkehrlappen, sowie fasciocutane Unterarmlappen sowie alle Varianten der Cross-Finger Technik benutzt.

Tabelle 2. Verteilung der regionalen Lappenplastiken nach Defektlokalisation

Gesamt n		89
Obere Extremität	Leistenlappen	26
	Bauchhaut (Brust)	26
	Latissimus	6
	Crossfinger	4
	Sonstige	8
Untere Extremität	Fasziocutan	4
	TFL	2
	Bizept femoris	2
	Gluteus	2
Fuß	VSP	6
Kopf	VSP	3

Im Beckenbereich wurden 10 Defekte mit Lappenplastiken gedeckt. Hier überwog die fasciocutane Verschiebe-Schwenk-Plastik, gefolgt von myocutanen Lappentypen wie M. bizeps femoris, M. gluteus maximus und M. tensor fasciae lata.

Im Bereich des Hinterhaupts wurde bei 3 Patienten, am Fuß bei weiteren 6 Patienten eine lokale Lappenplastik durchgeführt.

Mikrochirurgische Lappentransfers (Tabelle 3) wurden bei 19 Fällen zur unteren Extremität inkl. Beckenregion durchgeführt. Bei 10 Patienten mußten komplexe Defekte der oberen Extremität gedeckt werden. In 4 Fällen kam es durch Eintrittsmarken von Starkstromverletzungen zu tiefen Defekten im Bereich der Schädelkalotte mit exponiertem Periost, die eine mikrochirurgische Deckung erforderten. Hier wurde in allen Fällen ein myocutaner Latissimus dorsi Lappen verwendet.

Tabelle 3. Verteilung der mikrovaskulären Lappenplastiken nach Defektlokalisation

Gesamt n		33
Obere Extremität	Latissimus dorsi	7
	Paracapular	1
	Leistenlappen	1
	Pec. Major	1
Untere Extremität	Latissimus dorsi	18
	Serratus & Latissimus (Butterfly-Lappen)	1
Kopf	Latissimus	4

Die Einheilungsrate betrug 95% für die mikrochirurgischen Lappenplastiken und 91% für lokale/regionale Lappen. Die durchschnittliche Immobilisierungsperiode für die Leisten- bzw. Bauchlappen betrug 22 Tage.

Diskussion

Die Indikation zur Lappenplastik ist im Bereich der Verbrennungsbehandlung selten. Zumeist ist die Transplantation aller Arten von Spalthaut inkl. der Mischtransplantation oder der Kulturhautanwendung ausreichend, um eine definitive Defektdeckung zu erzielen. Dennoch sind in bestimmten klinischen Situationen, wie dem Vorliegen komplexer Defekte oder der Exposition vitaler Strukturen, Lappenplastiken die optimale Lösung, um eine stabile Weichteildeckung ohne Kontrakturneigung zu schaffen, die auch eventuell notwendige Sekundärrekonstruktionen erlaubt.

Im vorliegenden Kollektiv ist die Inzidenz mit 16.5% möglicherweise höher als in anderen Patientengruppen. Dies liegt sicherlich an der Zusammensetzung unseres Patientengutes mit vielen industriellen Verletzungen sowie der mit nahezu 29% sehr hohen durchschnittlich verbrannten Körperoberfläche.

Ein weiterer Grund ist die mittlerweile gewachsene Erfahrung über die funktionellen Konsequenzen von Kontrakturen und die Häufigkeit daraus resultierender Sekundäroperationen. Eine Vielzahl von Sekundäreingriffen läßt sich durch die frühzeitige Indikation zur Lappenplastik vermeiden; hier liegen allerdings bisher nur wenige Daten vor.

Die Einheilungsrate ist sowohl für die mikrovaskulären als auch für die lokalen Lappenplastiken mit 95% bzw. 91% hoch. Hier sind aber viele kleinere Komplikationen, wie umschriebene Infektionen, nicht berücksichtigt, die unter konservativer Therapie ausheilten und die Einheilungsrate nicht beeinträchtigten. Bei den potentiell kontaminierten Verbrennungswunden sind diese kleineren Komplikationen immer zu erwarten. Lokale Lappenplastiken haben das höchste Risiko, da sie aus der unmittelbaren Umgebung des verbrannten Areals gewonnen werden und möglicherweise okkulte Schäden makroskopisch nicht erkennbar sind. Bei freien, mikrovaskulären Lappenplastiken wird hingegen versucht, die Gefäßanastomosen sicher aus dem traumatisierten Bezirk in gesundes Gewebe zu verlegen, um derart bedingte Komplikationen auszuschalten.

Neben den Starkstromverbrennungen haben sich als wichtigste Indikationen die Exposition von Nerven, Gefäßen und Knochen erwiesen. Eine Sonderstellung nehmen exponierte Gelenke ein. Auch wenn noch Reste subcutanen Gewebes vorhanden sind, bieten sich hier, zur Funktionserhaltung und Kontrakturprophylaxe, Lappenplastiken an. Bei korrekter Indikation, sauberer technischer Ausführung und einem ausreichend großen therapeutischen Arsenal an verfügbaren Lappenplastiken, die jeweils optimale Lösungen ermöglichen, sind Lappenplastiken als wertvoller Bestandteil der Defektdeckung Schwerverbrannter anzusehen. Ihr Einsatz sollte nach den vorliegenden Erfahrungen vielfach noch eher in der posttraumatischen Versorgungsperiode erfolgen, um sekundäre Korrekturen zu vermeiden.

Zusammenfassung

An einem Kollektiv von 750 intensivpflichtigen Verbrennungspatienten aus 6 Jahren wurde die Inzidenz regionaler und mikrovaskulärer Lappenplastiken, die Häufigkeit und die Erfolgsrate analysiert. Bei 16,5% aller Patienten wurde eine Lappenplastik durchgeführt, beide Deckungsverfahren erreichen Einheilungsraten von über 90%. Wesentliche Indikationen stellen die Exposition vitaler Strukturen wie Nerven, Gefäße, Knochen und Gelenke dar. In Gelenkbereichen kann die Anwendung geeigneter Lappenplastiken möglicherweise die Notwendigkeit sekundärer Korrekturoperationen vermindern. Trotz erhöhter technischer Schwierigkeiten beim Verbrennungspatienten sind Lappenplastiken unverzichtbarer Bestandteil einer modernen Verbrennungschirurgie.

Summary

The incidence and failure rate of regional or microvascular flap coverage in burn patients was analyzed in a population of 750 patients. Flaps were performed in 16.5% of patients. The success rate was higher than 90% for both the regional and the microvascular flaps. The main indications are the exposition of vital structures such as nerves, vessels, bones, and joint surfaces. Flap coverage of the joint may reduce secondary corrections for contractures. Flap coverage of complex burn defects are an important part of modern burn surgery despite increased technical problems.

Literatur

1. Achauer BM, Spenler CW, Gold ME (1988) Reconstruction of axillary burn contractures with the latissimus dorsi fasciocutaneous flap. J Trauma 28:211–213
2. Ramakrishnan KM, Jayraman V, Ramachandran K, Mathivanan T (1988) Deepithelialized turnover flaps un burns. Plast Reconstr Surg 82:262–266
3. Shen TY, Sun YH, Cao DX, Wang NZ (1988) The use of free flaps in burn patients: experiences with 70 flaps in 65 patients. Plast Reconstr Surg 81:352–357
4. Schubert WG, Stein GG, Hope R, Ahrenholz DH, Solem LD, Cunningham BL (1988) Scalping injuries: new technique for stabilization of flaps to the skull. Plast Reconstr Surg 81:780–782

Priv.Doz. Dr. G. Germann, Chefarzt der Abteilung für Verbrennungen, Plastische und Handchirurgie, BG-Unfallklinik Ludwigshafen, Ludwig Guttmann Straße 13, D-67071 Ludwigshafen

Funktionelle Folgen gestielter Muskellappenplastiken am Unterschenkel

Functional Effects on the Foot After Local Muscle Flaps of the Lower Leg

W. Knopp[1], J. Buchholz[1], A. Ekkernkamp[1], G. Muhr[1] und H.U. Steinau[2]

[1]Chirurgische Klinik und Poliklinik; [2]Klinik für Plastische Chirurgie und Verbrennungskrankheiten, Universitätsklinik Bochum

Einleitung

Die Auswirkungen lokaler Muskeltranspositionen zur Weichteildefektsanierung bei Unterschenkelbrüchen auf die Fußfunktion und die Beeinflussung der venösen Muskelpumpe blieben bisher unberücksichtigt, da ein möglicher Negativeffekt zu Recht als geringeres Übel in Relation zur Weichteil-Knocheninfektion gesehen wurde. Untersuchungen zur Hebedefektmorbidität nach freien Lappenplastiken liegen im Gegensatz hierzu bereits vor [2].

Methodik

Bei je 10 Patienten, bei denen die Transposition eines medialen M. gastrocnemius oder M. soleus wegen eines Unterschenkelbruches mindestens 3 Jahre zurücklag, wurden am Sprunggelenk isokinetische Messungen bei Winkelgeschwindigkeiten von 60° und 120° durchgeführt, um einen möglichen Kraftverlust der Unterschenkelmuskulatur festzustellen. Als Vergleichsgruppe dienten 10 Patienten mit weichteilgeschädigten Unterschenkelbrüchen, deren Unfall mindestens 2 Jahre zurücklag. Bei diesen 10 Patienten war keine Muskellappenplastik durchgeführt worden, es bestand jedoch in 8 dieser Fälle ein Kompartmentsyndrom. Die Untersuchungen wurden mit einem isokinetischen Meßsystem (Cybex 340) durchgeführt. Die Funktion des unteren und oberen Sprunggelenkes der Testperson wurde beim Cybex 340 in Rückenlage unter standardisierten Bedingungen untersucht. Es wurden die Bewegungen des Fußes aus der Neutralstellung zwischen voller Supination und Pronation, als auch die Bewegung zwischen Plantarflexion und Dorsalextension getestet. Bei isokinetischen Meßsystemen wird die Winkelgeschwindigkeit und damit die Bewegungsrichtung eines Bewegungsablaufes konstant gehalten. Beim Versuch der Testpersonen, eine höhere Geschwindigkeit zu erreichen, wird apparativ der Widerstand erhöht. Diese Widerstandsänderung wird zeitabhängig aufgezeichnet und im Kurvenverlauf als Kraftänderung pro Zeit wiedergegeben. Die Winkelposition des Gelenkes wird in einer zweiten Kurve zeitgleich aufgezeichnet. Die während eines Zyklus erreichten Maximalwerte bildeten die Grundlage zur Berechnung des Durchschnittswertes. Isokinetische Meßsysteme

Chirurgisches Forum 1994
f. experim. u. klinische Forschung
Trede/Seifert/Hartel (Hrsg.)
©Springer-Verlag Berlin Heidelberg 1994

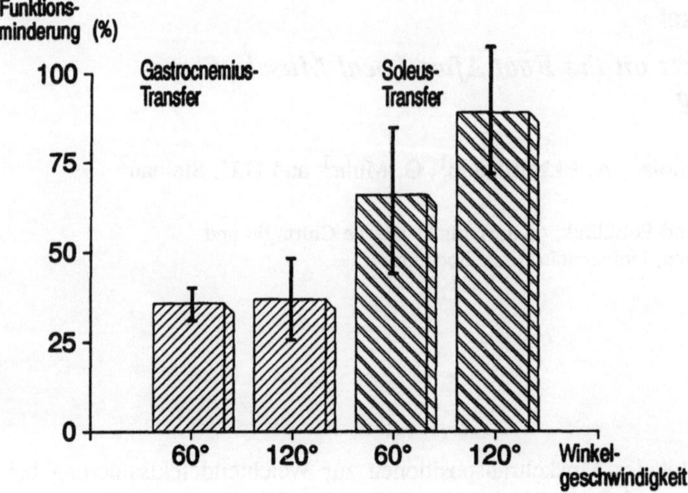

Abb. 1. Minderung der durchschnittlichen Maximalkraft bei der Pronations-Supinations-Bewegung nach einem Transfer des M. gastrocnemius (n = 10) und des M. soleus (n = 10)

liefern gut normierbare Daten. Die Reliabilität (r = 0,90) dieser Kraftleistungen gilt selbst bei hohen Winkelgeschwindigkeiten nach Untersuchungen von Ballreich als verwendungsfähig (zit. n. [1]).

Ergebnisse

In der Gruppe der weichteilgeschädigten Unterschenkelbrüche, bei denen keine lokale Lappenplastik durchgeführt worden war, lag die durchschnittliche Kraftminderung bei der Plantarflexion und der Eversionsbewegung unter 10%. Erstaunlicherweise zeigte sich bei den beiden Gruppen nach einem lokalen Muskeltransfer eine Einschränkung der Plantarflexionskraft des betroffenen Beines bei einer Winkelgeschwindigkeit von 60° lediglich um 10%. Die Minderung der durchschnittlichen Maximalkraft lag nach einem Gastrocnemius-Transfer bei 8%±6% und nach einem Soleus-Transfer bei 11%±9%. Dieser Funktionsverlust ist noch im Bereich der physiologischen Norm anzusiedeln. Bei höherer Winkelgeschwindigkeit (120°) betrug die Funktionseinbuße 21%±16% nach einem Transfer des M. gastrocnemius und 31%±20% nach einer Soleuslappenplastik. Im Gegensatz hierzu zeigten die isokinetischen Messungen der Pro- und Supinationskraft nach Gastrocnemius- und Soleustransfer deutlich stärkere Funktionsminderungen. Nach einem Soleustransfer bestand in Abhängigkeit der Winkelgeschwindigkeit eine Minderung der durchschnittlichen Maximalkraft von 66%±25% (bei einer Winkelgeschwindigkeit von 60°) und 89%±32% (bei einer Winkelgeschwindigkeit von 120°). Der Kraftverlust bei der Umkehrbewegung des Fußes nach einer lokalen M. gastrocnemius-Lappenplastik war geringer. Die Funktionsminderung betrug 36%±11% (bei einer Winkelgeschwindigkeit von 60°) und 37%±18% (bei einer Winkelgeschwindigkeit von 120°). Der Kraft-

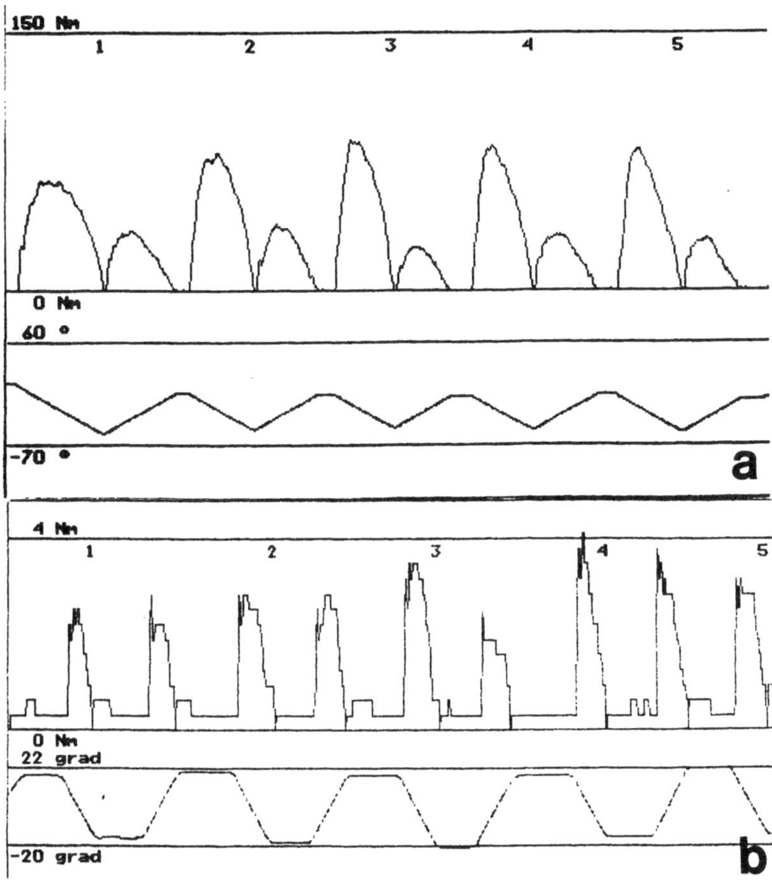

Abb. 2. a Physiologischer Kurvenverlauf: zeitabhängige Aufzeichnung der Maximalkraft (*oberer Kurvenverlauf*); zeitabhängige Winkelposition des Gelenkes (*unterer Kurvenverlauf*). b Ausgeprägte Funktions- und Koordinationsstörungen der Umwendbewegung des Fußes nach einem Transfer des M. soleus

verlust bei der Pronations- und Supinationsbewegung zeigte innerhalb der beiden Gruppen keine statistisch signifikanten Unterschiede. Diese Kraftminderung bei der Eversionsbewegung nach einem lokalen Lappentransfer ist in bezug auf die bei der Vergleichsgruppe (ohne lokale Muskellappenplastik) festgestellten Funktionseinbußen statistisch signifikant ($p < 0,05$) ausgeprägter (Abb. 1). Zu diesen Kraftminderungen traten im Kurvenverlauf der Pro-/Supinationstestung in allen Fällen mehr oder minder ausgeprägte Koordinationsstörungen auf, die sich im Kurvenverlauf an der verzögerten Bewegungsumkehr zur gegenläufigen Pronations- oder Supinationsbewegung manifestierten. Deformierungen des Kurvenverlaufes mit Zackenbildungen und verminderter Amplitude als Ausdruck eines Kraftverlustes waren in allen Kurvenverläufen festzustellen (Abb. 2). 7 der 10 Patienten, bei denen ein M. soleus Transfer durchgeführt worden war, beklagten eine Gangunsicherheit beim Treppensteigen und beim Gehen auf unebenem Boden. Nach einer M. gastrocnemius-Lappenplastik gaben nur 2 von 10 dieser Patienten diese Koordinationsstörungen des Fußes an. Diese, bei der Pro- und Supinationsbewegung festgestellten pathologischen Veränderungen im Kurvenverlauf zeigten sich bei der Extensions-Flexionsbewegung seltener und in geringerer Ausprägung.

Diskussion

In der Diskussion um die Indikation zur freien oder lokalen Lappenplastik wird der lokale Muskel-Transfer am Unterschenkel und Fuß als einfaches komplikationsarmes Verfahren der Weichteilrekonstruktion beschrieben. Die Hebedefektmorbidität lokaler Muskellappen zeigte in dieser Untersuchung gerade beim Transfer des M. soleus eine deutliche Funktionseinbuße bei der Eversion und Inversion des Fußes, die bei isokinetischen Messungen mit hoher Winkelgeschwindigkeit nahezu 90% erreichte. Die von den Patienten angegebenen Gang- und Koordinationsstörungen wurden bisher als Verletzungsfolge gedeutet, sind aber nach diesen Untersuchungen als Behandlungsfolgen nach einer lokalen Muskellappenplastik zu bewerten. Die Untersuchungen der Vergleichsgruppe zeigten, daß der Funktionsverlust beim Transfer eines M. gastrocnemius oder M. soleus nicht auf das Trauma, sondern allein auf den lokalen Muskeltransfer zurückzuführen ist. In diesen Fällen und natürlich bei ausgedehnten Weichteildefekten ist der freie Gewebetransfer vorzuziehen.

Zusammenfassung

Isokinetische Untersuchungen wurden bei 3 Patientengruppen (je 10 Patienten) durchgeführt. Bei zwei Gruppen lag nach einem offenen Unterschenkelbruch ein M. gastrocnemius bzw. M. soleus Transfer mindestens 3 Jahre zurück. 10 Patienten mit weichteilgeschädigten Unterschenkelbrüchen, wobei in 8 Fällen ein Kompartmentsyndrom vorlag, dienten als Vergleichsgruppe. Im Gegensatz zum M. gastrocnemius Transfer zeigten sich nach einer Soleuslappenplastik erhebliche Krafteinbußen bei der Eversionsbewegung (in Abhängigkeit der Winkelgeschwindigkeit von $66 \pm 25\%$ und $89 \pm 32\%$). Beim Vergleichskollektiv lagen signifikant ($p < 0,05$) geringere Funktionseinbußen vor (lediglich bis zu 10%).

Summary

Isokinetic muscle tests were used to study the functional effects of local muscle flaps. Twenty patients with compound fractures of the tibia who had received a local muscle flap for soft tissue reconstruction (m. gastrocnemius or m. soleus) and ten patients with compound tibia fractures without a local muscle flap for soft tissue therapy were studied. The isokinetic muscle strength profile during pronation and supination of the foot was reduced up to $89\% \pm 32\%$ after transfer of the m. soleus. Patients with compound fractures without local muscle flaps showed statistically better functional results ($p < 0.05$).

Literatur

1. Krüger A (1986) 20 Jahre isokinetisches Krafttraining. Leistungssport 3:39–44
2. Russell RC, Pribaz J, Zook EG, Leighton WD, Eriksson E, Smith CJ (1986) Functional evaluation of latissimus dorsi donor site. Plast Reconstr Surg 78:336–344

Priv.-Doz. Dr. med. W. Knopp, Chirurgische Klinik und Poliklinik, BG-Kliniken Bergmannsheil, Universitätsklinik, Gilsingstraße 14, D-44789 Bochum

Schädelhirntrauma und periostale Callusbildung
Traumatic Brain Injury and Periostal Callus Formation

H. Kolvenbach[1] und B. Schneider[2]

[1]Klinik für Thorax-, Herz- und Gefäßchirurgie, Klinikum Fulda
[2]Chirurgische Abteilung, St. Marien-Hospital, Bonn

Einleitung

Paraosteoarthropathien nach endoprothetischem Hüftgelenksersatz und die sog. "Myositis ossificans neurotica" nach traumatischen Hemi- und Paraplegien sind bekannte Phänomene. Eine vergleichsweise geringe Zahl von Publikationen berichtet über exzessive Callusbildung nach Schädelhirntrauma.

Zielsetzung

Überprüfung der Hypothese: "Ein begleitendes Schädelhirntrauma führt zu einer überschießenden Callusbildung bei Frakturen langer Röhrenknochen" (Literaturübersicht bei [1] und [2]) an einem großen traumatologischen Patientenkollektiv (Chirurgische Universitätsklinik Bonn, 01.01.80–31.12.90).

Material und Methoden

Krankenakten, Röntgenbilder und cerebrale Computertomographien (CCT's) von 239 Patienten mit insgesamt 497 Frakturen.

Erfassung von bis zu 169 demographischen, klinischen und Laborparametern pro Patient (u.a. Alter, Geschlecht, Unfallhergang, Frakturenklassifikation n. AO/ASIF [3], Begleitverletzungen, Polytraumascore n.d. sog. "Hannoveraner Schlüssel" [4], konservative und operative Therapie, SHT-Grad n. Tönnis und Loew [5], Komplikationen, Behandlungsergebnis).

Persönliche Auswertung von Röntgenbildern (118 Pat.), Röntgenbefunden und Operationsberichten. PCV-gestützte Quantifizierung des räumlichen Ausmaßes der Callusbildung und der Mineralisation (Grauwertbestimmung von Callus und Knochen am digitalisierten Bild im Vergleich zur densitometrisch gemessenen, röntgenologischen

Chirurgisches Forum 1994
f. experim. u. klinische Forschung
Trede/Seifert/Hartel (Hrsg.)
©Springer-Verlag Berlin Heidelberg 1994

Dichte) im zeitlichen Ablauf durch ein Spezialprogramm (DIVAGRAPH) [1] bei 46 Patienten (280 Bilder). Graduierung der periostalen Callusbildung (Quotient aus max. Callusfläche und Diaphysenfläche: *Grad 0*: < 5%, 1: 5–20%, 2: 20–40%, 3: > 40%). Auswertung von CCT's (n = 40) hinsichtlich Art, Lokalisation und Schweregrad traumatisch bedingter, hirnorganischer Veränderungen (bis zu 77 Einzelparameter).

Multivariate statistische Analyse aller Daten hinsichtlich ihres Einflusses auf das "Überschießen" der Callusbildung und den Callusgrad (Zielgrößen) ("SAS-System"; (Lit. bei [1]) in multiplen T-, χ^2- und GLM-Tests (korrigiertes $\alpha = 0,05$ zweiseitig). Entwicklung eines prädiktiven Modells (LOGISTIC- u. CATMOD-Verfahren, SAS).

Ergebnisse

Bezüglich der *Zielgrößen* (C_{Plus} und C_{Grad}) siehe Tabellen 1 und 2.

Tabelle 1. Zielgröße "überschießende Callusbildung" (p-Werte < 0,01)

	C_{plus}	C_0
SHT – ja	56,1	43,9 [%]
– nein	22	78
Oberschenkel/arm	53,1	46,9
Unterschenkel/arm	18	82
gelenknahe Fraktur	28,7	71,3
diaphysäre Fraktur	56,1	43,9
obere Extremität	23,9	76,1
untere Extremität	51,4	48,6

Tabelle 2. Zielgröße "Grad der Callusbildung" (p-Werte < 0,05), SHT-Grad n. Tönnis und Loew

C_{Grad}		0	1	2	3
Geschlecht	männlich	66,4	89,3	86,7	70,7 [%]
	weiblich	33,6	10,7	13,3	29,3
SHT-Grad	0	69,1	21,0	3,7	6,2
	1	34,8	23,3	23,3	18,6
	2	37,6	23,5	18,8	20,0
	3	17,6	0	41,2	41,2

Prädiktives Modell

Nach Einfluß der vier Variablen: *SHT, Oberarm/-schenkel, diaphysäre Fraktur, untere Extremität* (p-Werte: 0,0118–0,0001) betrug die Rate der korrekten Vorhersage von C_{plus} 76,2%.

Das Zwei-Variablen-Modell: *Grad des SHT* (p-Wert: 0,0007) und *männliches Geschlecht* (p-Wert: 0,0437) lieferte in 62,7% der Fälle eine korrekte Vorhersage des Callusgrades (C_{Grad}).

Die operative Frakturbehandlung ("stabile Osteosynthese") hat einen callusverhütenden Effekt, der aber bei Vorliegen eines SHT neutralisiert wird (C_{plus}-Rate bei den stabilen Osteosynthesen ohne begleitendes SHT = 0–38,5%, mit SHT = 40–84,1%; p-Wert = 0,004).

Schlußfolgerung

Hirnfunktionsstörungen im Gefolge traumatisch bedingter Bewußtlosigkeit fördern die periostale Callusbildung des gebrochenen Röhrenknochens. Die räumliche Ausdehnung des Callusgewebes scheint mit der Dauer der Funktionsstörung positiv korreliert und beim männlichen Geschlecht stärker ausgeprägt zu sein.

Lokale Einflüsse (z.B. Ausprägung des Weichteilmantels, unterschiedlicher Besatz mit Effektorzellen der Osteoinduktion) führen offensichtlich dazu, daß die "überschießende Callusbildung" überzufällig häufig an körpernahen Knochen, am Bein und im diaphysären Segment auftritt. Der modulierende Einfluß einer operativen Stabilisierung wird durch das SHT neutralisiert. Das Ausmaß der Callusbildung hat keine Auswirkung auf das Endergebnis der Frakturheilung.

Zusammenfassung

Krankenakten, Röntgenbilder und cerebrale Computertomographien von 239 traumatologischen Patienten (Frakturen = 497, Einzelparameter = bis zu 169) wurden retrospektiv hinsichtlich der Auswirkungen eines begleitenden Schädelhirntraumas (SHT) auf die periostale Callusbildung analysiert. Die Röntgenbilder eines Teilkollektivs (n = 46) konnten einer exakten, computergestützten Analyse des Ausmaßes der Callusbildung und seiner Mineralisation unterzogen werden. Es erfolgte eine multivariate statistische Analyse ("SAS-System") aller Daten.

Die Variablen *SHT, körpernahe Fraktur* (Femur/Humerus), *diaphysäre Fraktur* und *untere Extremität* (p-Werte: $0,01-< 10^{-4}$) zeigten den höchsten Vorhersagewert (Konkordanz: 76,2%) bezüglich der Zielgröße "überschießende Callusbildung" (C_{plus}). Der *Grad des SHT* (p-Wert: 0,0007) und das *Geschlecht (männlich)* (p-Wert: 0,044) beeinflußten die Zielgröße "Ausmaß der Callusbildung" (C_{Grad}; Konkordanz: 62,7%).

Nach der vorliegenden Untersuchung fördert das SHT die periostale Callusbildung. Die Dauer der Hirnfunktionsstörung scheint mit dem Ausmaß der Callusbildung zu korrelieren. Anatomische und strukturelle Besonderheiten führen möglicherweise zu einer Häufung der C_{plus}-Variante an der unteren Extremität und in diaphysären Knochenabschnitten. Der Mineralisationsprozeß des Callusgewebes scheint nicht dem Einfluß der ZNS-Irritation zu unterliegen. Das Ausmaß der Callusbildung (C_{Grad}) hatte im untersuchten Kollektiv keine Auswirkung auf das Endergebnis der Frakturheilung.

Summary

Medical reports, X-ray films, and cerebral CT scans of 239 patients (497 long-bone fractures, up to 169 parameters) were analyzed retrospectively with regard to the possible effect of traumatic brain injury (TBI) on periosteal callus formation. X-ray films (46 individuals) underwent precise, computer-assisted evaluation of the degree of callus formation and its mineralization. This was followed by a multivariate statistical analysis (SAS system) of all data. The findings: TBI, proximal fracture (femur/humerus), diaphyseal fracture, and lower extremity (P values $0.01 - < 10^{-4}$) were most valuable for the prediction (accuracy 76.2%) of excessive callus formation (C_{plus}). The degree of TBI (P: 0.0007) and sex (male; 0.044) was shown to influence the degree of callus formation (C_{deg}); accuracy of prediction 62.7%). We conclude that TBI promotes periosteal callus formation. The duration of cerebral dysfunction seems to correlate with C_{deg}. Specific anatomical and structural conditions possibly lead to an increased incidence of C_{plus} in fractures of the lower extremities and the diaphyseal parts of long bones. The mineralization of callus is not biased by TBI. We found no effect of C_{deg} on the final result of fracture healing.

Literatur

1. Kolvenbach H (1993) Zur periostalen Callusbildung bei Extremitätenfrakturen und begleitendem Schädelhirntrauma. Inauguraldissertation, Med. Fakultät d. Universität Bonn
2. Garland DE (1988) A clinical perspective on common forms of acquired heterotopic ossifications. In: Urist MR (ed) Symposium on Heterotopic Ossification. Clin Orthop Rel Res 263:13–29. Lippincott, Philadelphia
3. Müller ME et al. (1990) The comprehensive classification of fractures of long bones. Springer, Berlin Heidelberg New York
4. Oestern HJ, Kabus K (1990) Wertigkeit von Score-Systemen. Hefte Unfallheilkunde 212:71–79
5. Tönnis W, Loew F (1953) Einteilung der gedeckten Hirnschädigungen. Ärztl Praxis 5:3–10

Dr. H. Kolvenbach, Klinik für Thorax-, Herz- und Gefäßchirurgie, Klinikum Fulda, Pacelliallee 4, D-36043 Fulda

Der Einfluß verschiedener Aufbohrverfahren zur Oberschenkel-Marknagelung auf pulmonale Komplikationen im Tierexperiment

The Influence of Reamer Design on Pulmonary Complications After Reamed Intramedullary Nailing in a Sheep Model of Multiple Trauma

H.-C. Pape[1], A. Dwenger[2], M. Grotz[1], D. Remmers[1], G. Regel[1] und H. Tscherne[1]

[1]Unfallchirurgische Klinik und [2]Abteilung Klinische Biochemie, Medizinische Hochschule Hannover

Einleitung

Die primäre Markraumaufbohrung des Femur im Rahmen der Marknagelung führt zur Einschwemmung von Markraumfett in die Lunge [1] und kann über verschiedene humorale Mechanismen eine pulmonale Permeabilitätsstörung hervorrufen [2]. Dies kann insbesondere bei Polytrauma mit begleitendem Thoraxtrauma eine Beeinträchtigung der Lungenfunktion (ARDS) bewirken [3].

Vor kurzem wurde diskutiert, inwieweit es bei Aufbohrung des Femur einen Einfluß des Bohrerdesigns bzw. des Bohrerschaftdesigns geben könnte. In bisher unveröffentlichten experimentellen Arbeiten aus der Forschungsgruppe um Prof. Perren (Davos) ergab sich, daß beide Faktoren eine Rolle spielen, wobei die Schaftstärke insbesondere von Bedeutung zu sein scheint. Weitere Untersuchungen von Winquist et al. zeigten unterschiedliche intramedulläre Druckentwicklung in Abhängigkeit vom Bohrkopfdesign [4].

Wir untersuchten deshalb im Tiermodell, ob in Anwesenheit einer Lungenkontusion Unterschiede der Lungenfunktion bei Anwendung verschiedener Bohrer bestehen. Ziel war es somit, eine Vermeidung der Fetteinschwemmung im Rahmen primärer Femurmarknagelung (OSMN) bei bestehender Vorschädigung (hämorrhagischer Schock und Lungenkontusion) zur Reduktion pulmonaler Komplikationen (insbesondere ARDS) im Rahmen unterschiedlicher Aufbohrverfahren zu zeigen.

Methode

Staub'sches Schafmodell, Versuchsdauer 3 Tage:

Tag 1: 2 h hämorrhagischer Schock (50 mmHg Mitteldruck) + experimentelle Lungenkontusion (rechter Unter- und Mittellappen),

Tag 2: Erholung

Tag 3: Femurmarkraumbohrung und -nagelung.

Chirurgisches Forum 1994
f. experim. u. klinische Forschung
Trede/Seifert/Hartel (Hrsg.)
©Springer-Verlag Berlin Heidelberg 1994

Ergebnisse

Tabelle 1. Gruppen: Gr.A (n = 13): AO-Standardbohrer; Gr.B (n = 7): Biomet 6980848; Gr.H (n = 6): Howmedica 0222-0120; Gr.F (n = 2): Kontrolle Fix. externe. Parameter: Pulmonalarterieller Druck (PAP, mmHg), Lymph/Plasma Protein-clearance (Pcl, ml/30 min), zentralvenöse Triglyceride (Tg, md/dl)

Tag 3	Basis	Bohr.	30'	60'	120'
A (Pcl)	3,7	4,3	6,5	$7,7^{a,b}$	$8,56^{a,b}$
B (Pcl)	5,2	5,3	3,9	3,9	3,7
H (Pcl)	3,3	3,9	3,6	3,8	2,8
F (Pcl)	3,2	3,6	3,1	3,4	3,3

Tag 3	Basis	Bohr.	30'	60'	120'
A (PAP)	19,0	$26,0^{a}$	18,5	15,5	17,9
B (PAP)	20,1	$25,5^{a}$	22,8	18,5	18,9
H (PAP)	19,7	19,3	19,2	18,8	18,0
F (PAP)	19,5	19,8	20,1	20,0	18,9

[a] sign. Unterschied zu Gr.F; [b] sign. Unterschied zu Basismessung, $p < 0,05$. T-Test, gepaart, ungepaart

In Gr. A stiegen PAP und Tg-Werte intraoperativ, sowie Pcl postoperativ als Zeichen eines Lungenschadens an ($p < 0,05$). In Gr. B stieg PAP, nicht aber Tg und Pcl an, in anderen Gruppen war keine Änderung von PAP, Tg oder Pcl nachweisbar.

Schlußfolgerungen

1. Der pulmonale Kapillarschaden (PCL) scheint mit einem Tg-Anstieg (Gr.A) pathogenetisch im Zusammenhang zu stehen. Ein ebenfalls nachweisbarer Anstieg des pulmonalarteriellen Drucks zeigt sich auch in Gruppen ohne nachweisbaren Kapillarschaden, sodaß hier ein pathogenetischer Zusammenhang fraglich erscheint.

2. Der pulmonale Kapillarschaden nach OSMN war in unserem Modell trotz vorbestehender Lungenkontusion durch Wahl des Aufbohrverfahrens (Gr.B,H) vermeidbar. Hierfür scheint dem Bohrerschaft in unseren Ergebnissen nicht der wesentliche Einfluß zuzukommen. So war bei dem theoretisch günstigsten Schaft – dem sog. Drahtspeichenschaft der Gruppe B – trotz der nicht soliden Schaftstruktur ein pulmonalarterieller Druckanstieg vorhanden. Hingegen könnte das Bohrkopfdesign eine Rolle spielen, was auf die in Gruppe B und H vorhandenen stirnschneidenden Eigenschaften zurückführbar erscheint (Abb. 1). Ähnliche Ergebnisse werden auch von Winquist et al. berichtet [4]. Weitere klinische Untersuchungen zur Überprüfung der Ergebnisse erscheinen notwendig, um genauere Aussagen treffen zu können.

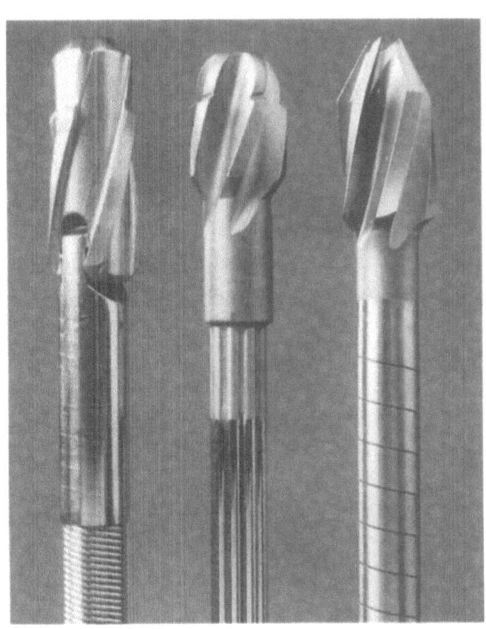

Abb. 1. 13 mm Bohrer der drei Gruppen im Vergleich. In Gruppe A ist kein stirnschneidender Bohrkopf in den Größen über 9 mm vorhanden (links) – dies ist jedoch in beiden anderen Gruppen der Fall; ebenfals könnten die seitliche Ausladung sowie die Schrägung der Schnittkanten eine Rolle spielen

Summary

Primary intramedullary femoral nailing has been shown to have deleterious effects on the lung in polytraumatized patients with additional lung contusion. This effect is mediated by embolization of bone marrow fat into the lung due to reaming of the medullary canal and additional pulmonary permeability damage due to local activation of inflammatory cells. We investigated in a sheep model of severe trauma whether the pulmonary damage of femoral reaming is altered by reamer design. AO reamers, Boimet reamers, and Howmedica reamers were compared. All caused an increase in the pulmonary mediator thromboxane B_2, the least severe lung permeability, and the least severe increase in pulmonary artery pressure was caused by Howmedica reamers. The results justify further clinical evaluation.

Literatur

1. Wenda K, Ritter G, Ahlers J, von Issendorf W (1990) Nachweis und Effekte von Knochenmarkeinschwemmungen bei Operationen im Bereich der Femurmarkhöhle. Unfallchirurg 93:56
2. Regel G, Dwenger A, Seidel J et al. (1987) Die Bedeutung der neutrophilen Granulozyten bei der Entstehung des posttraumatischen Lungenversagens. Unfallchirurg 90:99–103

3. Pape H-C, Auf"m'Kolk M, Paffrath T et al. (1993) Primary intramedullary fixation in polytrauma patients with associated lung contusion – a cause of posttraumatic ARDS? J Trauma 34:540
4. Winquist R (1993) Closed femoral fractures. AAOS Speciality day Symposium, Orthopedic Trauma Association, San Francisco

Dr. med. H.-C. Pape, Unfallchirurgische Klinik, Medizinische Hochschule Hannover, Konstanty-Gutschow-Straße 8, D-30625 Hannover

Tierexperimentelle Untersuchung zum Haftungsverhalten verschieden beschichteter Osteosyntheseplatten

Bone Bonding Behavior of Coated Titanium Plates (AO/ASIF) Under Load-Bearing Conditions: An Experimental Study

M.P. Hahn, A. Dávid und G. Muhr

Berufsgenossenschaftliche Kliniken "Bergmannsheil, Chirurgische Universitätsklinik und Poliklinik, Bochum

Einleitung

Bei Plattenosteosynthesen wurde experimentell und klinisch in der Kortikalis unter der Platte eine Verminderung der Knochensubstanz ("Porosierung") beobachtet [1]. Als Hauptursache gilt der mechanische Druck der Platte, der die kortikale Durchblutung kompromittiert. Durch Änderung der Makrostruktur wurden daher Implantate entwickelt, die einen geringeren mechanischen Druck auf das Implantatlager aufweisen [2, 3].

Bislang ist die Frage ungeklärt, ob durch eine zusätzliche Beschichtung dieser Platten, die die osteogene Potenz des Knochengewebes steigert, eine schnellere Heilung und höhere Haftfestigkeit und damit höhere mechanische Stabilität zu bewirken ist.

Methodik

Als Implantate wurden schmale 7-Loch-LC-DC-Platten (AO/ASIF) gewählt. Diese Platten wurden im Plasma-Spray-Verfahren mit Hydroxylapatit oder mit einer Titanoberfläche knochenseitig beschichtet.

Die experimentellen Untersuchungen erfolgten an 45 Schwarzkopfschafen. Es handelte sich um Jährlinge mit einem mittleren Körpergewicht von 35 kg. Bei dem Vorhaben ergaben sich folgende Versuchsgruppen:
1. unbehandelte Osteosyntheseplatte, Schraubenfixierung mit 3 Nm
2. Platte mit Titanbeschichtung, Schraubenfixierung mit 3 Nm
3. Platte mit Titanbeschichtung, Schraubenfixierung mit 1,5 Nm
4. Hydroxylapatit-beschichtete Platten, Schraubenfixierung mit 3 Nm
5. Hydroxylapatit-beschichtete Platten, Schraubenfixierung mit 1,5 Nm.

Bei allen Tieren wurde unter sterilen Kautelen die linke Tibia über einen medialen Zugang freigelegt. Nach Lagebestimmung der 7-Loch-Platte wurde aus der anliegenden Tibiakortikalis ein 1 cm breiter Knochendeckel exakt unter der Mitte der Platte entfernt. Der Defekt wurde mit Knochenwachs gefüllt. Anschließend wurde die Platte proximal und distal des Defektes mit jeweils 3 Titanschrauben fixiert. In den Gruppen 1, 2 und 4 betrug das Drehmoment 3 Nm, in den Gruppen 3 und 5 jeweils

Chirurgisches Forum 1994
f. experim. u. klinische Forschung
Trede/Seifert/Hartel (Hrsg.)
©Springer-Verlag Berlin Heidelberg 1994

1,5 Nm. Das Eindrehmoment der Schrauben wurde mit einem elektrisch gesteuerten Drehmomentschraubenzieher festgelegt.

Die Tiere blieben 2 Wochen im Stall, bevor sie auf die Weide gelassen wurden. Somit war eine physiologische Belastung der operierten Tiere sichergestellt. In jeder Gruppe waren 9 Tiere vertreten. Es wurden jeweils 3 Tiere nach 4 Wochen, 8 Wochen und 3 Monaten eingeschläfert.

Nach Tötung der Tiere wurde das Ausdrehmoment der Schrauben gemessen. Die Titanplatte wurde bei liegendem Implantat nach Entfernung der Schrauben auf Zug beansprucht, bis Implantat und Knochen getrennt waren.

Ergebnisse

Die Messungen erfolgten mit dem UTS-10-Gerät. Die maximale Zugkraft betrug 500 N, der Kraftzuwachs betrug 1,5 kp/s.

Die Haftfestigkeit im Knochen-Implantat-Interface der nicht-beschichteten Platten betrug erwartungsgemäß durchschnittlich weniger als 10 N.

Die Haftfestigkeit der titanbeschichteten Platten betrug in der Gruppe 3 (Eindrehmoment: 1,5 N) durchschnittlich 40 N, in der Gruppe 2 (Eindrehmoment: 3 N) durchschnittlich 52 N.

Die höchste Haftfestigkeit wiesen Hydroxylapatit-beschichtete Platten auf. Durchschnittlich betrug der Wert in der Gruppe 5 (Eindrehmoment: 1,5 N) 110 N, in der Gruppe 4 (Eindrehmoment: 3 N) 154 N (Tabelle 1).

Die Unterschiede zwischen den Gruppen der titanbeschichteten Platten einerseits und den Hydroxylapatit-beschichteten Platten andererseits waren statistisch signifikant im Duncan-Test auf dem 5%-Niveau.

Tabelle 1. Haftfestigkeit im Knochen-Implantat-Interface (Einheit: N)

n	Wochen	Gruppe 1	Gruppe 2	Gruppe 3	Gruppe 4	Gruppe 5
1		10	45	35	135	102
2	4	8	40	32	141	100
3		9	48	29	128	105
4		12	51	37	54	110
5	8	7	59	45	158	114
6		7	50	41	157	108
7		9	60	0	171	126
8	12	10	59	44	178	118
9		8	58	49	165	115
Mittelwert		8,9	52,2	40,2	154,1	110,9
Standardabweichung		±1,6	± 7,2	± 7,4	± 16,6	± 8,3

Gruppe 1: unbehandelte Osteosyntheseplatte
Gruppe 2: Platte mit Titanbeschichtung, Schraubenfixierung mit 3 Nm
Gruppe 3: Platte mit Titanbeschichtung, Schraubenfixierung mit 1,5 Nm
Gruppe 4: Hydroxylapatit-beschichtete Platte, Schraubenfixierung mit 3 Nm
Gruppe 5: Hydroxylapatit-beschichtete Platte, Schraubenfixierung mit 1,5 Nm

Diskussion

Die Ergebnisse dieser experimentellen Untersuchung belegen, daß es möglich ist, die Haftfestigkeit von Platten auf der Knochenoberfläche durch unterschiedliche Oberflächenbeschichtungen zu beeinflussen. Somit kann eine optimale Oberfläche für unterschiedliche biologische und biomechanische Anforderungen entwickelt werden. Bei hoher Haftfestigkeit sollte es ferner möglich sein, auch bei kleiner dimensionierten Platten eine vergleichbare Stabilität zu gewährleisten als mit herkömmlichen Platten.

Die Ergebnisse zeigen, daß die Hydroxylapatit-Beschichtung der Titan-Beschichtung im Hinblick auf die Haftfestigkeit deutlich überlegen ist. Durch Induktion der Osteogenese kommt es offenbar zu einer besseren mechanischen Bindung zwischen der Hydroxylapatit-Oberfläche mit der anliegenden Kortikalis.

Die Haftfestigkeit bildet sich auch bei vorhandener Instabilität unter Vollbelastung und damit vorhandener Mikrobewegung im Interface aus.

Zusammenfassung

AO/ASIF Platten mit verminderter Auflagefläche (LC-DC-Platten) wurden in der Plasma-Spray-Technik mit Titan bzw. Hydroxylapatit beschichtet. Anschließend wurden diese Platten an der linken Schafstibia implantiert, nachdem zuvor ein 1 cm langes Segment aus der anliegenden Kortikalis zur Erzeugung einer relativen knöchernen Instabilität entnommen worden war. Nach verschiedenen Zeiten wurde die Haftfestigkeit im Abreißtest bestimmt. Für Hydroxylapatit-beschichtete Platten war die Haftfestigkeit mehr als doppelt so hoch wie bei titanbeschichteten Platten. Nicht-beschichtete Platten zeigten nur ein Zehntel der Haftfestigkeit der HA-beschichteten Platten.

Die Ergebnisse belegen, daß durch Oberflächenbeschichtung eine deutliche Verbesserung der Implantathaftung am Knochen zu erzielen ist und damit die Voraussetzung gegeben ist, die Platten ohne Gefährdung der Stabilität kleiner zu dimensionieren.

Summary

AO/ASIF plates with decreased contact (LC-DC plates) were coated with titanium and hydroxylapatite in the plasma spray technique. These plates were then implanted at the left tibia of the sheep. Previously a 1-cm segment of cortical bone was removed to produce the relative instability of the bone. After various time periods the stability was measured by tear-off test. The stability of the hydroxylapatite-coated plates was twice that of the titanium plates. Noncoated plates had only 10% of the strength of the HA-coated plates. These results show that implant coating leads to improved ingrowth into the bone, and thus a decrease in implant size is possible without loss of stability.

502

Literatur

1. Gautier E, Perren SM (1991) Die Reaktion der Kortikalis nach Verplattung – eine Folge der Belastungsveränderung des Knochens oder ein Vaskularitasproblem? In: Wolter D, Zimmer W (Hrsg) Die Plattenosteosynthese und ihre Konkurrenzverfahren. Springer, Berlin, S 21–37
2. Hönig JF (1992) Osteosyntheseplatte mit sphärisch genoppter Unterseite zur punktförmigen "biologischen" Plattenlagerung. Dtsch Z Mund Kuefer GesichtsChir 16:141–143
3. Perren SM (1991) The concept of biological plating using the limited contact dynamic compression plate (LC-DCP). The scientific background, design and application. Injury 22 [Suppl 1]:1–41

Dr. med. M.P. Hahn, Chirurgische Universitätsklinik Bergmannsheil Bochum, Gilsingstraße 14, D-44789 Bochum

Vorbiegung und Vorspannung bei der schmalen 4,5 mm AO Titan LCDCP und der Stahl DCP*

Prebending and Pretensioning of the Small 4.5-mm AO Titanium LCDCP and Steel DCP

P. Schandelmaier, A. Ungerland, C. Krettek und H. Tscherne

Unfallchirurgische Klinik, Medizinische Hochschule Hannover

Zielsetzung

Ziel unserer Untersuchung war es, die notwendige Plattenvorbiegung und Vorspannung bei Verwendung der AO Titan LCDCP ohne zusätzliche freie Zugschraube oder Plattenzugschraube bei einer Querosteotomie zur Stabilisierung von Frakturen des Unterschenkels zu ermitteln.

Einleitung

Haas, der umfangreiche Untersuchungen zur Fixation der Unterschenkelfraktur mit der schmalen 4,5 mm AO Stahl SCP durchführte, kommt zu dem Ergebnis, daß die optimale Vorspannung und Vorbiegung für die schmale 4,5 mm AO Stahl SCP bei 8° und 800 Newton liegt [4]. Allerdings verwendete Haas nur Leichentibiae und beschränkte sich in seinen Untersuchungen auf Versuchsparameter, die klinisch zu realisieren waren. Die werkstoffkundlichen Parameter, die den Werkstoff Titan auszeichnen, sind seine hexagonale Gitterstruktur und sein Elastizitätsmodul von 11000 N/qmm. Das hexagonale Gitter stellt die dichteste Anordnung dar, in der Atome gepackt werden können. Im Gegensatz zu den ebenfalls hexagonal aufgebauten Metallen Cadmium, Zink und Mangan ist Titan besser verformbar. Der Grund liegt wahrscheinlich in einer höheren Anzahl an Gleit- und Zwillingsebenen, die für eine Verformung maßgeblich sind. Stahl hat ein kubisch raumzentriertes Kristallgitter und einen Elastizitätsmodul von 20000 N/qmm. Es ist daher zu vermuten, daß Osteosyntheseplatten aus Titan mit anderen Vorbiegewinkeln und Vorspannungen eingesetzt werden müssen als Osteosyntheseplatten aus Stahllegierungen. Die Auswirkungen dieser Faktoren soll nachfolgend erläutert werden. In einem Zugversuch wird eine Werkstoffprobe aus Titan und eine Werkstoffprobe aus Stahl belastet. Dabei wird die Zugkraft gegenüber der Probenverlängerung aufgezeichnet. Die Stahlprobe verformt sich zuerst nur elastisch, erkennbar an einem geraden Anstieg der Kurve, auch Hookesche Gerade genannt. In diesem Bereich ist die Verformung vollständig reversibel. Der Beginn der plastischen Verformung ist als Dehngrenze beschrieben. Das Erreichen der Dehn/Streckgrenze

---

* Gefördert von der AO Stiftung, Balderstr. 13, CH-3007 Bern.

Chirurgisches Forum 1994
f. experim. u. klinische Forschung
Trede/Seifert/Hartel (Hrsg.)
©Springer-Verlag Berlin Heidelberg 1994

wird daran sichtbar, daß sich bei gleichbleibender Kraft die Probe verlängert. Dies ist durch Gleiten auf den Kristallgitterebenen in Richtung der größten Scherspannung möglich. Die größte Scherspannung entsteht in einem Winkel von 45° zur Zugkraft. Das Durchlaufen der Dehngrenze geht mit dem Phänomen der Kaltverfestigung einher. Die Kaltverfestigung ermöglicht einen weiteren Anstieg der Zugkraft. Jedoch gestaltet sich der Kurvenverlauf jetzt bogenförmig. Die Verlängerung der Probe bei zunehmender Zugkraft wird immer stärker, bis die Probe reißt. Bevor die Probe reißt, verkleinert sich ihr Durchmesser, da durch die Scherspannung die Kristallgitterebenen voneinander weggleiten. Die Verringerung des Durchmessers bedeutet für den verbleibenden Querschnitt eine weitere Zunahme der Zugkraft. Im Gegensatz dazu verhält sich die Titanprobe anders. Der Bereich, in dem sich die Probe nur elastisch verformt, ist klein, die Kookesche Gerade ist im Verhältnis zu Stahl kurz. Eine deutliche Drehgrenze mit Kaltverfestighung wird nicht durchlaufen. Im Rahmen der plastischen Verformung findet eine Kaltverfestigung statt, sie ist aber nicht durch eine deutliche Änderung des Kurvenverlaufes gekennzeichnet. Stattdessen wird der Kurvenverlauf stetig flacher. Sensorisch imponiert dieses Werkstoffverhalten als Zähigkeit. Ist die Grenze der plastischen Verformbarkeit überschritten, reißt die Titanprobe ohne Vorwarnung ab. Dieser Vorwarnung entspricht das Erreichen der Dehngrenze bei Stahl. Dieses spezielle Materialverhalten, das als Zähigkeit imponiert, muß berücksichtigt werden, wenn Titan verarbeitet wird. Besonders die Kortikalisschrauben sind hierdurch gefährdet, da sie sehr leicht abgedreht werden können.

Wie reagiert nun speziell die schmale 4,5 mm AO LCDCP auf mechanischen Streß? Der größte mechanische Streß ist die Vorbiegung der LCDCP und ihre Rückbiegung, wenn sie dem Knochen adaptiert wird. Beim Vorbiegen wird die LCDCP plastisch verformt. Die Kräfte, die in Längs- und Querrichtung der LCDCP wirken, haben keine plastische Verformung zur Folge.

Methode

Zur Ermittlung des Stabilitätsverhaltens wurden folgende Parameter bestimmt:
1. Der Aufklaffwinkel in Abhängigkeit von der Vorspannung. Eine ungebogene LCDCP wurde wie für eine Osteosynthese auf ein Hartgeweberohr aufgeschraubt. Die proximalen Schrauben waren dabei nicht fest angezogen, sondern werden nach Kontakt mit der Platte um 1/4 Umdrehung gelöst. Der resultierende Abstand des Schraubenkopfes zur Platte beträgt dadurch 0,435 mm, eine Distanz, die der LCDCP noch genug Raum gibt, frei auf dem proximalen Rohr gleiten zu können, andererseits ein Abscheren der Fragmente beim Spannen verhindert. Das distale Hartgeweberohr wurde mit einem Einsatzstück verlängert, dessen Außendurchmesser gleich dem Innendurchmesser des Rohres ist. In Verlängerung der Längsachse dieses Einsatzstückes wird ein Zeiger montiert, der in einem Abstand von 200 mm den Aufklaffwinkel auf einer Skala anzeigt. Der Haken des Spanngerätes wird in das äußere Loch der LCDCP eingesetzt. Der piezoelektrische Kraftaufnehmer leitet beim Spannen seine Impulse an einen Verstärker weiter, der mit einem Voltmeter als Display verbunden ist.
2. Das Biegemoment und das Rückbiegemoment für bestimmte Vorbiegewinkel. Die LCDCP wurde in eine Probenaufnahme so eingesetzt, daß nur im Bereich von 6,5 mm

zwischen zwei Löchern gebogen werden konnte. Dieser Probenhalter bestand aus zwei Metallprofilen, die durch die LCDCP hindurch miteinander verschraubt werden und damit ein Gleiten der Platte zwischen den Probenhaltern verhindern. Eine Hälfte des Probenhalters wurde in einen Schraubstock so positioniert, daß die Achse des drehbaren Kraftaufnehmers der UPM genau durch die Mitte (i.e. die Querachse) des 6,5 mm freien Bereiches der LCDCP verlief. An dem drehbaren Kraftaufnehmer war ein weiterer Schraubstock befestigt, in dem die andere Hälfte des Probenhalters eingespannt wurde. In den anschließenden Versuchen wurde die LCDCP mit Drehmomenten bis zu 27 Nm oder bis zu einem Biegewinkel von 55° belastet. Nach dem Biegen der geraden ungebogenen LCDCP wurde der Probenhalter um 180° in der Längsachse gedreht und die Platte ein zweites Mal wieder grprüft, um das Rückbiegemoment zu ermitteln.

3. Stabilitätsverhalten der Titan LCDCP für bestimmte Vorspannkräfte und Vorbiegewinkel untetr idealisierten Bedingungen an einem Versuchsmodell aus Hartfaserrohren: Die LCDCP wird mit der modifizierten AO-Plattenbiegepresse auf den gewünschten Winkel gebogen und auf das distale Stück der Fraktur aufgeschraubt. Das Anzugsdrehmoment für alle Schrauben liegt bei 3,0 Nm. Das Spanngerät wird in das proximale Loch der LCDCP eingehängt, das Spannen der Platte kann beginnen. Die Impulse des piezoelektrischen Kraftaufnehmers werden über einen Verstärker an ein Voltmeter geleitet, an dem direkt die applizierte Vorspannung abgelesen werden kann. Bei Erreichen der angestrebten Vorspannung wird zur weiteren Fixierung mit AO-Bohrbüchse und AO-Spiralbohrer 3,2 mm das distale, frakturnahe Loch der LCDCP gebohrt, mit Gewinde versehen und verschraubt. Anschließend wird analog mit dem anderen freien Loch verfahren. Das Spanngerät wird entfernt und die letzte Schraube eingebracht. Die Osteosynthese ist versuchsfertig, wenn nach Entfernen des Spanngerätes und des Spannbandes die Osteosynthese absolut wasserdicht ist, also kein Bruchspalt zu fühlen ist. Die Prüfung der Osteosynthesen erfolgt in einer Universalprüfmaschine Typ Zwick 1445. Auf die fahrbare Traverse der UPM werden im Abstand von 135 mm zwei Auflager montiert, auf denen die Probe so gelagert wird, daß die Mitte der Druckrolle des festen Stempels genau mit der Osteotomielinie fluchtet. Die Traverse fährt mit einer Geschwindigkeit von 2 mm/min. Während des Versuches wird in ein Kraft/Weg Diagramm geschrieben.

4. In einem weiteren Schritt wurden dann an humanen Leichentibiae verschiedene Vorbiegewinkel und Vorspannkräfte unter Biegebelastung auf ihre Stabilität getestet. Die Osteotomie der skelettierten menschlichen Leichentibiae wird rechtwinkelig zur Knochenlängsachse ausgeführt, der Knochen dann in einen Gipsblock eingebettet. Die Osteosynthesen wurden ventromedial plaziert. Es wurde im weiteren analog zu den Hartfaserrohrversuchen verfahren.

Die Versuchsauswertung wurde mit dem Statistikprogramm SPSS PC+ durchgeführt. Hiermit wurden aus den gemessenen Biegungen die resultierenden Momente und Winkel, sowie weitere Federraten errechnet. Die Variablen wurden dann auf Abhängigkeit von applizierter Vorspannung und Vorbiegung geprüft.

506

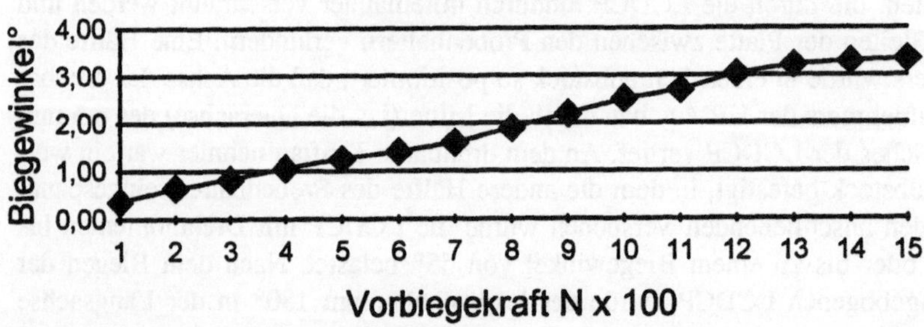

Abb. 1. Mittelwerte für den Aufklaffwinkel – Vorspannung bei der Titan LCDCP

Ergebnisse

1. Für die Titan LCDCP fanden wir einen Aufklaffwinkel von 0,45°/100 N im Bereich zwischen 100 und 1500 N (Abb. 1).
2. Das Plattenrückbiegemoment zeigte bei der Titan LCDCP keinen nahezu linearen Kurvenverlauf bis 20° wie bei der Stahl DCP. Vielmehr kam es, bedingt durch die höhere Zähigkeit von Titan, zu einem exponentiellen Verlauf. Über eine Vorbiegung von 26° hinaus kam es zu keiner wesentlichen Erhöhung des Rückbiegemoments mehr (Abb. 2).
3. Die in unserem Versuch erreichte maximale Vorspannung betrug 2400 N und die maximale Vorbiegung 24°. Im Modell fand sich die geringste Verformung bei einem Vorbiegewinkel von 15° und einer Vorspannkraft von 2400 N (Abb. 3).
4. Im Vergleich zum Hartfasermodell waren an den Leichentibiae als einem der Klinik näheren Modell die Unterschiede zwischen den getesteten Vorbiegungen und Vorspannungen sehr viel geringer. Der Umkehrpunkt war bei 1500 N und 24° bei 17 Nm im Vergleich mit 7 Nm bei 300 N und 9° Vorspannung (Abb. 4).

Diskussion

Die Untersuchungen zeigen, daß für die Titan LCDCP Osteosynthese ohne freie oder Plattenzugschraube ein deutlich anderes Stabilitätsverhalten in Bezug auf Vorbiegung und Vorspannung vorliegt als für die Stahl DCP. Bedingt durch das niedrigere Elastizitätsmodul von Titan im Vergleich zu Stahl und eine andere Formgebung wäre eine größere Vorspannung und Vorbiegung zum Erzielen der optimalen Stabilität empfehlenswert. Durch die klinischen Bedingungen sind dem aber Grenzen gesetzt. Zum einen läßt sich mit dem AO Plattenspanngerät nur eine maximale Vorspannung von 1200 N erzeugen, was klinisch auch zu Repositionsverlust führen kann. Zum anderen besteht bei höherem Vorbiegewinkel die Gefahr eines Repositionsverlustes. Wir empfehlen eine Vorbiegung von 9° und eine Vorspannung von 900 N.

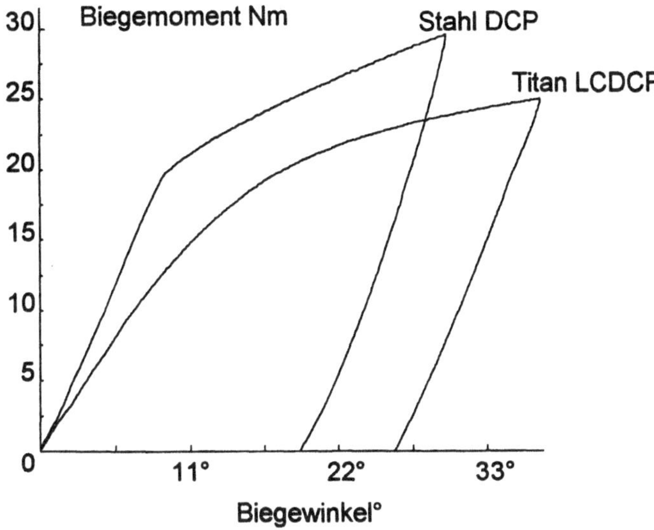

Abb. 2. Rückbiegemoment bei der Stahl DCP und Titan LCDCP

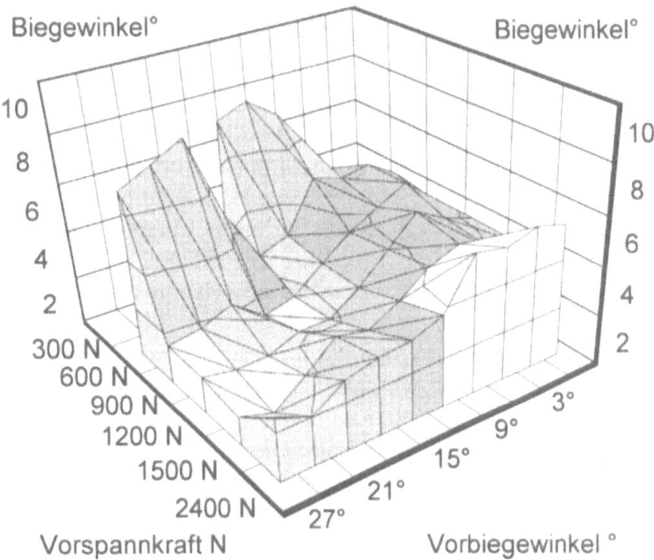

Abb. 3. Verformung der Titan LCDCP Osteosynthese im Hartfasermodell bei unterschiedlicher Vorbiegung und Vorspannung bei einem Biegemoment von 22 Nm

Zusammenfassung

Ziel unserer Untersuchung war es, die notwendige Plattenvorbiegung und Vorspannung bei Verwendung der AO Titan LCDCP zusammen mit der AO 4,5 mm Kortikalis Schraube zur Stabilisierung von Frakturen des Unterschenkels zu ermitteln. Zur Ermittlung des Stabilitätsverhaltens wurden folgende Parameter bestimmt:

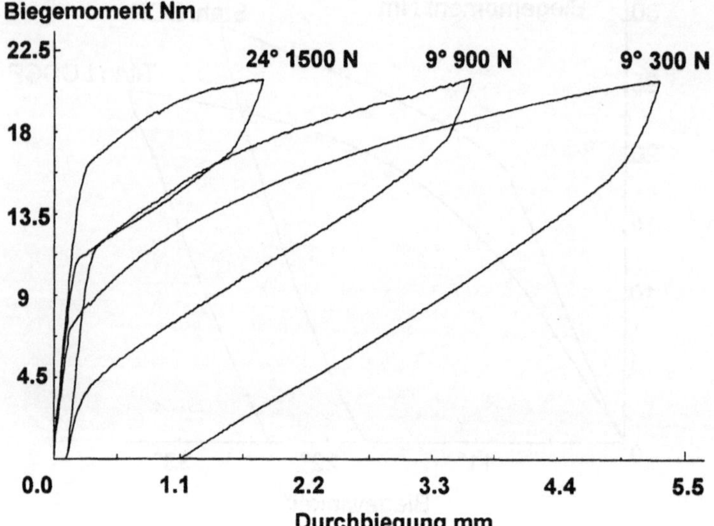

Abb. 4. Biegemoment-Verformungskurven für Kadavertibiae mit unterschiedlicher Vorspannung und Vorbiegung

Der Aufklaffwinkel in Abhängigkeit von der Vorspannung, das Biegemoment und das Rückbiegemoment für bestimmte Vorbiegewinkel, Stabilitätsverhalten der Titan LCDCP für bestimmte Vorspannkräfte und Vorbiegewinkel unter idealisierten Bedingungen an einem Versuchsmodell aus Hartfaserrohren.

Für die Titan LCDCP fanden wir einen Aufklaffwinkel von 0,45°/100 N im Bereich zwischen 100 und 1500 N. Das Plattenrückbiegemoment zeigte bei der Titan LCDCP keinen nahezu linearen Kurvenverlauf bis 8° wie bei der Stahl DCP, sondern, bedingt durch die höhere Zähigkeit von Titan, einen exponentiellen Verlauf. Über einer Vorbiegung von 26° kam es zu einem asymptotischen Verlauf. Die Stabilität der Modellosteosynthesen wurde anhand der Steifigkeit im elastischen und plastische Verformungsbereich beurteilt. Die in unserem Versuch erreichte maximale Vorspannung betrug 2400 N und die maximale Vorbiegung 24°. Im Modell fand sich die geringste Verformung bei einem Vorbiegewinkel von 24° und einer Vorspannkraft von 1500 N. Die Untersuchungen zeigen, daß für die Titan LCDCP Osteosynthese ein deutlich anderes Stabilitätsverhalten in bezug auf Vorbiegung und Vorspannung vorliegt als für die Stahl DCP. Bedingt durch das niedrigere Elastizitätsmodul von Titan im Vergleich zu Stahl und die andere Formgebung wäre eine größere Vorspannung und Vorbiegung zum Erzielen der optimalen Stabilität empfehlenswert.

Summary

To assess the behavior of the LCDCP with prebending and pretensioning we tested the gap angle versus tensioning force without prebending and the bending moment for different prebending angles. In a model using a fiber tube to simulate the bone for various prebending angles and pretensioning forces of the LCDCP the deformation in 4-point bending open was tested. The maximum prebending angle was 24°; the maximum pretensioning force was 2400 N. In human cadaver tibiae angles of 3°, 9°, and 24° and forces of 300, 100, and 1500 N were tested for differences, in a less ideal model. The results were: (a) A near-linear cvurve for gap angle versus force with an angle of 0.45°/100 N was found between 100 and 1500 N. (b) We did not find a near-linear bending moment/bending angle curve up to 8° as in the DCP in the LCDCP but an exponential curve as expected by the higher value of titanium. (c) The maximum mechanical stability (stiffness of the construct was used a variable) was found for an angle of 24° and a force of 1500 N. The titanium LCDCP showed a completely different mechanical behavior as a reaction to prebending and pretensioning in the bone implant complex. Optimum prebending and pretensioning for axial compression and mechanical stability in the LCDCP are far greater than clinically possible. From our mechanical testing a prebending angle of 24° and a pretensioning force of 1500 N would allow the largest axial compression and show the greatest resistance to deformation in bending open. In the clinical setting this would result in a dislocation of the fragments. We recommend from our study a prebending angle of 9° and a pretensioning force of 1000 N.

Literatur

1. Beaupré GS, Giori NJ, Caler WE, Csongradi J (1992) A comparison of unicortical and bicortical end screw attachment of fracture fixation plates. J Orthop Trauma 6/3:294–300
2. Brandeisky JA, Sherman M, Lenet M (1989) Compression: Is it necessary for bone healing? J Foot Surg 28/5:425–428
3. Gotzen L, Strohfeld G, Haas N (1980) Die Wertigkeit von Plattenvorbiegung und Vorspannung sowie schräger Plattenzugschraube für die Osteosynthesequalität. Langenbecks Arch Chir Kongressbd 21–26
4. Haas N (1986) Die Plattenosteosynthese von Unterschenkelschaftfrakturen. Hannover, Habilitationsschrift
5. Spencer AJ, Lancaster RL, Hubbard RP, Probst CW (1991) A biomechanical comparison of 7-hole 3.5 mm broad and 5-hole 4.5 mm narrow dynamic compression plates. Vet Surg 20(4):235–239

Dr. med. P. Schandelmaier, Unfallchirurgische Klinik, Medizinische Hochschule Hannover, Konstanty-Gutschow-Straße 8, D-30623 Hannover

Experimentelle Untersuchungen zur Teilruptur des vorderen Kreuzbandes

Experimental Investigations on Partial Ruptures of the ACL

G. Metak[1,2], M.A. Scherer[2,1], S. Scharvogel[1], Ch. Kaddick[1] und G. Blümel[1]

[1]Institut für Experimentelle Chirurgie, TU München
[2]Abteilung für Allgemein- und Unfallchirurgie des KMB

Einleitung

Da sich die Teilruptur des vorderen Kreuzbandes (VKB) klinisch und mit instrumentierten Stabilitätsprüfungen nicht eindeutig nachweisen läßt, gewinnt diese Diagnose erst durch aufwendigere diagnostische Methoden, nämlich Arthroskopie und Magnet-Resonanz-Tomographie an Bedeutung. In der Literatur existieren nur wenige Berichte zur Therapie und Prognose dieser Verletzung. Experimentelle Veröffentlichungen zur differenzierten chirurgischen Versorgung der Teilruptur und darauf aufbauende wissenschaftlich begründete Therapieempfehlungen sind bis auf eine Arbeit an Kaninchen nicht verfügbar. Nach Hefti et al. [2] sollen die Stabilisierung des Kniegelenkes und die Gewährleistung eines physiologischen Bewegungsablaufes als zentrale Aufgaben des VKB durch die Teilruptur stark beeinträchtigt sein.

Laut Müller [3] läßt sich die Teilruptur in 2 Schweregrade einteilen: Grad 1 entspricht einer Dehnung des Bandes um 5% über die Elastizitätsgrenze hinaus. Die Bandkontinuität bleibt makroskopisch erhalten, mikroskopisch jedoch finden sich Blutungen und kleinste Risse. Bei der zweitgradigen Teilruptur sind zusätzlich zur Überdehnung des Bandes makroskopisch sichtbare, zerrissene, aus dem Verband heraushängende Faserbündel und deutliche Hämatomspuren mit ödematösen Verquellungen zu erkennen. Das Band bleibt auch hier größtenteils in seiner Kontinuität erhalten, ist jedoch verlängert und in seiner Festigkeit stark reduziert. Hinsichtlich der Therapie der Teilruptur besteht eine deutliche Aufspaltung in zwei Lager: Während ein Teil der Autoren in der Teilruptur des VKB eine Domäne der konservativen Therapie sieht [5] und ein gezieltes Training der Oberschenkelmuskulatur für ausreichend hält, glauben die anderen, daß es ohne Bandrekonstruktion eher zu einer Verschlechterung der Gelenklaxizität kommt [4]. Befürworter der konservativen Therapie berichten in ihren Langzeituntersuchungen von 84% sehr guten bis guten und nur 3% schlechten funktionellen Endergebnissen, die Kniegelenksfunktion verschlechtere sich im Laufe der Zeit nicht. Andererseits wird ein Fortschreiten der Teilruptur bis hin zur Totalruptur als Folge der veränderten Kniegelenkskinematik angegeben [2, 4].

Ziel dieser experimentellen Untersuchung war es, mittels standardisierter Teildurchtrennung des VKB die konservative Behandlung mit der chirurgischen Nahtversorgung zu vergleichen, um so die Frage nach der Notwendigkeit der chirurgischen Versor-

Chirurgisches Forum 1994
f. experim. u. klinische Forschung
Trede/Seifert/Hartel (Hrsg.)
©Springer-Verlag Berlin Heidelberg 1994

gung von Teilrupturen des VKB zu klären. Daraus sollten eventuell allgemein gültige Therapieempfehlungen abgeleitet werden können.

Material und Methoden

Nach Versuchsgenehmigung durch die Regierung von Oberbayern wurde randomisiert an 14 weiblichen Merinoschafen der anteromediale Zügel des VKB (ca. 40% der Querschnittsoberfläche) tibial durchtrennt. Bei je sieben Tieren blieb die Verletzung unversorgt oder es wurde eine Refixation mit PBS im Sinne einer distalen Auszugsnaht durchgeführt (Abb. 1). In regelmäßigen Abständen bis zum Ende des einjährigen Beobachtungszeitraumes wurden die nicht immobilisierten Tiere klinisch untersucht und geröngt. Nach schmerzloser Tötung wurden am Knochen-Band-Knochen-Präparat die folgenden Parameter beurteilt: Anteriore und posteriore Translation bei 30 und 50 N, Gesamttranslation, Compliance-Index, Neutralsteifigkeit, Auslängung bis zur Überdehnung (yield force) und zum Materialversagen, yield force, Bruchkraft und maximale Steifigkeit. Als Kontrollgruppe dienten sowohl die kontralateralen, gesunden Knie der Versuchstiere, als auch 15 Schafsknie mit ex vivo durchtrenntem anteromedialen Zügel zur Simulation der Gelenkstabilität zum Zeitpunkt des Unfalls, sowie 44 unversehrte Schafskniegelenke. Die statistische Auswertung erfolgte nach dem U-Test nach Mann und Whitney für unverbundene Stichproben, bzw. einem T-Test für verbundene Stichproben für den intraindividuellen Vergleich.

Ergebnisse

Keines der Tiere hatte bei Versuchsende eine klinisch faßbare Instabilität oder Lahmheit, bei der Sektion wurden keine sekundären Meniskus-Läsionen angetroffen. Die Teilruptur des VKB führt zu einer veränderten Gelenkskinematik, sämtliche Parameter der Translationsmessung unterscheiden sich auf dem 1%-Niveau zur Kontrollgruppe gesunder Kniegelenke. Der Mittelwert für die anteriore Translation bei 30 Newton z.B. liegt am gesunden VKB des Schafes bei $0,39 \pm 0,26$ mm. Unmittelbar nach Durchtrennung des anteromedialen Bündels vergrößert er sich deutlich auf einen Wert von $1,28 \pm 0,64$ mm ($p < 0,01$). Ein Jahr postoperativ erreicht ein teildurchtrenntes VKB ohne chirurgische Versorgung wieder eine geringere durchschnittliche anteriore Translation von $0,63 \pm 0,36$ mm und unterscheidet sich somit nur geringfügig von genähten Teildurchtrennungen mit $0,60 \pm 0,27$ mm (statistisch nicht signifikant), Ähnliches gilt auch für die Parameter anteriore Translationen, Compliance-Index und posteriore Translation. Bei der zerstörenden Testung der Kreuzbänder war die Maximalkraft unmittelbar nach Durchtrennung des anteromedialen Zügels auf dem 5% Niveau signifikant vermindert. Nach einem Jahr jedoch konnte in der konservativen und der genähten Gruppe kein Unterschied zu der Kontrollgruppe gefunden werden. Das gleiche gilt für die Maximalsteifigkeit und die anderen, oben erwähnten, biomechanischen Parameter.

Ein Jahr postoperativ weisen sowohl konservativ als auch operativ behandelte Teilrupturen eine gleichförmige, untereinander statistisch nicht signifikante Heilungsten-

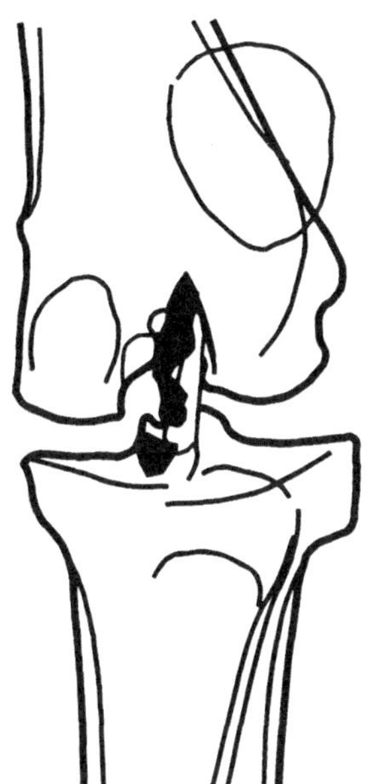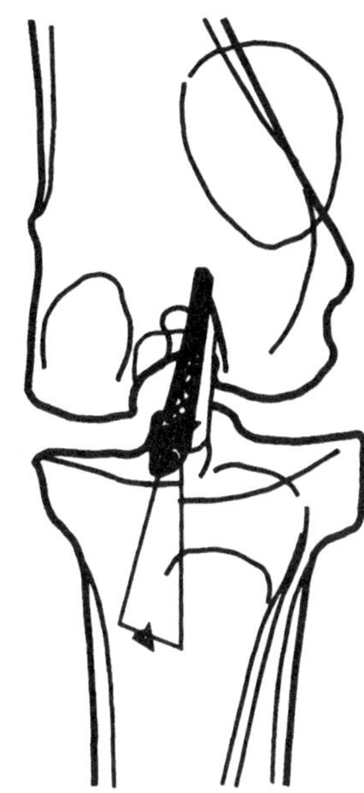

Abb. 1. Operationstechnik, Schemazeichnung eines linken Kniegelenkes vom Schaf; das bei dieser Spezies mit einheitlichem Ursprung, jedoch topographisch voneinander getrenntem tibialen Ansatz ausgebildete VKB wird am anteromedialen Bündel cranial des Lig. meniscotibiale laterale samt Synovialmemnran scharf durchtrennt und entweder so belassen oder mit zwei USP-0 Polydioxanon-Fäden in der "lateral-trap"-Technik versorgt, die durch divergierende tibiale 2 mm Bohrkanäle und über der entstandenen Knochenbrüche verknotet werden

denz auf, die gegenüber dem Zeitpunkt der Durchtrennung bei einzelnen biomechanischen Parametern eine Verbesserung auf dem 5% Signifikanzniveau darstellt. Beide Versuchsgruppen zeigen eine parameterspezifische Defektheilung gegenüber gesunden Kniegelenken zwischen 2% und 47%.

Diskussion

Für die grundsätzliche Frage der Übertragbarkeit tierexperimenteller Ergebnisse auf den Menschen stellt das Schaf die beste Kompromißlösung dar, zumal es im Vergleich zu anderen Tierspezies den anatomischen Proportionen des Menschen am nächsten kommt. In der einzig vorliegenden tierexperimentellen Studie von Hefti [2] am Kaninchen zeigt sich durch Entwicklung einer massiven Osteoarthrose nach partieller Durchtrennung des VKB indirekt, daß diese Spezies relativ ungeeignet ist, die Auswirkung einer Teilruptur im Hinblick auf den Menschen zu bewerten. Die operative Durchtrennung des anteromedialen VKB-Bündels kann natürlich nur in beschränktem Maße mit dem Verhältnis nach traumatischer Teilruptur des VKB verglichen werden, allein schon wegen der notwendigen Eröffnung des Synovialschlauches. Die klinisch beobachtete Auffaserung entspricht ebenfalls nicht der glatten Durchtrennung des anteromedialen Bündels.

514

Während sich die totale anteriorposteriore Translation (Laxitität) unmittel nach Durchtrennung des anteromedialen Zügels um mehr als das Doppelte erhöht hat, konnte nach Versuchsende bei beiden Versuchsgruppen, ob konservativ oder operativ, kein signifikanter Unterschied mehr untereinander oder zu den Normwerten festgestellt werden. Tendenziell ergeben sich geringfügig bessere Translationswerte in der operativen Gruppe, bei der zerstörenden Testung schneidet das konservative Therapieregime leicht besser ab. Dieses Ergebnis könnte dem Umstand Rechnung tragen, daß bei den geringen Kräften, wie sie bei der Translationsmessung verwendet werden, die Naht des anteromedialen Bündels den Defekt ausreichend stabil überbrücken kann bzw. die Belastung eventuell auf das gesamte Band überträgt. Bei der zerstörenden Testung erscheint das bindegewebige Ersatzgewebe, das bei den teildurchtrennten Kreuzbändern den Defekt teilweise ausfüllt, relativ belastbarer als das genähte Band.

Im Gegensatz zu den Untersuchungen von Hefti [2], die bei teildurchtrennten Kaninchenkreuzbändern nach einem Jahr p.op. eine Maximalkraft von 66 bis 75% des Kontrollwertes finden, kann in der vorliegenden Studie am Versuchsende ein höherer Wert für die Maximalkraft von durchschnittlich 80% für teildurchtrennte Kreuzbänder ermittelt werden. Andererseits erreicht die Steifigkeit mit durchschnittlich 87% nicht den von Hefti gemessenen Wert von über 100% der Kontrollwerte. Sekundäre Totalrupturen, wie sie Hefti in den ersten Wochen nach operativer Teildurchtrennung in 20% angibt, konnten in der vorliegenden Studie nicht beobachtet werden.

Als entscheidendes Kriterium für eine Naht oder Rekonstruktion der Teilruptur muß das Ausmaß der Bandläsion gelten. Laut Fischer et al. stellt die Magnet-Resonanz-Tomographie [1] mit einer Sensitivitätsrate von 93% in der klinischen Routine einer Multi-Center-Studie eine äußerst sensible diagnostische Methode dar, isolierte Teilrupturen des VKB zu erkennen. Findet sich bei der Magnet-Resonanz-Tomographie oder der Arthroskopie ein Hinweis auf einen Rupturgrad von über 40% des Bandes, sowie Anzeichen für Begleitverletzungen am Kniegelenk, dann ist es sinnvoll, die Rekonstruktion des teilrupturierten Kreuzbandes zu empfehlen. Hält man sich an die Definition der Teilruptur nach Müller 3], dann läuft man tendenziell eher bei der arthroskopischen Diagnostik Gefahr, das Ausmaß der Läsion zu unterschätzen. Im hier gewählten Tiermodell einer ca. 40%igen Läsion kommt es zur Heilung, wenn auch zu einer Defektheilung. Hefti beobachtet demgegenüber bei 50%igen und höhergradigen "Teilrupturen", die – wie er konzediert – schlechter standardisierbar waren, Spontanrupturen und eine weit ausgeprägtere Defektheilung der Läsion.

Der "natürliche Verlauf" einer Teilruptur des VKB läßt sich nach Sichtung der Literatur und der beiden experimentellen Arbeiten folgendermaßen darstellen: Jede Teilruptur ändert die Kniegelenkskinematik, wobei die meisten Ereignisse keine langfristige klinische Symptomatik zeigten. Kleinflächigere Läsionen ($\leq$ 40%) können spontan ausheilen, eine zusätzliche Nahtversorgung ist ineffizient und den technischen Aufwand nicht wert. Größere Teilrupturen ($\geq$ 50%), sofern sie eine biomechanisch wirksame Erniedrigung der yield force – der Kraft zur irreversiblen Auslängung von Einzelfasern – erreichen, führen nach einem Zeitintervall X zur mechanischen Funktionslosigkeit oder sekundären Ruptur des VKB. Die Indikation zur operativen Versorgung solcher Teilläsionen muß sich demzufolge von den Richtlinien für komplette VKB-Rupturen leiten lassen. Die theoretisch richtige Therapiemodalität besteht dann also in der Augmentationsplastik, nach unserer Auffassung mit autogenem Material.

Zusammenfassung

In einer experimentellen Serie an 14 Schafen wurde das Verhalten einer simulierten Teilruptur des VKB am anteromedialen Bündel ein Jahr nach konservativer frühfunktioneller oder operativer Therapie (Nahtversorgung) anhand biomechanischer Parameter – Translationsmessung und zerstörende Testung – untersucht. Dabei ergeben sich folgende Resultate und klinische Konsequenzen: I) Teilrupturen von 40% der VKB-Querschnittsfläche heilen innerhalb eines Jahres klinisch symptomlos aus. II) Biomechanisch muß von einer Defektheilung ausgegangen werden, die Bruchkraft liegt bei ca. 80% der Norm, die Translation ist (beim Schaf) um 50% erhöht. III) In diesem Modell erweist sich die Augmentation einer Bandnaht als nutzlos. IV) Größerflächige Rupturen als 50% sollten mit einer Augmentationsplastik *rekonstruiert* und nicht nur mit einer Nahtversorgung *repariert* werden.

Summary

Fourteen female Merino sheep underwent transsection of their anteromedial bundle of the ACL and were randomized to either conservative treatment or suture repair. One year postoperatively the animals were killed, and the results were evaluated by means of instrumentalized laxity testing and testing to failure of bone-ligament-bone complexes. The following results and clinical consequences emerged from this series: (a) Partial ACL ruptures of less than 40% cross-section heal spontaneously within 1 year without producing clinical symptoms. (b) Healing is nevertheless incomplete, with reduced breaking force (80%) and increased AP translation, to name only two features. (c) In this animal model augmented repair had no effect. (d) Ruptures comprising more than 50% of the cross-sectional area should be reconstructed instead of undergoing simple repair because a high-grade partial ACL rupture from a biomechanical point of view is the functional equivalent to complete ACL rupture.

Literatur

1. Fischer SP, Fox JM, Del Pizzo W, Friedmann MJ, Snyder SJ, Ferkel RD (1991) Accuracy of diagnosis from magnetic resonance imaging of the knee – A multi-center analysis of one thousand and fourteen patients. J Bone Joint Surg 73A:2–10
2. Hefti RL, Kress A, Fasel J, Morscher EW (1991) Healing of the transected anterior cruciate ligament in the rabbit. J Bone Joint Surg 73A:373–383
3. Müller W (1982) Das Knie. Form, Funktion und ligamentäre Wiederherstellungschirurgie. Springer, Berlin Heidelberg New York, S 7–29
4. Noyes FR, Mooar LA, Moormann III CT, McGinniss GH (1989) Partial tears of the anterior cruciate ligament. Progression to complete ligament deficiency. J Bone Joint Surg 71B:825–833
5. Rauch G, Wirth P, Griss P (1991) Ist die konservative Behandlung der partiellen oder kompletten vorderen Kreuzbandruptur noch gerechtfertigt? Z Orthop 129:436–446

Priv. Doz. Dr. M.A. Scherer, Institut für Experimentelle Chirurgie, TU München, Klinikum rechts der Isar, Ismaningerstraße 22, D-81675 München

Die Augmentationsplastik des vorderen Kreuzbandes: Eine in vitro Studie zu Vorspannung und Verankerungstechnik

Anterior Cruciate Ligament Replacement with Patellar Tendon and Synthetic Augmentation: An In Vitro Study of Preload and Fixation Technique

U. Becker[1], H. Kiefer[1], L. Dürselen[2] und E. Rösch[1]

[1]Abteilung für Unfallchirurgie, Hand-, Plastische und Wiederherstellungschirurgie;
[2]Abteilung für Biomechanik und unfallchirurgische Forschung, Universität Ulm

Isometrische Implantationstechnik und hohe Primärstabilität sind unumstrittene Voraussetzungen beim Ersatz des vorderen Kreuzbandes durch ein Patellarsehnentransplantat (BTB) mit alloplastischer Augmentation [3]. Die Höhe der Vorspannung sowie die Art der Verankerung beider Komponenten haben einen wesentlichen Einfluß auf ihr Relaxationsverhalten und ihre Ausrißfestigkeit. Zum Zweck der Optimierung von Verankerungstechnik und Vorspannung wurden in einer experimentellen Studie in vitro Relaxations- und Ausrißversuche durchgeführt.

Material und Methoden

Von frischen Schweinekniegelenken wurden "bone-tendon-bone"-Patellarsehnenpräparate (BTB) entnommen. Die Knochenblöckchen hatten eine Kantenlänge von $35 \times 8 \times 8$ mm und wurden proximal in einem Bohrkanal im Femurkondylus mittels verschiedener Techniken (Kurosaka-Schraube [1] orthograd, Kurosaka-Schraube retrograd, Spongiosaschraube, 2 mm Kirschnerdraht-Verriegelung) verankert. Die distalen Knochenblöckchen wurden starr in einem Stahlzylinder mit Kunstharz fixiert. Die 2 mm dicke, gedoppelte Augmentationskordel aus Polydioxanon (PDS-II) verlief distal über eine starre Oese und wurde proximal durch einen Bohrkanal im Schweinefemurkondylus gezogen und mittels zwei verschieden dimensionierten Staples (Staples A: Fa. Richards, Staples B: Fa. 3M), eines gegenläufigen Knotens über einer Knochenbrücke oder einer Spongiosaschraube mit Unterlegscheibe im Knochen verankert. Nach Einbau der Präparate in eine Materialprüfmaschine (Fa. Zwick) wurden sie einer axialen Zugbelastung mit 10, 50 oder 100 N über 5 min ausgesetzt. Es folgte eine Verankerung im Knochen mit den o.a. Techniken, eine 10 min Relaxationsphase, ein dynamischer Belastungszyklus über 50 Zyklen mit konstanter Geschwindigkeit, eine nochmalige 10 min Relaxationsphase und schließlich eine kontinuierliche Belastungszunahme bis zum Ausriß.

Chirurgisches Forum 1994
f. experim. u. klinische Forschung
Trede/Seifert/Hartel (Hrsg.)
©Springer-Verlag Berlin Heidelberg 1994

518

Ergebnisse

Unabhängig von der Vorspannung lag die Gesamtrelaxation der PDS-II-Kordel zwischen 24 und 42%. Der höchste Kraftverlust trat bei Verankerung der Kordel mit einem gegenläufigen Knoten auf, der geringste bei Verankerung mit Staples A (Abb. 1a). Die Staples B zeigten mit 210 N die geringste, die Staples A mit 900 N die höchste Ausrißfestigkeit (Abb. 1b).

Relaxation und Ausrißkräfte der BTB-Transplantate sind in Abb. 2a und b dargestellt. Im Gegensatz zur PDS-II-Kordel führte eine Erhöhung der Vorspannung der BTB-Transplantate zu einer Verringerung ihrer Relaxation. Die Kirschnerdrahtverriegelung zeigte die geringste Gesamtrelaxation und die höchsten Ausrißkräfte.

Diskussion

Die Augmentation eines Patellarsehnentransplantates beim vorderen Kreuzbandersatz ist weiterhin umstritten [3, 4]. Bezüglich der Vorspannung von Transplantat und Augmentation finden sich in der Literatur widersprüchliche Angaben [2, 5]. Da immer ein

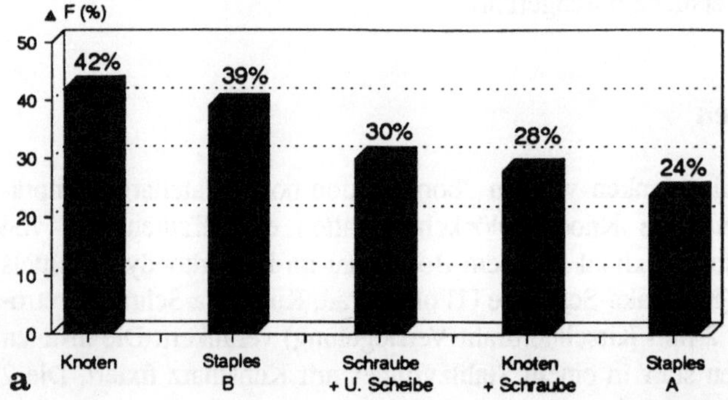

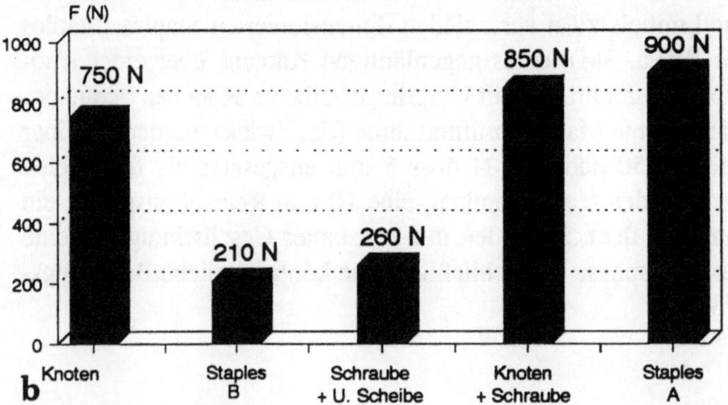

Abb. 1 a,b. a Gesamtrelaxation der PDS-II-Kordel. b Ausrißkräfte der PDS-II-Kordel

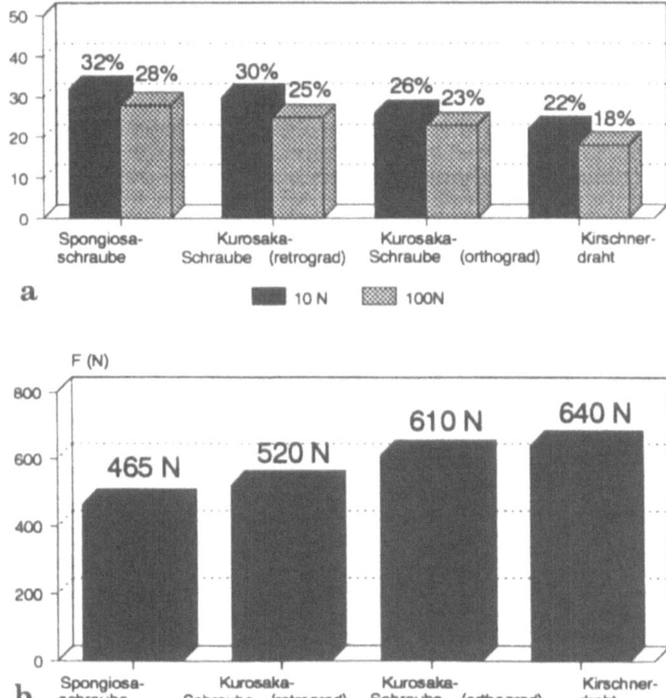

Abb. 2 a,b. a Gesamtrelaxation der BTB-Präparate. **b** Ausrißkräfte der BTB-Präparate

Kraftverlust auftritt, empfehlen wir initial eine hohe Vorspannung beider Komponenten. In unserer Untersuchung war eine ausreichend stabile Verankerung der PDS-II-Kordel lediglich mit den Staples A gewährleistet. Die hohe Rigidität der neuen Kordel war die Hauptursache für das schlechtere Abschneiden der übrigen Techniken.

Die Verankerung der BTB-Präparate erreicht in allen Fällen die in der Literatur geforderte Ausrißfestigkeit von 400 N [3]. Unterschiede bei der Relaxation beruhen darauf, daß es beim Eindrehen der Interferenzschraube immer zu einer Verlagerung des Knochenblöckchens im Bohrkanal kommt. Einzig die Kirschnerdrahtverriegelung ermöglichte es, die Vorspannung aufrecht zu erhalten.

Zusammenfassung

An Schweineknien wurden in vitro Relaxations- und Ausrißversuche für ein Patellarsehnentransplantat und eine neue Augmentationskordel aus Polydioxanon durchgeführt. Gängige Verankerungstechniken für beide Komponenten wurden bei Vorspannungen zwischen 10 und 100 N untersucht und einem statischen und dynamischen Belastungszyklus unterworfen. Die Verankerung der PDS-II-Kordel mit Staples A in Gürtelschnallentechnik erzielte unabhängig von der Vorspannung die höchsten

Ausrißkräfte und die geringste Relaxation. Das BTB-Präparat zeigte die geringste Relaxation bei Vorspannung mit 100 N und Verankerung mittels Kirschnerdrahtverriegelung. Eine ausreichend hohe Ausrißfestigkeit des BTB-Präparates wurde von allen gewählten Verankerungstechniken erreicht.

Summary

Relaxation and pull-out force of a patellar tendon replacement of the anterior cruciate ligament (BTB) and a new augmentation cord made of polydioxanone (PDS-II) were studied in cadaveric pig knees with various preloads and fixation techniques. Fixation of the PDS-II cord with staples A in buckle belt technique showed the best results, independently of preloads. In contrast, relaxation of the BTB was lower when prestressed with high loads. Prestress of the BTB with 100 N and fixation with a 2-mm Kirschner's wire resulted in the lowest relaxation and the highest pull-out force.

Literatur

1. Kurosaka M, Yoshiya S, Andrish JT (1987) A biomechanical comparison of different surgical techniques of graft fixation in anterior cruciate ligament reconstruction. Am J Sports Med 15:225–229
2. Melby III A, Noble JS, Askew MJ, Boom AA, Hurst FW (1991) The effects of graft tensioning on the laxity and kinematics of the anterior cruciate ligament reconstructed knee. Arthroscopy 7(3):257–266
3. Noyes FR, Barber SD (1992) The effect of ligament-augmentation device on allograft reconstructions for chronic ruptures of the anterior cruciate ligament. J Bone Joint Surg 74A:960–972
4. Riel KA, Ulm K, Bernett P (1991) Die Bedeutung der synthetischen (Kennedy-LAD) Augmentation beim vorderen Kreuzbandersatz. Unfallchirurg 93:351–354
5. Yoshiya S, Andrish JT, Bauer TW (1987) Graft tension in anterior cruciate ligament reconstruction. Am J Sports Med 16:464–469

Dr. U. Becker, Abteilung für Unfallchirurgie, Hand-, Plastische und Wiederherstellungschirurgie, Universität Ulm, Steinhövelstraße 9, D-89070 Ulm

Tierexperimentelle Untersuchungen zur Einheilung einer mit Knochenmark augmentierten Hydroxylapatitkeramik (HA) in einem Tibiasegmentdefekt. Vergleich von Ergebnissen nach 3 und 6 Monaten Beobachtungszeit

The Healing of a Segmental Defect in the Sheep Tibia Filled with a Bone Marrow Hydroxyapatite Ceramic Composite: Results After 3 and 6 Months

B. Wippermann[1], H. Zwipp[2], J. Schulz[1] und H. Tscherne[1]

[1]Unfallchirurgische Klinik, Medizinische Hochschule Hannover
[2]Klinik für Unfall- und Wiederherstellungschirurgie, Universitätsklinikum "Carl Gustav Carus", Technische Universität Dresden

Einleitung

Die bekannten Nachteile der autologen und homologen Spongiosaverpflanzung haben seit vielen Jahren die Suche nach Knochenersatzstoffen stimuliert. Die vielversprechendsten Substanzen zum Knochenersatz sind z. Zt. Biokeramiken und Wachstumsfaktoren oder Kombinationen dieser beiden Substanzgruppen. Eigene Vorversuche mit dem hier benutzten Tiermodell zeigten für die Kombination von autologem Knochenmark mit einer porösen Hydroxylapatitkeramik (HA) aus boviner Spongiosa (Fa. Merck, Darmstadt) ähnlich gute Ergebnisse wie mit einer autologen Spongiosaplastik [3]. Da die HA-Keramik fast nicht resorbierbar ist, kann vermutlich ein bedarfsadaptiertes Remodelling wie bei einer Spongiosaplastik nicht erfolgen, was bei längerer Beobachtungsdauer nachteilig sein kann. Mit dieser Untersuchung sollte geklärt werden, wie sich die Keramik im Vergleich zur Spongiosaplastik in einem Tibiasegmentdefekt im zeitlichen Verlauf verhält. Untersucht wurden das biomechanische Verhalten und das Einwachsen von Knochen nach 3 und 6 Monaten.

Methodik

Vor Beginn des Versuches wurde eine Genehmigung beim Regierungspräsidenten in Hannover für die Durchführung der Untersuchungen eingeholt. In Intubationsnarkose mit Halothan-Lachgas wurde ein einseitiger 2 cm langer subperiostaler Tibiasegmentdefekt (etwa 10% der Schaftlänge) bei ausgewachsenen weiblichen Schwarzkopfmutterschafen mit einer sonderangefertigten schmalen DC-Platte versorgt. Die Auffüllung des Defektes erfolgte in den Versuchsgruppen wie folgt: 1. *Keramik + Mark 3 Monate* (n = 8), 2. *Keramik + Mark 6 Monate* (n = 8), 3. *Spongiosa 3 Monate* (n = 7), 4. *Spongiosa 6 Monate* (n = 7). Das autologe Knochenmark (10 ml) wurde mit-

Chirurgisches Forum 1994
f. experim. u. klinische Forschung
Trede/Seifert/Hartel (Hrsg.)
©Springer-Verlag Berlin Heidelberg 1994

tels Jamshidi-Punktion vom hinteren Beckenkamm aspiriert und der Keramikzylinder (Länge und Durchmesser je 20 mm) darin getränkt. Zusätzlich wurde eine Achillotenotomie durchgeführt. Postoperativ wurde ein Morphinderivat zur Schmerzbekämpfung verabfolgt. Die Tiere wurden in Gruppen ohne Restriktionen gehalten.

Nach 1–2 Tagen standen die Tiere auf und belasteten nach 6–8 Wochen die operierte Extremität voll. Die Achillotenotomie verheilte ohne Funktionsbeeinträchtigung. Am Ende der Beobachtungszeit wurden die Tiere getötet, beide Tibiae explantiert und die Implantate an der operativ-experimentellen Tibia entfernt. Es erfolgte die Torsionsprüfung der Tibiae in einer Materialprüfmaschine im Seitenvergleich mit einer Winkelgeschwindigkeit von 20°/min bis zum Versagen. Die quantitative Bestimmung des in die Porosität der Keramik eingewachsenen Knochens erfolgte mittels digitaler Bildanalyse an Kontaktmikroradiographiepräparaten. Analysiert wurde die gesamte Fläche eines Längsschnittes durch Keramik und angrenzenden Knochen in der Ebene des Plattenlagers. Pro Präparat wurden etwa 650.000 Bildpunkte gemessen.

Ergebnisse

Es kam während des Versuches zu keinen mechanischen oder infektiösen Komplikationen. Röntgenologisch bildete sich bei keinem der Tiere eine Pseudarthrose aus. Allerdings fand sich bei je einem Tier in den beiden Keramikgruppen in der mechanischen Prüfung ein bindegewebiges Versagen. Die Mittelwerte und Standardabweichungen des maximal erreichten Drehmomentes, ausgedrückt in % der intakten Gegenseite, sind in Abb. 1. zusammengefaßt. Der Unterschied im Drehmoment war für die Spongiosagrupppen signifikant (Mann Whitney U Test $p < 0,05$), während sich für die Keramikgruppen kein signifikanter Unterschied ergab. Der Unterschied zwischen der jeweiligen Keramik und Spongiosagruppe zum gleichen Beobachtungszeitpunkt war nicht signifikant. Obwohl sich im zeitlichen Verlauf für die Keramikgruppen keine Zunahme des maximalen Drehmomentes ergab, wurde eine deutliche, aber statistisch nicht signifikante Zunahme der Torsionssteifigkeit beobachtet. Die Ergebnisse sind in Abb. 2 zusammengefaßt.

Die quantitative Bestimmung der Knochenneubildung in der Porosität der Keramik ergab nach 3 Monaten 47,9% $\pm$ 8,8% und nach 6 Monaten 63,6% $\pm$ 12,7%. Dieser Unterschied war signifikant (Mann Whitney U Test $p < 0,05$). Zusätzlich wurden insbesondere nach 6 Monaten zahlreiche Mikrofrakturen in der Keramik beobachtet, ohne daß die Keramikkörper ihre äußere Form einbüßten. Während sich die Knochenneubildung in der gesamten Fläche der Keramik darstellte, kam es in der Spongiosagruppe insbesondere nach 6 Monaten zu einem deutlichen Remodelling. Es bildete sich eine neue Kortikalis mit sehr dichtem Knochen aus, während im Bereich des ehemaligen Markraums eine deutliche Osteoporose darstellbar war.

Diskussion

Die eingangs geäußerte Vermutung, daß die nicht resorbierbare Keramik mit einem normalem Remodelling, insbesondere mit einer "Kortikalisierung" nicht vereinbar ist, hat sich in diesem Versuch bestätigt. Unsere Ergebnisse zeigen, daß in der Kera-

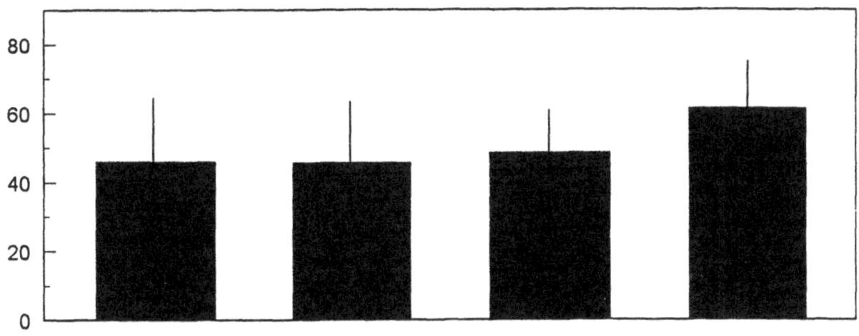

	KERAMIK+MARK 3 MON.	KERAMIK+MARK 6 MON.	SPONGIOSA 3 MON.	SPONGIOSA 6 MON.
Drehmoment ■	46,2	45,9	48,8	61,6
Standardabw.	18,3	17,8	11,9	13,9

Abb. 1. Maximales Drehmoment der einzelnen Versuchsgruppen. Ergebnisse sind ausgedrückt in % der intakten Gegenseite

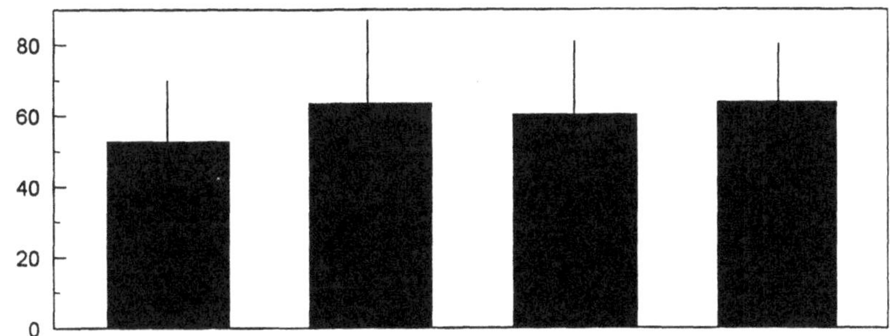

	KERAMIK+MARK 3 MON.	KERAMIK+MARK 6 MON.	SPONGIOSA 3 MON.	SPONGIOSA 6 MON.
Steifigkeit ■	52,9	63,8	60,6	64,1
Standardabw.	17,9	23,9	20,7	16,5

Abb. 2. Torsionssteifigkeit der einzelnen Versuchsgruppen. Ergebnisse sind ausgedrückt in % der intakten Gegenseite

mik auch zwischen 3 und 6 Monaten ein weiteres Einwachsen von Knochen statt-findet. Während in den ersten Wochen der Beobachtungszeit vermutlich das trans-plantierte Knochenmark das Knochenwachstum in der Keramik induziert hat, ist ein Knochenwachstum zwischen dem 3. und dem 6. Monat in der Regel nur zu beob-achten, wenn der Knochen auch eine entsprechende Last "sieht" [1]. Es ist daher zu vermuten, daß die Keramik ihre strukturellen Eigenschaften nach 3 Monaten im wesentlichen eingebüßt hat. Dies äußert sich auch in den zahlreichen Mikrofraktu-ren, welche es dem eingewachsenen Knochen erlauben, die Keramik "auszusteifen". Das vermehrte Einwachsen von Knochen in die Keramik hat sich in unserem Modell nicht positiv auf die mechanische Festigkeit ausgewirkt, während für die autologe

Spongiosaplastik im zeitlichen Verlauf eine signifikante Zunahme der Torsionsfestigkeit beobachtet wurde. Die Torsionssteifigkeit der Keramikpräparate nahm jedoch im zeitlichen Verlauf deutlich zu.

In diesem Versuchsmodell belasten die Tiere bereits nach 6 bis 8 Wochen den Defekt voll, so daß besonders hohe Anforderungen an einen Knochenersatzstoff gestellt werden. Im Gegensatz zum sonst häufig verwendeten Pseudarthrosemodell der Hundeulna [2] handelt es sich bei der Schafstibia um einen singulären (das Schaf hat kein Wadenbein) voll belasteten Knochen. Die Ergebnisse der knochenmarkaugmentierten HA Keramik sind in unserem Versuchsmodell fast so gut wie die der autologen Spongiosaplastik. Diese Beobachtung gibt einen hoffnungsvollen Ausblick auf den klinischen Einsatz der Keramik.

Zusammenfassung

Ziel dieser Untersuchung war die Verlaufsbeobachtung der Einheilung einer mit autologem Knochenmark augmentierten porösen HA Keramik nach 3 und nach 6 Monaten im Vergleich zu entsprechenden Kontrollgruppen mit autologer Spongiosaplastik. Ein 2 cm langer Tibiasegmentdefekt bei ausgewachsenen Schafen wurde mit Plattenosteosynthese stabilisiert. Die Defekte wurden wie folgt aufgefüllt: 1. *Keramik + Mark 3 Monate* (n = 8), 2. *Keramik + Mark 6 Monate* (n = 8), 3. *Spongiosa 3 Monate* (n = 7), 4. *Spongiosa 6 Monate* (n = 7). Während sich die Torsionsfestigkeit der Spongiosagruppen im zeitlichen Verlauf verbesserte, kam es für diesen Parameter zu keinem signifikanten Anstieg in den Keramikgruppen. Die Torsionssteifigkeit der Keramikpräparate nahm jedoch zu. Zu beiden Zeitpunkten war der Unterschied zwischen Keramik und Spongiosagruppen bzgl. der mechanischen Festigkeit nicht signifikant. Die Knochenneubildung in der Keramik verbesserte sich zwischen dem 3. und 6. Monat signifikant. Die Kombination von Keramik und autologem Knochenmark zeigte damit auch nach längerer Beobachtungszeit Ergebnisse, welche der autologen Spongiosaplastik nur wenig nachstehen.

Summary

This study analyzed the time sequence of bone ingrowth and mechanical properties of a bone marrow augmented porous HA ceramic block in a sheep tibia segmental defect. The animals were followed for 3 and 6 months, and respective groups with cancellous bone grafts served as controls. The unilateral 2-cm subperiostal defects were stabilized with a plate osteosynthesis. The results of maximum torque at failure (expressed as percentage of the intact contralateral side) for the experimental groups were as follows: (a) ceramic + marrow 3 months ($n = 8$) 46.2 ± 18.3, (b) ceramic + marrow 6 months ($n = 8$) 45.9 ± 17.8, (c) cancellous bone graft 3 months ($n = 7$) 48.8 ± 11.9, (d) cancellous bone graft 6 months ($n = 7$) 61.6 ± 13.9. The difference between the two cancellous bone graft groups was statistically significant. There was no statistically significant difference between experimental and control groups at any time point. Torsional stiffness of the ceramic groups increased from $52.9\% \pm 17.9\%$

to 63.8% ± 23.9% whereas the bone graft groups showed almost no difference for this parameter (60.6% ± 20.7% versus 64.1% ± 16.5%). None of theses differences was statistically significant. Quantitative digital image analysis of contact microradiographs showed a statistically significant increase in the intraceramic new bone formation (47.9% ± 8.8% versus 63.6% ± 12.7% of available porous space at 3 and 6 months, respectively). It is concluded that: (a) defects filled with bone marrow augmented ceramic heal reliably; (b) mechanical properties do not significantly change from 3 to 6 months follow-up; and (c) bone ingrowth in the porous space of the ceramic block improves over time.

Literatur

1. Burwell RG (1985) The Function of bone marrow in the incorporation of a bone graft. Clin Orthop 200:125–141
2. Grundel RE, Chapman MD, Yee MD, Moore DC (1991) Autogeneic bone marrow and porous biphasic calcium phosphate ceramic for segmental bone defects in the canine ulna. Clin Orthop 266:244–256
3. Wippermann B, Junge P, Zwipp H, Tscherne H (1993) Tierexperimentelle Untersuchungen zur Einheilung einer augmentierten Hydroxylapatitkeramik in einem Tibiasegmentdefekt beim Schaf. Langenbecks Arch Chir Suppl Chir Forum, S 309-313

Dr. med. B.W. Wippermann, Unfallchirurgische Klinik, Medizinische Hochschule Hannover, Konstanty-Gutschow-Straße 8, D-30623 Hannover

Die primäre Verkürzung als neues Therapieverfahren bei komplizierten Frakturen des Unterschenkels

Primary Bone Shortening as a New Therapy for Complicated Fractures of the Lower Leg

G. Möllenhoff, W. Knopp, J. Buchholz, A. David und G. Muhr

Chirurgische Universitätsklinik Bergmannsheil, Bochum

Einleitung

Ausgedehnte Extremitätentraumata gefährden oftmals durch die Schwere ihrer Weichteilschädigung und die häufige Ausbildung eines Kompartmentsyndromes die Möglichkeit einer Wiederherstellung der kompletten Funktionsfähigkeit oder sogar des Erhaltes einer Extremität. Wiederholte Wundausschneidungen und aufwendige Rekonstruktionen sind derzeitig erforderliche operative Standardverfahren zur Wiederherstellung in der Behandlung komplizierter Frakturen. So können aufwendige weichteilrekonstruktive Eingriffe mit Muskelverlagerungen zum Beispiel permanente Funktionseinschränkungen an den Entnahmestellen nach sich ziehen [1]. Da sich in den letzten Jahren Transportkortikotomien, zum Beispiel nach Ilizarov, als operative Therapieverfahren etabliert haben und so eine dauerhafte Beinlängendifferenz nach vorausgegangener Verkürzung der Extremität zur Schaffung deckungsfähigen Weichteilgewebes vermeiden, stellt die Kombination der primären Verkürzung mit einer sekundären Transportkortikotomie eine alternative Therapiemöglichkeit in der Behandlung schwerer Extremitätentraumata dar. Klinisches Ziel dieser Untersuchung war es, das exakte Ausmaß der maximal möglichen primären Unterschenkelverkürzung bei ausreichender Gewinnung deckungsfähigen Weichteilmaterials festzulegen. Dabei galt es, eine optimale Weichteilspannung und gute Gewebeperfusion zu erreichen und die Bruchheilung zu vereinfachen.

Methode

Die Untersuchung wurde an 66 Kaninchen durchgeführt, da die anatomischen Verhältnisse vergleichbar sind mit denen des Menschen. Die Einteilung erfolgte in jeweils 6 Gruppen zu 11 Tieren. In jeder Gruppe wurden iatrogene Frakturen des Tibiaschaftes mit einer umgebenden Weichteilschädigung geschaffen und eine nachfolgende Ischämie der Muskulatur durch Anlage eines Tourniquets gesetzt.

Nach meßbarer Steigerung des Kompartmentdruckes wurde die Osteotomie der Tibia und die Verkürzung um 1/20, 1/15, 1/10, 1/5 und 1/2 der ursprünglichen Knochenlänge durchgeführt. Eine anschließende Frakturretention und Ruhigstellung der Tibia erfolgte mit einem Mono-Fixateur externe.

Chirurgisches Forum 1994
f. experim. u. klinische Forschung
Trede/Seifert/Hartel (Hrsg.)
©Springer-Verlag Berlin Heidelberg 1994

Bei den Tieren der Kontrollgruppe wurde nach primärer Traumatisierung keine Beinlängenverkürzung durchgeführt.

Nach Versuchsbeginn wurden in 3 Zeitintervallen (1. Tag, 2. Tag, 5. Tag) 11 Tiere jeder Gruppe untersucht. An den festgelegten Untersuchungstagen wurden an zuvor bestimmten Zeitpunkten sowohl an dem operierten, als auch an dem nicht operierten Hinterlauf der Untersuchungstiere folgende Parameter bestimmt:

1. Kompartmentdruckmessung: Messung des Kompartmentdruckes der ventralen Muskelloge des M. tibialis anterior mittels einer Kompartmentdruckmeßgerätes.
2. Durchblutungsmessung: Messung der muskulären Durchblutung mittels eines Laser-Doppler Gerätes des M. tibialis anterior und der corticalen Perfusion im proximalen und distalen Anteil der Osteotomie.
3. Gewebe-pH Messung: Messung des pH-Wertes im M. tibialis anterior.
4. Entnahme von Muskelbiopsien des M. tibialis anterior zur histologischen Untersuchung.

Ergebnisse

1. Kompartmentdruck: Bei dem Versuch mit einer primären Verkürzung um 1/10, 1/5 und 1/2 kam es initial zu einer signifikanten Kompartmentdruckerniedrigung, welche aber nur in der Untersuchungsgruppe mit einer Verkürzung von 1/10 auch im Zeitverlauf konstant blieb. Bei den Tiergruppen mit einer Verkürzung von 1/5 und 1/2 der Tibialänge kam es nach 24 h, nach einem anfänglichen Abfall des Kompartmentdruckes, zu einem erneuten Druckanstieg.

Bei allen Untersuchungstieren mit einer Beinlängenverkürzung von 1/20 und 1/15 der Knochenlänge und der Kontrollgruppe ohne Beinlängenverkürzung zeigte sich keine signifikante Kompartmentdrucksenkung.

2. Durchblutungsmessung des Laser-Blood-Flow: Bei dieser Untersuchung zeigte sich bei beiden Untersuchungsgruppen mit einer Verkürzung von 1/5 und 1/2 eine Störung der Gewebedurchblutung aufgrund einer übermäßigen Beinlängenverkürzung. Die lokale Ischämie wurde durch eine meßbare Acidose bestätigt.

3. Gewebe-pH-Messung: Bei den Gruppen mit einer Verkürzung von 1/5 sowie 1/2 Tibialänge zeigte sich nach 2 Tagen eine Gewebeacidose im Sinne einer lokalen Ischämie durch Störung des venösen Abflusses, die sich auf der nicht behandelten, gesunden Beinseite nicht nachvollziehen ließ.

4. Histologie: Ausgeprägte ischämische Veränderungen ließen sich bei den Gruppen mit einer Verkürzung von 1/5 sowie 1/2 nachweisen.

Diskussion

Aufwendige weichteilrekonstruktive Eingriffe mit freier oder örtlicher Muskelverlagerung als derzeitige Standardtherapie in der Behandlung schwerer Extremitätentraumata können neben ursächlich posttraumatisch bedingten Komplikationen der verletzten Extremität permanente Funktionseinschränkungen nach sich ziehen.

Eine primäre Beinlängenverkürzung nach ausgiebigem Wunddebridement zur sofortigen Deckung des Knochengewebes und Schaffung eines primären Wundverschlusses bietet, neben einer Vermeidung infektbedingter Spätkomplikationen, den Verlauf der möglicherweise nicht notwendigen Versorgung mit aufwendigen freien und lokalen Muskellappenplastiken. Eine dauerhafte Beinlängenverkürzung der Patienten konnte dieses Therapieverfahren nicht etablieren.

Die Möglichkeiten einer sekundären Knochenverlängerung durch die eingeführten Transportkortikotomien nach Ilizarov können diese negativen Folgen aufheben.

Physiologische Untersuchungen zur Bestimmung des optimalen Verkürzungsmaßes mit Messung des Kompartmentdruckes sowie Messungen der Durchblutung fehlten bislang. Bei den durchgeführten Untersuchungen mit unterschiedlicher Beinlängenverkürzung zeigte sich, daß die Gruppe mit der primären Verkürzung von 1/10 eine dauernde Kompartmentdrucksenkung mit rascher Normalisierung der Durchblutung ergab. Bei geringerer Verkürzung war kein signifikanter Kompartmentdruckabfall, bei zu starker Verkürzung ein sekundärer Druckanstieg durch venöse Stauung zu dokumentieren. Ebenso trat bei einer zu starken Knochenverkürzung eine Gewebsacidose aufgrund der vorliegenden Ischämie komplizierend hinzu.

Ein optimales Ergebnis ließ sich bei einer primären Verkürzung von 1/10 des Extremitätenabschnittes erzielen, so daß die Anwendung dieses Verkürzungsverhältnisses in der Therapie der primären Beinlängenverkürzung mit der sekundären Transportkortikotomie bei komplizierten Frakturen der unteren Extremitäten zu postulieren ist und die Kombination beider Verfahren als eine gute Behandlungsmöglichkeit zur Weichteilspannung und Kompartmentsyndromprophylaxe darstellt.

Zusammenfassung

Die primäre Verkürzung von 1/10 der Tibialänge erwies sich beim Kaninchen als gute Behandlungsmethode zur Senkung des Kompartmentdruckes ohne Störung der Durchblutung bei schweren Frakturen mit Weichteilschädigung. Eine größere Verkürzung führte zwar zu einer temporären Kompartmentdrucksenkung, jedoch zu einem sekundären Anstieg des Kompartmentdruckes mit lokaler Acidose und histologisch nachweisbarer Ischämie. Bei Verkürzungen des Knochens unter 1/10 der Beinlänge zeigte sich keine signifikante Kompartmentdruckerniedrigung.

Summary

Primary tibia shortening of one-tenth length in the treatment of complicated fractures has demonstrated new possibilities in reducing compartment pressure without interruption of the circulation. This study shows that in cases of greater bone shortening the temporary reduction in compartment pressure is followed by an increase in pressure and local acidosis and a decrease in vascularity after 2 days. Tibia shortening of less than one-tenth shows no significant reduction in the compartment pressure.

530

Literatur

1. Knopp W, Buchholz J, Muhr G, Steinau HU (1993) Negativeffekte lokaler Unterschenkel-
muskellappenplastiken auf die Fußfunktion. Unfallchirurg 5:229–234

Dr. med. G. Möllenhoff, Chirurgische Klinik und Poliklinik, BG Kliniken
Bergmannsheil, Universitätsklinik, Gilsingstraße 14, D-44789 Bochum

Untersuchungen zum Kompartment-Syndrom in den Muskellogen des Fußes

Investigations on the Compartment Syndrome in Muscle Compartments of the Foot

R. Zippel, D. Lorenz und A. Domagk

Klinik und Poliklinik für Chirurgie, Ernst-Moritz-Arndt-Universität, Greifswald

Einleitung

Das Kompartmentsyndrom mit seinen katastrophalen Folgen für die betroffenen Extremitätenabschnitte ist ein wohl bekanntes Krankheitsbild, welches von Volkmann 1881 erstmals beschrieben wurde. Bisherige Untersuchungen bezogen sich vorrangig auf Kompartmentsyndrome größerer Muskelgruppen, da Muskelnekrosen hier zu einem erheblichen Funktionsverlust und nicht selten durch eine massive Hämolyse zu einer Gefährdung des Gesamtorganismus führen. Deshalb traten bisher Betrachtungen kleinerer Muskelgruppen, wie die des Fußes, in den Hintergrund. Dennoch drohen bei einem nicht adäquat versorgten Kompartmentsyndrom des Fußes nicht unerhebliche Funktionsausfälle durch Atrophie und Fibrose der Fußbinnenmuskulatur mit Hammer- und Krallenzehenstellung [3].

Druckmessungen in den Logen des Fußes erfolgten fast ausschließlich nach schweren Traumen bzw. nach Revascularisationen, wenn klinisch der dringende Verdacht auf ein Kompartmentsyndrom geäußert wurde bzw. wenn das Ausmaß des Traumas die Entstehung eines Logensyndromes als wahrscheinlich erscheinen ließ.

Unsere Untersuchungen waren deshalb darauf ausgerichtet, den Logendruck unter physiologischen Bedingungen, in Ruhe und unter definierter Belastung zur Definition von Referenzwerten darzulegen. Die aufgezeigten Referenzwerte wurden an ausgewählten Frakturen überprüft. Zusätzlich wurde die Abhängigkeit des Logendrucks vom Körpergewicht untersucht.

Material und Methode

Entsprechend der Einteilung der Muskellogen des Fußes in drei plantare und eine interossäre Muskelloge definierten wir für jede Muskelloge die Punktionslokalisation. Unter Verwendung der Nadelmethode nach Whitesides [4] wurde der Druck im lateralen, medialen und dorsalen Kompartment sowie in der Loge des M. extensor brevis gemessen, welche wir nachfolgend als dorsales Kompartment bezeichneten. Eine Druckmessung im zentralen plantaren Kompartment wurde wegen der Schmerzhaftigkeit der Punktion nicht vorgenommen [5].

Chirurgisches Forum 1994
f. experim. u. klinische Forschung
Trede/Seifert/Hartel (Hrsg.)
©Springer-Verlag Berlin Heidelberg 1994

Zur Referenzwertbestimmung wurden die Druckwerte von 43 männlichen und 48 weiblichen Probanden im Alter von 18 bis 68 Jahren herangezogen. Das durchschnittliche Körpergewicht lag bei den Frauen zwischen 47 und 85 kg und bei den Männern zwischen 56 und 95,5 kg. Die Druckwerte wurden nach einer Belastung von jeweils 10 min auf dem Fahrradergometer bei 75 und 150 Watt und auf dem Laufband jeweils 10 min bei einer Geschwindigkeit von 4 und 8 km/h an 9 männlichen Probanden bestimmt. Nach Abschluß der Belastung verfolgten wir den Druckabfall über weitere 10 min.

Zusätzlich ermittelten wir Druckwerte 3 bis 6 h nach Metatarsal- (n = 20) und Sprunggelenksfrakturen (Typ Weber C; n = 22).

Ergebnisse

Physiologische Druckwerte waren für die Männer medial $1,92 \pm 0,81$ kPa, lateral $1,94 \pm 0,90$ kPa, dorsal $1,98 \pm 0,96$ kPa und interossär $1,77 \pm 0,71$ kPa sowie für Frauen medial $1,37 \pm 0,45$ kPa, lateral $1,30 \pm 0,41$ kPa, dorsal $1,35 \pm 0,60$ kPa und interossär $1,19 \pm 0,46$ kPa.

Unter beiden Trainingsbedingungen sahen wir einen belastungsabhängigen Druckanstieg mit höheren Druckwerten unter Einwirkung des Körpergewichtes auf dem Laufband. In der nachfolgenden Ruhephase kam es zu einem raschen Druckabfall mit kurzzeitigem Unterschreiten der Ausgangswerte nach 8 min.

Es zeigte sich, daß Probanden mit einem höheren Körpergewicht geringere Ausgangswerte besaßen und unter Belastung einen schnelleren Druckanstieg aufwiesen, ohne daß signifikant höhere Maximaldrucke erreicht wurden. In der Ruhephase kam es zu einem schnelleren Druckabfall beim höheren Körpergewicht.

Bei Metatarsal- und Sprunggelenksfrakturen wurden 3 bis 6 h nach einem Trauma Drucke registriert, welche die Referenzwerte statistisch signifikant überschreiten (Abb. 1). Die im interossären Kompartment nachgewiesenen Drucke beim männlichen Geschlecht von $4,26 \pm 0,44$ kPa bei Sprunggelenksfrakturen und $4,32 \pm 1,28$ kPa bei Metatarsalfrakturen überschreiten jene nach einer 20-minütigen Laufbelastung.

Diskussion

Die Druckmessung nach Whitesides erwies sich, besonders unter Verwendung einer kleinen Punktionskanüle, als eine geeignete Methode zur Bestimmung des Druckes in den kleinen Muskellogen des Fußes. Mehrmalig wiederholte Messungen mit nur geringen Abweichungen der Meßwerte bestätigten die Zuverlässigkeit der verwendeten Methode.

Aus den gemessenen Ruhewerten definierten wir die Referenzwerte als Summe aus dem Durchschnittswert und der doppelten Standardabweichung. Für den Mann ermittelten wir 4,0 kPa und für die Frau 2,5 kPa. Diese geschlechtsbezogenen Druckdifferenzen führen wir auf das unterschiedliche Körpergewicht mit der daraus resultierenden größeren statischen Belastung beim Mann zurück.

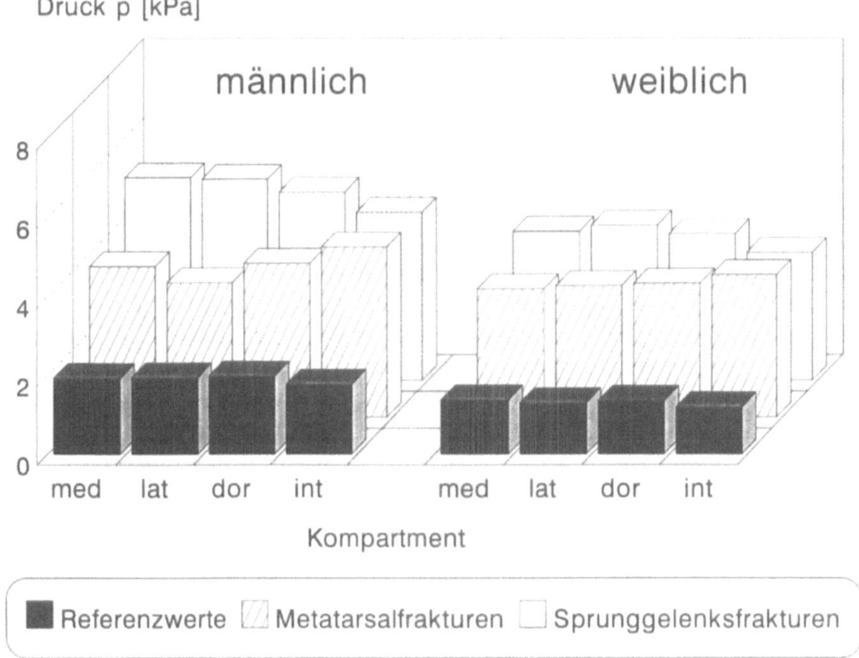

Abb. 1. Druckwerte bei Sprunggelenks- und Metatarsalfrakturen im Vergleich zur Referenzgruppe

Am Beispiel von Metatarsal- und Sprunggelenksfrakturen konnten wir darstellen, daß selbst bei relativ umschriebenen Verletzungen des Fußes Drucke auftreten, welche die in der Literatur angegebenen Grenzwerte [1, 2]zur Entstehung eines Kompartmentsyndromes erreichten bzw. überschritten. Aus dem eigenen Patientengut konnte bei zwei Patienten mit progredienten Beschwerden nach einem Fußtrauma durch die Messung des subfaszialen Logendruckes die Diagnose eines akuten Kompartmentsyndromes bestätigt werden. Die sofort eingeleitete Faszienspaltung führte zu einer vollständigen Funktionswiederherstellung.

Zusammenfassung

Untersuchungen zu den Druckverhältnissen in den Muskellogen des Fußes wurden bisher nur bei ausgedehnten Verletzungen, jedoch nicht unter physiologischen Verhältnissen publiziert. Als Referenzwerte bestimmten wir Drucke bis 4 kPa beim Mann und bis 2,5 kPa bei der Frau. Unter definierter Trainingsbelastung kam es zu belastungsabhängigen Druckerhöhungen und zu einem raschen Druckabfall in der nachfolgenden Ruhephase in Abhängigkeit vom Körpergewicht.

Bei Metatarsal- und Sprunggelenksfrakturen wurden Drucke nachgewiesen, welche jene nach einer 20-minütigen Laufbelastung erreichten bzw. überschritten, so daß die Entstehung eines Kompartmentsyndromes möglich wird. Mit der Bestimmung der Druckparameter können Beschwerden hinsichtlich der Bedingtheit durch einen erhöhten Logendruck objektiviert werden.

Summary

In addition to the importance of compartment syndrome in the lower leg, a growing interest is being shown in the muscle compartments of the foot region. The standard pressure rates in the muscle compartments of the foot are up to 4 kPa in men and 2.5 kPa in women. During graded exercise the pressure increased in line with the strain and declined rapidly when the exercise stopped. In metatarsal and ankle joint fractures posttraumatic pressures were found which were as high as or higher than after 20 min on the treadmill and would make the development of a compartment syndrome possible. This points to the necessity of measuring the pressures in the muscle compartments of the patient's foot when there is clinical suspicion of a compartment syndrome.

Literatur

1. Echtermeyer V (1991) Das Kompartmentsyndrom des Fußes. Orthopäde 20:76–81
2. Ender HG, Moser K (1988) Die Erhöhung des Druckes in den Logen der Sohle bei Gelenkbrüchen des Fersenbeines. Unfallchirurg 91:523–525
3. Oestern HJ, Echtermeyer V, Tscherne H (1983) Das Kompartment-Syndrom. Orthopäde 12:34–45
4. Whitesides TE, Haney TC, Harada H, Holmes HE et al. (1975) A simple method for tissue pressure determination. Arch Surg 110:1311–1314
5. Zippel R, Lorenz D, Köcher W, Domagk A (1992) Das Druckverhalten in den Muskellogen des Fußes bei definierter Belastung, Metatarsal- und Sprunggelenksfrakturen. Chirurg 63:310–315

Dr. med. R. Zippel, Klinik und Poliklinik für Chirurgie, Ernst-Moritz-Arndt-Universität Greifwald, Fr.-Loeffler-Straße 23, D-17487 Greifswald

Die Bedeutung des Interleukin-1 Rezeptor Antagonisten (IL-1ra) für die Interleukin-1β (IL-1β) induzierte systemische Inflammation bei Patienten mit ausgedehnten Mehrfachverletzungen[*]

Relationship Between the Interleukin-1 Receptor Antagonist and Interleukin-1β Induced Systemic Inflammatory Response in Patients with Multiple Injuries

M. Bonaccio[1], W. Ertel[1], J. Fandino[1], J. Kennedy[2], R. Stocker[1] und O. Trentz[1]

[1]Klinik für Unfallchirurgie, Departement Chirurgie, Universitätsspital Zürich, Schweiz
[2]Institute for Biological Research, Syntex, Palo Alto, USA

Einleitung

Das schwere Trauma führt zu einer erhöhten Synthese und Freisetzung von proinflammatorischen Zytokinen wie TNF-α, IL-6 und IL-8 [1]. Neben TNF-α fällt IL-1β eine Schlüsselrolle bei der Entstehung der systemischen Inflammation zu. IL-1β kann Fieber, eine katabole Stoffwechsellage, eine Depression des Myokards, Hypotonie und einen Schockzustand auslösen, der über die systemische Inflammation (SIRS) und Gewebeschädigungen zum Multiorgan-Dysfunktionssyndrom (MODS) führen kann [2].

Ein natürlich vorkommender Antagonist von IL-1β ist der Interleukin-1 Rezeptor Antagonist (IL-1ra), der nach Kontakt mit LPS aus Monozyten freigesetzt wird [3]. IL-1ra besitzt eine dem IL-1β ähnliche Struktur und kann durch kompetitive Hemmung die proinflammatorischen Effekte von IL-1β neutralisieren. *In vitro* Untersuchungen zeigten, daß ein 10- bis 50-facher molarer Überschuß an IL-1ra notwendig ist, um eine Bindung von IL-1β an dessen Rezeptoren auf der Zelloberfläche zu verhindern [4].

Es ist nicht bekannt, ob und in welchen Konzentrationen IL-1ra nach schwerem Trauma in die Zirkulation freigesetzt wird. Es war deshalb das Ziel dieser Studie, bei 30 Patienten mit schweren Verletzungen die IL-1ra-Plasmaspiegel zu untersuchen und mit den IL-1β-Spiegeln zu korrelieren.

Material und Methoden

Bei 30 Patienten mit Mehrfachverletzungen (Injury Severity Score (ISS) von 17 bis 45 Punkte, Mittelwert $25{,}9 \pm 1{,}4$ Punkte) wurde am Tag der Einlieferung sowie an den Tagen 1, 3, 5, 7 und 14 nach Trauma heparinisiertes Blut entnommen. Das

* Das Forschungsprojekt wurde durch die Schweizerische Bankgesellschaft im Auftrag eines Kunden unterstützt.

Tabelle 1. Plasmaspiegel von IL-1β (pg/ml) und IL-1ra (pg/ml) an den Tagen 0, 1, 3, 5, 7 und 14 nach schwerem Trauma (n = 30) im Vergleich mit altersentsprechenden Kontrollpatienten ohne Infektion

	Kontrolle	Trauma					
	(n = 30)	Tag 0 (n = 30)	Tag 1 (n = 28)	Tag 3 (n = 26)	Tag 5 (n = 23)	Tag 7 (n = 20)	Tag 14 (n = 15)
IL-1β (pg/ml)	nicht nachweisbar	69,3 ± 30	48,5 ± 32,3	25,5 ± 10,5	7,6 ± 5,1	30,9 ± 21,4	3,6 ± 3,4
IL-1ra (pg/ml)	628 ± 103[a]	2428 ± 230[a]	1788 ± 195[a]	1648 ± 202[a]	1601 ± 229[a]	1485 ± 253[a]	1142 ± 191

Die Daten sind als Mittelwert ± SEM dargestellt. [a] $p < 0,05$ Kontrolle versus Trauma (Wilcoxon-Test mit Bonferroni Korrektur)

Durchschnittsalter dieser Patienten betrug $40,4 \pm 3,4$ Jahre, die Letalität lag bei 6,6% (2/30 Patienten) innerhalb des Untersuchungszeitraumes von 14 Tagen. Als Kontroll-kollektiv wurden Blutentnahmen bei altersentsprechenden Patienten, die in unsere Klinik für Metallentfernungen oder diagnostische Eingriffe aufgenommen wurden, durchgeführt. Das heparinisierte Blut wurde bei 3000 rpm und 4°C zentrifugiert, das Plasma separiert, aliquotiert und bis zu den Zytokinmessungen bei -70°C eingefroren.

Zur Bestimmung der IL-1β-Konzentration in den Plasmaproben wurde ein spezifischer ELISA verwendet. Die Sensitivität lag bei 15 pg/ml [5]. Die Plasmakonzentrationen von IL-1ra wurden ebenfalls mit einem spezifischen ELISA gemessen, dessen Sensitivität bei 27 pg/ml lag. Es lagen keine Kreuzreaktionen zwischen beiden ELISA-Systemen vor.

Ergebnisse

Während IL-1β im Plasma der 30 Kontrollpatienten nicht nachweisbar war, fanden sich bei 15 von 30 polytraumatisierten Patienten IL-1β-Plasmaspiegel zwischen 19 und 500 pg/ml (Tabelle 1). Die höchsten IL-1β-Spiegel traten in den ersten 3 Tagen auf. Eine Korrelation zwischen der Höhe des IL-1β-Spiegels, der Letalität der schwerverletzten Patienten und dem ISS war nicht vorhanden.

Die IL-1ra-Spiegel im Plasma von Kontrollpatienten lagen bei 628 ± 103 pg/ml (von 0 bis 1925 pg/ml). Im Gegensatz hierzu zeigten alle Patienten mit schwerem Trauma erhöhte IL-1ra Plasmaspiegel bis zu 5833 pg/ml über den gesamten Untersuchungszeitraum von 14 Tagen. Bei polytraumatisierten Patienten mit nachweisbaren IL-1β-Spiegeln wiesen die IL-1ra-Spiegel einen bis zu 80-fachen molaren Überschuß auf.

Diskussion

Bei Patienten mit Mehrfachverletzungen kann das proinflammatorische Zytokin IL-1β im Plasma nachgewiesen werden. Gleichzeitig findet man einen bis zu 80-fachen molaren Überschuß des anti-inflammatorisch wirksamen IL-1ra. Diese Spiegel genügen, um die Wirkung von IL-1β *in vitro* zu antagonisieren. Dennoch tritt bei schwerverletzten Patienten gehäuft ein systemisches Inflammationssyndrom auf. Weitere Untersuchungen müssen die Frage beantworten, ob die Spiegel des zirkulierenden IL-1ra *in vivo* nicht genügend hoch sind und somit durch Infusion von rekombinantem IL-1ra korrigiert werden könnten, oder ob noch andere proinflammatorische Zytokine als IL-1β für das Auftreten des MODS nach ausgedehnten Mehrfachverletzungen verantwortlich sind.

Zusammenfassung

Im Plasma von Patienten mit Mehrfachverletzungen sind sowohl die IL-1β-Konzentrationen als auch die Spiegel des natürlich vorkommenden IL-1β-Rezeptor Antagonisten (IL-1ra) im Vergleich mit Kontrollpatienten signifikant erhöht. Es wurde ein bis zu 80-

facher molarer Überschuß an IL-1ra gefunden, der *in vivo* für eine effektive Blockade des IL-1-Rezeptors ausreicht.

Summary

The levels of IL-1β and its naturally occurring inhibitor IL-1 receptor antagonist (IL-1ra) were significantly elevated in the plasma of multiply injured patients. In comparison with healthy control patients, a molar excess of up to 80-fold of IL-1ra was found, which is sufficient for an effective IL-1-receptor blockade in vitro.

Literatur

1. Takayama TK, Miller C, Szabo G (1990) Elevated tumor necrosis factor-α production concomitant to elevated prostaglandin E_2 production by trauma patients monocytes. Arch Surg 125:29–35
2. Dinarello CA (1991) Interleukin-1 and interleukin-1 antagonism. Blood 77:1627–1652
3. Arend WP, Smith MF, Janson RW, Joslin FG (1991) IL-1 receptor antagonist and IL-1β production in human monocytes are regulated differently. J Immunol 147:1530–1536
4. Granowitz EV, Clark BD, Vannier E, Callahan MV, Dinarello CA (1992) Effect of interleukin-1 (IL-1) blockade on cytokine synthesis: IL-1 receptor antagonist inhibits IL-1-induced cytokine synthesis and blocks the binding of IL-1 to its type II receptor on human monocytes. Blood 79:2356–2363
5. Ertel W, Jarrar D, Jochum M, Thiele V, Kenney J, Faist E, Schildberg FW (1994) Enhanced release of elastase is not concomitant with increased secretion of granulocyte activating cytokines in whole blood from septic patients. Arch Surg (im Druck)

Dr. W. Ertel, Klinik für Unfallchirurgie, Departement Chirurgie, Universitätsspital, Rämistraße 100, CH-8091 Zürich, Schweiz

Chirurgisches Forum 1995

Berlin, 112. Kongreß, 18.–22. April 1995

Vortragsanmeldungen

Die Sitzungen des FORUMs für experimentelle und klinische Forschung sind ein fester Bestandteil im Gesamtkongreßprogramm. Sie bestehen aus 6-Minuten-Vorträgen mit ausreichender Diskussionszeit über Ergebnisse aus der experimentellen und klinischen Forschung. Zur Beteiligung sind bevorzugt der chirurgische Nachwuchs, aber auch junge Forscher aus anderen medizinischen Fachgebieten zur Pflege interdisziplinärer Kontakte aufgefordert. Verhandlungssprachen sind Deutsch und Englisch.

Als Leitthemen der einzelnen Sitzungen sind vorgesehen: Trauma; Schock; Herz, Lunge und Gefäßsysteme; Transplantation; Onkologie; Magen-Darm; endokrine Chirurgie; Leber-Galle-Pankreas; perioperative Pathophysiologie-Intensivmedizin; Organersatz-Biomechanische Unterstützung; laparoskopische Operationstechniken.

Die Auswahl der Sitzungstitel für das endgültige Programm richtet sich nach dem zahlenmäßigen Überwiegen der eingereichten Beiträge zu den verschiedenen Themenkreisen auf der Basis der Qualitätsbewertung.

Bedingungen für die Anmeldung

1. Für die Anmeldung ist eine Kurzfassung in **sechsfacher Ausfertigung** bis spätestens **30. September** des Vorjahres vor dem Kongreßjahr an den FORUM-Ausschuß der Deutschen Gesellschaft für Chirurgie einzusenden:

   Sekretariat „Chirurgisches FORUM"
   Chirurgische Universitätsklinik
   Steinhövelstraße 9

   D-89075 Ulm/Donau

   Bereits veröffentlichte Arbeiten dürfen nicht eingesandt werden!

2. Der Erstautor bestätigt durch seine Unterschrift, daß die gesetzlichen Bestimmungen des Tierschutzes bei tierexperimentellen Untersuchungen eingehalten worden sind.

3. Grundsätzlich ist die Anmeldung mehrerer verschiedener Beiträge möglich. Die Auswahl durch den wissenschaftlichen Beirat orientiert sich dahingehend, daß der Erstautor im endgültigen Programm nur einmal genannt werden kann.

4. Die Anmeldung eines Beitrags zum FORUM schließt die Anmeldung eines Vortrages mit dem gleichen Grundthema für eine andere Kongreßsitzung aus.

Kurzfassung

5. Die Kurzfassung soll in klarer Gliederung ausschließlich objektive Fakten über die Zahl
   der Untersuchungen oder Experimente, die angewandten Methoden und endgültigen Ergebnisse enthalten. Ausführliche Einleitungen, historische Daten und Literaturüber-
   sichten sind zu vermeiden. Nur Mitteilungen von wesentlichem Informationswert ermöglichen eine sachliche Beurteilung durch die Mitglieder des wissenschaftlichen Beirates.

6. Auf dem Formblatt (Beilage in den MITTEILUNGEN, ansonsten über die Deutsche
   Gesellschaft für Chirurgie oder Sekretariat „Chirugisches FORUM" erhältlich) sind die
   Namen der Autoren, beginnend mit dem Vortagenden, mit akademischem Grad sowie
   Anschrift der Klinik oder des Instituts und der Arbeitstitel einzutragen.

7. Da sich die Deutsche Gesellschaft für Chirurgie einer „Empfehlung über die Begrenzung
   der Autorenzahl" angeschlossen hat (siehe MITTEILUNGEN Heft 4/1975, Seite 140),
   können einschließlich des Vortragenden nur 4 Autoren genannt werden. Lediglich bei
   interdisziplinären Arbeiten sind insgesamt 6 Autorennamen möglich.

8. Dem Text der Kurzfassung wird nur der Arbeitstitel ohne Autorennamen vorangestellt,
   damit ein eanonyme Weiterbearbeitung gesichert ist. Der Umfang darf das angegebene
   Feld nicht überschreiten. Die Einsendung hat per Einschreibe zu erfolgen. Die eigene
   Klinik (Institut darf im Text nicht erwähnt oder zitiert werden.

9. Jeder Beitrag soll von dem Autor durch einen Vermerk für eines der oben angegebenen
   Leitthemen vorgeschlagen werden.

Anonyme Bearbeitung

10. Vor der Sitzung des FORUM-Ausschusses werden die Beiträge anonym (ohne Nennung
    der Autoren und der Herkunft) zur Beurteilung an die Mitglieder des wissenschaftlichen
    Beirats versandt. (Bestimmungen für den FORUM-Ausschuß, siehe MITTEILUNGEN
    Heft 5/1990, Seite 24).

11. Die Autoren der angenommenen Beiträge werden bis Mitte November des Vorjahres vor
    dem Kongreß verständigt.

Manuskript

12. Das Manuskript ist in **doppelter Ausfertigung mit folgender Gliederung** einzureichen:

    ● deutscher und englischer Titel
    ● sämtliche Autoren
    ● beteiligte Institutionen und Kliniken
    ● Einleitung, Methodik, Ergebnisse
    ● Zusammenfassung auf Deutsch und Englisch
    ● Literaturangaben
    ● vollständige Korrespondenzadresse des Erstautors

Es werden auch Disketten angenommen. Senden Sie bitte 5¼" oder 3½" Disketten mit
reinem Textfile (ASCI) ohne Befehl. Ein identischer Ausdruck ist ebenfalls mitzusen-
den.

Wenn **keine Bilder oder Tabellen** eingereicht werden, darf das gesamte Manuskript **maximal 5 Schreibmaschinenseiten** (bei 4 cm Rand allseitig, maximal 35 Zeilen pro Seite bei 1½-zeiligem Abstand) umfassen.

Jede Schwarzweiß-Abbildung (schematische Strichabbildung) oder Tabelle verkürzt den zulässigen Schreibmaschinentext mindestens um ½ Textseite. Es werden Positivabzüge (tiefschwarz) in Endgröße erbeten. Abbildungen und Tabellen sind arabisch zu numerieren, die Abbildungen sind mit einer Überschrift zu versehen. Für jede Abbildung oder Tabelle ist ein prägnante Legende auf gesondertem Blatt erforderlich, dabei müssen die Autoren darauf achten, daß sämtliche in den Abbildungen oder Tabellen vorkommenden Abkürzungen in der Legende erklärt werden. Halbtonbilder oder Röntgenbilder werden nicht angenommen. Strichabbildungen, die mit einem PC erstellt werden, müssen über Laserdrucker ausgeben werden (kein Nadeldrucker).

Das Literaturverzeichnis darf 5 Zitate nicht überschreiten. Es sind 1. sämtliche Autorennamen mit den Initialen der Vornamen (grundsätzlich nachgestellt); 2. Jahreszahl in Klammer; 3. vollständiger Titel der zitierten Arbeit (abgekürzter Titel der Zeitschrift nach Index medicus) 5. Bandzahl (arabische Ziffer); 6. Anfang- und Endseitenzahl der Arbeit anzugeben; z. B.:

Sawasti P, Watanabe M, Weronawati T (1979) Gallensteine in Asien. Chirurg 50: 57 – 64.

Bei Büchern sollten 1. sämtliche Autorennamen mit den Initialen der Vornamen (grundsätzlich nachgestellt) und 2. Titel des Kapitels; 3. Erscheinungsjahr; 4. vollständiger nicht abgekürzter Buchtitel; 5. Namen der Herausgeber (Initialen des Vornamens nach den Herausgebernamen gestellt); 6. Verlag; 7. Verlagsort; 8. Anfangs- und Endseitenzahl des zitierten Kapitels; z. B.:

Enke A, Hanisch E (1990) Management inklusive intensivmedizinischer Überwachung und Therapie bei gastrointestinaler Blutung. In: Häring R (Hrsg) Gastrointestinale Blutung. Blackwell Überreuter, Berlin, S. 39 – 43.

13. Die redaktionellen Vorschriften sind sorgfältig zu beachten. Gelegentlich trotzdem erforderlich werdende redaktionelle Änderungen im Rahmen der gegebenen Vorschriften behält sich die Schriftleitung vor.

14. Das Manuskript wird in einem zitierfähigen FORUM-Band als Supplement von Langenbecks Archiv vor dem nächsten Kongreß gedruckt vorliegen.

Einsendeschluß

15. Manuskripte, die bis zum **31. 12. 1994** nicht eingegangen sind, können im FORUM-Band nicht berücksichtigt werden und **schließen eine Aufnahme in das endgültige Kongreßprogramm aus.**

16. Lieferung von Sonderdrucken nur bei sofortiger Bestellung nach Aufforderung durch den
Verlag und gegen Berechnung.

Wissenschaftlicher Beirat im FORUM-Ausschuß der Deutschen Gesellschaft für Chirurgie

H. G. Beger, Ulm
Vorsitzender des Beirats

M. H. Schoenberg, Ulm
Für das FORUM-Sekretariat